Yoga in Vorsorge und Therapie

Yoga in Vorsorge und Therapie

Ingrid Kollak

Ingrid Kollak

Yoga in Vorsorge und Therapie

Fachbuch mit Übungen für Atmung, Bewegung und Konzentration

Unter Mitarbeit von

Ali Ghandtschi (Fotografien)
Gabi Lutterbeck und Lena Dirks (Models)
Steven Kranz (Recherche und Korrektur)
Alexander Peters (Interview)

hogrefe

Ingrid Kollak, Prof. Dr., Pflegewissenschaftlerin und Yoga-Lehrerin

Bibliografische Information der Deutschen Nationalbibliothek
Die Deutsche Nationalbibliothek verzeichnet diese Publikation in der Deutschen Nationalbibliografie; detaillierte bibliografische Daten sind im Internet über http://www.dnb.de abrufbar.

Anregungen und Zuschriften bitte an:
Hogrefe AG
Lektorat Gesundheitsberufe
z.Hd.: Barbara Müller
Länggass-Strasse 76
3012 Bern
Schweiz
Tel: +41 31 300 45 00
E-Mail: verlag@hogrefe.ch
Internet: http://www.hogrefe.ch

Lektorat: Barbara Müller
Bearbeitung: Antje Herrmann
Herstellung: René Tschirren
Umschlagabbildung: © iStock/alvarez
Umschlag: Claude Borer, Riehen
Satz: punktgenau GmbH, Bühl
Druck und buchbinderische Verarbeitung: Finidr s. r. o., Český Těšín
Printed in Czech Republic

1. Auflage 2019

(E-Book-ISBN_PDF 978-3-456-95893-4)
ISBN 978-3-456-85893-7
http://doi.org/10.1024/85893-000

Inhaltsverzeichnis

Danksagung 7

Vorwort 9

Teil A: Vorüberlegungen 11

1 Aktuelle Yoga-Studien 13
- 1.1 Untersuchte Yoga-Traditionen, Übungen und deren Auswahl 13
- 1.2 Darstellung der Yoga-Interventionen 14
- 1.3 Metaanalysen und Reviews 14
- 1.4 Delphi-Studien 15
- 1.5 Qualitative Studien und Fallstudien 15
- 1.6 Machbarkeits- und Pilotstudien 15
- 1.7 Quantitative Studien 16
- 1.8 Gender Studies im Yoga 17
- 1.9 Studien und Artikel zur schädigenden Wirkung des Yoga 18

2 Yoga aus Sicht europäischer und nationaler Präventionspolitik 21
- 2.1 Der Aktionsplan der WHO in Europa 21
- 2.2 Der Gesundheitsbericht der Schweiz 22
- 2.3 Der österreichische Gesundheitsbericht 23
- 2.4 Präventionsgesetz und *Leitfaden Prävention* in Deutschland 23
- 2.5 Yoga in Vorsorge und Therapie nichtübertragbarer Krankheiten 24
- 2.6 Wechselwirkungen zwischen Leib und Psyche 26
- 2.7 Yoga fördert Bewegung und Entspannung 27
- 2.8 Verhältnisse und Verhalten 29
- 2.9 Verfügbarkeit und Zugänglichkeit des Yoga 29
- 2.10 Yoga in den unterschiedlichen Lebensphasen 30

3 Yoga unter den Bedingungen von Therapie und Forschung 33
- 3.1 Yoga-Interventionen bei einer Vielzahl von Erkrankungen 33
- 3.2 „Austherapiert“, „nicht behandelbar“, „psychosomatisch“ 33
- 3.3 Ethische Überlegungen im Kontext der Gesundheitsversorgung 34

3.4 Qualifizierungen der Yoga-Lehrenden . . . 36
3.5 Qualitäten patientenorientierter Yoga-Angebote . . . 36

4 Wirkungsweisen des Yoga, Sicherheit beim Lehren und Lernen . . . 41
4.1 Direkt und indirekt . . . 41
4.2 Sicherheit durch detaillierte Anleitungen . . . 42
4.3 Wiederkehrende Formulierungen . . . 42
4.4 Zum Einsatz von Hilfsmitteln . . . 44
4.5 Ausrüstung und Bekleidung . . . 45
4.6 Übungszeiten und Übungsorte . . . 45
4.7 Das Übungsjournal . . . 46

Teil B: Praxis . . . 47

5 Körperübungen . . . 49
5.1 Ruhe- und Ausgangshaltungen (Ü1 bis Ü6) . . . 51
5.2 Schwerpunkt Halswirbelsäule, Schultern, Arme und Hände . . . 63
5.3 Schwerpunkt Brustwirbelsäule und Brustkorb . . . 93
5.4 Schwerpunkt Lendenwirbelsäule, Becken, Beine und Füße . . . 103
5.5 Schwerpunkt Gleichgewicht und gesamte Wirbelsäule . . . 152
5.6 Schwerpunkt Sinnesorgane . . . 173

6 Schwerpunkt Atem, Entspannung, Konzentration und Meditation . . . 179
6.1 Yoga zur Unterstützung der Brustkrebstherapie . . . 179
6.2 Yoga zur Unterstützung der Therapie von Depression und Angststörungen . . . 185
6.3 Yoga zur Unterstützung der Demenzversorgung . . . 192
6.4 Atemübungen (Ü70 bis Ü74) . . . 196
6.5 Übungen zur Entspannung, Konzentration und Meditation (Ü75 bis Ü83) . . . 205

7 Ausblick: Zum Verhältnis von Yoga und Ayurveda . . . 215
7.1 Ein Gespräch . . . 215
7.2 Aktuelle, frei verfügbare Studien zu Ayurveda und Yoga . . . 220

Literatur . . . 223
Zitierte Studien und Fachliteratur . . . 223
Zitierte Gesundheitsberichte/Leitlinien/Krankheitsregister . . . 234
Weitere Studien . . . 236

Sachwortverzeichnis . . . 255

Über die Autorin . . . 263

Danksagung

Mein Dank geht zuerst an Barbara Müller. Sie hatte die Idee zu einem neuen Yoga-Buch und unterstützte das Buchkonzept, Yoga aus Sicht aktueller Studien darzustellen und mit praktischen Erkenntnissen und Übungsbeispielen zu verknüpften. Mein großer Dank geht an Steven Kranz, der den Hauptteil der Recherche leistete, Literaturdateien ordnete und sicherte und den Text und die Literaturangaben den Verlagsvorgaben anpasste. Herzlicher Dank geht an Gabi Lutterbeck und Lena Dirks, die alle Übungen zeigen und auf den Fotos sehr natürlich und entspannt wirken. Dazu trug Ali Ghandtschi bei, der professionell und in kurzer Zeit die Fotos aufnahm. Vielen Dank dafür. Lena Dirks danke ich zudem für ihre Unterstützung bei der Auswahl und Sicherung der Fotos. Dem Vorstand des Euref-Campus Berlin, Johannes Tücks, gilt mein Dank, weil er uns einen schönen Seminarraum für die Fotoaufnahmen zur Verfügung stellte. Nicht zuletzt danke ich Dr. Arnd Kilian, der die Texte kritisch las und Antje Herrmann, die einen detaillierten Abgleich zwischen den Übungsbeschreibungen und den Fotos leistete.

Vorwort

Yoga ist das am besten erforschte Verfahren alternativer und komplementärer Therapien. Für dieses Buch wurden hunderte, frei zugängliche Yoga-Studien aus dem Zeitraum von 2010 bis 2018 recherchiert. Viele davon werden in den einzelnen Kapiteln benannt, zitiert und vorgestellt. Sie geben einen guten Überblick über die vielen Krankheiten, bei deren Behandlung Yoga eingesetzt wurde sowie über die Bandbreite der Methoden und Instrumente, die zum Nachweis der Wirksamkeit des Yoga eingesetzt wurden. Die meisten Studien berichten von positiven Wirkungen, sie berichten aber auch von vergleichbaren Wirkungen anderer Verfahren oder schädigenden Wirkungen. Allen Arten von Studien wird in diesem Buch Platz eingeräumt.

Es gibt eine weltweite Community von Forscherinnen und Forschern unterschiedlicher Disziplinen, die sich um die Wirkungen des Yoga kümmert. Sie arbeiten in ihren Studien mit Menschen in unterschiedlichen Lebensphasen und Lebenswelten und präferieren dabei ihre Methoden und ihren Yoga-Stil.

Dieses Buch möchte Angehörige therapeutischer, pflegerischer und sozialer Berufe, die bisher keinen Zugang zum Yoga hatten, für das Erlernen des Yoga gewinnen sowie für eine eigene, regelmäßige Praxis des Übens, um in einem weiteren Schritt Yoga in der Therapie und Versorgung der eigenen Patentinnen und Klienten anbieten zu können. Das Buch möchte ebenso Yoga-Lehrende dafür begeistern, die eigene Praxis und das Yoga-Angebot um Anteile der Therapie zu erweitern und sich für wissenschaftliche Untersuchungen und deren Ergebnisse zu öffnen.

Das Interesse an Yoga in der Vorsorge und Therapie wird in diesem Buch auf zwei Ebenen angesprochen. Im ersten Teil wird eine Systematik der Yoga-Studien vorgestellt und Yoga aus Sicht der europäischen und nationalen Gesundheitsberichte diskutiert. Weiter werden die Bedingungen des Yoga und der Yoga-Forschung im Gesundheitswesen erörtert und Merkmale einer sicheren Yoga-Praxis des Lehrens und Lernens vorgestellt. Im zweiten Teil stehen die Anleitungen zum praktischen Yoga-Üben – dem eigenen und dem mit Patientinnen und Patienten – im Mittelpunkt. In diesem Teil geht es um Yoga-Übungen zur Vorsorge vor nichtübertragbare Krankheiten und zur Unterstützung von deren Therapie. Es sind insgesamt 83 Übungen (Ü1 bis Ü83) mit vielen Variationen sowie Hinweisen, wie Hilfsmittel beim Üben eingesetzt werden können. Die Darstellung der Übungen nimmt Bezug auf Yoga-Studien und speziell deren Erkenntnisse zu Wirkungsweisen der in den Studien eingesetzten Yoga-Übungen.

Der Anhang des Buchs listet die internationalen Publikationen über Yoga-Studien aus dem Zeitraum von 2010 bis September 2018 auf.

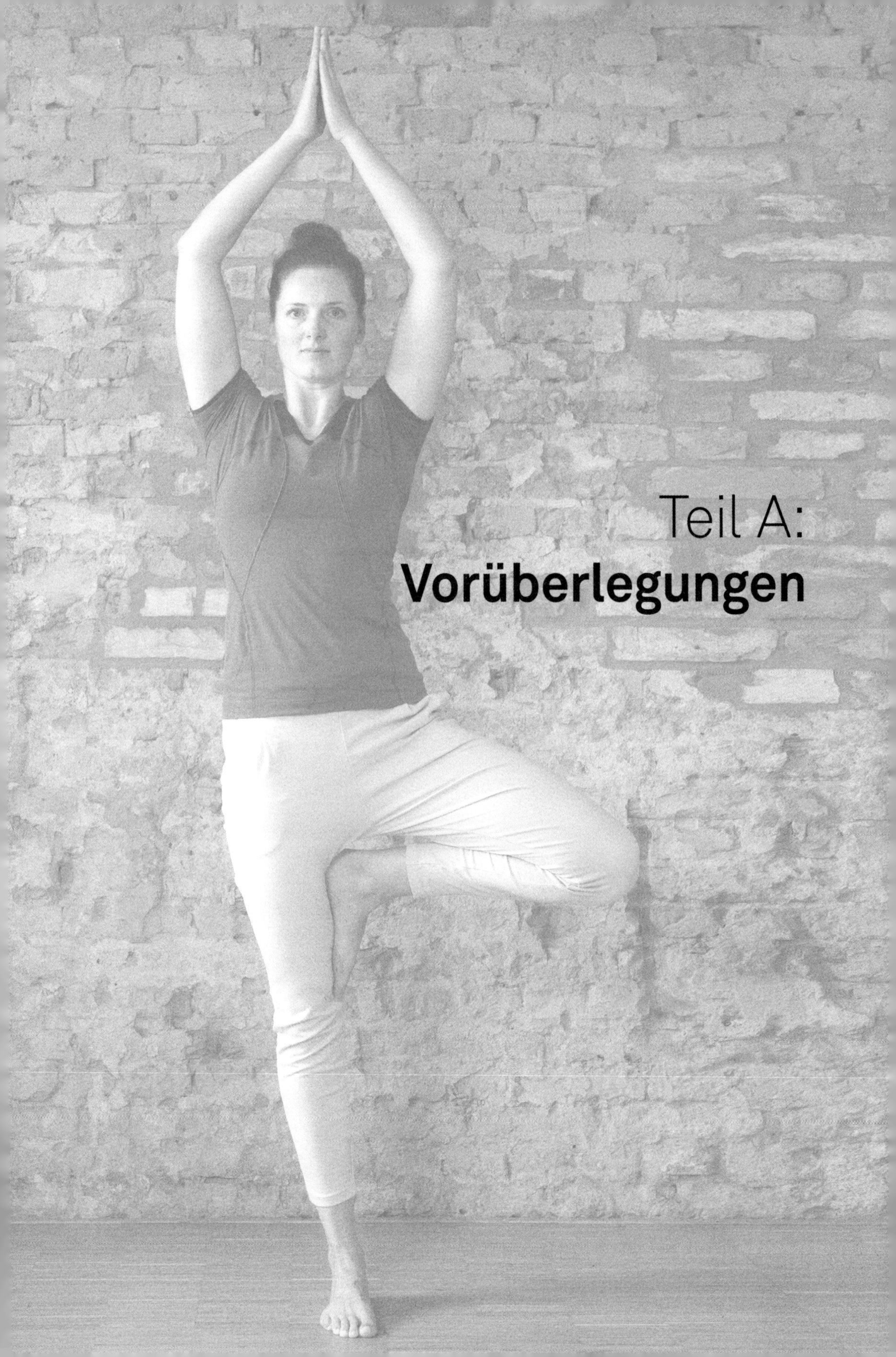

Teil A: **Vorüberlegungen**

Vorsorge und Therapie sind gesellschaftliche Aufgaben, die sich vor allem auf die weit verbreiteten Erkrankungen beziehen. Welche das sind und wie durch Yoga deren Behandlung unterstützt werden kann, behandelt dieses Buch. Dazu wird zunächst ein Überblick über die unterschiedlichen Arten von aktuellen, frei zugänglichen Yoga-Studien gegeben. Daran schließen sich wesentliche Daten über die häufigsten Erkrankungen aus Gesundheitsberichten der Weltgesundheitsorganisation (WHO) sowie der nationalen Reporte aus der Schweiz, aus Österreich und aus Deutschland an. Unter welchen Bedingungen Therapie und Forschung aktuelle stattfinden und welche Qualitäten eine gute und sichere Yoga-Therapie und einen guten Yoga-Unterricht ausmachen, werden daran anschließend erörtert.

1 Aktuelle Yoga-Studien

Die vielen Studien, die in diesem Buch benannt, zitiert und zu Teilen beschrieben werden, sind frei zugänglich und im Internet aufzufinden. Das ist eine Grundvoraussetzung zur weiteren Auswahl. In diesem Kapitel werden Yoga-Studien vorgestellt, deren Charakterisierung nach Yoga-Traditionen, dem Auswahlverfahren und den eingesetzten Yoga-Übungen, deren Darstellung sowie der Art und Weise des Übens erfolgt. Im zweiten Schritt werden die Yoga-Studien unter forschungsmethodischen Gesichtspunkten systematisiert.

1.1 Untersuchte Yoga-Traditionen, Übungen und deren Auswahl

Am häufigsten wird die Yoga-Intervention in den Studien mit dem Begriff „Yoga" ohne Zusatz genannt. Manche Autorenteams benutzen den Sammelbegriff Hatha-Yoga. Dagegen untersuchen andere Studien die Wirkungen von Übungen im Kontext von Yoga-Traditionen. Diese Traditionen werden entweder explizit im Titel benannt oder durch Charakteristiken beschrieben. Als Beispiel dazu: „hot yoga" (Hunter et al., 2016) für Bikram Yoga und „individualized yoga" für Viniyoga (de Manincor et al., 2016). Yoga-Traditionen, die bereits im Titel aufscheinen, sind (in alphabetischer Reihung): Bikram Yoga, Integraler Yoga, Iyengar Yoga, Kripalu Yoga, Kundalini Yoga. Weitere Traditionen, wie Rajyoga, Tibetian Yoga sowie Thai und Yin Yoga werden genannt. Mit der Frage, ob für unterschiedliche Yoga-Stile eine unterschiedliche Wirksamkeit nachgewiesen werden kann, befasst sich eine aktuelle Untersuchung von Cramer et al. (2016a): „Is one yoga style better than another? A systematic review of associations of yoga style and conclusions in randomized yoga trials". Sie können keine Unterschiede zwischen der Wirksamkeit der Yoga-Stile nachweisen, machen aber belastbare Aussagen über die Wirksamkeit von bestimmten Yoga-Übungen. Im Fall der Untersuchung geht es um die nachweisliche Wirkung von Meditationsübungen auf Menschen mit depressiven Störungen.

Für die in den Studien eigesetzten Yoga-Übungen werden häufig Sammelbezeichnungen benutzt: Asana oder Körperorientierter Yoga, Pranayama oder Yoga-Atemübungen. Detailliert untersucht wurden bereits die Wirkungen von Entspannungs- und Konzentrationsübungen, hier vor allem der Übung Yoga Nidra (Ü76) im Kontext unterschiedlicher Versorgungsformen (Livingston & Collette-Merrill, 2018; Anderson et al., 2017; Michael, 2017; Eastman-Mueller et al., 2013; Jensen et al., 2012; Rani et al., 2011). Eine andere Gruppe von Studien entwickelte Yoga-Programme für ihre Intervention bei Symptomen, wie z.B. Schlafstörungen oder nach Brustkrebsoperationen und nennen die Reihen „gentle yoga" (Kinser et al., 2013; Kinser et al., 2013a; Innes & Selfe, 2012; Taibi & Vitiello, 2011) oder „restorative yoga" (Taylor et al., 2018). Mit „silver yoga" (Chaoul et al., 2018; Fan & Chen, 2011) wird das Yoga-Üben mit älteren Menschen (weiße, silberne Haare) bezeichnet. Manche Forscher verewigen sich im mit ihrem Namen zur Kennzeichnung des Programms, wie z. B. „Bali Yoga" (Anestin et al., 2017). Der Begriff „medizinischer Yoga" (Axén & Follin, 2017; Aboagye et al., 2015; Köhn et al., 2013) wird noch wenig genutzt, „therapeutischer Yoga" dagegen häufig. Anwendungsspezifische Charakterisierungen der Yoga-Übungen werden aufgeführt als „biomechanically-based yoga exercises" (Kuntz et al., 2018), „isometric yoga poses" (Fishman et al., 2017) und „high frequency yoga breathing" (Raghavendra et al., 2016). Ein auf die Patientengruppe zugeschnittenes Programm soll im Ausdruck „individualized yoga" deutlich werden (de Manincor et al., 2016; Diorio et al., 2016; Diorio et al., 2015).

Auf die Auswahl der eingesetzten Yoga-Übungen wird unterschiedlich viel Sorgfalt verwandt. Längst nicht alle Studien stellen ihr Auswahlverfahren dar, mit dem sie ihr eingesetztes Übungsprogramm begründen. Studien verweisen auf die Qualifikation der Lehrpersonen und akzeptieren deren Auswahl. Bei wieder anderen Studien werden Übungsreihen als definiert akzeptiert, da sie zu einer bestimmten Yoga-Tradition zählen. Oft werden Yoga-Übungen für die Intervention genutzt, die bei vergleichbaren Patientengruppen bereits vorher in Studien eingesetzt wurden. Um einen Konsens über die Yoga-Übungen und deren Ausführung, Dauer und Umfang herzustellen, arbeitete eine australische Studiengruppe mit der Delphi-Methode. Sie befragte 33 Yoga-Lehrende aus vier Ländern zweimalig online u. a. zu angemessenen Yoga-Übungen für Menschen mit Depression und Angststörungen sowie zu den Qualifikationen der Yoga-Lehrenden, die solche Gruppen anleiten. Von den ausgewählten Yoga-Lehrenden antworteten 24 in der ersten und 18 in der zweiten Runde. Im Rahmen der Untersuchung wurde eine Checkliste der Übereinstimmung zu den Übungen und deren Charakteristiken sowie zur Mindestdauer der Ausbildung und Lehrerfahrung von Yoga-Lehrenden erarbeitet (de Manincor et al., 2015).

1.2 Darstellung der Yoga-Interventionen

In manchen Studien erfolgt die Darstellung der Yoga-Übungen mit Fotos (wie sie in diesem Buch zu finden sind). Häufiger werden die eingesetzten Yoga-Übungen aufgelistet. Fotos und detaillierten Angaben zu Variationen und deren Übungsweisen finden sich in dem Artikel „The yoga empowers seniors study (yess): design and asana series" (Greendale et al., 2012). Einige Studien verwenden Zeichnungen zur Darstellung der Yoga-Übungen, wie die Studie „Comparing once- versus twice-weekly yoga classes for chronic low back pain in predominantly low income minorities: a randomized dosing trial" (Saper et al., 2013).

Untersuchungen zu Yoga-Übungen unter Verwendung von technischen Apparaturen verweisen weniger auf Übungsabfolgen, Yoga-Tradition usw. Hier liegt das Augenmerk eher auf der hoch technisierten Datenerfassung beim Üben. Als Beispiel dafür steht: „A yoga strengthening program designed to minimize the knee adduction moment for women with knee osteoarthritis: a proof-of-principle cohort study" (Brenneman et al., 2015). Die Darstellungen reichen von einfachen Skizzen der Yoga-Haltungen („knee to chest" in Saper et al. [2013], S. 3) bis hin zu Fotos von Probandinnen, die durch elektronische Kontakte mit Messgeräten verbunden sind (Brenneman et al., [2015], S. 6).

1.3 Metaanalysen und Reviews

Zu den Erkrankungen, die mit Yoga zumeist komplementär behandelt wurden, gibt es neben den vielen quantitativen Studien auch Metaanalysen. Diese stellen Studien und deren Ergebnisse zu einem Untersuchungsgegenstand vergleichend dar oder fassen sie statistisch zusammen, um Erkenntnisse aus einem vergrößerten Datenpool zu generieren. Dazu ein Beispiel: „Yoga for improving health-related quality of life, mental health and cancer-related symptoms in women diagnosed with breast cancer“ (Cramer et al., 2017).

Reviews geben einen systematischen Überblick über die Studienlage und sammeln und analysieren vergleichbare Studien, ohne statistische Verfahren anzuwenden. Dazu folgende drei Beispiele. Zur Wirkung des Yoga auf den Bewegungsapparat gibt es ein aktuelles systematisches Review von sechs Studien mit 570 Teilnehmenden vom Global Health Institut der Genfer Universität: „Effectiveness of Iyengar yoga in treating spinal (back and neck) pain: a systematic review“ (Crow et al., 2015). Ein systematisches Review von 12 Studien mit insgesamt 1360 Teilnehmenden zu Herz-Kreislauf-Erkrankungen stellte die New Yorker Public Health Stiftung vor: „Yoga as an alternative and complimentary therapy for cardiovascular disease: a systematic review“ (Haider et al., 2016). Zum Einfluss des Yoga auf die Lungenfunktion fand ein Team der Texas University 57 Studien, von denen sie neun mit 600 Teilnehmenden ins Review nahmen: „The effects of regular yoga practice on pulmonary function in healthy individuals: a literature review“ (Abel et al., 2013).

Den Metaanalysen und Reviews wird in diesem Buch eine besondere Aufmerksamkeit geschenkt, weil sie einen guten Überblick geben, besonders, wenn sie die in den Studien eingesetzten Yoga-Übungen untereinander vergleichen oder die übereinstimmend eingesetzten und in ihrer Wirksamkeit erfolgreichen Übungen benennen.

1.4 Delphi-Studien

Im Rahmen einer Delphi-Studie wird durch eine Befragung von Expertinnen und Experten ein Konsens zu einem Thema geschaffen. Die Befragung erfolgt anonym in zwei oder mehr Runden. Die Expertinnen und Experten beantworten in der ersten Runde einen Katalog von Fragen oder nehmen zu einem Thesenkatalog Stellung. Je nachdem, ob Fragen beantwortet oder Thesen kommentiert wurden, erfolgt eine statistische oder inhaltsanalytische Auswertung und zusammenfassende Darstellung der Ergebnisse. Diese Ergebnisse werden erneut in dieselbe Runde zurückgegeben mit der Bitte um Antwort oder Stellungnahme. Nach der zweiten Runde werden die Ergebnisse offengelegt und die erzielten Übereinstimmungen und Divergenzen öffentlich diskutiert. Unter den recherchierten Yoga-Studien befindet sich eine Delphi-Studie von einem australischen Team, das 24 und 18 Yoga-Lehrende aus vier Ländern in zwei Runden zu den geeigneten Yoga-Übungen für Menschen mit Depressionen oder Angstzuständen befragt hat: „Establishing key components of yoga interventions for reducing depression and anxiety, and improving well-being: a delphi method study“ (de Manincor et al., 2015). Eine ausführliche Beschreibung der Studie erfolgt im sechsten Kapitel.

1.5 Qualitative Studien und Fallstudien

Die kleine Gruppe der qualitativen Studien ist für dieses Buch von Bedeutung, weil sie mit den Worten der Interviewten die durch das Yoga-Üben bewirkten Veränderungen des Körpergefühls, der Atmung und der Fähigkeit zu Konzentration und Meditation wiedergeben. Anhand dieser Antworten, die teilweise ausführlich zitiert werden oder mit einer typischen Aussage (Ankerbeispiel) belegt werden, lassen sich anschaulich die unterschiedlichen Wirkungen des Yoga-Übens aufzeigen. Ebenso können Fallstudien die individuelle Perspektive der beobachteten Person(en) wiedergeben. Auch sie sind heterogen und sprechen unterschiedlich ausführlich die Yoga-Intervention an.

1.6 Machbarkeits- und Pilotstudien

Machbarkeitsstudien (*feasibility studies*) und Pilotstudien testen mithilfe einer kleinen Fallzahl (*small scale*, *small sample*), ob die Methode, die

Intervention oder die Planung für eine große quantitative Studie angemessen ist. Unter den Yoga-Studien finden sich viele dieser Art. Bei einigen von ihnen bezieht sich die Frage der Machbarkeit auf die Intervention (Art des Yoga-Übens). Als Beispiel seien zwei Studien benannt, in denen es bei der ersten um die Sicherheit alter Menschen beim Stuhl-Yoga geht und in der zweiten um die Akzeptanz von „teleyoga" im Verhältnis zu schriftlichen Informationen und Unterweisungen: „Safety and feasibility of modified chair-yoga on functional outcome among elderly at risk for falls" (Galantino et al., 2012) und „Evaluation of the feasibility of a home-based teleyoga intervention in participants with both chronic obstructive pulmonary disease and heart failure" (Donesky et al., 2017).

1.7 Quantitative Studien

Den größten Anteil in der Gesundheitsforschung machen die quantitativen Studien aus. Dafür gibt es mehrerlei Gründe: Standardisierung der Instrumente, finanzielle Förderung, größere Anerkennung. Diese Studien setzen viel Mühe daran, als Randomized Controlled Test (RCT) anerkannt zu werden. Die dafür vorausgesetzte Doppelverblindung – weder die Testteilnehmenden wissen, ob sie ein Medikament oder Placebo bekommen noch die Forschenden wissen, welchem Teilnehmenden sie ein Medikament oder Placebo verabreichen – wurde für klinische Tests unter Laborbedingungen entwickelt und ist im Kontext der Yoga-Forschung nicht zu erfüllen und nicht erwünscht, denn Yoga-Lehrende sollten wissen, was sie tun (siehe Kapitel 1.9 „Studien und Artikel zur schädigenden Wirkung des Yoga"). Allerdings gibt es noch sehr viel Spielraum, wie die großen Unterschiede zwischen den RCT deutlich machen. Viel wäre z.B. schon dadurch gewonnen, wenn die Personen, die die Daten auswerten, nicht wüssten, welche Daten aus der Interventions- und welche aus der Kontrollgruppe stammen. Die vielen mit RCT verbundenen Details können an dieser Stelle nicht diskutiert werden. Hier werden die Hauptmerkmale dieser Studienart angesprochen. Spezifische Studienformen, wie z.B. die Fall-Kontroll-Studie, werden bei der Vorstellung konkreter Studien angesprochen.

Auch in der Forschung über die Wirksamkeit von Yoga-Interventionen nutzen die meisten Studien quantitative Methoden. Obwohl die Artikel zu den Yoga-Studien vor ihrer Veröffentlichung unterschiedliche Formen des Peer-Reviews durchlaufen haben, sind sie von sehr unterschiedlicher Qualität. Entlang gängiger Qualitätsstandards für quantitative Untersuchungen werden hier die wesentlichsten Unterschiede angesprochen. Da geht es zunächst um den Zugang, die Art und Weise, wie Teilnehmende für die Studie gewonnen wurden. Es macht einen Unterschied, ob Teilnehmende sich auf eine Anzeige melden oder als Studierende einer Hochschule rekrutiert werden. Eine freiwillige Teilnahme an einer Studie, eine Teilnahme in der Hoffnung auf eine gute Zensur wegen einer Teilnahme oder eine fehlende Option, sich gegen eine Teilnahme zu entscheiden, wirken sich auf die Motivation und die Performanz der Teilnehmenden aus. Ebenso von Bedeutung ist die Frage nach Ein- und Ausschlusskriterien für die Teilnahme. Eine genaue Charakterisierung der Teilnehmenden ist notwendig, um zu vergleichbaren Interventions- und Kontrollgruppen zu kommen (z.B. vergleichbarer Erkrankungsgrad, vergleichbare Schmerzbelastung). Weiterhin gilt es, die Teilnehmenden nach dem Zufallsprinzip in die Interventions- und Kontrollgruppe zu verteilen (z.B. Losverfahren), damit nicht bestimmte Vorlieben bedient werden und die Messung beeinflussen. Auch die Stichprobengröße ist wichtig. Nicht weniger wichtig ist die Frage, wie viele der rekrutierten Teilnehmenden über die Dauer der gesamten Studie hinweg befragt werden konnten (Anzahl der Studienabbrecher, „Drop-outs"). Im Weiteren geht es darum, ob alle Teilnehmenden die für ihre Gruppe festgelegten Behandlungen bekommen haben (z.B. Pilates, Yoga und Gymnastik). Um Langzeitwirkungen einer Intervention erfassen zu können, ist neben den Erhebungen vor und nach der Intervention eine weitere mit zeitlichem Abstand zum Abschluss der Studie durchzuführen (Follow-up). Nicht zuletzt ist die Frage nach der Repräsentativität von Bedeutung. Dazu muss die Zusammensetzung der Stichprobe der Zusammensetzung einer Grundgesamtheit entsprechen. Dazu gehört u.a. eine für die Grundgesamtheit typische Verteilung nach Alter und Geschlecht. Das sind viele Voraussetzungen für eine qualitativ hochwertige Studie, die aber alle trotzdem das Problem haben, dass die Teilnehmenden individuelle und soziale Voraussetzungen mitbringen, die einen großen Einfluss auf die Interventionen haben. Leider wird die erhoffte Kausalität durch individuelle Voraussetzungen und Lebensumstände mehrfach infrage gestellt.

Wissenschaftliche Qualitätskriterien haben ihre Grenzen und stehen nicht im Mittelpunkt der Interessen dieses Buchs. Dennoch lässt sich sagen, dass es um die Sorgfalt bei der Durchführung einer Studie nicht gut bestellt ist, wenn die Yoga-Intervention schlecht durchdacht wurde. Wenn die potenzielle Eignung einer Übung nicht begründet ist, wird es schwerfallen, einen echten Nutzen für die Teilnehmenden zu erzielen, egal, wie korrekt die statistischen Berechnungen sind. Andersherum gibt es mehr Spielraum. So gibt es sehr gut durchdachte und ausführliche Yoga-Interventionen, bei denen von einem subjektiven Gewinn für die Teilnehmenden ausgegangen werden kann, die aber den methodischen Standards nur bedingt genügen. Sie haben einen Nutzen für die Teilnehmenden, der sich aber nur teilweise in den Studien und Artikeln abbildet.

1.8 Gender Studies im Yoga

In einem Feld, in dem so viele weibliche Personen – Teilnehmerinnen, Frauen aus Gesundheitsberufen, Yoga-Lehrerinnen und Forscherinnen – aktiv sind, müssten doch Gender Studies zu erwarten sein. Dem ist nicht so. Es gibt interdisziplinäre Teams, es gibt Untersuchungen zu spezifischen Erkrankungen von Frauen und Männern, aber es gibt noch wenig Fragestellungen, die gängige Vorstellungen herausfordern: zu Frauen- und Männerbildern, zu Sexualität, zu Geschlechterverhältnissen sowie zu Gesundheitsvorstellungen, Idealmaßen und Idealgewicht. Hierzu stellen die Studien keine oder sehr herkömmliche Fragen. Dabei ist z.B. bekannt, dass es eine „Slim chance for permanent weight loss“ (Rothblum, 2018) gibt sowie „fette Lügen zu Übergewicht“, wie die *Fat Studies in Deutschland – Hohes Körpergewicht zwischen Diskriminierung und Anerkennung* (Rose & Schorb, 2017) nachweisen konnten. Eine besondere Beachtung verdient vor diesem Hintergrund eine Yoga-Studie von Delaney und Anthis (2010): „Is women's participation in different types of yoga classes associated with different levels of body awareness and body satisfaction?“. Sie befragten 92 Teilnehmerinnen aus fünf umliegenden Fitnessstudios nach ihrer Zufriedenheit mit ihren Körpern und ihrer Körperwahrnehmung und versuchten herauszufinden, ob die Antworten Rückschlüsse auf die geübten Yoga-Stile zuließen. Die Befragten übten bekannte Yoga-Stile (Ashtanga, Bikram, Iyengar, Jivamukti, Kripalu, Kundalini, Vinyasa) sowie neu kreierte Stile (Forest Yoga, Yoga Sculpt) und unspezifisch benannte Yoga-Kurse (gentle, intro, hatha). Die beiden Forscherinnen fragten nach dem Anteil von Körper-, Atem-, Entspannungs-, Konzentrations-, Meditationsübungen und Chanting im Unterricht. Die Ergebnisse wiesen auf einen Zusammenhang zwischen Körperwahrnehmung und Zufriedenheit mit dem eigenen Körper und der Art und Weise des Yoga-Übens. Frauen, deren Yoga-Praxis Körperübungen, Atem-, Entspannungs-, Konzentrations- und Meditationsübungen umfassten, waren deutlich zufriedener, als Frauen, die im wesentlichen Körperübungen machten und Yoga als ein Fitnessprogramm betrachteten (Delaney & Anthis, 2010, S. 67f.).

Dagegen gibt es mittlerweile Fragen zur Ethnizität in Yoga-Studien, wie z.B. „A restorative yoga intervention for african-american breast cancer survivors: a pilot study“ (Taylor et al., 2018) und „Enhancing yoga participation: a qualitative investigation of barriers and facilitators to yoga among predominantly racial/ethnic minority, low-income adults“ (Spadola et al., 2017). Ebenso wird nach dem Zugang zum Yoga für arme Menschen gefragt, dazu seien folgende Beispiele genannt: „Pilot study: use of mindfulness, self-compassion, and yoga practices with low-income and/or uninsured patients with depression and/or anxiety“ (Falsafi & Leopard, 2015), „ ‚We're all in this together‘: a qualitative study of predominantly low income minority participants in a yoga trial for chronic low back pain“ (Keosaian et al., 2016) und „Comparing once- versus twice-weekly yoga classes for chronic low back pain in predominantly low income minorities: a randomized dosing trial“ (Saper et al., 2013).

1.9 Studien und Artikel zur schädigenden Wirkung des Yoga

An dieser Stelle wird dem Thema „Schädigung durch Yoga-Übungen“ Raum gegeben. Auseinandersetzungen, die dazu in der Fachöffentlichkeit geführt werden, bilden sich in Studien und in Fachartikeln ab.

Ein aktueller und frei zugänglicher Artikel zur Schädigung durch Yoga behandelt das Thema der Wirbelkompressionsfraktur: „Vertebral compression fractures associated with yoga: a case series“ (Sfeir et al., 2018). Ein Ärzteteam sah sich die Röntgenaufnahmen und Patientenakten von 33 Patientinnen an, die in der Zeit zwischen 2006 und 2016 in der Mayo Clinic in Rochester wegen Rückenleiden behandelt worden waren. Wenn sie anhand der Röntgenaufnahmen einen Verlust der Bandscheibenhöhe in einem Wert höher als 20 % fanden und aus den Patientenunterlagen hervorging, dass diese Person Yoga-Übungen machte („yoga associated spinal flexing exercises“), wurde der Fall näher untersucht.

Daraus ergab sich ein Sample von neun ehemaligen Patientinnen (acht Frauen und ein Mann), die zur Zeit der Röntgenaufnahmen zwischen 53 und 87 Jahre alt waren und nach Yoga-Unterweisung („initiating“), die zwischen einem Monat bis sechs Jahre zurücklagen, über Schmerzen klagten (vier in der Brustwirbelsäule, vier im Lendenwirbelbereich sowie eine im Halswirbelbereich). Bei vier Patientinnen war eine Osteoporose und bei zweien eine Osteopenie diagnostiziert worden, bei dreien gab es in den Krankenakten Hinweise auf Frakturgefährdung. Mithilfe des „Fracture risk assessment tool“ (Centre for Metabolic Bone Diseases, 2018) wurde retrospektiv das Risiko einer Spontanfraktur für zehn Jahre errechnet.

Das Team spricht selbst das Urteil aus: „inability to establish clear causality between yoga exercises and vertebral compression fractures“ (Sfeir et al., 2018, S. 8). Das stimmt: Gefragt wird nach Wirbelkompressionsfrakturen in der Halswirbelsäule, untersucht werden neun Fälle, von denen einer in diesem Bereich Probleme hat, die anderen in der Brustwirbelsäule und im Lendenbereich. Es bleibt unklar, in welchem Umfang die Personen Yoga geübt haben und welche Übungen. Die Angaben dazu schwanken von keine Angaben zum Yoga-Üben, eine Woche Yoga, einen Monat Yoga (zweimal) sowie je eine Antwort mit ein, zwei, drei, vier und sechs Jahre Yoga.

Das Team zieht Folgerungen aus der Untersuchung: Yoga wird empfohlen, aber nicht in „einer Form für alle“. Die Empfehlung lautet: „... appropriate selection of patients and prescription of proper yoga poses“ (Sfeir et al., 2018, S. 9). Am Ende des Artikels finden sich Zeichnungen von sechs Yoga-Übungen, die empfohlen und sieben, die vermieden werden sollten. Warum diese Unterscheidung stattfindet, bleibt unklar.

Es gibt einen ähnlichen Artikel, den eine Autorin des Teams 2013 veröffentlichte: „Yoga spinal flexion positions and vertebral compression fracture in osteopenia or osteoporosis of spine: case series [drei Fälle]“ (Sinaki, 2013). Dieser

Artikel arbeitet auch mit Röntgenbildern. Es sind drei Frauen, die auch wieder in der Studie von 2018 eingeschlossen wurden (87, 70 und 61 Jahre alt). Inhaltlich ist er ebenso wenig nachvollziehbar und schließt auch mit einer Empfehlung für Yoga-Übungen. Hier gibt es Fotos von Yoga-Haltungen, die gefährden können. Die Einschätzungen beider Studien zur Eignung von Yoga-Übungen widersprechen sich: Die gefährdende „Übung H" (Sinaki, 2013) wird zu einer empfohlenen „Übung E" (Sfeir et al., 2018).

Ein wichtiges Thema so ungenau zu untersuchen, ist gedankenlos. Klarer werden mögliche Folgen einer falschen Yoga-Praxis in einem Fachartikel für Yoga-Lehrende dargestellt. In dem Artikel „Wir sollten wissen, was wir tun" (Waldbauer, 2015) wird die Krankengeschichte einer 48-jährigen Frau geschildert, die der Autorin aus dem eigenen Yoga-Unterricht als fit und gesund lebend bekannt ist. Der Schlaganfall trat nach einem Yoga-Urlaub auf, bei dem in einer Gruppe, die aus Anfängerinnen und Fortgeschrittenen bestand, anspruchsvolle Haltungen eingenommen wurden. Die Betroffene berichtete, wie unangenehm ihr insbesondere die starke Rückbeuge in der Fisch-Haltung war. Trotzdem ging sie während des Urlaubs weiterhin zweimal täglich zum Yoga-Unterricht. Nach dem Urlaub klagte sie über wiederkehrenden Schwindel, der sich weiter steigerte. Ungefähr acht Wochen nach dem Urlaub trat ein Schlaganfall bei ihr auf. Als Auslöser wurden durch äußere Einwirkungen hervorgerufen Risse in den Wandschichten der Halsschlagader genannt, wie sie bspw. durch Schleudertraumen verursacht werden. Die Autorin zieht das Fazit: „Niemand kann beweisen, dass die Yoga-Praxis Auslöser war. Die Wahrscheinlichkeit ist aber bei Betrachtung der vielen Zusammenhänge hoch" und weiter: „Warum ist es nötig, sich selbst und die eigenen Schüler durch extrem belastende āsana diesem lebensbedrohlichen Risiko auszusetzen?" (Waldbauer, 2015, S. 29).

Ein unangenehmes Gefühl beim Yoga-Übenden ist ernst zu nehmen: von Lehrenden und von Lernenden. Es gibt Variationen von Übungen, mit denen den Bedürfnissen und Möglichkeiten der Übenden entsprochen werden kann. Das gilt auch für die im Artikel geschilderte Fisch-Haltung. Rückbeugen der Brustwirbelsäule mit Dehnungen der Körpervorderseite sind im Stand und im Sitz möglich (Ü29 und Ü71).

In diesem Buch werden Yoga-Übungen, deren Variationen und Teile von Yoga-Übungen gleichberechtigt behandelt, wenn sie die gleichen Muskelgruppen ansprechen, den Atem zu kontrollieren helfen und in vergleichbarer Weise die Gedächtnis- und Konzentrationsleistungen fördern, dabei aber ein unterschiedliches Maß an Beweglichkeit und Muskelkraft sowie Fähigkeit der Atemkontrolle, Konzentration und Meditation voraussetzen.

2 Yoga aus Sicht europäischer und nationaler Präventionspolitik

Zwei Drittel der vorzeitigen Todesfälle werden durch vier nichtübertragbare Krankheiten verursacht: Herz-Kreislauf-Erkrankungen, Diabetes, Krebs und chronische Atemwegserkrankungen. Das ist eine grundlegende Beurteilung des Regionalbüros der WHO für Europa.

2.1 Der Aktionsplan der WHO in Europa

Das Regionalbüro der WHO hat zur Prävention und Bekämpfung nichtübertragbarer Krankheiten in der Europäischen Region einen Aktionsplan vorgelegt und diskutiert. Darin werden nicht nur die aktuellen Statistiken zu den vier o.g. Krankheiten vorgestellt, sondern es wird auch die Einschätzung gegeben, dass sich 80 % aller Herzkrankheiten, Schlaganfälle und Fälle von Diabetes sowie 40 % aller Krebserkrankungen durch eine weitere Senkung des Tabak- und Alkoholkonsums, gesunde Ernährung und Bewegung sowie eine gesündere Umwelt verhindern ließen.

Diese Determinanten sieht das Regionalbüro der WHO auch als einflussreich für „Erkrankungen des Muskel- und Skelettapparats, psychische Störungen, Demenz, Verletzungen und orale Erkrankungen" an. Nach Datenlage des WHO-Regionalbüros sind „Erkrankungen des Muskel- und Skelettapparats, wie Arthritis, Lenden- und Nackenschmerzen, Osteoporose und Spontanfrakturen sowie Arbeits- und Sportverletzungen" die häufigsten Ursachen für Lebensjahre mit Behinderung und Pflegebedürftigkeit im Alter. Vorbeugung und Therapie sind von der Verfügbarkeit und Zugänglichkeit für Betroffene aller Alters- und Einkommensgruppen abhängig. Die europäische WHO plädiert für bürgernahe Angebote der Vorbeugung, frühzeitigen Intervention und Rehabilitation im gesamten Gesundheitsbereich. Sie sollen das Ziel verfolgen, eine Medikalisierung alltäglicher Probleme zu vermeiden und die Betroffenen zur Selbstbewältigung zu befähigen.

Der Aktionsplan verweist ausdrücklich auf die erhöhte Gefährdung von Menschen mit psychischen Erkrankungen: „Die Mortalität aufgrund nichtübertragbarer Krankheiten ist bei Personen mit psychischen Störungen zwei- bis dreimal so hoch wie bei psychisch gesunden Menschen." Dazu werden die Ergebnisse von Untersuchungen genannt, die einen Zusammenhang zwischen psychosozialen Gegebenheiten und Krankheitsauftreten zeigen, wie chronische Stressbelastung, Einsamkeit oder soziale Isolation und Herzerkrankungen, emotionale Belastungen und Herzinfarkt bei Menschen mit fortgeschrittener Arteriosklerose, langfristige Stressbelastung und eine Wiederkehr von koronaren Ereignissen, psychische Belastungen und eine Verschlimmerung von Asthma oder einen Anstieg des Blutzuckerspiegels bei Menschen mit Diabetes mellitus Typ 2 (Weltgesundheitsorganisation, 2016, S. 6 und S. 27 ff.).

Zur Umsetzung der Planung schlägt das Regionalbüro der WHO Interventionen auf der Bevölkerungsebene und auf der individuellen Ebene vor. Auf der Bevölkerungsebene geht es um die Förderung gesunden Konsumverhaltens durch Steuern und Marktpolitik. Die Länder sollen durch Besteuerung sowie durch Einschränkung der Werbung Produkte wie Alkohol und Tabak, ebenso wie Nahrungsmittel und Getränke mit hohem Fett-, Zucker- und Salzanteil teurer und schwerer zugänglich machen und damit die Nachfrage reduzieren. Im Mittelpunkt der Interventionen auf individueller Ebene steht eine Förderung der Bewegung. Ausführlich erörtert werden die positiven Auswirkungen von Bewegung auf Psyche, Atmung und körperliche Fitness sowie hervorgehoben, dass durch Bewegung das Risiko, an kardiovaskulären Erkrankungen, Diabetes, bestimmten Krebsarten und Gedächtnisstörungen im Laufe des Lebens zu erkranken, vermindert wird. Mobilität wird als gesundheitsförderlich in allen Lebensphasen beschrieben, als Garant für Selbstständigkeit und als Gut, das z. B. im öffentlichen Nahverkehr für alle Personen zugänglich und sicher sein sollte. Der Nutzen von Bewegung für Menschen mit psychischen Erkrankungen wird explizit angesprochen (Weltgesundheitsorganisation, 2016, S. 14 und S. 18).

2.2 Der Gesundheitsbericht der Schweiz

Im schweizerischen Gesundheitsbericht (2015) heißt es: „Aufgrund der hohen Verbreitung und der damit verbundenen Krankheitslast stehen in der Schweiz die folgenden chronischen Krankheiten im Fokus: Krebs, Diabetes, Herz-Kreislauf- und Atemwegserkrankungen, muskuloskelettale Erkrankungen, Depressionen und Demenzerkrankungen" (Bachmann et al., 2015, S. 21). Dabei beschreibt er die Umsetzung der WHO-Vorschläge zur „Prävention und Bekämpfung nichtübertragbarer Krankheiten" auf unterschiedlichen Ebenen. Es geht um strukturelle Änderungen zur Unterstützung der Gesundheitsförderung in der Politik, in den unterschiedlichen Lebenswelten und in Institutionen sowie um die Förderung gesundheitsbezogener Entwicklungen durch Gemeinschaftsaktionen und die Erlangung individueller Kompetenzen. Dabei gehen gesunderhaltende und krankheitsvermindernde Ansätze Hand in Hand. Der Schwerpunkt der Aktivitäten liegt auf einer Förderung von Mobilität. Die vorgeschlagenen Maßnahmen reichen von politischen Interventionen in der Verkehrspolitik, über betriebliche Unterstützung bis hin zur individuellen Befähigung durch „Steigerung von Wissen, Motivation und Handlungskompetenz zur Integration der Bewegung in den Alltag" (Bachmann et al., 2015, S. 253 und S. 258).

An erster Stelle der Zielsetzungen des Aktionsplans steht der „Schwerpunkt auf gesundheitliche Chancengleichheit". Als soziale Determinanten werden „Geschlecht, Bildungsstand, Einkommen und Migrationsstatus" genannt. Die Weiterentwicklung der Gesundheitsversorgung mit „Gesundheitsförderung, Prävention, Früherkennung und integrierte Versorgung" folgt auf Platz zwei. Die Zusammenarbeit der Ministerien zur Förderung der Gesundheit durch Bildung, bessere Umwelt etc. steht an dritter Stelle. Die folgenden Ziele vier bis acht nennen weitere Instrumente des Aktionsplans, das heißt, welche Methoden, welches Wissen und welche Mittel zum Einsatz kommen sollen. Zuerst wird der „Lebensverlaufansatz" genannt mit einer alle Lebensphasen umfassenden Gesundheitsförderung und Prävention, unter der Annahme, dass sich die Risiken für nichtübertragbare Krankheiten im Laufe der Jahre akkumulieren. Danach folgen Befähigung zu selbstbestimmten Handeln, die gleichgewichtigen Interventionen für die Bevölkerung und für die Einzelpersonen, integrierte Programme, die Interventionen bündeln und zuletzt der gesamtgesellschaftliche Ansatz – verstanden als „‚Koproduktion' von Gesundheit in Zusammenarbeit und im Austausch zwischen öffentlichen Gesundheitsdiensten, nichtstaatlichen Akteuren, aktiver Zivilgesellschaft, Unternehmen und Individuen" (Bachmann et al., 2015, S. 144 f.).

2.3 Der österreichische Gesundheitsbericht

Nach Auskunft des österreichischen Gesundheitsberichts von 2016 bewegen sich 25% der bei der Gesundheitsumfrage 2014 Befragten entsprechend der Bewegungsempfehlung. Der Bericht spricht von einem „enormen Bedarf an Gesundheitsförderungsmaßnahmen im Bereich der Bewegung" (Griebler et al., 2017, S. 234). Zuvor (2013) hatte die österreichische Regierung einen *Nationalen Aktionsplan Bewegung* (NAP.b) verabschiedet (Bundesministerium für Landesverteidigung und Sport & Bundesministerium für Gesundheit, 2013), der sich auf die WHO bezieht und dem „hohen Stellenwert der Bewegung für die Gesundheit" Rechnung trägt. Bewegung wird in Einheit mit Sport genannt, die beide als „nationale Public-Health-Maßnahmen" gesehen werden (Bundesministerium für Landesverteidigung und Sport & Bundesministerium für Gesundheit, 2013, S. 7). Mit Bezug auf die WHO wird Gesundheitsförderung als ein Prozess beschrieben, um „allen Menschen ein höheres Maß an Selbstbestimmung über ihre Gesundheit zu ermöglichen", mit dem Ziel, „mehr Kontrolle über ihre Gesundheit zu erlangen und sie durch Beeinflussung der Determinanten zu verbessern" (Bundesministerium für Landesverteidigung und Sport & Bundesministerium für Gesundheit, 2013, S. 19). Die Maßnahmen zur Umsetzung des nationalen Gesundheitsziels Nr. 8 (Bewegung) werden nach Verhaltens- und Verhältnismaßnahmen unterschieden (Bundesministerium für Landesverteidigung und Sport & Bundesministerium für Gesundheit, 2013, S. 30).

Der Zielkatalog des NAP.b umfasst übergreifende Ziele, Sport, Gesundheitswesen, Bildungswesen, Verkehr-, Umwelt-, Raumordnung-, Objektplanung, Arbeitswelt und ältere Menschen. Als übergreifende Ziele der Arbeitsgruppe werden bundesweite Leitveranstaltungen sowie „kontinuierliche, ‚aufsuchende Werbung' für bewegungsfreundliche Lebensverhältnisse" genannt werben (Bundesministerium für Landesverteidigung und Sport & Bundesministerium für Gesundheit, 2013, S. 22). Unter speziellen Zielen finden sich Definitionen der Zielgruppen und Aufgabenlisten. Die Zielgruppen im Gesundheitswesen werden unterschieden nach „a) Patienten mit manifesten Erkrankungen, b) Menschen mit spezifischen Risiken (d.h. nicht behandlungsbedürftigen Erkrankungen – die ‚gesunden Kranken') im Bereich des Muskel-Skelettsystems, im Bereich des Herz-Kreislauf-Systems und des metabolischen Bereichs, mit Erkrankungen im psychosomatischen Bereich und im Bereich der motorische Kontrolle" und „c) Menschen ohne spezielle Risiken, die jedoch inaktiv sind" (Bundesministerium für Landesverteidigung und Sport & Bundesministerium für Gesundheit, 2013, S. 26). Im Anhang werden als „Kernbotschaften" zusammengefasste „Bewegungsempfehlungen" gegeben für gesunde Kinder, Jugendliche, gesunde Erwachsene (18 bis 64) und für ältere Menschen ab 65. Diese Empfehlungen listen Dauer, Intensität und Häufigkeit von Bewegungstrainings auf (Bundesministerium für Landesverteidigung und Sport & Bundesministerium für Gesundheit, 2013, S. 51ff.).

2.4 Präventionsgesetz und *Leitfaden Prävention* in Deutschland

Seit 2000 – also weit vor Verabschiedung des Präventionsgesetzes 2015 – veröffentlicht der Spitzenverband der gesetzlichen Krankenkassen (GKV) einen *Leitfaden Prävention*, dem die Funktion einer Verwaltungsvorschrift zukommt. Da seine Kapitel (1 bis 7) aktuell einzeln überarbeitet werden, gibt es unterschiedliche Veröffentlichungszeiten. Die neusten Versionen sind entweder von Januar oder November 2017. Leistungen für gesetzlich Versicherte werden zur Verhinderung und Verminderung von Krankheitsrisiken (primäre Prävention) und zur Förderung des selbstbestimmten gesundheitsorientierten Handelns (Gesundheitsförderung) gewährt. Sie werden unterschieden nach Leistungen zur verhaltensbezogenen Prävention (§ 20 Abs. 5 SGB V), Gesundheitsförderung und Prävention in Lebenswelten (§ 20a SGB V) und Gesundheitsförderung in Betrieben (§§ 20b und 20c SGB V). Der Leitfaden spricht die Verknüpfung von Primärprävention und Gesundheitsförderung als notwendig an, um erworbene (nicht erbliche) Erkrankungen, z. B. durch Senkung des Suchtmittelkonsums zu vermindern und z. B. durch bessere Information und soziale Unterstützung zu erhöhen. Auch der Leitfaden bezieht sich auf die WHO-Definition von Gesundheit als „Zustand des vollständigen körperlichen, geistigen und sozialen Wohlergehens" (Weltgesundheitsorganisation, 1986) und grenzt seine Leistungen auf die „Entwicklung persönlicher Kompetenzen", „Schaffung gesundheitsförderlicher Lebenswelten" und „Unterstützung gesundheitsbezogener Gemeinschaftsaktionen" ein (GKV Spitzenverband, 2017a, S. 9).

Das Präventionsgesetz verpflichtet sich auf eine Reduzierung sozial bedingter gesundheitlicher Ungleichheit, die im Leitfaden als Fokussierung auf bestimmte Versichertengruppen definiert wird: vorrangig Versicherte und Gruppen, die hohen Gesundheitsrisiken ausgesetzt sind und/oder von sich aus keine oder nur eine unterdurchschnittliche Neigung zur Beteiligung an Gesundheitsförderung und Prävention zeigen sowie Reduzierung geschlechtsbezogener gesundheitlicher Ungleichheiten, die unterschiedliche Lebensbedingungen von Männern und Frauen berücksichtigen (GKV Spitzenverband, 2017a, S. 10).

Das Kapitel 5 zur „Verhaltensbezogenen Prävention" behandelt die Förderung von Entspannung mithilfe von Verfahren, „die sich in der Praxis bewährt haben und deren Wirksamkeit empirisch belegt ist", um „die Fähigkeit zur Selbstregulation von psychophysischen Stressreaktionen" zu verbessern (GKV Spitzenverband, 2017d, S. 75). Versicherte Erwachsene und Kinder ab sechs Jahren können sich in einem von fünf aufgeführten Entspannungsverfahren: Progressive Muskelrelaxation, Autogenes Training, Hatha-Yoga, Tai-Chi und Qigong unterweisen lassen, wenn sie „über dessen regelmäßige Anwendung zu vegetativ wirksamer Erholung und Regeneration finden möchten". Für „Versicherte mit akut behandlungsbedürftigen psychischen Erkrankungen" werden die Verfahren als kontraindiziert eingeschätzt (GKV Spitzenverband, 2017d, S. 75).

2.5 Yoga in Vorsorge und Therapie nichtübertragbarer Krankheiten

Im folgenden Text werden die in der europäischen, schweizerischen, österreichischen und deutschen Präventionspolitik angesprochenen Zielgruppen, Aufgaben und Maßnahmen der Vorsorge und Therapie mit den durch Studien belegten Möglichkeiten des Yoga ins Verhältnis gesetzt. Die Zitate aus Gesundheitsberichten, die sich hier und in den anderen Kapiteln des Buchs finden, beziehen sich ausschließlich auf kostenlose und im Internet frei verfügbare Berichte.

Zunächst einige Überlegungen zur Begrifflichkeit. Duden und Rechtschreibprogramme setzen Krankheit und Erkrankung synonym. Die aufgeführten Berichte gebrauchen beide Begriffe abwechselnd. In den genannten Texten steht der Begriff Krankheit oft im Kontext von Kodierungen und Einteilung nach Krankheiten und Krankheitsgruppen. Der Begriff der Erkrankung verweist stärker darauf, dass bei gesundheitlichen Störungen körperliche, psychische, geistige und soziale Ebenen in unterschiedlicher Weise beeinflusst sein können. „Volkskrankheiten" ist ein populärer Begriff in nichtfachlichen Zeitungsartikeln, der unzutreffend ist. Internationale Untersuchungen haben gezeigt, dass sogenannte Volkskrankheiten eben nicht die gesamte Bevölkerung (schon gar nicht ein Volk) betreffen, sondern in erhöhtem Maße Menschen, die einen schlechten Zugang zu Versorgungsangeboten haben oder die durch ihre Krankheit ausgegrenzt werden.

In den oben vorgestellten sowie an anderer Stelle im Buch zitierten Berichten einzelner Krankenkassen werden wiederkehrend die Herz-Kreislauf-Erkrankungen, Diabetes mellitus Typ 2, Krebserkrankungen, chronische Atemwegserkrankungen, Erkrankungen des Muskel- und Skelettapparats, psychische Störungen und Demenz angesprochen. Dies sind zweifellos auch die Erkrankungen, die in den internationalen Yoga-Studien im Fokus stehen. Dies zeigt die folgende Listung der jeweils fünf letzten Yoga-Studien zu den Erkrankungen. Diese Studien setzen Yoga ein als Intervention zur Vorsorge, bei Betroffenen unterschiedlicher Altersgruppen sowie auch bei Angehörigen aus dem Umfeld (Demenz).

Herz-Kreislauf-Erkrankungen:

- Effect of 1-week yoga-based residential program on cardiovascular variables of hypertensive patients: a comparative study (Metri et al., 2018).
- Framingham risk score and estimated 10-year cardiovascular disease risk reduction by a short-term yoga-based lifestyle intervention (Yadav et al., 2017).
- Effects of high-intensity Hatha-Yoga on cardiovascular fitness, adipocytokines, and apolipoproteins in healthy students: a randomized controlled study (Papp et al., 2016).
- Yoga and psychophysiological determinants of cardiovascular health: comparing yoga practitioners, runners, and sedentary individuals (Satin et al., 2014).
- Age-related changes in cardiovascular system, autonomic functions, and levels of BDNF of healthy active males: role of yogic practice (Pal et al., 2014).

Diabetes mellitus Typ 2:

- Yoga improves quality of life and fall risk factors in a sample of people with chronic pain and type 2 diabetes (Schmid et al., 2018).
- Combined ayurveda and yoga practices for newly diagnosed type 2 diabetes mellitus: a controlled Trial (Datey et al., 2018).
- Effect of integrative naturopathy and yoga in a patient with rheumatoid arthritis associated with type 2 diabetes and hypertension (Mooventhan & Shetty, 2017).
- Short-term effect of add on bell pepper (Capsicum annuum var. grossum) juice with integrated approach of yoga therapy on blood glucose levels and cardiovascular functions in patients with type 2 diabetes mellitus: a randomized controlled study (Nagasukeerthi et al., 2017).
- Effects of yoga-based program on glycosylated hemoglobin level serum lipid Profile in community dwelling elderly subjects with chronic type 2 diabetes mellitus–a randomized controlled trial (Vaishali et al., 2012).

Brustkrebs:

- Randomized trial of Tibetan yoga in patients with breast cancer undergoing chemotherapy (Chaoul et al., 2018).
- Effects of long-term yoga practice on psychological outcomes in breast cancer survivors (Amritanshu et al., 2017).
- The effects of the bali yoga program for breast cancer patients on chemotherapy-induced nausea and vomiting: results of a partially randomizes and blinded controlled trial (Anestin et al., 2017).
- Effect of yoga on sleep quality and neuroendocrine immune response in metastatic breast cancer patients (Rao et al., 2017).
- Iyengar-yoga compared to exercise as a therapeutic intervention during (neo)adjuvant therapy in women with stage I-III breast cancer: health related quality of life, mindfulness, spirituality, life satisfaction, and cancer-related fatigue (Lötzke et al., 2016).

Chronische Atemwegserkrankungen:

- Yoga versus physical exercise for cardio-respiratory fitness in adolescent school children: a randomized controlled trial (Satish et al., 2018).
- Evaluation of the feasibility of a home-based teleyoga intervention in participants with

both chronic obstructive pulmonary disease and heart failure (Donesky et al., 2017).

- Effect of yoga breathing (Pranayama) on exercise tolerance in patients with chronic obstructive pulmonary disease: a randomized, controlled trial (Kaminsky et al., 2017).
- Appropriateness and acceptability of a teleyoga intervention for people with heart failure and chronic obstructive pulmonary disease: qualitative findings from a controlled pilot study (Selman et al., 2015) .
- Effects of inspiratory muscle training and yoga breathing exercises on respiratory muscle function in institutionalized frail older adults: a randomized controlled trial (Cebrià i Iranzo et al., 2014).

Erkrankungen des Muskel- und Skelettapparats:

- Yoga for the management of pain and sleep in rheumatoid arthritis: a pilot randomized controlled trial (Ward et al., 2018).
- Musculoskeletal pain and interest in meditation and yoga in home health aides: evidence from the home health occupations musculoskeletal examinations (HHOME) study (Shnayder et al., 2018).
- Effects of yoga on musculoskeletal pain (Monson et al., 2017).
- Disc extrusions and bulges in nonspecific low back pain and sciatica: exploratory randomised controlled trial comparing yoga therapy and normal medical treatment (Monro et al., 2015).
- Effects of yoga breathing exercises on pulmonary function in patients with Duchenne muscular dystrophy: an exploratory analysis (Rodrigues et al., 2014).

Psychische Störungen:

- The effects of yoga on stress and psychological health among employees: an 8- and 16-week intervention study (Maddux et al., 2018).
- Increased mental well-being and reduced state anxiety in teachers after participation in a residential yoga program (Telles et al., 2018).
- Effect of a 12-week yoga therapy program on mental health status in elderly women inmates of a hospice (Ramanathan et al., 2017).
- Effect of aerobic exercises, yoga and mental imagery on stress in college students – a comparative study (Kumar et al., 2016).
- A randomized controlled trial of yoga for pregnant women with symptoms of depression and anxiety (Davis et al., 2015).

Demenz:

- A randomized controlled trial of Kundalini yoga in mild cognitive impairment (Eyre et al., 2017).
- Yoga and compassion meditation program improve quality of life and self-compassion in family caregivers of Alzheimer's disease patients: a randomized controlled trial (Danucalov et al., 2017).
- Hatha yoga effects on Alzheimer patients (Rodriguez Salazar et al., 2017).
- Neurochemical and neuroanatomical plasticity following memory training and yoga interventions in older adults with mild cognitive impairment (Yang et al., 2016).
- The effect of chair yoga in older adults with moderate and severe Alzheimer's disease (McCaffrey et al., 2014).

2.6 Wechselwirkungen zwischen Leib und Psyche

Die Wechselwirkung zwischen Leib und Psyche werden im Aktionsplan der europäischen WHO angesprochen, Beispiele für die Auswirkungen psychischer Belastungen, anhaltendem Stress, Einsamkeit oder sozialer Isolation auf Herz-Kreislauf-Erkrankungen, Asthma und Diabetes mellitus Typ 2 werden ausdrücklich genannt. Der schweizerische Gesundheitsbericht warnt: „Die Konzentration auf die verhaltensbezogenen Risikofaktoren vieler chronischer Krankheiten allein birgt jedoch das Risiko, dass die soziale und psychische Dimension der Gesundheit vernachlässigt werden" (Bachmann et al., 2015, S. 21). Der Leitfaden der GKV spricht die psychischen und psychosomatischen Erkrankungen als „von besonderer epidemiologischer Bedeutung" an (GKV Spitzenverband, 2017d, S. 50). Eine Sonderstellung nimmt der NAP.b ein, der, wie bereits zitiert, „Erkrankungen im psychosomatischen Bereich (...) als nicht behandlungsbedürftige Erkrankungen" (Bundesministerium für Landesverteidigung und Sport & Bundesministerium für Gesundheit, 2013, S. 26) bezeichnet.

Viele der in diesem Buch versammelten Yoga-Studien wurden in Journalen mit einem psychosomatischen Schwerpunkt publiziert. Als Beispiele für solche Fachzeitschriften und Studien seien genannt: *Psycho-Oncology* (Cramer et al., 2016), *International Psychogeriatrics* (Eyre et al., 2017), *Psychology, Health & Medicine* (Franklin et al., 2018), *Psychosomatic Medicine* (Gothe & McAuley, 2015) sowie *BioPsychoSocial Medicine* (Oka et al., 2014).

In der Auflistung der Yoga-Studien dieses Buchs finden sich 31 Yoga-Studien zu Schlafstörungen, 58 zu Stressbelastung und 77 zu (Rücken)Schmerzen. Diese Erkrankungen und Störungen sind weit verbreitet und werden in der Fachliteratur durchgängig auf körperliche und psychische Ursachen zurückgeführt.

Yoga-Übungen sprechen Körper, Geist und Psyche an. Dies gilt sowohl für die Körper- und Atemübungen wie auch für die Konzentrations-/Meditationsübungen. Mit dieser Ausrichtung leistet Yoga einen wichtigen Beitrag zur Förderung der Gesundheit in Form einer Verbesserung des allgemeinen, psychischen und körperlichen Wohlbefindens. Darüber hinaus kann Yoga durch Selbstwahrnehmung und Selbstreflexion zu Veränderungen in der Lebensorientierung von Menschen führen. Das sind Qualitäten, die in allen Berichten angesprochen werden, wenn es um individuelle Verhaltensänderungen geht.

2.7 Yoga fördert Bewegung und Entspannung

In den aktuellen Gesundheitsberichten wird durchgängig dem Bewegungsmangel eine hohe Verantwortung für viele der erworbenen Erkrankungen zugeschrieben. Bewegung stärkt das Muskel-Skelettsystem, fördert die Herz-Kreislauf-Tätigkeit und erreicht schließlich den ganzen Körper über einen besseren Sauerstoffaustausch.

Die Stärkung der Knochen und Gelenke sowie Muskeln und Bänder durch Yoga ist Gegenstand vieler Yoga-Studien. Sie stehen oft in Verbindung zur Verminderung von Schmerzen im Nacken, unteren Rücken und in den Knien. Dazu wurde vom Institute of Global Health der Genfer Universität ein systematisches Review von sechs Yoga-Studien mit insgesamt 570 Teilnehmenden durchgeführt. In den untersuchten Studien wurden eine Verminderung der Rückenschmerzen und eine Verbesserung der Funktionstüchtigkeit festgestellt (Crow et al., 2015).

Zu Herz-Kreislauf-Erkrankungen gibt es ein systematisches Review einer New Yorker Public Health Stiftung mit zwölf Studien und insgesamt 1360 Teilnehmenden. Die untersuchten Studien weisen durchgängig eine signifikante Reduzierung der Risikofaktoren für Herz-Kreislauf-Erkrankungen nach. Gemessen wurden Blutdruck, Cholesterinspiegel, Gewicht, Lungenfunktion u.v.m. für die körperlichen Risikofaktoren sowie Angst, Depression und Lebensqualität (bei der Hälfte der Studien) für die psychischen Faktoren, die nach Ansicht des Review-Teams damit zu kurz kamen (Haider et al., 2016).

Aus dem Jahr 2013 stammt das Review eines Teams der Texas University, das Studien zum Einfluss des Yoga auf die Lungenfunktion untersuchte. Sie nahmen neun der 57 gefundenen Studien ins Review. Diese Studien waren experimentell, in englischer Sprache und aktuell. Die neun untersuchten Studien mit insgesamt 600 Teilnehmenden konnten eine Verbesserung der Lungenfunktion feststellen, wenn mindestens über zehn Wochen regelmäßig Yoga geübt wurde. Das Team konnte einen Zusammenhang zwischen Lungenfunktion, Fitness und Anteil der Atmungsübungen nachweisen. So trat vor allem eine signifikante Verbesserung bei den Teilnehmenden der Studie auf, die mit einer geringen Fitness in die Intervention starteten (Abel et al., 2013).

Yoga-Unterricht spricht Bewegung, Atmung, Konzentration und Entspannung an und umfasst folgende Abschnitte:

- Eröffnung mit Begrüßung und Vorstellung des Stundenthemas
- Zentrierung durch Atemübungen und Mantras
- Dynamischer Teil mit regelmäßigen und dem Stundenthema entsprechenden spezifischen Körper-, Atem- und Konzentrationsübungen
- Festigung der Effekte der Übungsstunde (Ergebnissicherung) durch Tiefenentspannung oder geführte Entspannung, wie z.B. Yoga Nidra, Kaya Kriya
- Beendigung mit Erörterung der Bedeutung der Übungen für den Alltag, ein gemeinsames Mantra oder eine gemeinsame Abschlussübung und Verabschiedung.

Diesen Anteilen eines guten Übens entsprechend, war Yoga in älteren Ausgaben des *Leitfadens Prävention* der Gesetzlichen Krankenversicherungen in Deutschland in den Bereichen Bewegung und Entspannung als anerkanntes Verfahren aufgeführt. In der Ausgabe des Leitfadens von 2006 fand Yoga eine Anerkennung zur „Reduzierung von Bewegungsmangel durch gesundheitssportliche Aktivität" (GKV-Leitfaden, 2006, S. 29, eigenes Archiv), zur Bewegungsförderung, als „Vorbeugung und Reduzierung spezieller gesundheitlicher Risiken durch geeignete verhaltens- und gesundheitsorientierte Bewegungsprogramme" und zur Entspannung (GKV-Leitfaden, 2006, S. 32, eigenes Archiv). In späteren Ausgaben bis heute findet sich Yoga allein unter dem Präventionsprinzip „Förderung von Entspannung (Palliativ-regeneratives Stressmanagement)". In einer dazugehörigen Fußnote wird festgehalten: „Die Förderung ist auf entspannungsfördernde Hatha-Yoga-Maßnahmen beschränkt" (GKV Spitzenverband, 2017d, S. 75).

Yoga ist nachweislich gesundheitsfördernd durch eine Verbesserung des körperlichen und seelischen Befindens. Darüber hinaus führt ein regelmäßiges Üben zu Veränderungen in der Lebensorientierung und im Verhalten von Menschen. Die umfassenden Wirkungen des Yoga auf „entspannungsförderndes Hatha-Yoga" einzukürzen, macht so viel Sinn, wie Fußball ohne Kopfbälle, Schwimmen nur im flachen Wasser oder Radfahren nur auf geteerten Untergründen. Auf fachlichen Sachverstand kann sich der Leitfaden an dieser Stelle nicht berufen. Darüber hinaus muss auf der Seite der Interessensvertretungen einiges falsch gelaufen sein. Die Studienlage zu den Wirkungen des Yoga ist eindeutig und zeigt in eine andere Richtung: Yoga – und speziell Hatha-Yoga, von dem in den Leitlinien die Rede ist – ist als Einheit von Bewegung, Atmung und Konzentration/Meditation zu sehen und umfasst Körperarbeit, Atemübungen sowie Konzentrations- und Meditationsübungen. Diese Übungen werden sowohl in Ruhe als auch in Bewegung durchgeführt. Unmittelbare Wirkungen sowie Verhaltensänderungen durch regelmäßiges Üben wurden im großen Umfang und gerade zur Vorbeugung und Therapie chronischer Erkrankungen nachgewiesen. Korrekt führt die *Nationale VersorgungsLeitlinie* der Bundesärztekammer, der Kassenärztlichen Bundesvereinigung und der Arbeitsgemeinschaft der Wissenschaftlichen Medizinischen Fachgesellschaften zum nicht-spezifischen Kreuzschmerz Yoga unter den Bewegungstherapien auf (Bundesärztekammer, Kassenärztliche Bundesvereinigung & Arbeitsgemeinschaft der Wissenschaftlichen Medizinischen Fachgesellschaften, 2017, S. 40).

2.8 Verhältnisse und Verhalten

Durchgängig in allen Berichten findet sich eine Unterscheidung der Interventionen im Hinblick auf die Zielgruppen. Das Regionalbüro der WHO spricht im Aktionsplan von Interventionen auf Bevölkerungsebene und individueller Ebene. In den nationalen Berichten ist von verhaltens- und verhältnisbezogener Prävention oder Verhaltens- und Verhältnisebene die Rede. Konkret nennt der schweizerische Gesundheitsbericht (2015) die ökonomischen Lebensbedingungen, Bildung, Migrationshintergrund, Arbeitssituation und Haushaltsstruktur als sozioökonomische Determinanten von Gesundheit (Bachmann et al., 2015, S. 5). Der österreichische Gesundheitsbericht (2016) führt Armutsgefährdung, Bildungsniveau, Arbeitslosigkeit, Teilzeitbeschäftigung, befristete Arbeitsverträge, Arbeitsverträge ohne Sozialversicherung, Bedarf an sozialer Unterstützung, körperlich belastende Arbeiten sowie Umweltbelastungen durch Staub und Lärm als „gesundheitsrelevante Lebensverhältnisse" auf (Griebler et al., 2017, S. 8).

Mit Verweis auf eine Untersuchung über Zusammenhänge zwischen Sozialstatus und Gesundheitszustand heißt es im Leitfaden der gesetzlichen Krankenkassen in Deutschland knapp: „Sozial benachteiligte Zielgruppen sind meist höheren Belastungen ausgesetzt und verfügen gleichzeitig über geringere Bewältigungsressourcen und höhere Zugangsbarrieren als sozial Bessergestellte" (GKV Spitzenverband, 2017c, S. 25).

Vor diesem Hintergrund ist es erfreulich, dass sich aktuelle Yoga-Studien auch dem Thema der sozialen Ungleichheit annehmen und sie in ihre Untersuchungen einbeziehen. In der Liste der aktuellen Studien fallen darunter (eigene Hervorhebung kursiv):

- Effect of yoga on cognitive abilities in school children from a *socioeconomically disadvantaged* background: a randomized controlled study (Chaya et al., 2012).
- Pilot study: use of mindfulness, self-compassion, and yoga practices with *low-income and/or uninsured patients* with depression and/or anxiety (Falsafi & Leopard, 2015).
- „We're all in this together": a qualitative study of *predominantly low income minority participants* in a yoga trial for chronic low back pain (Keosaian et al., 2016).
- A pilot study of yoga as self-care for arthritis in *minority communities* (Middleton et al., 2013).
- Comparing once- versus twice-weekly yoga classes for chronic low back pain in predominantly *low income minorities*: a randomized dosing trial (Saper et al., 2013).
- Enhancing yoga participation: a qualitative investigation of barriers and facilitators to yoga among *predominantly racial/ethnic minority, low-income adults* (Spadola et al., 2017).

2.9 Verfügbarkeit und Zugänglichkeit des Yoga

Das europäische Regionalbüro der WHO fordert unter dem Ziel der „Förderung eines aktiven Lebens und einer aktiven Mobilität": „Verbesserung des Zugangs zu Einrichtungen und Angeboten für Bewegung, insbesondere für benachteiligte Gruppen" (Weltgesundheitsorganisation, 2016, S. 20). Dabei betont der Aktionsplan insbesondere eine Verbesserung des Zugangs für Menschen mit psychischen Störungen, die von chronischen Erkrankungen betroffen sind (Weltgesundheitsorganisation, 2016, S. 26). Im Hinblick auf die Förderung der Muskel-Skelett-Gesundheit fordert sie „einen rechtzeitigen Zugang zu den patientenorientierten Versorgungen (...), die auf frühzeitige Intervention zur Wiederherstellung bzw. Erhalt der Funktionsfähigkeit setzen und die Betroffenen zur Selbstbewältigung ihrer Erkrankung befähigen und ihnen ein Gefühl der Erreichbarkeit vermitteln" (Weltgesundheitsorganisation, 2016, S. 30).

Der schweizerische Gesundheitsbericht beschreibt die Komplexität und Fragmentierung des Versorgungssystems: „Ein Teil der chronisch kranken Personen und insbesondere bildungsferne Patientinnen und Patienten nehmen das Versorgungssystem als einen Irrgarten wahr, der ein frustrierendes und zeitaufwändiges Suchen nach dem richtigen Zugang notwendig macht" (Bachmann et al., 2015, S. 171).

Unter der Überschrift der Lebensqualität verzeichnet der österreichische Gesundheitsbericht von 2016 eine aus der Gesundheitsumfrage hervorgehende leichte „Verbesserung des Zugangs zum Gesundheitssystem um 1.6 Punkte" gegenüber dem Gesundheitsbericht von 2006 und spricht Zugang auf der Ebene der Information und der Erreichbarkeit von Gesundheitsdiensten an (Griebler et al., 2017, S. 53 und S. 57).

Einen erschwerten Zugang für „Menschen mit Migrationshintergrund sowie Versicherte im ländlichen Raum" (GKV Spitzenverband, 2017c, S. 27) hebt der Leitfaden der GKV hervor. Unter den Ausschlusskriterien formuliert der Verband der gesetzlichen Versicherungen seine Anforderungen an die Angebote und Anbieter: „Der Zugang zu den Bewegungsmöglichkeiten, die in der Folge des Bewegungsprogrammes ausgeübt werden sollen, muss niedrigschwellig sein." Darunter verstehen die Versicherer Ausgaben für „Ausstattungsbedarf und Kosten, um eine kontinuierliche Ausübung sowie Erreichbarkeit zu ermöglichen" (GKV Spitzenverband, 2017c, S. 62).

Primäre Prävention zur Verhinderung und Verminderung von Krankheitsrisiken und Gesundheitsförderung für ein selbstbestimmtes gesundheitsorientiertes Handeln sind gesetzlich umfassend definiert. Ihre praktische Umsetzung ist ausführlich beschrieben und als gesellschaftlicher Auftrag zu verstehen. Am Anfang einer Umsetzung aller Maßnahmen steht der in allen Berichten geforderte „niedrigschwellige Zugang", insbesondere für benachteiligte Personengruppen. Yoga kann den Auftrag zur primären Prävention und zur Gesundheitsförderung aus Erfahrung und Tradition, gestützt durch Forschung und ständig wachsendem Wissen erfüllen. Auf gesellschaftlicher Ebene bietet Yoga einen demokratischen Zugang an, da er weder eine spezielle Ausrüstung noch eine besondere Umgebung benötigt. Yoga sucht die Menschen in ihren Lebenswelten auf und wird in Stadtteilen, Schulen und Hochschulen, Kindertagesstätten und Betrieben sowie in Einrichtungen der gesundheitlichen und sozialen Versorgung, wie Krankenhäuser, Jugendzentren, Altenheimen, Strafanstalten usw. angeboten. Die Förderung der Selbstkompetenz ist ein fester Bestandteil des Yoga-Übens, das allein zu Hause oder am Arbeitsplatz oder in Gruppen in unterschiedlichen Settings – dazu zählen auch die Yoga-Schulen – stattfinden kann. Auf individueller Ebene verbessern sich beim Yoga-Üben die Wahrnehmung des eigenen Körpers sowie die Wahrnehmung des eigenen Verhaltens und dessen Auswirkungen auf die Gesundheit und die Umwelt.

2.10 Yoga in den unterschiedlichen Lebensphasen

In allen Gesundheitsberichten werden präventive und gesundheitsförderliche Maßnahmen gefordert und gefördert, die auf das Alter der unterschiedlichen Zielgruppen zugeschnitten sind. Das europäische Regionalbüro der WHO formuliert, dass es um „Investitionen in eine Vielzahl von Handlungskonzepten während des gesamten Lebensverlaufs" geht (Weltgesundheitsorganisation, 2016, S. 13). Der schweizerische Gesundheitsbericht spricht von einem „Lebensverlaufansatz", bei dem Prävention und Gesundheitsförderung alle Lebensphasen umfassen, da die Risiken für chronische Erkrankungen sich im Laufe der Jahre akkumulieren (Bachmann et. al., 2015, S. 145). Von anhaltenden und wachsenden Risiken sozialer Ungleichheit über die gesamte Lebensdauer hinweg spricht der österreichische Gesundheitsbericht von 2016. Der Einschätzung des Berichts nach zeigt sich „soziale Ungleichheit (Benachteiligung) nicht nur in einzelnen Phasen, sondern über den ganzen Lebenslauf hinweg" (Griebler et al., 2017, S. 220). Der GKV-Leitfaden beschreibt Maßnahmen für alle Altersgruppen (Kinder, erwachsene und ältere Versicherte) in unterschiedlichen Settings.

Die in folgender Listung aufgeführten Studien machen anschaulich, auf wie viele Lebensabschnitte Yoga-Studien ihre Aufmerksamkeit richten (eigene Hervorhebungen kursiv). Sie entsprechen damit einem yogischen Denken, nachdem der Yoga über lange Zeit all diejenigen erfreut, die ihn regelmäßig praktizieren.

- Yoga therapy for abdominal pain-related functional gastrointestinal disorders in *children*: a randomized controlled trial (Korterink et al., 2016).
- Effect of yoga training and detraining on respiratory muscle strength in *pre-pubertal children*: a randomized trial (D'Souza & Avadhany, 2014).
- Yoga for *children and young people's* mental health and well-being: research review and reflections on the mental health potentials of yoga (Hagen & Nayar, 2014).
- Yoga versus physical exercise for cardio-respiratory fitness in *adolescent school children*: a randomized controlled trial (Satish et al., 2018).
- Behavioral and psychophysiological effects of a yoga intervention on high-risk *adolescents*: a randomized control trial (Fishbein et al., 2016).
- Effect of yoga and working memory training on cognitive communicative abilities *among middle aged adults* (Namratha et al., 2017).
- Yoga stretching for improving salivary immune function and mental stress in *middle-aged and older adults* (Eda et al., 2017).
- Effects of yoga on psychological health in *older adults* (Bonura & Tenebaum, 2014).
- Influence of Yoga and Ayurveda on self-rated sleep in a *geriatric population* (Manjunath & Telles, 2005).

Die vielfältigen Yoga-Angebote für werdende Mütter, über Kinderyoga und Elternyoga, Yoga aller Art für Erwachsene bis hin zu seniorengerechtem Yoga bilden das zur Verfügung stehende Repertoire ab. Yoga in Altenheimen und Kindergärten, mit Tänzern und Büroangestellten, als Power-Yoga oder zur Unterstützung von Krebstherapien, zum Aufbau von Muskelkraft oder zur Tiefenentspannung gibt auch Auskunft über die Vielzahl der Arten und Weisen, wie Yoga gelehrt und geübt werden kann.

Für Vorsorge und Therapie sind alle Formen und Traditionen des Yoga nützlich, die auf die individuell vorliegenden Probleme der Übenden zugeschnitten sind und auf deren Lösung abzielen.

Die Leistungen des Yoga in der Vorsorge und Therapie, wie sie sich in den Yoga-Studien und vielfältigen Yoga-Angeboten zeigt, veranschaulicht eine große Übereinstimmung mit den Zielen und Maßnahmen der in den europäischen und nationalen Gesundheitsberichten geforderten Aktivitäten zur primären Prävention und Gesundheitsförderung.

3 Yoga unter den Bedingungen von Therapie und Forschung

Die umfangreichen Yoga-Studien im Kontext von Diagnostik und Therapie vielfältiger Krankheiten und der dazugehörigen Forschung machen deutlich, dass Yoga-Interventionen sich keinesfalls auf Formen der alternativen oder komplementären Therapie beschränken.

3.1 Yoga-Interventionen bei einer Vielzahl von Erkrankungen

Es gibt eine Vielfalt der Erkrankungen, bei denen Yoga im Rahmen von Studien eingesetzt wird. Ebenso vielfältig sind die umfangreichen Diagnosemaßnahmen, um die Patientengruppen vor und nach der Intervention zu befunden und die unterschiedlichen Instrumente, wie Fragebögen zur Symptomatik von Erkrankungen und zur Einschätzung der gesundheitlichen Lebensqualität, aber auch MRT-, Röntgen- und Laboruntersuchungen sowie persönliche Interviews. Wie groß und heterogen die Zielgruppen von Patientinnen und Patienten sind und wie detailliert die Patientenschaft innerhalb einer Gruppe von Menschen mit der gleichen Diagnose charakterisiert wird, zeigen Unterscheidungen nach Alter, Geschlecht, Lebensformen sowie nach Wohn- und Arbeitsorten.

Yoga-Forscherinnen und Forscher aller medizinischen und psychologischen Fachrichtungen sind vertreten. Darüber hinaus finden sich Vertreterinnen und Vertreter neuerer, akademischer Disziplinen, wie der Pflegewissenschaft, der Ergo- und Physiotherapie sowie der sozialen Versorgung. Die meisten Studien werden in klinischen Settings oder deren Umfeld durchgeführt – eine Notwendigkeit, die sich aus dem Zugang zu Patientinnen und Patienten ergibt.

3.2 „Austherapiert“, „nicht behandelbar“, „psychosomatisch“

Diese Vielfalt der Teilnehmenden an Yoga-Studien wird noch einmal dadurch vergrößert, dass Yoga auch Personengruppen erreicht, die in der Medizin als „austherapiert“ oder als „nicht behandelbar“ gelten. Patientinnen und Patienten werden als „austherapiert“ bezeichnet, wenn die medizinischen Behandlungsmöglichkeiten für eine bestimmte Erkrankung erschöpft sind und die Medizin keine weiteren Therapien zur Heilung oder zur Besserung des Gesundheitszustands anbieten kann. Für diese Gruppe stehen die vielen onkologischen Patientinnen und Patienten, die an Yoga-Studien teilnahmen. Als „nicht behandelbar“ gelten in der Medizin Menschen, bei denen keine nachweisbaren Organschäden vorliegen. Bei ihnen wird von einer Somatisierung ihrer psychischen Leiden gesprochen. Für die zweite Gruppe stehen die Kranken mit psychosomatischen Leiden. Franz Alexander prägte den Begriff der „psychosomatischen Erkrankungen“ und veröffentlichte 1950 das Buch *Psychosomatic Medicine*. Für ihn zählten Bronchialasthma, Magen- und Zwölffingerdarmgeschwüre, Colitis ulcerosa, Neurodermitis, Bluthochdruck, Chronische Polyarthritis und

Schilddrüsenunterfunktion zu dieser Art der Erkrankungen (Alexander, 1950). Menschen, die als „austherapiert" definiert sind oder unter psychosomatischen Erkrankungen leiden, gehören zur Gruppe der „chronisch Kranken" oder Patienten mit „chronifizierten Krankheiten". „Austherapierte" Patienten und Patientinnen mit psychosomatischen Störungen werden der Gruppe chronisch kranker Menschen zugezählt, die als „nicht richtig gesund" und „nicht richtig krank" oder „bedingt gesund" bezeichnet werden.

Die Gruppe von „bedingt gesunden" Menschen, deren Leiden nicht von der Medizin geheilt werden können, macht einen immer größer werdenden Anteil innerhalb der medizinischen Versorgung aus und verursacht hohe Kosten. Arztbesuche dieser Patientengruppen sind zahlreich, ebenso die damit verbundenen diagnostischen Untersuchungen. Dieses Phänomen ist nicht neu, sondern wurde schon 1957 von dem Psychoanalytiker Michael Balint in seinem Buch *The Doctor, his Patient and the Illness* beschrieben. Seinen Beobachtungen nach sind die Methoden der Medizin nur eingeschränkt einsetzbar, um diesen Patientinnen und Patienten zu helfen. Sie gehen oft durch die Hände mehrerer Spezialisten, die den Patienten jeweils unter ihrem fachspezifischen Blick betrachten und wenig bis gar nicht untereinander kommunizieren. Der Patient bleibt krank, während seine Krankenakte wächst. Balint spricht in Anspielung darauf von „dicken Tüten". Trotzdem gehen Patienten immer wieder zu denselben oder auch wechselnden Haus- und Fachärztinnen und -ärzten. Balint spricht von der „Droge Arzt", die in unterschiedlichen Dosen verabreicht wird (Balint, 1957).

Mit einer Somatisierung oder körperlicher Manifestation von psychischen Problemen kann ein Mensch Konflikten aus dem Weg gehen oder sich Anteilnahme und Zuwendung verschaffen. Ein Phänomen, das als „primärer und sekundärer Krankheitsgewinn" und als „Flucht in die Krankheit" beschrieben wurde (Freud, 1968, S. 202) und hat mit dem Begriff „somatoforme Störungen" Eingang in das internationale statistische Klassifikationssystem für medizinische Diagnosen gefunden (Deutsches Institut für Medizinische Dokumentation und Information, 2018, F45.0 bis F45.9). Wenn Krankheit eine letzte Fluchtmöglichkeit darstellt, gibt es nur ein eingeschränktes Interesse an Heilung. Vielmehr wird von Patientenseite eine Behandlung nur unterstützt, wenn sie nicht in die alte Misere zurückführt.

Für solche individuellen Gesundheits- und Lebensprobleme gibt es keine standardisierten und auch keine evidenzbasierten Therapien. Eine Yoga-Therapie mit Wirkungen auf körperliches und seelisches Wohlbefinden, die gleichzeitig Selbstreflexionen anstößt und Menschen zu Veränderungen in ihrer Lebensführung bewegt, kann hier einen wichtigen Beitrag leisten. Einen eigenen Weg aus dem Leiden zu finden, benötigt Kompetenz und Optionen. In diese Richtung weisen Gesundheitsberichte, die von „Selbstmanagement" und „Chancengleichheit" sprechen. Allerdings lassen sich weder individuelle Befähigungen noch soziale Veränderungen im Alleingang und ohne Unterstützung erzielen.

3.3 Ethische Überlegungen im Kontext der Gesundheitsversorgung

Selbstbestimmtes gesundheitsorientiertes Handeln zu fördern und Handlungsoptionen zu schaffen und zu vermehren, ist als Auftrag an die im Gesundheitswesen tätigen Berufsgruppen zu verstehen. Ethische Grundsatzerklärungen sollen das Verhalten der im Gesundheitswesen Tätigen sichern. Interessant ist dabei, wie unterschiedlich die Perspektiven der Berufsgruppen auf eine gegebene Situation von Krankheit und Behinderung, Diagnostik und Therapie ausfallen. So bilden die „eher naturwissenschaftlich objektivierbaren Systemkomplexe" und die darauf aufbauenden diagnostischen und therapeutischen Interventionen der Medizin einen deutlichen Gegensatz zu den „eher subjektiv, in den Sinn- und Erlebniswelten der Betroffenen verankerten Wahrnehmungs- und Verarbeitungsweisen" der Pflege, Physio-, Ergotherapie und psycho-sozialen Versorgung. Darum ist für die unterschiedlichen Professionen eine „auf einen Handlungsbereich spezialisierte Ethik" notwendig, um Situationen im spezifischen Arbeitsalltag begründen und entsprechend handeln zu können (Remmers, 2009, S. 4f.).

Für die Berufsgruppen der Gesundheitsversorgung ethisch grundlegend sind moralphilosophische Prinzipien. Sie setzen die Autonomie der Patientinnen und Patienten an die erste Stelle (Selbstbestimmungsrecht) im Verhältnis zu den Prinzipien der Schadensvermeidung (*nonmaleficence*), des Patientenwohls (*beneficence*) und der sozialen Gerechtigkeit (*justice*) – vier Prinzipien, die in den *Principles of Biomedical Ethics* von Tom Beauchamp und James Childress 1985 erstmalig benannt und veröffentlicht wurden (Beauchamp & Childress, 1985).

Diese Prinzipien sind in vorgegebenen institutionellen Rahmen praktisch anzuwenden. Individuelle Bedürfnisse und Wünsche der Patienten treffen auf institutionelle Rahmenbedingungen mit den dazugehörigen diagnostischen und therapeutischen Möglichkeiten und Behandlungsprogrammen. Leicht werden die individuellen Problemschilderungen der Patienten zu Krankheitsbildern verdichtet, an die sich Behandlungs- und Abrechnungspfade gemäß der Internationalen statistischen Klassifikation der Krankheiten und verwandter Gesundheitsprobleme (ICD-10) anschließen.

(Interdisziplinäre) Fallanalysen stellen einen Versuch dar, sich den individuellen Perspektiven von Erkrankten und deren Erleben von Symptomen, Diagnostik und Behandlung zu nähern – auch, um mehr über geeignete Yoga-Interventionen herauszufinden. Aus den frei zugänglichen Fallstudien, die für dieses Buch (Recherchezeitraum 2010 bis 2018) gesichtet wurden, seien die aktuellsten an dieser Stelle genannt: „Development of a modified yoga program for pulmonary hypertension: a case series [mit drei Patienten]" (Awdish et al., 2015), „Effect of naturopathy treatments and yogic practices on cervical spondylosis – a case report" (Rastogi & Bendore, 2015), „Integrating yoga therapy in the management of urinary incontinence: a case report" (Vinchurkar & Arankalle, 2015).

Ebenso können qualitative Untersuchungen zur Verdeutlichung individueller Krankheitserfahrungen dienen. Qualitative Untersuchungen können für sich stehen oder quantitativen Untersuchungen vorausgehen oder diese flankieren. In diesem Buch wurden die im gegebenen Zeitraum verfügbaren qualitativen Studien aufgenommen. Zwei werden an dieser Stelle genannt, weil sie Ankerbeispiele im Titel haben und verdeutlichen, wie Menschen über ihre Erfahrung sprechen: „‚I'm more in balance': a qualitative study of yoga for patients with chronic neck pain" (Cramer et al., 2013) und „A qualitative approach exploring the acceptability of yoga for minorities living with arthritis: ‚Where are the people who look like me?'" (Middleton et al., 2017).

Die für die einzelnen Menschen einmaligen und lebensbedrohlichen Krankheitsereignisse treffen in der Versorgungspraxis auf Behandlungspfade, die nach Gesichtspunkten der evidenzbasierten Medizin, mehr aber noch durch die jeweiligen Fähigkeiten und Fertigkeiten der behandelnden Ärzte und Therapeutinnen sowie die ökonomischen Vorgaben der Institution und der Versicherungspraxis bestimmt werden. Das gilt sowohl für hochtechnische Kliniken mit Fallpauschalen und Diagnoses Related Groups (DRG) als auch hausärztliche Praxen, die ihre Leistungen von Beratung über Laboruntersuchung bis Überweisung kodiert abrechnen.

Studien, die im institutionellen Versorgungskontext stattfinden, bauen ihre Hypothese auf dem vorliegenden naturwissenschaftlichen Wissen auf und arbeiten mit anerkannten mathematisch-statistischen Methoden. Ein solches Vorgehen ist standardisiert und in sich stimmig, unterschätzt aber die Gefahr, im Kontext der Logik von finanziellen Förderungen, Peer-Reviews und Veröffentlichungsdruck bereits gespeichertes Wissen über Krankheiten und Behandlungen in großen Teilen nur zu bestätigen.

3.4 Qualifizierungen der Yoga-Lehrenden

Da die Berufsbezeichnung „Yoga-Lehrerin/Yoga-Lehrer“ nicht geschützt ist, können Lehrende ganz unterschiedliche Primär- und Zusatzqualifikationen haben. Die Yoga-Verbände haben den Umfang und die Inhalte der Ausbildung für Yoga-Lehrende definiert. In Deutschland haben sie in Abstimmung mit den gesetzlichen Krankenkassen eine Yoga-Zusatzqualifikation von 500 Stunden à 45 Minuten vereinbart bei einer Primärqualifikation in einem staatlich anerkannten Berufs- oder Studienabschluss im Gesundheits- und Sozialbereich.

Für eine (Teil-)Finanzierung von Yoga-Kursen durch die Gesetzlichen Krankenversicherungen in Deutschland wird neben der Zusatzausbildung die Primärqualifikation der Yoga-Lehrenden mitgewertet. Darunter fallen Ausgebildete aus den Berufsfeldern

- Psychologie
- Pädagogik
- Sozialwissenschaft
- Sozialpädagogik/Sozialarbeit
- Medizin
- Gesundheitswissenschaft
- Sportwissenschaft
- Sport- und Gymnastikausbildung
- Physiotherapie/Krankengymnastik
- Ergotherapie
- Erziehung
- Gesundheitspädagogik
- Heilpädagogik.

Die Qualifizierung der Yoga-Lehrenden wird von den Krankenversicherungen geprüft. Das ist erstaunlich, denn die Berufsverbände definieren die Zusatzqualifikationen, aktualisieren die Ausbildungsprogramme und überprüfen deren Umsetzung durch externe Prüferinnen und Prüfer bei der Prüfungslehrprobe mit Anschlussgespräch und durch Standards für die Yoga-Schulen und deren Mitarbeitende.

Die von de Manincor et al. (2015) durchgeführte Delphi-Studie ergab bei einer zweimaligen Befragung von 24 bzw. 18 international anerkannten Yoga-Lehrenden eine ermittelte und übereinstimmend als erforderlich definierte Mindestqualifikation für Yoga-Lehrende von 500 Ausbildungsstunden über zwei Jahre und mindestens zwei Jahre Lehrerfahrung (de Manincor et al., 2015). Leider gibt es viele Ausbildungsangebote, die eine deutlich geringere Stundenzahl für die Qualifizierung von Yoga-Lehrenden umfassen. In Crashkursen gefährden die Lehrenden in spe zunächst ihre eigene Gesundheit und später die ihrer Schülerinnen und Schüler (wie es nach Ende der Kursteilnahme aussieht, steht auf einem anderen Blatt).

3.5 Qualitäten patientenorientierter Yoga-Angebote

Die Auswahl der Yoga-Übungen und deren Variationen, um den Bedürfnissen und Möglichkeiten der Übenden entsprechen zu können sowie die Sorgfalt, mit der auf die korrekte Ausrichtung der übenden Person(en), deren Atmung und Körperspannung geachtet wird, geben über das Maß und die Art der Orientierung auf die Übenden und deren Sicherheit Auskunft.

3.5.1 Variationen und Referenzhaltungen im Yoga

Ein Yoga-Unterricht, der auf spezifische Gesundheitsprobleme von einzelnen oder einer Gruppe von Menschen mit der gleichen Diagnose abzielt, bietet eine Auswahl von Variationen einer Körperübung, Atemübung oder einer Übung zur Konzentration und Meditation an.

Im Zentrum des Übens steht die Befähigung der Patientinnen und Patienten, das eigene körperliche und psychisch-soziale Wohlbefinden zu erhalten, es zurückzugewinnen im Fall körperlicher und psychischer Erkrankungen oder einen

Ausgleich zu finden bei chronischen Beeinträchtigungen. Studientitel, die darauf verweisen, welche Art des Yoga und dessen Wirkungen untersucht wurden, sind z.B. „individualized yoga", „gentle yoga", „restorative yoga" oder „trauma-sensitive yoga".

Welchen Einfluss das Lebensalter sowie Lebenskrisen auf Körper, Geist und Psyche haben, veranschaulichen die folgenden beiden Beispiele, in denen es um zwei Grundhaltungen des Yoga und deren Variationen geht. Zuerst wird die Fähigkeit des aufrechten Sitzens am Boden (Ü3) im Verlauf des Lebens erörtert und daran anschließend die ruhige Rückenlage (Ü1) in der Zeit einer Lebenskrise.

Die sich wandelnde Fähigkeit des aufrechten Sitzens am Boden lässt sich im Verlauf eines Menschenlebens beobachten. Ein Kleinkind kann aufrecht am Boden sitzend über lange Zeit spielen. Diese Fähigkeit nimmt bald ab durch das Sitzen auf Stühlen, Sesseln usw. Studierende, die nicht regelmäßig Yoga üben oder sich sportlich betätigen, stützen sich mit Anfang 20 beim Sitzen auf einer Yogamatte mit ihren Händen hinter dem Rücken ab, wenn eine Übung über einen längeren Zeitraum das aufrechte Sitzen am Boden erfordert. Im Verlauf des Erwachsenenlebens fällt ein Sitzen am Boden immer schwerer, wenn es nicht geübt wird, weil Alltagssituation, die eine solche Haltung erfordern, mehr und mehr abnehmen (z.B. Campen, Picknick, Spielen mit Kindern am Boden). Im Alter ist ein Sitz am Boden, ohne täglich geübt worden zu sein, kaum mehr möglich.

Doch für alle genannten Lebensphasen gibt es Sitzhaltungen, die einen Einstieg in den Yoga ermöglichen. Da ist zuerst der Kinder-Yoga zu nennen. Er stellt für Erwachsene eine echte Herausforderung dar. Kinder sind nicht nur fix im Sitz am Boden, sondern verlassen ihn auch genauso schnell, wenn ihre Aufmerksamkeit nicht gehalten wird. Schul- oder Hochschul-Yoga bilden einen guten Ausgleich für langes Sitzen auf dem Stuhl. Variationen mit gebeugten Knien (Schneidersitz) oder Hilfsmittel, wie ein Polster für einen erhöhten Sitz am Boden, erlauben einen Einstieg in die Übungspraxis und bringen Mobilität und Dehnung zurück. Das gilt auch für die jungen Erwachsenenjahre, zumal das Spiel mit den Kindern die Grenzen der eigenen Fitness aufzeigt und einen Anreiz fürs Üben schafft. Doch auch für Menschen, die erst in der zweiten Lebenshälfte das Yoga-Üben für sich entdecken, bietet der Yoga eine passende Variation. Hier im Buch wird der Drehsitz auf dem Stuhl gezeigt (Ü46). Zu den Wirkungen des Yoga-Übens auf einem Stuhl gibt es mittlerweile eigene Studien, die sich unter „chair yoga" auffinden lassen, wie z.B. „Effects of a chair-yoga exercises on stress hormone levels, daily life activities, falls and physical fitness in institutionalized older adults" (Furtado et al., 2016), „Safety and feasibility of modified chair-yoga on functional outcome among elderly at risk for falls" (Galantino et al., 2012), „Chair Yoga: feasibility and sustainability study with older community-dwelling adults with osteoarthritis" (McCaffrey et al., 2017), „A pilot randomized controlled trial of the effects of chair yoga on pain and physical function among community-dwelling older adults with lower extremity osteoarthritis" (Park et al., 2017).

Durch einen Bandscheibenvorfall in der Lendenwirbelsäule kann die Fähigkeit des aufrechten Sitzens zeitweilig komplett verloren gehen. In einem solchen Fall der außergewöhnlich starken Beschneidung körperlicher Fähigkeiten unterstützt Yoga die Wiedererlangung von Fähigkeiten. Konkret im Fall des Bandscheibenvorfalls im Lendenwirbelbereich ist ein Beckenbodentraining grundlegend, um die Sitzhöcker wieder zu spüren und sie durch die Muskelarbeit zu stabilisieren. Dies geschieht in der Aufrichtung des Beckens (Teil jeder Übung) und durch Anspannung und Entspannung der Schließmuskeln (Bandhas genannt) während spezifischer Übungen (siehe Kapitel 5.4.5).

Welche Unruhe Lebenskrisen bringen, verdeutlichte die Studie zur körperlichen Fitness und zum mentalen Wohlergehen nach Brustkrebsoperationen (Siedentopf et al., 2013). Die Teilnehmerinnen waren durch Diagnose und Operation in Daueranspannung. Diese Anspannung ließ sich aber nicht durch ausreichend Zeit für Entspannungsübungen beheben. Vielmehr wären die Teilnehmerinnen in einer ruhigen Rückenlage ohne Anleitung wieder ihren Sorgen verfallen und hätten erneut eine erhöhte Grundspannung aufgebaut. Darum wurden sie bei den Körper-, Atem- und Konzentrationsübungen durchgängig angeleitet.

Als ideal für die Entspannung am Ende der Stunden erwiesen sich die Übungen „Fuß-Arm-Kopf-Koordination" (Ü75: Kaya Kriya), „Durch den Körper wandern" (Ü76: Yoga Nidra) und „Tönen" (Ü83). In der Übung Kaya Kriya wird die Konzentration durch die Koordination von Atmung und ungewohnter Bewegung gelenkt. Bei der Übung Yoga Nidra wird die Aufmerksamkeit systematisch auf viele kleine, definierte Abschnitte des Körpers gerichtet (z. B. auch auf die Achselhöhlen). Beim Tönen sangen alle Frauen zusammen und spürten ihre individuelle Atmung und Stimmkraft sowie deren Potenzierung im Verbund der Gruppe. Es war interessant zu beobachten, welche Frauen sich auf diese Übungen einlassen konnten und wie sie das taten. Diese Beobachtungen konnten in Gesprächen und Interviews, die sich an die Studie anschlossen, angesprochen werden (Kollak, 2016).

3.5.2 Die unterschiedlichen Bedeutungen einer richtigen Ausrichtung

Ein weiteres Element eines patientenorientierten Übens ist die richtige Ausrichtung in einer Übung (**Abb. 3-1**). In Yoga-Büchern wird die richtige Ausrichtung häufig mit dem Begriff des „Alignment" bezeichnet. In den Wörtern „Alignment" oder „Ausrichtung" klingen viele Bedeutungen mit, um die es in der Tat geht.

Am Anfang steht die Bedeutung der Linienführung. Unter Linien können Kraftlinien verstanden werden. Dieser Begriff stammt aus der Physik und beschreibt Kraftrichtungen in den Berührungspunkten. Anschaulich beschreibt Niessen (2015, S. 24) eine solche Kraftlinie am Beispiel des Schultergürtels, der nicht losgelöst

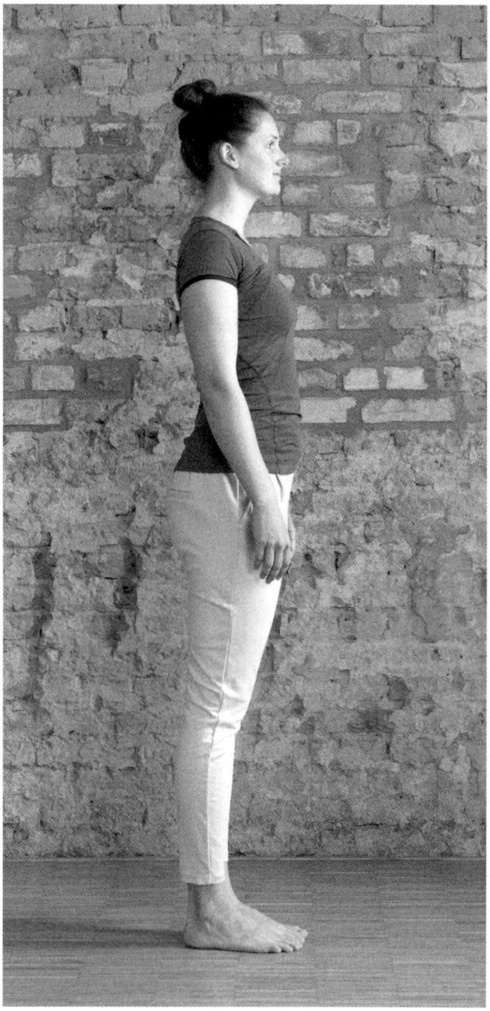

Abbildung 3-1: Die Ausrichtung

zu betrachten sei. Vielmehr müssten Knochen, Gelenke und Weichteile im Zusammenspiel gesehen werden in der Kraftlinie, die über die Finger und Handwurzel zum Handgelenk, Ellenbogen und über das Schulterblatt zum Schultergelenk mit dem Schlüsselbein-Schulterdach und Schlüsselbein-Brustbeingelenk führe.

Eine weitere Linienführung ist die des Lots. Mit einem Gewicht an einer Schnur wird eine exakte Senkrechte ermittelt. Eine gerade Ausrichtung des Körpers, z. B. in der Standhaltung (Ü2), zeigt eine Linie, die von vorn zwischen den Augenbrauen, über die Nase, entlang des Brustbeins, Bachnabels, der Symphyse bis zwischen die parallel aufgestellten Füße führt. Von der Seite gesehen, führt die Lotlinie von der Ohrmuschel, über das Schulter-, das Hüft- und das Kniegelenk bis zum Sprunggelenk des Fußes.

In dem Wort Ausrichtung steckt auch die Bedeutung der Justierung (Justage). Dieser Begriff kommt aus der Technik. Er bezeichnet die Einstellung eines Messgeräts. Ein anschauliches und für Yoga-Übungen passendes Beispiel liefert die Waage. Die beiden Waagschalen müssen zunächst exakt auf gleicher Höhe stehen, damit sie ein Gewicht, das aufgenommen wird, genau ermitteln können. Im Yoga geht es um Gleichgewicht, verstanden als Balance und Harmonie. In der Baumhaltung (Ü54) kommt es darauf an, das Körpergewicht so auf einem Bein zu balancieren, sodass ein Gleichgewicht entsteht und ein Fuß das gesamte Körpergewicht tragen kann. Im Krokodil (Ü32) geht es darum, Muskelgruppen, die nicht aktiv sind, zu entspannen, damit eine stabile Rotationshaltung in Harmonie zwischen angespannten und entspannten Muskelgruppen möglich wird.

3.5.3 Atmung und Körperspannung

Damit eine Übung stabil und gleichzeitig flexibel sein kann, ist die Aufmerksamkeit sowohl auf die Ausrichtung des Körpers als auch auf die Gedanken und Gefühle zu richten. Denken und Fühlen werden durch die Atmung sowie durch Anspannung und Entspannung beeinflusst.

So selbstverständlich auf Kraft- und Körperlinien zu achten ist, ist auch auf die Atmung und Körperspannung zu achten. Zu jeder Haltung und Bewegung gehört eine bewusste Anleitung der Atmung. Diese Anleitungen sind zielgerichtet auf bspw. die Atemstütze oder eine entspannte Atmung angelegt. Gleichzeitig sind Anleitungen offen genug, um die individuelle Atmung nicht durch ein vorbestimmtes Atemtempo oder eine festgelegte Dauer aus dem Takt zu bringen.

Bei der Körperspannung kommt es darauf an, die für eine Übung benötigte Muskulatur zu fordern und andere Muskelgruppen zu entspannen. Ein gutes Beispiel für eine Muskelgruppe, die oft unnötig angespannt wird, ist die Gesichtsmuskulatur. So können z. B. die Gesichtsmuskeln in der ruhigen Rückenlage (Ü1) entspannt werden. Eine entspannte Gesichtsmuskulatur zeigt sich z. B. an den Augenbrauen: Sind diese abwärts und einwärts zueinander gezogen (Stirnrunzeln). Die Entspannung der Gesichtsmuskeln zeigt sich auch an der Mundpartie: Sind die Lippen aufeinandergepresst oder sind die Mundwinkel gesenkt, ist die Zunge gelöst oder wird sie mit Kraft unter den Gaumen gedrückt. Die Entspannung der Gesichtsmuskeln wird oft vergessen. Gesichtsmuskeln leiden regelrecht, wenn Übende überfordert werden oder sich überfordern, um gegen ihren Körper und ihre Gefühle mit aller Kraft und oft ohne die Unterstützung des Atems in eine Haltung zu gehen.

3.5.4 Wahrnehmung und Interpretation

An dieser Stelle wird auf eine wichtige Unterscheidung aufmerksam gemacht: die zwischen Wahrnehmung und Interpretation. So können Übende bspw. in der Haltung der Heldin 2 (Ü50) die Dehnung der Armmuskulatur und die Muskelkraft in den Beinen spüren. Ebenso können sie in dieser Haltung bewusst ihre Atmung kontrollieren. Diese Anteile der Übung können wahrgenommen und gesteuert werden. Welche Gedanken und Gefühle sich in dieser Haltung einstellen und welche Wirkung die Übung auf die einzelnen Übenden hat, ist dagegen individuell.

Eine gute Anleitung erinnert daran, die Wirkungen des Übens wahrzunehmen und macht auf bestimmte Wahrnehmungsorte der Haltung und auf die Veränderung der Atmung aufmerksam. Eine Haltung „natürlich“ oder „automatisch“ mit bestimmten Gedanken und Gefühle zu verbinden, ist dagegen ignorant gegenüber der Individualität der übenden Person(en), indem das eigene Fühlen und Denken als verallgemeinerbar oder angemessen für alle bewertet wird.

Yoga-Übungen wirken auf unterschiedlichen Ebenen und sprechen Menschen in ihren unterschiedlichen bio-psycho-sozialen Kontexten an. Wie unterschiedlich Reaktionen auf eine Übung sein können, macht folgendes Beispiel deutlich: Eine leichte Rückbeuge, wie in der Haltung des Sternenguckers (Ü29) kann bei Frauen nach Brustkrebsoperationen negative Gefühle auslösen. Sie werden an ihre Operation, ihre Wunden, ihre körperliche Verletzung erinnert. Andererseits können Frauen, die Nichtbetroffene sind, bei dieser Übung eine Weitung des Brustkorbs empfinden und damit Offenheit und Freiheit assoziieren.

Eine weitere Perspektive auf Übungen und deren Wirkungen eröffnen Dalman und Soder (2001) in ihrem Artikel „Der Bauer durchsticht den Damm. So wirkt Yoga“. Hierin geht es auch um die falsche Annahme, eine Yoga-Übung habe eine direkte Wirkung auf einen Menschen. Dieser „mechanistischen Vorstellung“ wird widersprochen. Dalman und Soder verstehen Körperhaltungen im Yoga als Impulse, die Möglichkeiten schaffen, die in der übenden Person schon vorhanden sind: „Wir haben alle positiven Potenziale schon in uns. Wir müssen sie nicht erwerben, sie lassen sich nicht erkaufen. Wenn sie sich nicht zeigen, dann deshalb, weil sie an ihrer Entfaltung gehindert werden.“ Im Yoga gehe es darum, „diese Hindernisse zu erkennen und zu reduzieren“ (Dalmann & Soder, 2001, S. 19).

4 Wirkungsweisen des Yoga, Sicherheit beim Lehren und Lernen

Krankheiten sprechen nicht nur den Körper oder nicht nur die Psyche an, sondern betreffen den ganzen Menschen. Schmerzen drücken auf die Stimmung, schwermütige Gedanken bremsen die körperliche Aktivität. Yoga-Übungen sprechen Körper, Geist und Psyche an. Korrekte Körperhaltung, kontrollierte Atmung und bewusste Wahrnehmung der Gedanken und Gefühle gehen bei einem aufmerksamen Üben zusammen. Mit dieser Ausrichtung erreicht Yoga vielfältige Menschen- und Patientengruppen, fördert die Gesundheit und unterstützt die Heilung. Nehmen Übende die Wirkungen des Yoga wahr, verstehen sie besser, was ihnen guttut und was ihnen schadet. Eine längere Yoga-Praxis geht oft einher mit Veränderungen der Lebensgewohnheiten.

4.1 Direkt und indirekt

Über die Körperarbeit kommen die meisten Menschen mit dem Yoga in Berührung, und viele Menschen verstehen Yoga vornehmlich als Körperarbeit. Zunächst werden bei den Yoga-Übungen die Beweglichkeit der Gelenke, die Dehnbarkeit der Muskeln und Sehnen sowie die Körperkraft und die Ausdauerfähigkeit erfahrbar sowie deren Veränderungen durch eine regelmäßige Praxis. Diese Erfahrungen sind grundlegend, um den eigenen Körper und das eigene Wohlergehen wahrnehmen zu können. Die Fähigkeit der Körperwahrnehmung ist aber auch grundlegend, um z. B. durch die Atmung die Muskeldehnung zu verbessern, den Blutdruck zu senken oder bei Nervosität zu entspannen. Ebenso ist eine gute Körperhaltung die Basis für jede Form der Entspannung, Konzentration und Meditation.

Yoga-Übungen können Symptome und Erkrankungen direkt ansprechen. Bei Augenschmerzen, z. B. durch lange Bildschirmarbeit, helfen Yoga-Übungen für die Augen. Nahe und ferne Gegenstände zu fixieren, führt die Augenmuskeln aus einer lang gehaltenen Position (Ü66), die Augen zu palmieren und zu blinzeln, befeuchtet die Hornhaut (Ü67). Schmerzen, die durch einen Schiefhals oder einen Hexenschuss verursacht werden, lassen sich durch Wärme und sanfte Bewegungen, wie z. B. Kopf drehen (Ü7) oder die Knie zur Brust führen (Ü31), behandeln. Gleiches gilt für Spannungskopfschmerzen, die durch eine falsche Haltung des Kopfes und eine Verhärtung der Halsmuskulatur ausgelöst werden. Übungen zur Beweglichkeit der Halswirbelgelenke und zur Dehnung der damit verbundenen Muskeln haben direkten Einfluss auf das Schmerzgeschehen (Ü7 bis Ü13).

Indirekt sprechen Yoga-Übungen an, wenn z. B. durch eine bewusste Atmung mit vollständigen Atemzügen und Atempausen eine Entspannung der Muskeln ausgelöst wird, die wiederum zu einer Erweiterung der Gefäße und einem Absenken des Blutdrucks führt (Ü72). Ebenso lenken anspruchsvolle Körperhaltungen, wie z. B. eine Gleichgewichtshaltung (Ü53), die Konzentration auf die korrekte Durchführung einer Übung. Diese Aufmerksamkeitslenkung durchkreuzt die wiederkehrenden, belastenden Gedanken und führt z.B. zu einer Verminderung von Stress.

Bei Erkrankungen, wie z.B. dem Brustkrebs, werden mit Yoga-Übungen die Folgen der Behandlung gemildert. Das geschieht auf körperlicher Ebene direkt, indem Schulter-, Arm- und Brustmuskulatur nach der Operation wieder gedehnt und gestärkt werden, damit es nicht zu Schonhaltungen kommt, die zu Immobilität des Arms und weiterer Körperpartien führen (Ü13 bis Ü21). Indirekt wirkt der Yoga auf die Psyche der Frauen. Im Zentrum steht deren Gefühl, selbst etwas mit dem Yoga-Üben für sich tun zu können. Darum umfasst ein Yoga-Unterricht mit betroffenen Frauen immer auch Entspannungs-, Konzentrations- und Meditationsübungen, die zur Ruhe kommen, aber auch eigene Kräfte sammeln lassen (Ü71, Ü72 und Ü83).

Diese Wirkungsweisen des Yoga-Übens gehen miteinander einher und werden individuell unterschiedlich erfahren. Grundsätzlich gilt: Yoga ist für alle da und passt sich in seiner Vielfalt und mit seinen Variationen den Bedürfnissen der Übenden an. Yoga führt zu einem Wohlgefühl, denn er berücksichtigt die Anliegen der Übenden und befähigt sie zu einer Selbstsorge.

4.2 Sicherheit durch detaillierte Anleitungen

Alle Übungsanleitungen in diesem Buch zielen auf ein schrittweises und detailliertes Vorgehen sowohl auf der Seite der lehrenden als auch der lernenden Person. Die Anleitungen für jede Yoga-Übung sollen befähigen, in eine akkurate Haltung zu gehen oder eine präzise Bewegung zu machen. Die zu erlernenden Fähigkeiten und Fertigkeiten umfassen eine sorgfältige Körperarbeit sowie eine bewusste Atmung, die führt und unterstützt und die Anspannung und Entspannung beeinflusst. Ebenso wird daran erinnert, die Wirkungen der Übungen wahrzunehmen. Detaillierte Anleitungen gibt es für Körperübungen, Atemübungen und Übungen zur Konzentration und Meditation. Daraus wird ersichtlich, wie groß der Einfluss der achtsamen Atmung auf die Körperhaltung und Körperbewegung ist und wie Konzentration und Meditation durch eine achtsame Körperhaltung gefördert werden.

Die im Yoga-Unterricht gesprochenen Anleitungen wurden für dieses Buch aufgeschrieben. Für wiederkehrende Bewegungen werden wiederkehrende Anleitungen gesprochen, bzw. wiederkehrende Formulierungen aufgeführt. Die Absicht dahinter ist, Verstehen und Handeln eng zu verbinden. Der schriftliche Text muss den Umweg über den Blick ins Buch und das Lesen nehmen.

Die Ansagen (Anleitungen) sind detailliert, verstehen sich aber als keiner bestimmten Yoga-Tradition verpflichtet. Sie verdeutlichen vielmehr wiederkehrende Momente des Übens, wie sie in den unterschiedlichen Stilen aufzufinden sind. Der Vorteil wiederkehrender Anleitungen in der Übungspraxis ist die schnelle Wiedererkennung und die dadurch mögliche enge Verbindung zwischen Sprechen/Hören, Denken und Tun. Ein erkenntnisreiches Erlebnis dieser kurzen Verbindung durch Wiederholung von Äußerungen mit einer Systematik des Übens bietet die Übung des Yoga Nidra (Ü72).

4.3 Wiederkehrende Formulierungen

Im Folgenden werden wiederkehrende Formulierungen aufgeführt und am Beispiel der Yoga-Übung der Palme (Ü55) veranschaulicht.

> Mit einer gleichmäßigen und vollständigen Einatmung durch die Nase die Wirbelsäule vom Steißbein bis zum Nacken strecken. Das Kinn in Richtung Brustbein neigen.

Mit dieser Formulierung wird auf die Eingangsstreckung verwiesen, die jede Übung eröffnet, egal ob in Rücken- oder Bauchlage, Stand- oder Sitzhaltung geübt wird. Dies gilt auch für die Übung der Palme.

Die Fußkanten außen (unter den kleinen Zehen und Außenseiten der Fersen) und die Fußkanten innen (unter den großen Zehen und Innenseiten der Fersen) sind gleichmäßig belastet.

Die Fußkanten stehen parallel zueinander ausgerichtet in vielen Stand- und Sitzhaltungen, um das Gewicht des Körpers gleichmäßig zu verteilen oder eine entlastende Position der Knie zu gewähren. Bei der Palme wird auf diese Weise die größtmögliche Stabilität geschaffen.

Mit einer gleichmäßigen und vollständigen Einatmung durch die Nase das Becken aufrichten, die Gesäß-, besser: die Beckenbodenmuskulatur anspannen und die Wirbelsäule vom Steißbein bis zum Nacken strecken.

Die Anspannung der Beckenbodenmuskulatur im Zentrum des Körperschwerpunkts richtet das Becken auf und sorgt nicht nur für dessen Stabilität der ganzen Haltung. Da nicht jede übende Person sofort weiß, wie die Muskulatur des Beckenbodens bei Übungen anzuspannen und zu entspannen ist, ist die Anspannung des Gesäßmuskels ein guter Ausgangspunkt. Je länger eine Person übt, desto einfacher fällt es ihr, die Beckenbodenmuskulatur oder die Muskeln der Sphinkter (Schließmuskeln) voneinander losgelöst anzuspannen und zu entspannen. Im Yoga wird diese Körpertechnik mit dem Wort „Bandha" bezeichnet. In der Palmhaltung ist die Anspannung der Beckenbodenmuskulatur entscheidend für eine sichere Haltung im Zehenstand.

Stirn und Mund entspannen, Lippen und Zunge lösen.

Gesichtsmuskeln erfüllen viele Aufgaben, die oft erst wahrgenommen werden, wenn sie z.B. die Nahrungsaufnahme und das Sprechen nicht mehr vollständig unterstützen. Sie verleihen Äußerungen und Stimmungen Ausdruck und reagieren auf innere Anspannungen, wie beim krankhaften Zähneknirschen oder bei Spannungskopfschmerzen. Es ist darum sinnvoll, die Gesichtsmuskeln entspannen zu lernen, wie alle anderen Muskeln im Körper. Es ist besser, in der Ausgangshaltung der Palme die Entspannung der Gesichtsmuskulatur einzuüben und ggf. daran zu erinnern, als beim Zehenstand ein Lächeln anzuregen. Auch in der Palmhaltung können die Gesichtsmuskeln entspannt bleiben.

Die Schultern entspannt nach unten sinken lassen. Die Arme seitlich vom Körper hängen lassen. Die Finger entspannen.

Die Bewegung des Schultergürtels und der oberen Extremitäten mit Knochen, Bändern und Muskeln wird meistens nicht wahrgenommen, weil sie ein so selbstverständlicher Teil unserer alltäglichen Bewegungen ist. Bewusst die Schultern zu entspannen, den Schultergürtel absinken zu lassen und die Bewegungen der Schulterblätter und der Schlüsselbeine zu beobachten, ist hilfreich. Auf diese Weise wird deutlich, in welchem Maße die einzelnen Anteile des Schultergürtels in Bewegungen mit einbezogen werden müssen. Somit können in der Haltung der Palme die Arme über den Kopf hinaus gestreckt sein, ohne die Schulterblätter über den mit dieser Bewegung notwendigen Bewegungsradius hinaus anzuheben. Ein Hochziehen der Schultern und anschließendes Absenken in unterschiedlichen Positionen sensibilisiert für diese Bewegung der Schulterblätter. Auch in der Haltung der Palme werden die Arme gestreckt, ohne die Schulterblätter über das notwendige Maß hinaus anzuheben.

Mit einer gleichmäßigen und vollständigen Ausatmung durch die Nase.

Oder:

Mit einer gleichmäßigen und vollständigen Einatmung durch die Nase.

Mit diesen Formulierungen wird immer wiederkehrend darauf verwiesen, dass bei fast allen Yoga-Übungen durch die Nase ein- und ausgeatmet wird. Alle Übungen dieses Buchs – inklusive ihrer Variationen – werden bei vollständiger und gleichmäßiger Nasenatmung durchgeführt. Die Formulierungen verweisen ebenso darauf, dass jede Yoga-Übung auch eine Atemübung ist. Die Einheit von Bewegung und Atmung macht das Yoga-Üben aus. Bei der Palme unterstützt die Einatmung die Streckung der Arme, des Körpers und der Beine, die Fußsohlen werden vom Boden abgehoben, sodass das Gewicht auf den Zehen und Zehenballen ruht. Die Ausatmung begleitet die Entspannung, in der die Füße wieder abgesenkt werden, die Fußsohlen fest am Boden stehen und die Arme gesenkt werden und entspannt neben dem Körper hängen.

Bei gleichmäßiger und vollständiger Atmung durch die Nase die Übung mehrmals wiederholen.

Oder:

Bei gleichmäßiger und vollständiger Atmung durch die Nase einige Atemzüge lang in der Haltung bleiben.

Diese beiden Variationen zeigen an, ob es sich um eine Übung in Bewegung handelt oder um eine Haltung. Bei der Palme kann sowohl in Bewegung geübt werden als auch in der Haltung. Auf Details, die bei Wiederholungen wichtig sind, wird bei den Beschreibungen gesondert aufmerksam gemacht. So bietet die Übung der Palme die Möglichkeit, die Finger wie gewohnt zu verschränken (z.B. mit dem linken Daumen nach oben) oder diese Alltagshaltung zu variieren, und bei der Wiederholung zu verändern (rechter Daumen ruht nun oben).

In einer Pause das Gefühl in beiden Gesichtshälften sowie in beiden Schultern, Armen und Händen vergleichen.

Und:

Zuletzt in der Ausgangshaltung die Wirkungen der Übung wahrnehmen.

Die erste Formulierung regt zu einer Übungspause an, um die Wirkungen einer Übung wahrnehmen zu können. Der Vergleich kann sich bspw. auf die Wirkungen auf einen Teil des Körpers beziehen, wenn zunächst zu einer Seite geübt wird und dann zur anderen. Die zweite Formulierung steht am Ende jeder Übung, um für Veränderungen zu sensibilisieren sowie um den Anreiz für sorgfältiges und kontinuierliches Üben zu geben. Beim Üben der Palmhaltung kann nach einer Zeit in Standhaltung eine Pause eingelegt werden, um die Wirkungen wahrzunehmen. Dann können die Finger andersherum verschränkt werden, um wahrzunehmen, ob diese Veränderung der Gewohnheit Auswirkungen auf die Haltung hat.

Die Augen während oder nach der Übung schließen, wenn es angenehm ist und die Konzentration erleichtert.

Die Konjunktion „wenn" verweist auf eine entscheidende Bedingung: Ist es auch angenehm? Bei Gleichgewichtsübungen ist es schwierig, mit geschlossenen Augen zu üben. Das gilt auch für die Übung der Palmhaltung. Die Augen, wenn möglich, zu schließen, ist aber auch als Hinweis zu verstehen, wie die Konzentration beim Üben unterstützt werden kann. Denn jede Körperübung im Yoga ist in unterschiedlichem Maß auch eine Übung, die zu Konzentration und Meditation befähigt.

Das sind die wesentlichen wiederkehrenden Formulierungen dieses Buchs. Diese variieren, wenn die Grundhaltung nicht wie im oberen Beispiel der Stand ist (z.B. Sitz am Boden oder Rückenlage). Wenn Hilfsmittel eingesetzt werden, werden die möglichen Arten der Polsterung beschrieben, wie z.B. im Vierfüßlerstand (Ü5).

4.4 Zum Einsatz von Hilfsmitteln

Die unterschiedlichen Yoga-Traditionen kommen mit einer verschieden großen Anzahl von Übungen und Hilfsmitteln (Props) aus. Manche Traditionen sind für ihre Vielzahl an Hilfsmitteln bekannt, andere üben mit einfachen Mitteln.

Dann kann eine zusammengerollte Decke als Polster für die Knie dienen, ein kleines Kissen zur Lagerung des Kopfes. Stuhl und Tisch können eingesetzt werden, um beim Üben und Aufrichten einen festen Halt zu bieten. Wand und Boden sind gute Hilfen, um die Rückenstreckung in Rückenlage oder im Stand zu überprüfen. Es gibt eine Fallstudie zum Einsatz von Hilfsmitteln: „Iyengar yoga and the use of props for pediatric chronic pain: a case study" (Evans et al., 2013). Allerdings ist es schwierig, den berichteten positiven Zusammenhang zwischen den Hilfsmitteln und den unterschiedlichen Wirkungsebenen nachzuvollziehen, zumal in der Kinderheilkunde die Rückmeldungen schwieriger sind. Mehr Studien gibt es dagegen zum Einsatz von Stühlen beim Yoga-Üben. Dies vor allem beim Yoga für Senioren oder „Chair Yoga".

Bei den Fotoaufnahmen für dieses Buch wurden einige Hilfsmittel eingesetzt. Die Übungen im Sitz, in Rücken-, Bauch- und Seitenlage wurden zumeist auf der Matte ausgeführt. Standhaltungen, speziell Gleichgewichtshaltungen, wurden dagegen mit bloßen Füßen auf dem Boden fotografiert (erleichtert die Balance). Kissen wurden zur Hochlagerung des Kopfes verwendet. Kleine Kissen können aufrecht unter den Kopf gestellt werden. Das schafft eine gute Erhöhung und hält die Schultern frei. Kissen und Decken wurden zur Polsterung der Knie, Unterschenkel und Fußgelenke eingesetzt. Bei Vorbeugen wurden Klötze genutzt (sie lassen sich durch dicke Bücher ersetzen). Hocker und Stuhl kamen bei Übungen in der Sitzhaltung zum Einsatz.

4.5 Ausrüstung und Bekleidung

Matten und Yoga gehören zusammen wie Tag und Nacht. Sie sind warme, rutschfeste Unterlagen, markieren aber auch einen Platz – in der Gruppe oder zu Hause, der für das persönliche Üben reserviert ist. Bei Gleichgewichtsübungen ist ein harter Boden gut, da weiche und dicke Matten die Balance erschweren. In der Entspannungslage sind eine Decke oder eine weiche Matte dagegen angenehm.

Bequeme Freizeit- und Sportbekleidung reicht fürs Yoga-Üben aus. Barfuß zu üben, ist nicht nur leicht möglich, sondern angezeigt. Die bloßen Füße garantieren einen sicheren Stand und erlauben es, die Gewichtsverteilung mit den Sohlen wahrzunehmen. Während des Tages können die Yoga-Übungen der Berufskleidung und der Umgebung angepasst werden. Socken und Schuhe müssen für ein sicheres Üben rutschfest sein.

Beim Üben mit Klientinnen oder Patienten in Praxiseinrichtungen, im Krankenhaus oder im Altenheim können Informationen zur Kleidung schriftlich oder mündlich vorab gegeben werden. Matten oder Stühle etc. sind meist vorhanden.

4.6 Übungszeiten und Übungsorte

Eine regelmäßige Übungspraxis ist notwendig. Oft zur gleichen Zeit am gleichen Ort üben zu können, ist ideal. Auf diese Weise zeigen sich Veränderungen durch das Üben sowie Wechsel in der körperlichen Fitness und der Fähigkeit zu Entspannung und Konzentration am deutlichsten.

Bei Knieproblemen ist es hilfreich, vor dem Aufstehen und der ersten Belastung zunächst die Kniegelenke zu „sortieren" (Ü41). Eine Yoga-Praxis direkt nach dem Aufstehen ermöglicht es, den ganzen Tag davon zu profitieren. Viele Stand- oder Sitzpositionen eignen sich für kurze Unterbrechungen im Alltag. Da es viele entspannende Yoga-Übungen für einen guten Schlaf gibt, ist eine Yoga-Praxis vor dem Schlafengehen auch möglich. Yoga lässt sich aber nur gut üben, wenn nicht unmittelbar vorher gegessen wurde.

Die Übungszeit zu fixieren, erspart unnötiges Nachdenken über „ideale Übungszeiten". Für die Yoga-Praxis einen festen Termin im Tagesablauf zu haben, ist hilfreich – mit Matte, Yoga-Kleidung und einer Uhr in Sichtweite.

Ein regelmäßiger Besuch von Übungsgruppen ist vor allem zu Beginn des Yoga-Lernens notwendig. Da es viele Yoga-Angebote gibt, ist es nicht so schwierig, Unterschiede herauszufinden und eine passende Gruppe zu finden. Wer ein therapeutisches Angebot sucht, sollte auf die Gruppengröße achten.

In Praxiseinrichtungen gibt es Einzel- und Gruppenräume fürs Yoga-Üben. In Krankenhäusern und Altenheimen gibt es Sport- und Gruppenräume. Sie haben oft Matten und weitere Ausrüstungsgegenstände vorrätig.

4.7 Das Übungsjournal

Ein Übungsjournal hilft beim Erlernen von Yoga-Übungen. Durch Beobachtungen und Aufzeichnungen können Übungen identifiziert werden, die wirksam sind. Daraus kann eine individuelle Yoga-Reihe entstehen.

Das Übungsjournal – ein Heft oder eine elektronische Datei – hat zwei Spalten: Soll und Haben. Auf die „Soll-Seite“ des Journals gehören die Angaben zu den Zielen: Welche Yoga-Übungen sollen erlernt und regelmäßig durchgeführt werden, wieviel Zeit wird dem Üben eingeräumt, wann, wo usw. In die „Haben-Spalte“ des Journals gehören neue Fähigkeiten, realisierte Übungszeiten, wahrgenommene Wirkungen (Beweglichkeit, Atmung, Konzentration).

Ziele müssen konkret benannt werden. Statt „weniger Rückenschmerzen haben“, heißt es besser: „während der Arbeitszeit einmal pro Stunde die Position des Rückens wahrnehmen und ggf. korrigieren“. Die Ergebnisse dieser Haltungschecks zu notieren, ermöglicht es, konkrete Lösungen anzugehen.

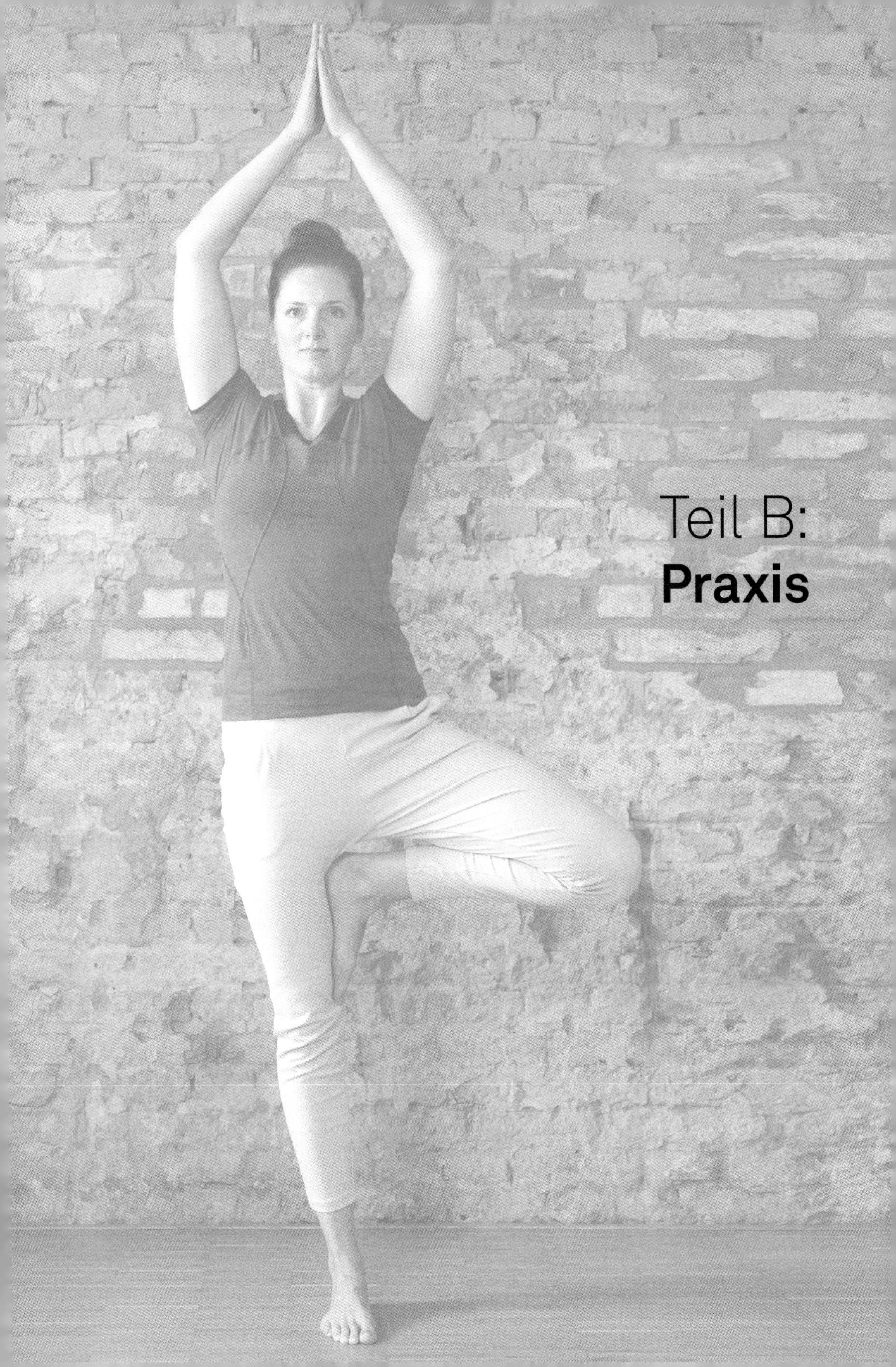

Teil B: **Praxis**

Im zweiten Teil des Buchs steht die Yoga-Praxis zur Vorsorge und Therapie im Mittelpunkt. Es geht um die Wirkung des Yoga auf weit verbreitete Erkrankungen. Die hier gezeigten und detailliert beschriebenen Yoga-Übungen werden in Körperübungen sowie Atem-, Konzentrations- und Meditationsübungen gegliedert und innerhalb der beiden Themengruppen weiter untergliedert. Die Anleitungen beziehen sich auf die Haltung und die Atmung. Dabei wird immer wieder in Pausen und am Ende von Yoga-Übungen darauf verwiesen, Wirkungen auf unterschiedlichen Wahrnehmungsebenen zu beachten. Die Wirkungen, die körperlich spürbar sind, können in einem gewissen Maße verallgemeinert werden: Die Kraft, die notwendig ist, um beide Arme auf Schulterhöhe angehoben zu halten, spüren alle Übenden, wenn auch in unterschiedlichem Maße. Ob die Übungen allen Übenden gleich guttun, welche Gedanken und Gefühle sich beim Üben einstellen, bedarf einer individuellen Klärung.

5 Körperübungen

Die Wirbelsäule ist das Rückgrat aller Übungen und nimmt Einfluss auf Haltung und Bewegung - im wörtlichen und im übertragenen Sinn, wie dies z.B. in dem reflexiven Verb „sich aufrichten“ zum Ausdruck kommt.

Dieses Kapitel ordnet sich nach den Abschnitten der Wirbelsäule (**Tab. 5-1**). In jedem Kapitel werden Erkrankungen vorgestellt, die weit verbreitet sind und sich in diesen Abschnitten manifestieren. Daran schließt sich die Darstellung

Tabelle 5-1: Abschnitte und Krümmungen der Wirbelsäule (nach Schünke et al., 2005, S. 79)

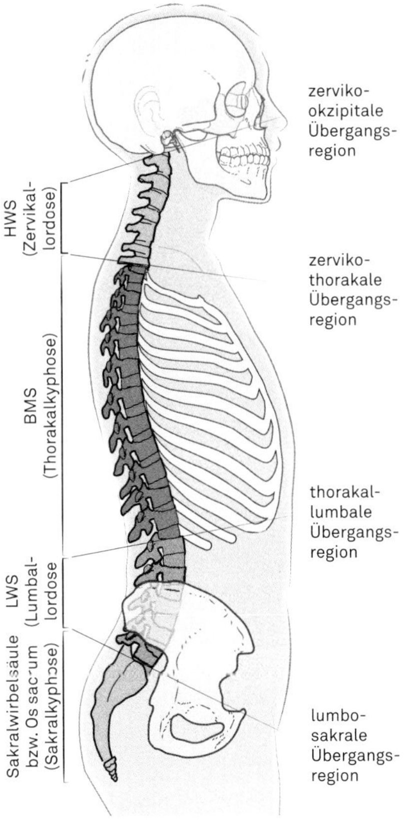

- Halswirbelsäule (HWS) mit sieben Wirbeln (C1 bis C7) und einer Krümmung in Richtung Körpervorderseite
- Brustwirbelsäule (BWS) mit 12 Wirbeln (Th1 bis Th12) und einer Krümmung in Richtung der Körperrückseite
- Lendenwirbelsäule (LWS) mit fünf Wirbeln (L1 bis L5) und einer Krümmung in Richtung Körpervorderseite
- Sakralwirbelsäule (SWS) bestehend aus dem Kreuzbein mit fünf zusammengewachsenen Wirbeln (S1 bis S5) und dem Steißbein mit drei bis vier zusammengewachsenen Wirbelrudimenten und einer Krümmung in Richtung Körperrückseite

von Yoga-Übungen an, die diesen Abschnitt der Wirbelsäule in besonderer Weise betreffen. Dabei wird auf die Ergebnisse von Yoga-Studien zu diesen Erkrankungen sowie die in ihnen eingesetzten Yoga-Übungen Bezug genommen.

Die Körperübungen auf den Bewegungsapparat zu orientieren, ist sinnvoll, da muskuloskelettale Erkrankungen nach Analysen des Regionalbüros der WHO in Europa am häufigsten ein aktives Leben behindern und zur Pflegebedürftigkeit im Alter führen (Weltgesundheitsorganisation, 2016, S. 6). Sie zählen zu den Erkrankungen, auf die der Gesundheitsbericht der Schweiz einen Fokus legt (Bachmann et al., 2015, S. 21). Der österreichische Gesundheitsbericht führt dazu aus: „Gemessen an den Krankenstandstagen machen Krankheiten des Muskel-Skelett-Systems und des Bindegewebes den größten Anteil aus (22%)" (Griebler et al., 2017, S. 51). Das Robert Koch-Institut schreibt über die Ergebnisse einer Gesundheitsbefragung von rund 24000 Erwachsenen (ab 18 Jahre) in Deutschland im Zeitraum von November 2014 bis Juli 2015, dass 17,9% (21,8% Frauen und 13,9% Männer) angeben, in den letzten zwölf Monaten von Arthrose betroffen gewesen zu sein. Dabei wurde festgestellt, dass der Anteil von Menschen, die unter einer Arthrose leiden, mit zunehmendem Alter wächst: „bei den Personen ab 65 Jahren sind knapp die Hälfte der Frauen (48,1%) und knapp ein Drittel der Männer (31,2%) betroffen" (Fuchs et al., 2017, S. 55).

Die Übergänge zwischen den Wirbelsäulenabschnitten sind für Krankheitsprozesse anfällige Stellen. Der Übergang vom letzten Lendenwirbel zum Kreuzbein ist darum gut bekannt, weil an dieser Stelle sehr oft Schmerzen auftreten **(Tab. 5-2)**.

Die übereinanderliegenden Wirbelbögen bilden den Wirbelkanal (Rückenmarkskanal). Die

Tabelle 5-2: Bauelemente eines Wirbels (Schünke et al., 2005, S. 82)

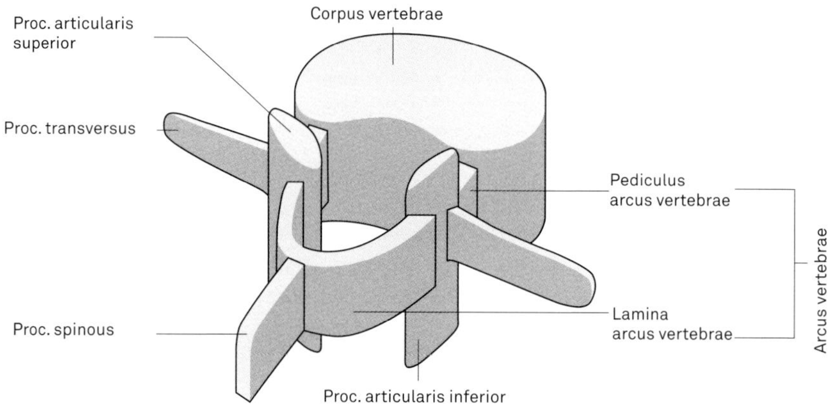

Die Wirbel bestehen in ihrer Grundform aus fünf zentralen Elementen:

- einem Wirbelkörper (Corpus vertrebae)
- einem Wirbelbogen: knöcherner Ring in Richtung Körperrückseite (Arcus vertebrae mit Pediculus arcus vertebrae und Lamina vertebrae)
- einem Dornfortsatz: knöcherner Fortsatz am Wirbelbogen, der sich durch die Haut am Rücken ertasten lässt (Proc. spinosus)
- zwei Querfortsätzen: knöcherne Fortsätze in Richtung der beiden Körperflanken (Proc. transversus)
- vier Gelenkfortsätzen: sie verbinden die Wirbel untereinander nach oben und unten (Proc. articularis superior und inferior)

Fortsätze dienen als Ansatzpunkte für Sehnen und Muskeln. Im Bereich der Brustwirbelsäule bilden sie Teile der Rippen-Wirbel-Gelenke. Die Wirbel werden von der Hals-, über die Brust- zur Lendenwirbelsäule hin stärker, um dem nach unten hin zunehmenden Körpergewicht zu entsprechen.

Der Bandapparat der Wirbelsäule sorgt für die Stabilität und ermöglicht zusammen mit den Bandscheiben eine hohe mechanische Belastung. Beim Bandapparat der Wirbelsäule wird nach zwei Arten von Bändern unterschieden: Wirbelkörperbänder, die auf der Bauch- und auf der Rückenseite entlang der Wirbelsäule verlaufen und die Wirbelbogenbänder, die die Wirbelkörper untereinander entlang der Dorn-, Quer- und Gelenkfortsätze verbinden (Schünke et al., 2005, S. 92ff.). Weitere Erklärungen erfolgen jeweils vor den einzelnen Wirbelsäulenabschnitten.

Die Präsentation der Yoga-Übungen entlang der Wirbelsäulenabschnitte hat ihre Grenzen. So steht außer Frage, dass für eine Heilung, z.B. nach Brustoperationen, nicht nur Übungen zur Verbesserung der Armbeweglichkeit angeboten werden können, sondern Übungen zur körperlichen Beweglichkeit insgesamt sowie zum psychischen Wohlergehen. Darum werden diese Grenzen der geordneten Präsentation überschritten, wenn es notwendig ist. Dies ist zu Beginn der Präsentation der Fall, wenn die Ruhe- und Ausgangshaltungen des Yoga vorgestellt werden. Eine weitere Ausnahme stellen die Yoga-Übungen dar, die sich auf die gesamte Wirbelsäule beziehen (Ü56 bis 64). Am Ende folgen die Übungen für die Sinnesorgane (Ü65 bis Ü69). Sie sprechen die Augen- und Gesichtsmuskeln an.

Trotz dieser Ausnahmen ist die Gliederung sinnvoll und wurde vor dem Hintergrund schon bestehender Erfahrungen mit unterschiedlichen Gliederungen gewählt, die wiederum ihre eigenen Vor- und Nachteile besitzen: nach Bewegungsrichtung (z.B. Rück- und Seitbeugen) bei *Burnout und Stress* (Kollak, 2008) und *Yoga for Nurses* (Kollak, 2009) oder für definierte Übungsgruppen, wie *Yoga and Breast Cancer* (Kollak & Utz-Billing, 2011), *Yoga XXL* (Kollak, 2013) oder „Yoga für Menschen mit Demenz" (Kollak, 2016a) sowie nach dem Kopf bis Fuß-Prinzip bei *Time-out* (Kollak, 2014).

5.1 Ruhe- und Ausgangshaltungen (Ü1 bis Ü6)

Die in diesem Abschnitt abgebildeten und beschriebenen Übungen und deren Variationen sind Ausgangspositionen für alle weiteren Übungen, haben aber auch als Übungen an sich eine Bedeutung. Auf die unterschiedlichen Funktionen und möglichen Hilfsmittel gehen die folgenden Beschreibungen ein.

Übung 1

Die Rückenlage

Die Rückenlage (**Abb. 5-1**) ist eine Haltung, in der eine übende Person ihr aktuelles Befinden oder Veränderungen gegenüber dem letzten Üben wahrnehmen kann. In der Rückenlage werden Übungen durchgeführt oder sie gehen aus dieser Haltung hervor. Nicht zuletzt sind Pausen während oder nach den Übungen in der Rückenlage gut, um die Wirkungen des Übens wahrzunehmen.

Die Rückenlage als Übung wird auch die „Friedliche Haltung" oder „Totenstellung" bezeichnet. Sie erlaubt es, übermäßige Krümmungen der Wirbelsäule oder Höhenunterschiede links und rechts der Wirbelsäule im Bereich der Schultern und des Beckens auszugleichen. Der sanfte Druck des Körpers gegen die Matte richtet die Wirbelsäule optimal aus. Die Rückenlage zu Beginn einzunehmen, ist ein guter Start. Die Rückenlage erneut ans Ende der Übungszeit zu setzen, ermöglicht den Vergleich des Befindens vor und nach dem Yoga-Üben.

Während einer Yoga-Übung eine kurze Pause in der Rückenlage zu machen, ist sinnvoll, um die Wirkungen auf den Körper, die Gedanken und die Gefühle wahrzunehmen. Es macht einen großen Unterschied, ob nach dem Üben zu einer Körperseite ohne Pause mit dem Üben zur anderen Seite fortgesetzt wird oder eine kurze Pause erfolgt, um Unterschiede auf beiden Körperseiten wahrzunehmen. Der fühlbare Unterschied während und nach jeder Übung verdeutlicht die Wirkungen und motiviert zum weiteren Üben. Aktuelle Besonderheiten, wie z.B. eine unterschiedliche Fähigkeit der Balance auf dem einen Bein, ermöglicht ein gezieltes Üben zum Balanceausgleich. Zudem vermitteln sich mit dem längeren Üben auch subtilere Eindrücke in den Pausen. Nach dem Üben zu einer Seite kann sich der Eindruck vermitteln, mit den beiden Körperhälften unterschiedlich weit vom Boden entfernt zu liegen oder sich freier und tatkräftiger nach einer Atemübung zu fühlen. Solche Erfahrungen machen die Anziehungskraft des langen Yoga-Übens und der Wiederholung bekannter Übungen aus.

Um in der Rückenlage verweilen und das eigene Befinden wahrnehmen zu können, ist es wichtig, eine angenehme, entspannte Haltung zu finden. Die Wirbelsäule ruht vollständig auf der Matte, die Arme sind entspannt seitlich neben dem Körper abgelegt. Die Beine sind locker gestreckt und die Füße nach außen geneigt.

Übung 1: Die Rückenlage als Haltung und Übungspause

- Mit dem Rücken auf die Matte legen, die Wirbelsäule und Beine ausstrecken, die Arme seitlich ablegen.
- Die Füße etwas mehr als hüftgelenksweit voneinander entfernt ablegen und die Beine vollständig entspannen. Die Füße zur Seite gleiten lassen (weder strecken noch beugen).
- Mit einer gleichmäßigen und vollständigen Einatmung durch die Nase die Wirbelsäule vom Steißbein bis zum Nacken strecken. Das Kinn in Richtung Brustbein neigen.
- Mit einer gleichmäßigen und vollständigen Ausatmung durch die Nase die Schulter- und die Gesäßmuskeln entspannen und die Wirbelsäule, den Schultergürtel und das Becken tiefer in die Matte sinken lassen. Die Arme locker seitlich neben dem Körper ablegen, die Hand-

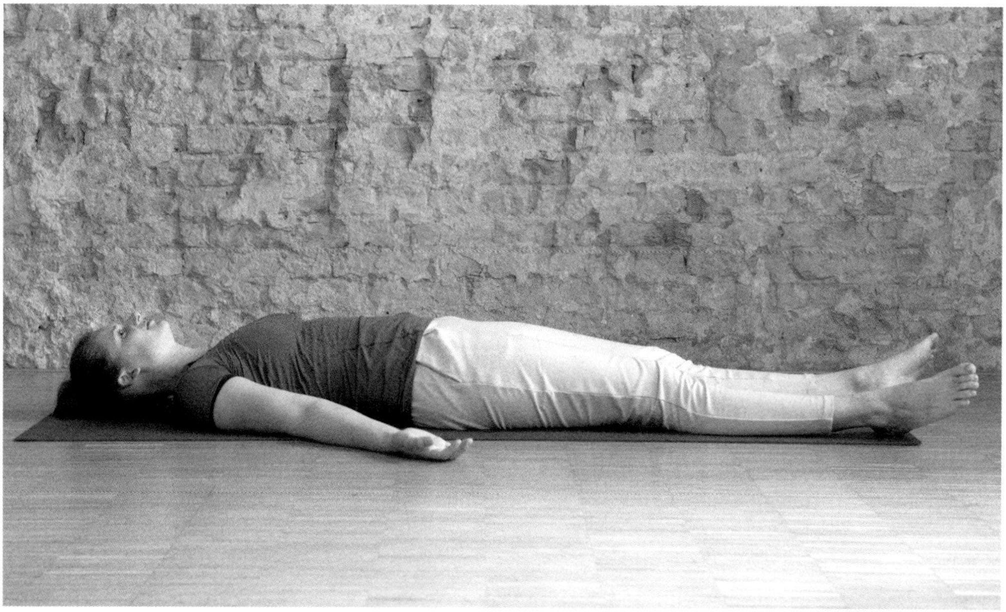

Abbildung 5-1: Die Rückenlage als Übung und Übungspause

flächen zeigen zur Decke, die Finger sind weder gestreckt noch gebeugt. Stirn und Mund entspannen, Lippen und Zunge lösen.

- Bei gleichmäßiger und vollständiger Atmung durch die Nase einige Atemzüge lang in der Haltung bleiben.
- In der Rückenlage aufmerksam durch den ganzen Körper gehen: Ist der Nacken gestreckt? Sind Stirn und Unterkiefer entspannt? Sind Lippen und Zunge gelöst? Welche Partien des Rückens, der Arme und Beine haben Kontakt mit dem Boden? Wo sind Muskeln noch angespannt? Gibt es Stellen, die sich nicht gut anfühlen? Kann das Gefühl durch eine Lageänderung verbessert werden? Gibt es Veränderungen gegenüber dem letzten Mal in dieser Haltung?
- Die Augen während oder nach der Übung schließen, wenn es angenehm ist und die Konzentration erleichtert.

Variation: Die Rückenlage mit aufgestellten Füßen (Abb. 5-2)

Wenn die Lendenwirbelsäule und das Becken nicht vollständig auf der Matte abgelegt werden können oder wenn die Lendenwirbelsäule und das Becken durch die Streckung der Beine nicht mehr entspannt auf der Matte ruhen können, ist es hilfreich, die Füße aufzustellen.

- Die Füße mehr als hüftgelenksweit voneinander entfernt aufstellen.
- Die Innenseite beider Knie locker gegeneinanderlehnen. Wenn die Knie ohne Anstrengung locker gegeneinandergelehnt werden können und der untere Rücken entspannt auf der Matte liegt, haben die Füße den richtigen Abstand voneinander.
- Die Arme seitlich neben dem Körper ablegen. Die Handflächen ruhen auf der Matte.

Variation: Die Rückenlage als Ausgangsposition (Abb. 5-3)

Die Ausgangsposition der Rückenlage wird häufig genutzt. Hierbei geht es darum, eine stabile Position zu finden, aus der heraus die nächsten Übungsschritte erfolgen können. Dazu werden die Füße gebeugt und die Handflächen auf der Matte abgelegt.

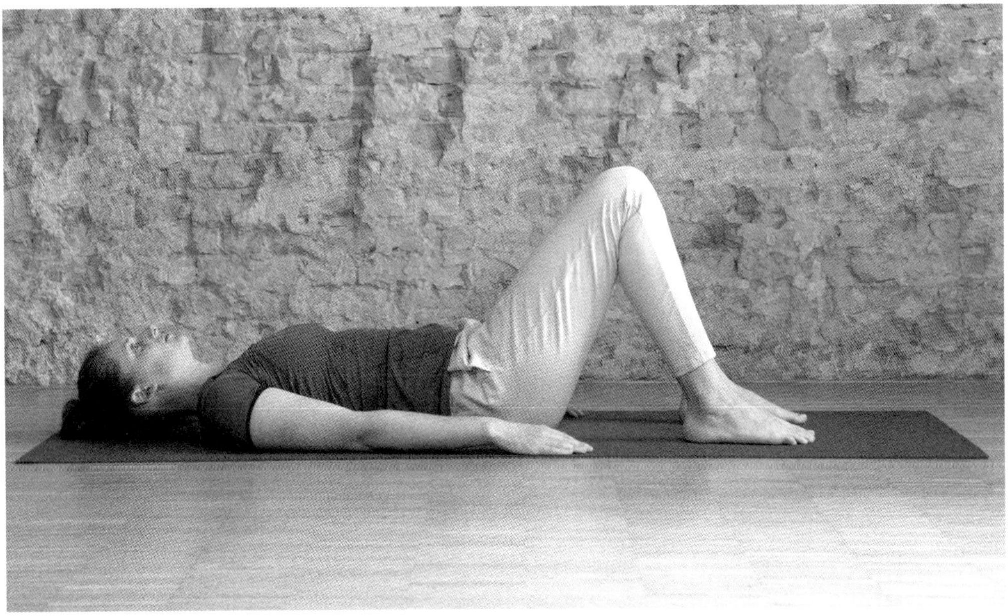

Abbildung 5-2: Die Rückenlage mit aufgestellten Füßen

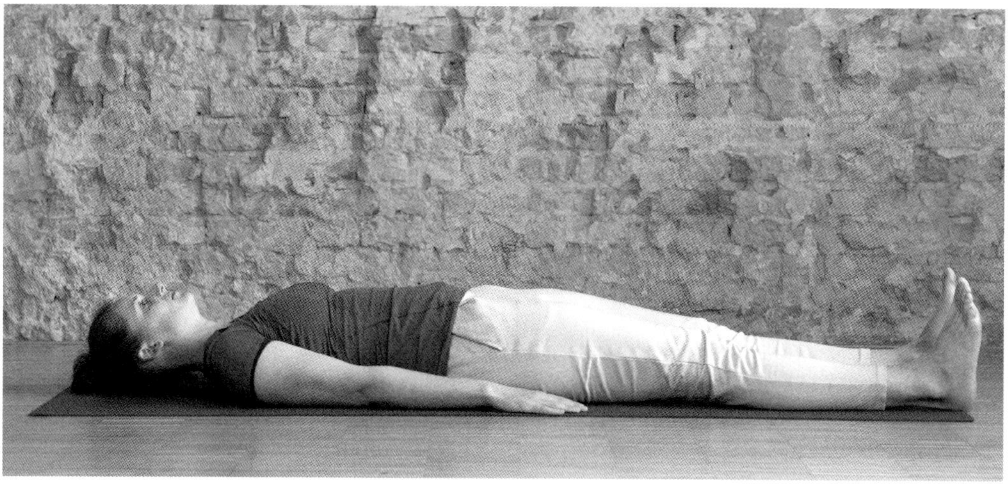

Abbildung 5-3: Die Rückenlage als Ausgangsposition

- In der Rückenlage die Beine hüftgelenksweit voneinander entfernt ablegen.
- Die Füße beugen. Darauf achten, die Zehen zu strecken. (Fußsohlen gegen eine imaginierte Wand drücken.)
- Die Arme seitlich neben dem Körper ablegen. Die Handflächen ruhen auf der Matte.
- Mit einer gleichmäßigen und vollständigen Einatmung die Wirbelsäule vom Steißbein bis zum Nacken strecken. Das Kinn senkt sich in Richtung Brustbein. Die Gesäßmuskulatur, besser: Beckenbodenmuskulatur anspannen.

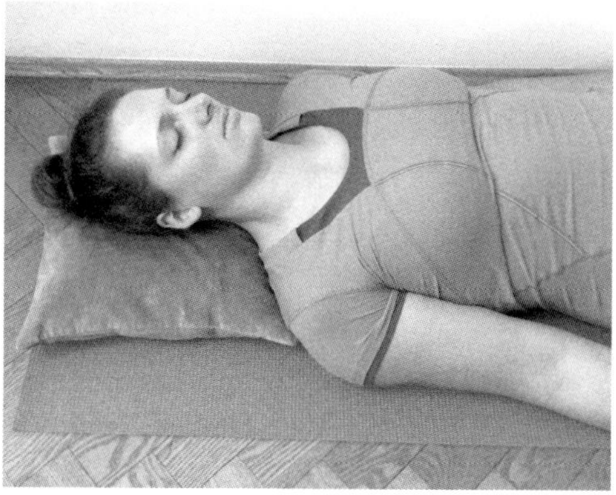

Abbildung 5-4: Die Rückenlage mit erhöhtem Kopf

Hilfsmittel: Die Rückenlage mit erhöhtem Kopf (Abb. 5-4)

Tritt ein Schwindelgefühl in der Rückenlage auf oder sind Blut- und/oder Augeninnendruck erhöht, ist trotzdem eine Entspannung in Rückenlage möglich und hilfreich. Damit der Kopf über dem Herzniveau ruht, ein Kissen oder eine zusammengerollte Decke unter den Hinterkopf legen.

Hilfsmittel: Die Rückenlage auf warmer Unterlage (mit Zudecke)

Bei Rückenschmerzen, aber auch während einer längeren Entspannungsphase unterstützt eine warme Unterlage eine angenehme Rückenlage. Es gibt spezielle Yoga-Matten aus Lammfell oder Lammfellflor. Doch in den meisten Haushalten gibt es bereits Decken, oftmals Lieblingsdecken aus Materialien, die z. B. nicht tierischer Herkunft sind. Diese Decken sind gut als warme Unterlagen geeignet. Eine Decke kann auch als Zudecke dienen, wenn in der Rückenlage eine längere Entspannungsphase erfolgt.

Übung 2

Die Standhaltung

Die Standhaltung (**Abb. 5-5**) ist eine häufige Ausgangsposition für Übungen. Dazu muss die Haltung angenehm und stabil sein. Wie in der Rückenlage, kann auch in der Standhaltung zu Beginn eines Übungsprogramms das aktuelle Befinden wahrgenommen werden. Wirkungen des Übens vermitteln sich in der Standhaltung während Pausen oder am Ende eines Übungsprogramms.

- Die Füße hüftgelenksweit voneinander entfernt aufstellen. Die Knie sind leicht gebeugt.
- Die Füße stehen parallel zueinander. Die Fußkanten außen (unter den kleinen Zehen und Außenseiten der Fersen) und die Fußkanten innen (unter den großen Zehen und Innenseiten der Fersen) sind gleichmäßig belastet.
- Mit einer gleichmäßigen und vollständigen Einatmung durch die Nase das Becken aufrichten, die Gesäß-, besser: die Beckenbodenmuskulatur anspannen und die Wirbelsäule vom Steißbein bis zum Nacken strecken. Das Kinn in Richtung Brustbein neigen.
- Mit einer gleichmäßigen und vollständigen Ausatmung durch die Nase die Schultern entspannt nach unten sinken lassen. Die Arme seitlich vom Körper hängen lassen. Die Finger entspannen. Stirn und Mund entspannen, Lippen und Zunge lösen.
- Bei gleichmäßiger und vollständiger Atmung durch die Nase einige Atemzüge lang in der Haltung bleiben.
- Die Augen während oder nach der Übung schließen, wenn es angenehm ist und die Konzentration erleichtert.

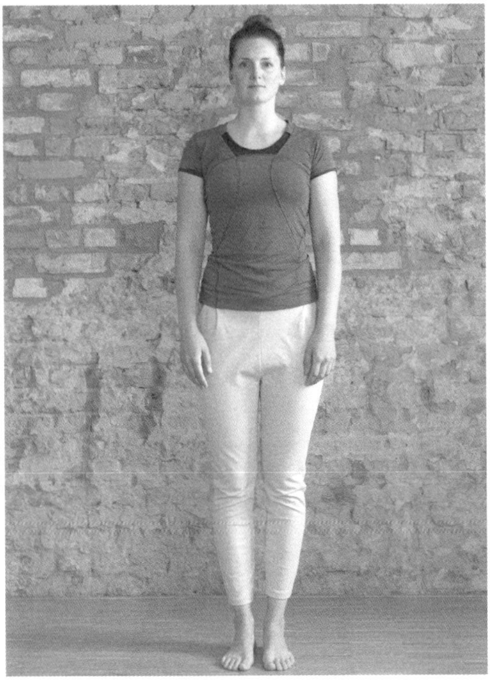

Abbildung 5-5: Die Die Standhaltung

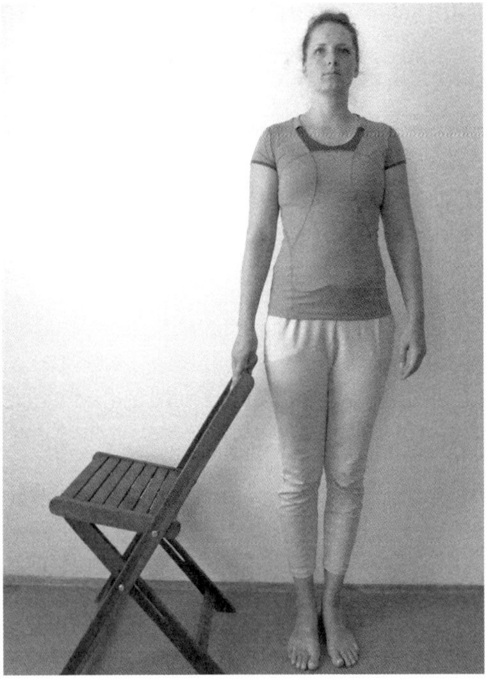

Abbildung 5-6: Die Standhaltung – gestützt

Variation: Die Standhaltung – gestützt (Abb. 5-6)

Um trotz eingeschränkter Kraft oder bei fehlender Balance in der Standhaltung üben zu können, kann sich die übende Person mit dem Rücken gegen eine Wand lehnen oder sich an der Stuhllehne eines stabilen Stuhls festhalten.

Übung 3

Die Sitzhaltung

Die Sitzhaltung (**Abb. 5-7**) ist eine gute Ruhehaltung. In ihr lässt sich entspannen. Sie bietet die Möglichkeit, Körper und Befinden wahrzunehmen. In der Sitzhaltung können Übungspausen gemacht werden, z.B., wenn der Oberkörper gegen die Sitzlehne gestützt zuerst zu einer und dann zur anderen Seite gedreht wird. Ebenso können aus der Sitzposition heraus viele Übungen aufgebaut werden. Im Alltag tritt sie häufig an die Stelle der Rückenlage, wenn Ort und Zeitpunkt für ein Üben am Boden ungeeignet sind oder wenn eine eingeschränkte Beweglichkeit die Rückenlage unmöglich macht. Dazu wurden Yoga-Übungen im Stand für die Sitzhaltung variiert. In diesem Buch werden solche Variationen vorgestellt. In Studien wurden die Wirkungen dieser Übungsweise unter dem Begriff „Chair Yoga" speziell untersucht.

Übung 3: Die Sitzhaltung auf dem Stuhl

- Auf dem Stuhl Platz nehmen.
- Das Becken aufrichten, indem Lendenwirbelsäule und Becken nach hinten geneigt werden und beide Sitzhöcker gleichmäßig belasten.
- Die Füße hüftgelenksweit voneinander entfernt aufstellen. Die Füße sind parallel zueinander ausgerichtet und gleichmäßig belastet. Die Knie und Fußgelenke stehen übereinander.
- Mit einer gleichmäßigen und vollständigen Einatmung durch die Nase das Becken aufrichten, die Gesäß-, besser: die Beckenbodenmuskulatur anspannen und die Wirbelsäule vom Steißbein bis zum Nacken strecken. Das Kinn in Richtung Brustbein neigen. Wenn die Haltung schwerfällt, den Rücken gegen die Rückenlehne strecken.
- Mit einer gleichmäßigen und vollständigen Ausatmung durch die Nase die Schultern entspannt nach unten sinken lassen. Die Hände auf den Oberschenkeln ablegen. Die Finger entspannen. Stirn und Mund entspannen, Lippen und Zunge lösen.

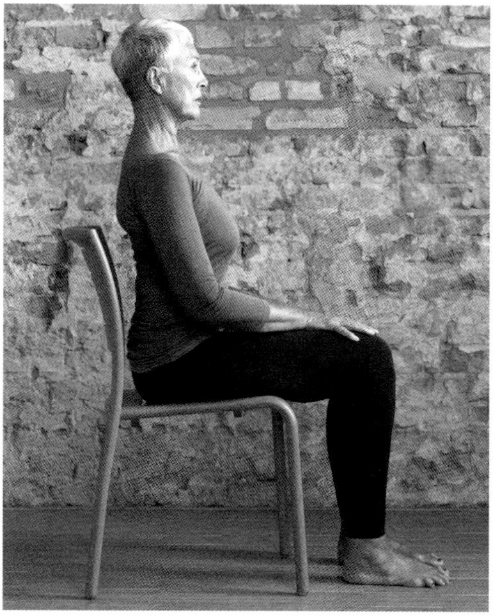

Abbildung 5-7: Die Sitzhaltung auf dem Stuhl

- Bei gleichmäßiger und vollständiger Atmung durch die Nase einige Atemzüge lang in der Haltung bleiben.
- Die Augen während oder nach der Übung schließen, wenn es angenehm ist und die Konzentration erleichtert.

Variation: Die Sitzhaltung auf dem Boden (Abb. 5-8)

Der Sitz auf dem Boden ist nur dann eine bequeme Ruhe- und Pausenhaltung, wenn sie durch starke Muskeln gestützt wird. Bis die Stützmuskulatur aufgebaut ist, sind Variationen und Hilfsmittel hilfreich.

- Auf die Matte setzen.
- Das Becken aufrichten, indem Lendenwirbelsäule und Becken nach hinten geneigt werden und beide Sitzhöcker gleichmäßig belasten. Evtl. rechte und linke Gesäßhälfte nacheinander vom Boden abheben und mit den Händen die Gesäßmuskeln von der Mitte zur Seite bewegen, um einen direkteren Kontakt zwischen Sitzbeinhöckern und Boden zu haben.

- Die Beine hüftgelenksweit voneinander entfernt ausstrecken. Die Füße beugen. Darauf achten, die Zehen zu strecken. (Fußsohlen gegen eine imaginierte Wand drücken.)
- Mit einer gleichmäßigen und vollständigen Einatmung durch die Nase das Becken aufrichten, die Gesäß-, besser: die Beckenbodenmuskulatur anspannen und die Wirbelsäule vom Steißbein bis zum Nacken strecken. Das Kinn in Richtung Brustbein neigen.
- Mit einer gleichmäßigen und vollständigen Ausatmung durch die Nase die Schultern entspannt nach unten sinken lassen. Die Hände auf den Oberschenkeln ablegen. Die Finger entspannen. Stirn und Mund entspannen, Lippen und Zunge lösen.
- Bei gleichmäßiger und vollständiger Atmung durch die Nase einige Atemzüge lang in der Haltung bleiben.
- Die Augen während oder nach der Übung schließen, wenn es angenehm ist und die Konzentration erleichtert.

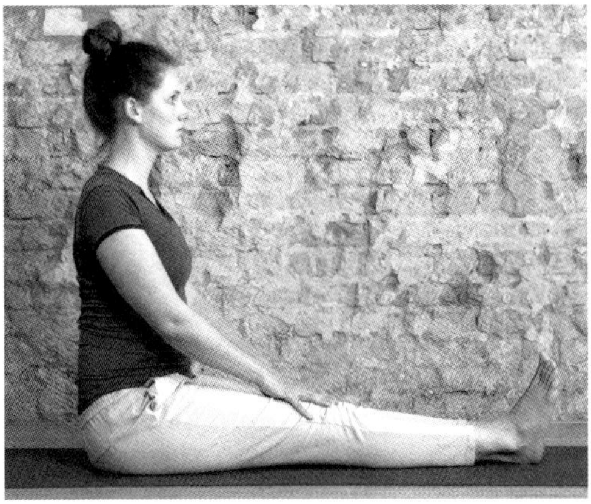

Abbildung 5-8: Die Sitzhaltung auf dem Boden

Variation: Die Sitzhaltung auf dem Boden mit aufgestützten Händen (Abb. 5-9)

Wem es schwerfällt, über einen längeren Zeitraum aufrecht am Boden zu sitzen, kann sich mit den Händen abstützen. Diese Haltung ist dann geeignet, wenn Übungen für Beine und Füße folgen.

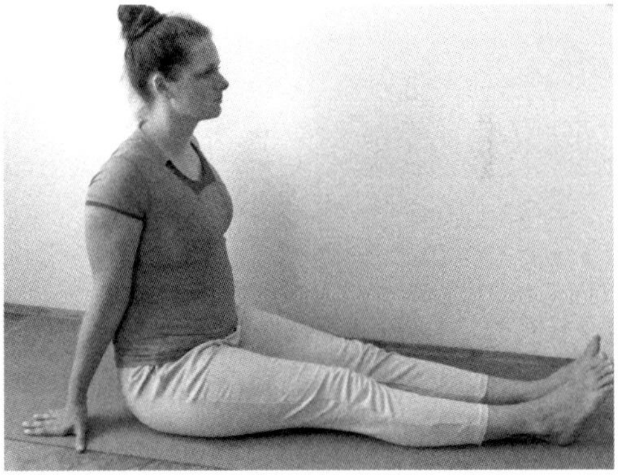

Abbildung 5-9: Die Sitzhaltung auf dem Boden mit aufgestützten Händen

Variation: Die Sitzhaltung auf dem Boden mit gebeugten Beinen – Schneidersitz

Der Schneidersitz (**Abb. 5-10**) ist eine Variation des Sitzes auf dem Boden sowie des Lotussitzes. Im Lotussitz sind beide Beine verschränkt und die Füße ruhen in den Leisten. Der Lotussitz sieht sehr schön aus, wenn Yoga-Übenden ihn mühelos und schmerzfrei ausüben können. Das geht, wenn die Hüft- und Kniegelenke mobil und durch Sehnen und Muskeln gut gestützt sind. Entspannung und Stabilität sind grundlegende Qualitäten für Ruhe- und Ausgangshaltungen. Um diese in der Praxis zu finden, ist es gut, wenn Hilfsmittel bekannt sind und eingesetzt werden,

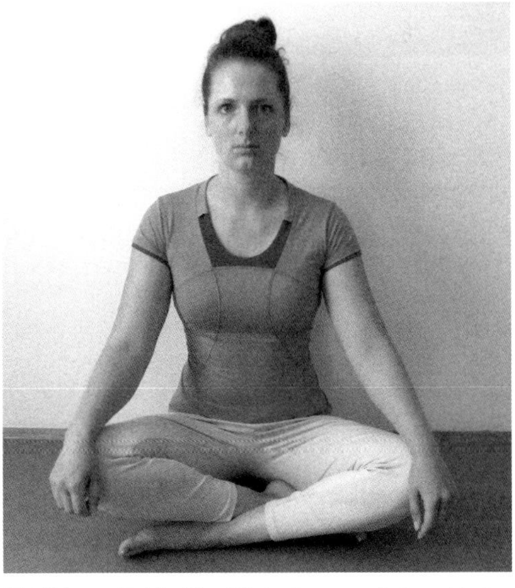

Abbildung 5-10: Die Sitzhaltung auf dem Boden mit gebeugten Beinen – Schneidersitz

damit alle Übenden ihre ideale Variation der Sitzhaltung auf dem Boden finden.

- Auf die Matte setzen.
- Das Becken aufrichten, indem Lendenwirbelsäule und Becken nach hinten geneigt werden und beide Sitzhöcker gleichmäßig belasten. Evtl. rechte und linke Gesäßhälfte nacheinander vom Boden abheben und mit den Händen die Gesäßmuskeln von der Mitte zur Seite bewegen, um einen direkteren Kontakt zwischen Sitzbeinhöckern und Boden zu haben.
- Ein Knie beugen und den Fuß des gebeugten Beins vor dem Schambein auf der Matte ablegen.
- Das andere Bein ebenfalls beugen und den Fuß vor dem bereits am Boden liegenden Fuß ablegen. Die Füße können auch übereinanderliegen oder sich in Höhe der Unterschenkel überkreuzen.
- Mit einer gleichmäßigen und vollständigen Einatmung durch die Nase die Wirbelsäule vom Steißbein bis zum Nacken strecken. Das Kinn in Richtung Brustbein neigen.
- Mit einer gleichmäßigen und vollständigen Ausatmung durch die Nase die Schultern entspannt nach unten sinken lassen. Die Hände auf den Oberschenkeln ablegen. Die Finger entspannen. Stirn und Mund entspannen, Lippen und Zunge lösen. Die Kuppen der Daumen und Zeigefinger können sich auch zu einem Kreis verbinden. Die anderen Finger entspannt strecken.
- Bei gleichmäßiger und vollständiger Atmung durch die Nase einige Atemzüge lang in der Haltung bleiben.
- Die Augen während oder nach der Übung schließen, wenn es angenehm ist und die Konzentration erleichtert.

Hilfsmittel: Die Sitzhaltung auf dem Boden – angelehnt

Personen, die über einen längeren Zeitraum im Sitz am Boden üben und dabei auch die Hände einsetzen wollen, können sich mit dem Rücken gegen eine Wand lehnen.

Hilfsmittel: Die Sitzhaltung auf dem Boden – erhöht (Abb. 5-11)

Wenn die Kraft in den Bauch- und Rückenmuskeln noch fehlt, um über einen längeren Zeitraum aufrecht zu sitzen und zu üben, ist es hilfreich, sich etwas erhöht zu setzen. Dazu eine aufgerollte Decke oder ein Sitzkissen unter das Gesäß legen. Die Neigung des Beckens wird durch den erhöhten Sitz unterstützt und die Aufrichtung der Wirbelsäule ermöglicht. Bei allen Variationen des Sitzes auf dem Boden kann eine Sitzerhöhung eingesetzt werden.

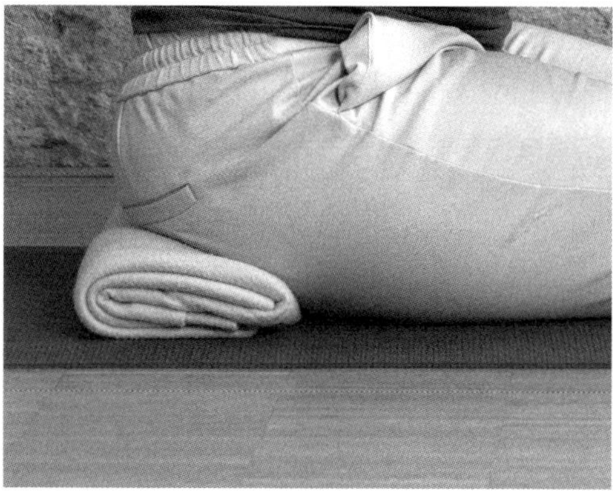

Abbildung 5-11: Die Sitzhaltung auf dem Boden – erhöht

Übung 4

Der Fersensitz

Im Fersensitz (**Abb. 5-12**) werden die Hüft-, Knie- und Fußgelenke mobilisiert. Eine aufrechte Haltung mit gestrecktem Rücken wird gefördert und eine freie Bewegung des Brustkorbs ermöglicht. Allerdings ist es mit dem Fersensitz ähnlich wie mit dem Lotussitz. Wenn er nicht schmerzfrei eingenommen werden kann, dann sind andere Ausgangshaltungen oder Variationen der Übung sinnvoller. Wenn der Fersensitz für Übungen erforderlich ist, helfen Polster, die Knie, die Fußrücken oder das Gesäß bequemer abzulegen.

- Auf die Matte knien.
- Mit einer gleichmäßigen und vollständigen Ausatmung durch die Nase langsam rückwärts bewegen bis das Gesäß auf den Fersen sitzt.
- Die Füße strecken, die Fußrücken liegen parallel am Boden, die Fersen sind aufgerichtet (weder nach innen noch nach außen gekippt).
- Mit einer gleichmäßigen und vollständigen Einatmung durch die Nase die Wirbelsäule vom Steißbein bis zum Nacken strecken. Das Kinn in Richtung Brustbein neigen.
- Mit einer gleichmäßigen und vollständigen Ausatmung durch die Nase die Schultern entspannt nach unten sinken lassen. Die Hände auf den Oberschenkeln ablegen. Die Finger entspannen. Stirn und Mund entspannen, Lippen und Zunge lösen.
- Bei gleichmäßiger und vollständiger Atmung durch die Nase einige Atemzüge lang in der Haltung bleiben.
- Die Augen während oder nach der Übung schließen, wenn es angenehm ist und die Konzentration erleichtert.

Variation: Der Fersensitz mit aufgestellten Zehen (Abb. 5-13)

Der Fersensitz ist eine ideale Übung, um alle Zehengelenke zu mobilisieren. Mit Vorsicht begin-

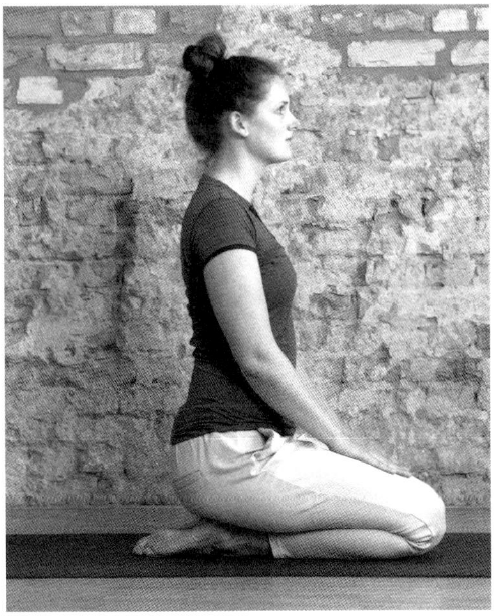

Abbildung 5-12: Der Fersensitz

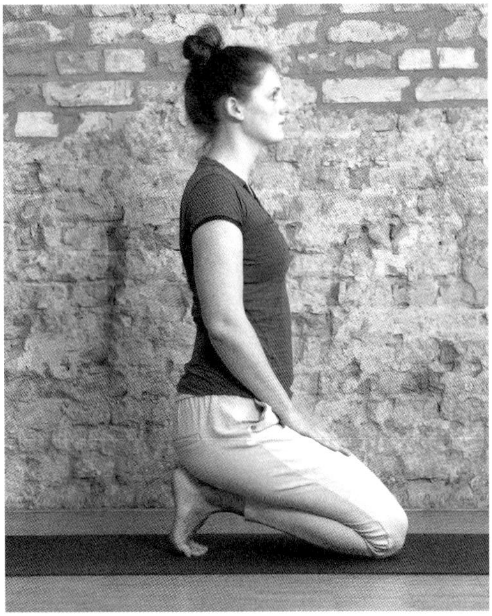

Abbildung 5-13: Der Fersensitz mit aufgestellten Zehen

nen, da diese Mobilisierung ungewohnt ist und der Druck des Körpergewichts auf den Zehen kräftig wirkt. Im Fersensitz das Gesäß leicht anheben und die Zehen aufstellen. Darauf achten, die kleinen Zehen auch aufzustellen, ggf. mit den Händen bei der Beugung der kleinen Zehen helfen.

Hilfsmittel: Der Fersensitz mit Polstern (Abb. 5-14, 5-15)

Wenn der Fersensitz zunächst unbequem ist, helfen Polster. Je nachdem, ob es sich unter den Knien oder in den Fußgelenken unangenehm anfühlt, eine mehrfach gefaltete Decke (oder ein Kissen) unter die Knie (**Abb. 5-14**) oder unter die Fußgelenke (**Abb. 5-15**) legen. Wenn das Gesäß unbequem auf den Fersen ruht, ein Polster zwischen Gesäß und Fersen legen.

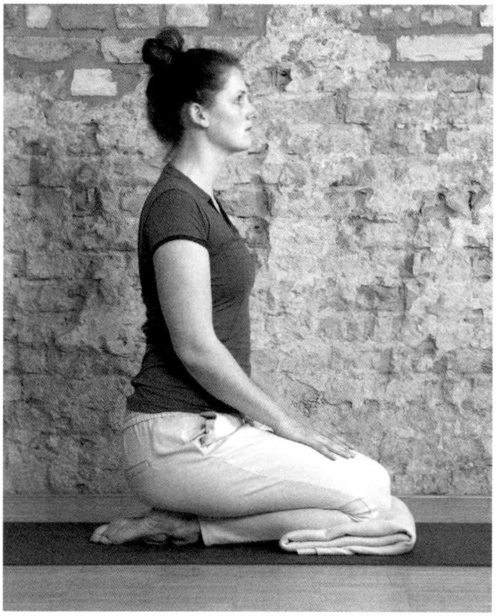

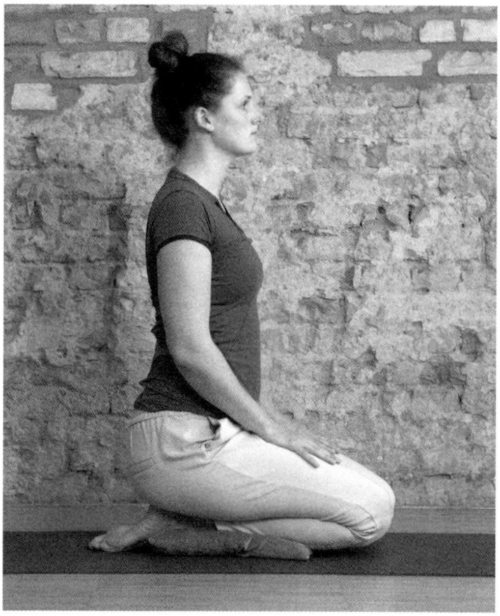

Abbildung 5-14, 5-15: Der Fersensitz mit Polstern

Übung 5

Der Vierfüßlerstand

Im Yoga gibt es viele Übungen, bei denen das Körpergewicht zu Teilen auf den Handgelenken ruht. Im Vierfüßlerstand (**Abb. 5-16**) ist dies auch der Fall. Obwohl die Übung unkompliziert ist, kann sie zu Schmerzen in den Handgelenken führen. Um dies zu vermeiden, ist auf die Stellung der Handgelenke zu achten. Die Handflächen sind ganz auf dem Boden aufgestützt. Ebenso wichtig für eine optimale Gewichtsverteilung ist es, die Handgelenke senkrecht unter den Schultergelenken aufzustellen. Nicht zuletzt sind Übungen, bei denen die oberen Extremitäten einen Teil des Körpergewichts tragen, zu Beginn nur kurz zu halten. Die Knie- und Hüftgelenke stehen ebenfalls zur optimalen Gewichtsverteilung in einer Linie. Wenn die Knie oder Fußrücken nicht bequem auf der Matte ruhen, ist ein Polster nutzbringend.

- Auf die Matte knien.
- Den Oberkörper nach vorn neigen und mit den Händen abstützen. Die Handflächen ruhen vollständig am Boden. Die Finger sind gespreizt und zeigen nach vorn. Die Handgelenke sind unter den Schultergelenken aufgestellt.
- Die Füße strecken, die Fußrücken liegen parallel am Boden, die Fersen sind aufgerichtet (weder nach innen noch nach außen gekippt).
- Mit einer gleichmäßigen und vollständigen Einatmung durch die Nase die Wirbelsäule vom Steißbein bis zum Nacken strecken. Das Kinn in Richtung Brustbein neigen. Der Blick ist nach unten gerichtet.
- Bei gleichmäßiger und vollständiger Atmung durch die Nase einige Atemzüge lang in der Haltung bleiben. Darauf achten, Stirn und Mund zu entspannen, Lippen und Zunge zu lösen.

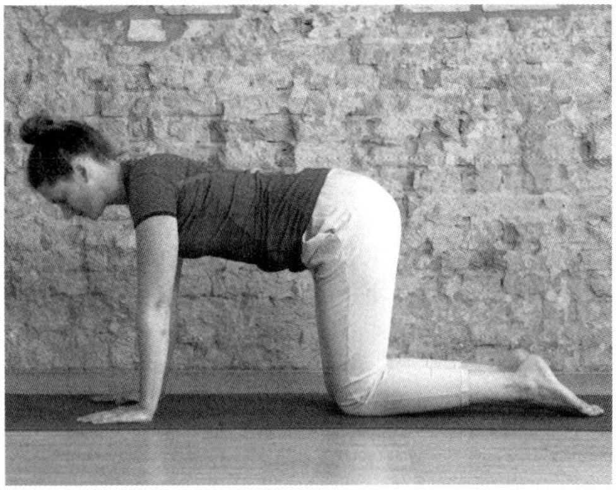

Abbildung 5-16: Der Vierfüßlerstand

- Die Augen während oder nach der Übung schließen, wenn es angenehm ist und die Konzentration erleichtert.

Hilfsmittel: Der Vierfüßlerstand mit Polstern (Abb. 5-17)

Wenn eine kniende Haltung schwerfällt oder zu Schmerzen in Knien, Fußgelenken oder Fußrücken führt, sind Polster nutzbringend. Eine gefaltete Decke oder ein Kissen unter die Knie und/oder unter die Fußgelenke legen.

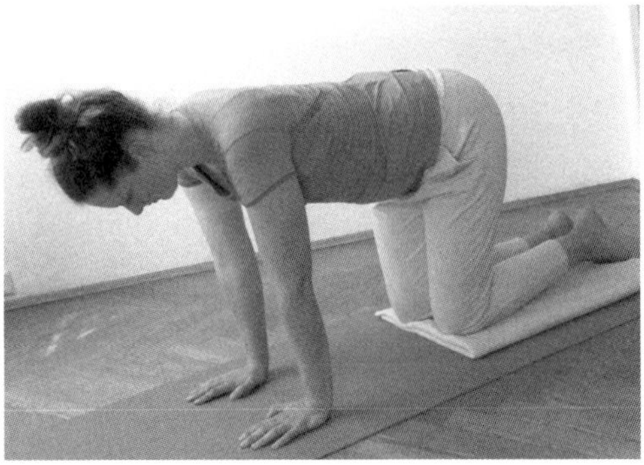

Abbildung 5-17: Der Vierfüßlerstand mit Polstern

Übung 6

Die Bauchlage

Die Bauchlage (**Abb. 5-18**) kann als Haltung, Pausen- oder Ausgangsposition dienen. Anders als in der Rückenlage, hat die Wirbelsäule in dieser Position keinen direkten Kontakt zum Boden. Übermäßige Krümmungen der Wirbelsäule können nicht wie in der Rückenlage durch die Ausrichtung gegen den Boden korrigiert werden. Übungen zur Stärkung der Rückenmuskulatur und Dehnung der Körpervorderseite erfolgen aus der Bauchlage.

Um eine längere Zeit in der Bauchlage verweilen zu können, ist eine gute Ruheposition des Kopfes erforderlich – z.B. auf einer Seite abgelegt oder auf den Händen ruhend. Ebenso benötigen die Arme und Beine eine bequeme Haltung. Die Arme können seitlich abgelegt sein mit den Handflächen zur Zimmerdecke. Die Beinmuskulatur kann entspannen, wenn die Fersen nach außen rotiert und die Füße leicht gestreckt sind. In Pausen ist es gut, die Kopflagerung zu wechseln, d.h., den Kopf abwechselnd auf der linken oder rechten Seite ruhen zu lassen.

Übung 6: Die Bauchlage als Haltung und Übungspause

- Bäuchlings auf die Matte legen, die Wirbelsäule strecken, der Kopf ruht auf der Seite.
- Die Beine hüftgelenksweit voneinander entfernt ablegen. Die Fersen nach außen gleiten lassen und die Füße leicht gestreckt ablegen, ggf. die Füße nach innen rotiert ablegen, wenn diese Lagerung angenehmer ist.
- Die Arme seitlich vom Körper ablegen. Die Handflächen zeigen zur Zimmerdecke. Die Finger entspannen.
- Mit einer gleichmäßigen und vollständigen Einatmung durch die Nase die Wirbelsäule vom Steißbein bis zum Nacken strecken. Das Kinn in Richtung Brustbein neigen.
- Mit einer gleichmäßigen und vollständigen Ausatmung durch die Nase die Schulter- und die Gesäßmuskeln entspannen und die Wirbelsäule, den Schultergürtel und das Becken tiefer in die Matte sinken lassen. Stirn und Mund entspannen, Lippen und Zunge lösen.
- Bei gleichmäßiger und vollständiger Atmung durch die Nase einige Atemzüge lang in der Haltung bleiben.
- Die Augen während oder nach der Übung schließen, wenn es angenehm ist und die Konzentration erleichtert.

Variation: Die Bauchlage als Ausgangsposition (Abb. 5-19)

Wenn die Bauchlage als Ausgangsposition eingesetzt wird, werden die Arme gebeugt und über Schulterniveau abgelegt, damit Stirn und Schul-

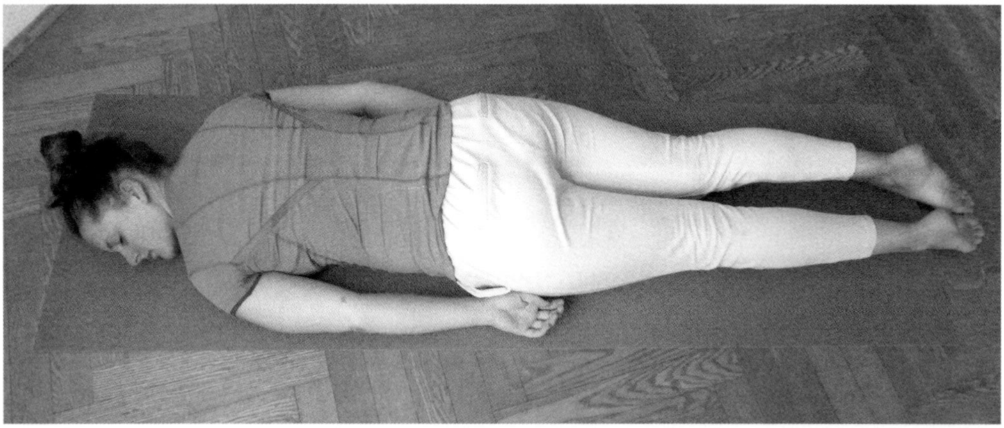

Abbildung 5-18: Die Bauchlage als Übung und Übungspause

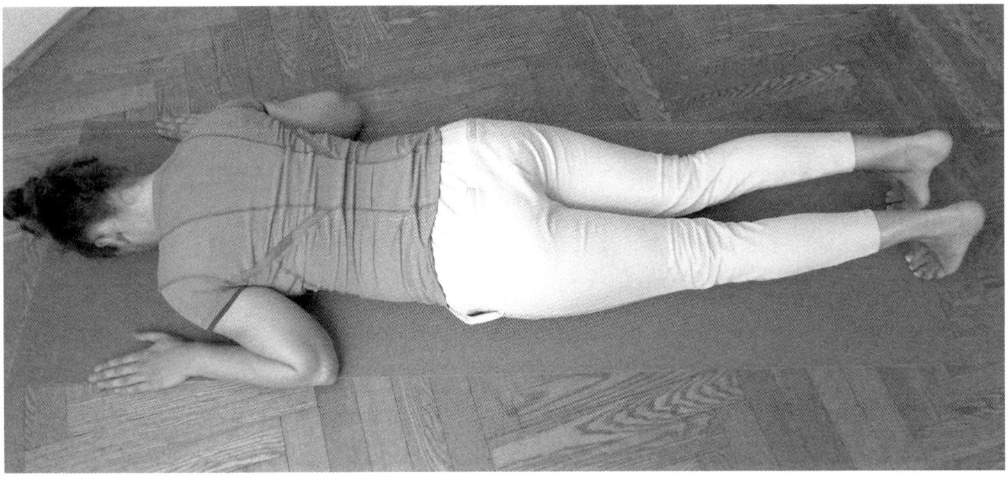

Abbildung 5-19: Die Bauchlage als Ausgangsposition

tern frei beweglich sind und die Arme gestreckt werden können. Die Füße sind gebeugt und die Zehen aufgestellt, damit die Beine gestreckt und angehoben werden können.

- In die Bauchlage kommen.
- Die Stirn auf der Matte auflegen.
- Die Schultern entspannen, die Arme strecken oder gebeugt mit den Handflächen auf Höhe der Schultern ablegen.
- Die Beine sind gestreckt, die Füße gebeugt und die Zehen aufgestellt.
- Mit einer gleichmäßigen und vollständigen Einatmung die Wirbelsäule vom Steißbein bis zum Nacken strecken. Das Kinn senkt sich in Richtung Brustbein. Die Gesäßmuskulatur, besser: Beckenbodenmuskulatur anspannen.

5.2 Schwerpunkt Halswirbelsäule, Schultern, Arme und Hände

In diesem Kapitel geht es um typische Erkrankungen der Halswirbelsäule und deren Verbreitung. Das sind Nackenschmerzen und Schiefhals, aber auch Kopfschmerzen, wenn sie eine Verspannung der Nackenmuskulatur als Ursache haben. Dazu werden Yoga-Übungen detailliert vorgestellt, die diesen Abschnitt der Wirbelsäule in besonderer Weise ansprechen. Wichtige anatomische Grundlagen finden bei der Darstellung der Yoga-Übungen Berücksichtigung oder sind zur Orientierung vorab angesprochen. Die Darstellung der Yoga-Übungen nimmt Bezug auf die Ergebnisse von Yoga-Studien zu diesen Erkrankungen und deren Yoga-Interventionen.

5.2.1 Typische Erkrankungen

In einer Erwerbstätigenumfrage (2012) des Bundesinstituts für Berufsbildung (BIBB) und der Bundesagentur für Arbeitsschutz und Arbeitsmedizin (BAuA) wurde u.a. nach Schmerzen gefragt, die in den letzten zwölf Monaten aufgetreten waren. Die befragten Frauen nannten bei dieser Umfrage Schmerzen im Nacken- und Schulterbereich an erster Stelle (63,5%). Bei den befragten Männern wurden Nacken- und Schulterschmerzen mit 39,7% an zweiter Stelle nach den Kreuzschmerzen (44%) genannt (Brenscheidt et al., 2017, S. 28). In einer 2014 in Österreich durchgeführten Gesundheitsbefragung gaben 19% der Befragten (23% Frauen, 14% Männer) an, unter Nacken- und Schulterschmerzen zu leiden. Mit diesen Angaben wurden Schmerzen in Nacken und Schultern an vierter Stelle nach Rückenschmerzen und Allergien (je 24%) und Bluthochdruck (21%) genannt. Die Aussagen der Betroffenen nach Altersgruppen sortiert, machen deutlich, dass Nacken- und Schulterschmerzen im Lebensverlauf zunehmen. So waren laut Bericht 7% der 15- bis 29-Jährigen, 20% der 30- bis 59-Jährigen und 25% der 60-Jährigen und älteren Personen von Nacken- und Schulterschmerzen betroffen (Griebler et al., 2017, S. III und S. 25).

Diese Untersuchungen machen die weite Verbreitung von Nacken- und Schulterschmerzen deutlich. Sie lassen nur vermuten, wie betroffene Menschen darunter leiden und durch ihre Bewegungseinschränkung in ihrem Sozial- und Berufsleben behindert sind.

Dagegen ermutigen die Antworten, die Cramer et al. (2013) von Teilnehmenden eines Yoga-Programms für Menschen mit Nacken- und Schulterschmerzen bekamen. Nach einem 90-minütigen Yoga-Programm, das einmal pro Woche über einen Zeitraum von neun Wochen angeboten wurde, stellten die Interviewten dar, wie sich ihre Selbstwahrnehmung positiv veränderte. Sie berichteten von einem anderen Körpergefühl, wie sie Bewegungen und die damit verbundenen Muskeln besser verstanden, wie sie konzentriert beim Üben waren und sich nicht durch äußere Reize ablenken ließen, wie sie ihre Gefühle während des Unterricht wahrnahmen, wie ihnen im Alltag die erlernten Bewegungen halfen, wenn sie Schmerzen spürten und nicht zuletzt, wie sie wieder besser am Alltags- und Berufsleben teilnehmen konnten (Cramer et al., 2013, S. 538ff.).

Anhand dieser Antworten lassen sich gut die unterschiedlichen Wirkungen des Yoga-Übens aufzeigen. Eine gute Yoga-Praxis spricht durch die Körper-, Atem- und Meditationsübungen Haltung und Bewegung an. Wie durch das Üben auch das Denken und Fühlen sowie das soziale Agieren verändert werden kann, kommt in den persönlichen Erfahrungen der Betroffenen zum Ausdruck. Eine regelmäßige Yoga-Praxis vermittelt Fähigkeiten und Fertigkeiten sowie Einsichten, die für das tägliche Leben oder im Verlauf des Lebens bedeutsam sind.

Wie können Yoga-Übungen im Fall von Erkrankungen der Halswirbelsäule, des Schultergürtels und der oberen Extremitäten therapeutisch eingesetzt werden oder die Therapie unterstützen? Welche Yoga-Übungen sind dafür am besten geeignet? Um diese Fragen zu beantworten, werden zunächst aktuelle Studien zu Yoga bei Nackenschmerzen vorgestellt. Dann werden anatomische Grundlagen des Bewegungsapparats im Bereich der Halswirbelsäule zusammengefasst dargestellt. Daran anschließend wird eine Auswahl von Yoga-Übungen vorgestellt.

5.2.2 Aktuelle, frei verfügbare Studien zu Yoga und chronische Nackenschmerzen

Zuerst eine Übersicht über die aktuellen Studien zu Nackenschmerzen, die frei zugänglich sind und in internationalen Fachzeitschriften publiziert wurden.

Aktuelle, frei verfügbare Studien zu Yoga und chronische Nackenschmerzen (eigene Darstellung)

- Allende, S., Anandan, A., Lauche, R. & Cramer, H. (2017). Effect of yoga on chronic non-specific neck pain: an unconditional growth model. *Complementary Therapies in Medicine*. https://doi.org/10.1016/j.ctim.2017.11.018
- Cramer, H., Lauche, R., Haller, H., Langhorst, J., Dobos, G. & Berger, B. (2013). „I'm more in

balance“: a qualitative study of yoga for patients with chronic neck pain. *Journal of Alternative & Complementary Medicine, 19* (6), 536–542. http://dx.doi.org/10.1089/acm.2011.0885

- Cramer, H., Lauche, R., Hohmann, C., Langhorst, J. & Dobos, G. (2013a). „Yoga for chronic neck pain“: a 12-month follow-up. *Pain Medicine, 14* (4), 541–548. http://dx.doi.org/10.1111/pme.12053
- Crow, E.M., Jeannot, E. & Trewhela, A. (2015). Effectiveness of Iyengar yoga in treating spinal (back and neck) pain: a systematic review. *International Journal of Yoga, 8* (1), 3–14. http://dx.doi.org/10.4103/0973-6131.146046
- Jeng, C.-M., Cheng, T.-C., Kung, C.-H. & Hsu, H.-C. (2011). Yoga and disc degenerative disease in cervical and lumbar spine: an MR imaging-based case control study. *European Spine Journal, 20* (3), 408–413. http://dx.doi.org/10.1007/s00586-010-1547-y
- Kim, S.-D. (2016). Effects of yoga on chronic neck pain: a systematic review of randomized controlled trials. *Journal of Physical Therapy Science, 28* (7), 2174–2174. https://doi.org/10.1589/jpts.28.2171
- Michalsen, A., Traitteur, H., Lüdtke, R., Brunnhuber, S., Meier, L., Jeitler, M., Büssing, A. & Kessler, C. (2012). Yoga for chronic neck pain: a pilot randomized controlled clinical trial. *The Journal of Pain, 13* (11), 1122–1130. http://dx.doi.org/10.1016/j.jpain.2012.08.004
- Satyanand, V., Gopalakrishnaiah, T., Panneerselvam, E., Mahaboobvali, S., Basha, S.A. & Sarala, V. (2015). Effects of yogasanas on cervical spondylosis. *International Archives of Integrated Medicine, 2* (7), 6–10. Verfügbar unter: http://iaimjournal.com/wp-content/uploads/2015/07/iaim_2015_0207_02.pdf
- Sfeir, J.G., Drake, M.T., Sonawane, V.J. & Sinaki, M. (2018). Vertebral compression fractures associated with yoga: a case series. *European Journal of Physical and Rehabilitation Medicine.* Verfügbar unter: https://www.minervamedica.it/en/journals/europa-medicophysica, http://dx.doi.org/10.23736/S1973-9087.18.05034-7
- Uluğ, N., Yılmaz, Ö.T., Kara, M. & Özçakar, L. (2018). Effects of pilates and yoga in patients with chronic neck pain: a sonographic study. *Journal of Rehabilitation Medicine, 50* (1), 80–85. http://dx.doi.org/10.2340/16501977-2288

Obwohl die Studien ein Peer-Review durchlaufen haben, variieren sie stark. Es gibt Unterschiede im Hinblick auf die Übungsdauer (Dauer der Intervention). Sie betrug drei Minuten bei täglichem, eigenständigen Üben über sechs Wochen (Uluğ et al., 2018), 90 Minuten pro Woche über neun Wochen (Allende et al., 2018; Cramer et al., 2013a; Michalsen et al., 2012) und 30 Minuten täglich über drei Monate (Satyanand et al., 2015). Auch die Anzahl der Yoga-Übungen während der Übungszeit variierte: vier Übungen in drei Minuten (Uluğ et al., 2018), zehn in 30 Minuten (Satyanand et al., 2015) und zwölf in 90 Minuten (Allende et al., 2018; Cramer et al., 2013a). Die Studienmethoden sind mehrheitlich quantitativ (Allende et al., 2018; Cramer et al., 2013a; Jeng et al., 2011; Michalsen et al., 2012; Satyanand et al., 2015, Uluğ et al., 2018). Eine qualitative Studie im Rahmen einer quantitativen Studie wurde bereits zitiert (Cramer et al., 2013). In allen Studien kamen Fragebögen und visuelle Analogskalen zu Schmerz, Beweglichkeit und gesundheitlicher Lebensqualität als Instrumente zum Einsatz. In zwei Studien wurden Ultraschallmessungen (Uluğ et al., 2018) und Magnetresonanzaufnahmen (Jeng et al., 2011) eingesetzt. In der qualitativen Studie von Cramer et al. (2013) wurden teilstrukturierte Interviews geführt und die Befragten gebeten, eine Umrisszeichnung des Körpers in Höhe der Schultern und des Halses zu vervollständigen. Die Studie von Sfeir et al. (2018) wertet archivierte Röntgenbilder von ehemaligen Patientinnen einer Klinik aus. Sie beschäftigt sich mit dem wichtigen Thema der Schädigung durch Yoga (siehe Kapitel 1.9 „Studien und Artikel zur schädigenden Wirkungen des Yoga“). Darüber hinaus gibt es zwei Reviews (Kim, 2016; Crow et al., 2015). Das Review von Kim (2016) schließt drei Studien ein mit 184

Teilnehmenden. Die Studie von Crow et al. (2015) ist auf Iyengar Yoga-Studien limitiert. Sie untersucht sechs Studien, an denen 520 Personen teilgenommen haben.

Nach den Qualitätsstandards für quantitative Untersuchungen gibt es weitere Unterschiede nach Zugang, Ein- und Ausschlusskriterien, Verteilung in die Interventions- und Kontrollgruppe nach dem Zufallsprinzip, Stichprobengröße zu den Erhebungszeiten, tatsächlich erfolgte Intervention(en), Datenerhebung nach Ende der Intervention und Repräsentativität (siehe ausführlich Kapitel 1.7 „Quantitative Studien").

5.2.3 Yoga-Übungen aus den Studien

Vorab der Hinweis auf zwei Studien, die keine Yoga-Interventionen einschlossen. In der qualitativen Studie von Cramer et al. wurden Teilnehmende aus der quantitativen Studie rekrutiert (Cramer et al., 2013) und interviewt, nachdem die Yoga-Übungszeit abgeschlossen war. Jeng et al. (2011) wählten für ihre Studie ein Design, das zwei Personengruppen untersuchte und befragte, die den Merkmalen von Interventions- und Kontrollgruppen entsprachen. Bei einer im Hinblick auf Alter und Geschlecht übereinstimmenden Stichprobe gab es eine Gruppe, die aus Yoga-Lehrenden bestand, die alle mindestens zehn Jahre Lehrerfahrung besaßen und eine andere Gruppe aus Personen, die keine Erfahrung mit Yoga hatten. Das Studienteam fertigte von allen Teilnehmenden Magnetresonanzaufnahmen der Wirbelsäule an. Diese Aufnahmen wurden untereinander verglichen. In den Hinweisen zur Limitierung verweist das Team auf weiter zu untersuchende Unterschiede je nach Yoga-Tradition der Lehrenden und deren Übungspraktiken (Belastungsdauer, -intensität, -umfang, -häufigkeit und Übungsart: eher Haltungen, eher schnelle Übungsabfolgen). Ebenso halten sie die Ergebnisse nicht für verallgemeinerbar, weil die Wirkungen des Yoga nach zehn Jahren nicht mit denen zu vergleichen sind, die sich z. B. nach einer dreimonatigen Intervention zeigen (s. **Tab. 5-3**).

Die Übungen, die während der Studien angeboten wurden, besitzen unterschiedliche Schweregrade. Es wurden einfache Haltungen eingenommen, wie die Rückenlage, der Stand oder der Sitz. Es gab anspruchsvolle Rückbeugen, wie z. B. die Kobra oder die Bauchlage mit abgehobenen Armen und Beinen. In einer Studie wurde der Sonnengruß fünf Minuten lang geübt. Der Sonnengruß erfordert eine Sicherheit in der Ausführung mehrerer Haltungen, die sich in einer Sequenz wiederholen. Crow et al. (2015) identifizieren Standhaltung (Ü2), Vorbeuge gestützt (Ü47), Rumpfdrehung auf dem Stuhl (Ü46), Gefaltetes Blatt (Ü63), Berg/Nach unten schauender Hund (Ü62), Dreieck (Ü28), Heldin 2 (Ü50), Pyramide (Ü49), Rückenlage mit angehobenem Bein (Zehen beugen), Bauchlage mit Gewichten, Knie zur Brust (Ü31) und Ruhige Rückenlage (Ü1) als üblich, spezifisch und ausgewiesen bei Rückenschmerzen (Crow et al., 2015, S. 10). Diese Aussage hat ihre Limitierung, da nur ein Yoga-Stil untersucht wird.

Unter den genannten Übungen für Menschen mit chronischen Nackenschmerzen befinden sich wenige, die spezifisch den Nacken, Schultergürtel und die oberen Extremitäten ansprechen. Diese Praxis steht im Gegensatz zu den Yoga-Studien für den unteren Rücken (siehe Kapitel 5.4), die Yoga-Übungen einsetzten, die deutlich auf die Lendenwirbelsäule, das Becken und die unteren Extremitäten zielen.

An spezifischen Übungen für den Nacken mangelt es im Yoga nicht. Sie werden von unterschiedlichen Yoga-Traditionen als Vorübungen oder Schritte zu einer sicheren Übungspraxis anspruchsvoller Yoga-Übungen eingesetzt. Übungen für die Halswirbelsäule werden von Satyanand et al. (2015, S. 8) nur benannt („Nackenübungen und Schulterdehnung sechs Minuten"), aber nicht beschrieben.

Übungen, in denen die unterschiedlichen Bewegungsarten des Kopfes – Nicken, Beugen, Drehen und Kombinationen – bewusst geübt werden, vermitteln einen Eindruck davon, wo überall Gelenke und Muskeln sind und welche Bewegungen sie möglich machen (in Anspielung

Tabelle 5-3: Yoga-Übungen aus Studien zu Nackenschmerzen (eigene Darstellung)

	Allende (2018) Cramer (2013)	**Satyanand et al. (2015)**	**Uluğ et al. (2018)**
Rückenlage (Ü1)	x	x	
Stand (Ü2)	x	x	x
Schneidersitz (Ü3)	x		
Fersensitz (Ü4)	x		x
HWS-Übungen (Ü12 bis Ü15)		x	
Dreieck (Ü28)	x		
Knie zur Brust (Ü31)		x	
Schulterbrücke (Ü34)	x		
Bauchmuskeln (Ü36)		x	
Rückenlage Beine heben (Ü42)	x		
Drehsitz (Ü46)	x	x	x
Vorbeuge (Ü47))	x		
Läuferin (Ü48)			x
Heldin 2 (Ü50)	x		
Palme (Ü55)		x	
Bauchlage Beine heben (Ü59)		x	
Kobra (Ü60)		x	
Sonnengruß		x	
Baby (Ü62)	x		
Berg (Ü62)	x		

Anmerkung: In Klammern dahinter die Angabe zur Darstellung der Übungen in diesem Buch.

auf die Aussage einer Teilnehmerin der qualitativen Studie von Cramer et al., 2013). Diese Erfahrungen der verschiedenen Bewegungsmöglichkeiten sind für eine gesundheitsförderliche Haltung im Alltag wichtig. Sie sensibilisieren aber auch für die unterschiedlichen Kopfhaltungen als Teil von Yoga-Haltungen. So ist z.B. in der Standhaltung (Ü2) die ganze Wirbelsäule gestreckt, der Kopf steht in Verlängerung der Wirbelsäule mit dem Blick nach vorn ausgerichtet. Dagegen ist in der Haltung der Heldin 2 (Ü50) die Wirbelsäule gestreckt, der Kopf gedreht und der Blick geht über die Schulter und den ausgestreckten Arm.

Angesichts der bereits beschriebenen Prävalenz von Nacken- und Schulterschmerzen treffen Menschen in Gesundheitsberufen und Yoga-Lehrende sehr häufig auf betroffene Patientinnen und Patienten bzw. Schülerinnen und Schüler. Diese zeigen deutlich erkennbare Symptome in Form von Einschränkungen der Beweglichkeit, Schmerzen, Schiefhaltung und

Kopfweh. Mit diesen Einschränkungen in die Haltungen zu gehen, bei denen das Körpergewicht auf den Schultern lastet, wie in der Schulterbrücke (Ü34) oder in Bauchlage, Kopf, Arme und Beine zu heben (Ü59) - eine Übung, die auch in den Studien vorkommt, ist heikel. Gleichzeitig ist es notwendig, langsam wieder in Bewegung zu kommen und die Gelenke, Bänder und Muskeln der Halswirbelsäule zu mobilisieren und zu dehnen. An Übungen für den Bereich des betroffenen Wirbelsäulenabschnitts, des Schultergürtels und der oberen Extremitäten geht kein Weg vorbei, so sehr auch andere Teile der Muskulatur beteiligt sein mögen und sicher ein regelmäßiges Programm von Kopf bis Fuß und mit Anteilen der Bewegung, Atmung und Konzentration/Meditation notwendig für eine wirksame Vorsorge ist.

5.2.4 Aktuelle, frei verfügbare Studien zu Yoga und Kopfschmerzen/Migräne

Bei den Kopfschmerzen haben die Spannungskopfschmerzen einen großen Anteil. Sie werden durch Muskelverspannungen im Bereich der Halswirbelsäule und der Schultern sowie durch Verspannungen der Augen- und Gesichtsmuskeln ausgelöst. Diese Verspannungen werden durch eine längere angestrengte Haltung des Kopfes und der Schultern und langes Fokussieren der Augen verursacht und führen zu Gefäßverengungen, Müdigkeit und Schmerzen. Die folgenden Yoga-Übungen für Halswirbelsäule und Schultern sowie die Yoga-Übungen für die Augen (Ü65 bis Ü67) sind gut geeignet gegen Spannungskopfschmerzen.

Auffällig bei den Yoga-Studien ist, dass sie sich in der Mehrzahl auf Menschen mit Migräne beziehen. Die Begründung der Studien dafür ist, dass sich durch Yoga die Durchblutung des Kopfes verbessert und positiv auf die Häufigkeit der Migräneanfälle auswirkt (Naji-Esfahani et al., 2014) und einen positiven Einfluss auf das vegetative Nervensystem hat (Karakurum Göksel et al., 2014). Darüber hinaus haben Medikamente oft nicht den erwünschten Erfolg oder werden als nicht angezeigt für Kinder angesehen (Dallo Libera et al., 2014). Menschen, die unter Migräne leiden, suchen nach Alternativen und nutzen häufig komplementäre oder alternative Heilungsmethoden, unter denen der Yoga an erster Stelle steht (Wells et al., 2011; Wells et al., 2014). Das Wissen über die positiven Wirkungen ist nach Auskunft der Studien noch nicht in ausreichendem Maße unter den Neurologen verbreitet.

Aktuelle, frei verfügbare Studien zu Yoga und Kopfschmerzen/Migräne (eigene Darstellung)

- Dalla Libera, D., Colombo, B., Pavan, G. & Comi, G. (2014). Complementary and alternative medicine (CAM) use in an Italian cohort of pediatric headache patients: the tip of the iceberg. *Neurological Sciences, 35* (Suppl. 1), 145–148. http://dx.doi.org/10.1007/s10072-014-1756-y
- Karakurum Göksel, B., Coşkun, Ö., Ucler, S., Karatas, M., Ozge, A. & Ozkan, S. (2014). Use of complementary and alternative medicine by a sample of Turkish primary headache patients. *Ağri, 26* (1), 1–7. http://dx.doi.org/10.5505/agri.2014.04909
- Kisan, R., Sujan, M., Adoor, M., Rao, R., Nalini, A., Kutty, B.M., Chindanda Murthy, B., Raju, T., Sathyaprabha, T. (2014). Effect of Yoga on migraine: a comprehensive study using clinical profile and cardiac autonomic functions. *International Journal of Yoga, 7* (2), 126–132. https://doi.org/10.4103/0973-6131.133891
- Kim, S.-D. (2015). Effects of yoga exercises for headaches: a systematic review of randomized controlled trials. *Journal of Physical Therapy Science, 27* (7), 2377–2380. https://doi.org/10.1589/jpts.27.2377
- Naji-Esfahani, H., Zamani, M., Marandi, S.M., Shaygannejad, V. & Javanmard, S.H. (2014). Preventive effects of a three-month yoga intervention on endothelial function in patients

with migraine. *International Journal of Preventive Medicine, 5* (4), 424–429. Verfügbar unter: https://www.ncbi.nlm.nih.gov/pmc/articles/PMC4018590/
- Wells, R.E., Burch, R., Paulsen, R.H., Wayne, P.M., Houle, T.T. & Loder, E. (2014). Meditation for migraines: a pilot randomized controlled trial. Headache, 54 (9), 1484–1495. https://doi.org/10.1111/head.12420
- Wells, R.E., Bertisch, S.M., Buettner, C., Phillips, R.S. & McCarthy, E.P. (2011). Complementary and alternative medicine use among adults with migraines/severe headaches. *Headache, 51* (7), 1087–1097. https://doi.org/10.1111/j.1526-4610.2011.01917.x

5.2.5 Halswirbelsäule, Schultergürtel und obere Extremitäten aus anatomischer Sicht

Um die Wirkungen der Übungen für die Halswirbelsäule, den Schultergürtel und die oberen Extremitäten zu verstehen, werden diese Teile des Bewegungsapparats hier kurz vorgestellt.

Die Halswirbelsäule (HWS) bildet den ersten Abschnitt der Wirbelsäule mit sieben Wirbeln (C1 bis C7) und hat eine physiologische Krümmung nach vorn. Die HWS ist gegenüber der Brust- und Lendenwirbelsäule insgesamt zierlicher und besitzt durch ihre spezifische Gelenkform eine hohe Beweglichkeit. Die ersten beiden Halswirbel, Atlas und Axis (erster und zweiter Halswirbel), weichen stark von der Wirbelgrundform ab. Die beiden Wirbel tragen die Hauptlast des Kopfes (rund sechs Kilogramm). Ihre kugelförmige Gelenkverbindung in Zusammenarbeit mit den anderen vier Kopfgelenken ermöglicht ein Drehen, Nicken und Neigen (drei Freiheitsgrade) in je zwei Richtungen (sechs Hauptbewegungen). Der siebte Halswirbel ist gut spürbar, weil sein knöcherner Dornfortsatz am weitesten vorragt.

Die vier kurzen Nacken- bzw. Kopfgelenkmuskeln verbinden die beiden oberen Halswirbel. Diese Gruppe kurzer Muskeln zusammen mit der Hals- und Nackenmuskulatur zwischen Kopf, Halswirbelsäule, Schultern und Brustwirbel ermöglicht die Kopfbewegungen.

Der Schultergürtel sitzt mit seinen beiden Schlüsselbeinen und beiden Schulterblättern wie auf den Brustkorb aufgesetzt und bildet ein außerordentlich bewegliches Bindeglied zwischen dem Rumpfskelett und den Armknochen. Für diese große Beweglichkeit sind fünf Gelenke verantwortlich, die in drei echte und zwei Nebengelenke unterteilt werden. Die drei echten Gelenke verbinden den Oberarm mit dem Schulterblatt, die beiden anderen echten Gelenke verbinden das Schlüsselbein mit dem Schulterblatt sowie mit dem Brustbein. Die beiden Nebengelenke, die auf Schleimbeuteln gleiten, ermöglichen eine Bewegung des Schulterblatts auf den Rippen und eine Bewegung des äußeren Endes des Schulterblatts (Schulterhöhe oder Acromion genannt) auf den Muskelmanschetten (Rotatorenmanschette) des Oberarms.

Ein Bandapparat zwischen Brustbein und Schlüsselbein sowie zwischen Schlüsselbein und Schulterblatt stabilisiert die Gelenke des Schultergürtels. Ebenso ist ein starker Muskelapparat notwendig, um eine notwendige Stabilität zu gewähren. Aufgrund der hohen Beweglichkeit, die durch Bänder und Muskeln stabilisiert wird, kommt es im Bereich des Schultergürtels eher zu Störungen als in anderen Teilen des Bewegungsapparats (Schünke et al., 2005, S. 226ff.).

Die Schultergürtelmuskulatur umschlingt das Schulterblatt, hält es am Brustkorb und zieht es am Brustkorb entlang. Die Verbindungen liegen zwischen Schulterblatt und Rippen, zur Rückseite und Vorderseite des Brustkorbs sowie zwischen dem Schulterblatt und den Wirbeln im Abschnitt der Halswirbelsäule (Schulterheber) sowie der Halswirbelsäule und der Brustwirbelsäule (kleiner und großer Rautenmuskel).

Die Arme (genauer: die Oberarmknochen) sind durch ein Kugelgelenk mit dem Schultergürtel verbunden. Die Arme lassen sich in fünf Richtungen bewegen: vorwärts, seitwärts, rückwärts sowie die Drehung auswärts und einwärts, wobei sie vom Rumpf weg oder an den Rumpf heran bewegt werden können. Dabei lässt sich das Schultergelenk selbst nur auf Schulterhöhe anheben. Erst durch die Bewegung des Schultergürtels wird das Schultergelenk so beweglich.

Diese hohe Beweglichkeit bei einem sehr grazilen Gelenk benötigt einen starken muskulären Halt. Diese Muskeln, als Rotatorenmanschette bezeichnet, verbinden den Kopf des Oberarms mit dem Schulterblatt auf der Außenseite des Schulterblatts sowie auf seiner Innenseite (Schünke et al., 2005, S. 260 und S. 263).

Der Oberarmknochen ist über das Ellenbogengelenk mit den beiden Unterarmknochen Elle und Speiche verbunden. Das Ellenbogengelenk wird aus drei Einzelgelenken (ein Kugel-, ein Scharnier- und ein Zapfengelenk) gebildet und erlaubt vielfältige Bewegungen. Elle und Speiche bilden das Handgelenk (ein Eigelenk) zusammen mit den acht Handwurzelknochen. Diese sind mit den fünf Mittelhandknochen verbunden, die den Handteller bilden. An sie schließen sich die fünf Finger an, die aus Grund-, Mittel- und Endglied (Ausnahme der Daumen mit zwei Gliedern) bestehen, die untereinander durch Scharniergelenke verbunden sind. Die beiden bekannten Armmuskeln sind der Bizeps vom Schulterblatt zur Speiche an der Armvorderseite, der sich bei der Anziehung des Unterarms anspannt und gut sichtbar wird und der Trizeps, der sich bei der Gegenbewegung des Unterarms anspannt. Die Flexoren und Extensoren sorgen für die Bewegung der Hand im Handgelenk. Für das Beugen und Strecken der Finger sind die langen Fingermuskeln zuständig, die kurzen für Spreizen und die Greifstellung.

Ohne an dieser Stelle die anatomische Situation umfassend zu beschreiben, wird doch deutlich, wie ein Gewicht von den Händen über die Arme auf den Schultergürtel und den Rumpf übertragen wird. Vor diesem Hintergrund sind zwei Arten von Yoga-Übungen neu zu bewerten: Bewegungen, die „nur" die Arme betreffen, da offensichtlich Schultergürtel und Rumpf mit beteiligt sind. Haltungen, bei denen Hände Stützfunktionen haben, da sie das Gewicht von den Händen auf den Rumpf übertragen. Von diesen Übungen gibt es viele im Yoga, und es wird deutlich, warum zunächst die Armmuskeln aufgebaut und gestärkt werden müssen, bevor Umkehrhaltungen geübt werden können. Ebenso anstrengend sind leichte Stützhaltungen, wenn die Übungsdauer hoch ist.

5.2.6 Yoga-Übungen für Halswirbelsäule, Schultern, Arme und Hände (Ü7 bis Ü24)

Yoga-Übungen anzubieten, die einen schmerzhaften Bereich des Körpers ansprechen, macht ein patienten- oder teilnehmerorientiertes Programm aus. Doch ebenso gehören weitere Körperübungen dazu sowie Atem-, Konzentrations- und Meditationsübungen. Ein ausgewogener Yoga-Unterricht umfasst entspannende und dynamische Anteile, achtet auf Pausen, um die Wirkungen wahrzunehmen und befähigt die Teilnehmenden, ihre Variation, ihre Hilfsmittel und ihr Übungstempo herauszufinden. Individuelle Fähigkeiten werden von der Tagesform, aktuellen Erkrankungen, Lebensalter und mehr beeinflusst. Ob ein Programm passend ist, zeigt sich z. B. an der Atmung, die bei allen Übungen gleichmäßig fließend sein sollte.

Übung 7

Kopf drehen

Bei dieser Übung steht die Rotation des Kopfes im Vordergrund. Es geht um die Beweglichkeit der Halswirbel untereinander und die Dehnfähigkeit der beteiligten Muskeln und Sehnen im Hals- und Schulterbereich. Um die Freiheitsgrade (drehen, nicken, beugen) in je zwei Richtungen einzeln wahrnehmen und Einschränkungen möglichst beheben zu können, ist es wichtig, auf eine Bewegungsrichtung zu fokussieren – hier die Rotation. Damit die Bewegung kontrolliert gemacht werden kann, ist darauf zu achten, den Kopf in einer Ebene zu lassen, d.h., das Kinn bei der Drehung nicht zu senken (**Abb. 5-20**).

- In eine bequeme Sitzhaltung (Ü3) kommen.
- Die Schultern entspannt nach unten sinken lassen.
- Die Hände locker auf den Oberschenkeln ablegen.
- Gleichmäßig und vollständig durch die Nase einatmen und dabei die ganze Wirbelsäule vom Steißbein bis zum Nacken strecken. Das Kinn ist parallel zum Boden ausgerichtet.
- Mit einer gleichmäßigen und vollständigen Ausatmung durch die Nase den Kopf zur Seite drehen. Das Kinn bleibt bei der Drehung des Kopfes parallel zum Boden ausgerichtet (nicht nicken).
- Mit einer gleichmäßigen und vollständigen Einatmung durch die Nase den Kopf wieder zurück in die Mitte drehen.
- Mit einer gleichmäßigen und vollständigen Ausatmung durch die Nase die Übung zur anderen Seite fortsetzen.
- Bei gleichmäßiger und vollständiger Atmung durch die Nase die Übung mehrmals wiederholen.
- Zuletzt in der Ausgangshaltung die Wirkungen der Übung wahrnehmen.
- Die Augen während oder nach der Übung schließen, wenn es angenehm ist und die Konzentration erleichtert.

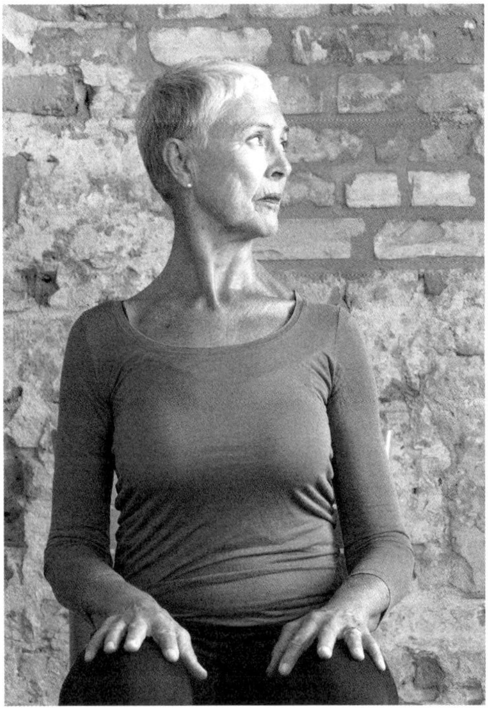

Abbildung 5-20: Kopf drehen

Variation: Kopf drehen in Rückenlage mit warmer Unterlage (Abb. 5-21)

Bei akuten Schmerzen, wie z.B. einem Schiefhals, helfen Wärme und Entlastung der Halswirbelsäule. Als warme Unterlage können eine Decke oder ein Heizkissen dienen. Zur Entlastung den Kopf ablegen. Ziel des Übens ist, langsam wieder in Bewegung zu kommen. Bei Schmerzen kommt es noch einmal mehr auf kontrollierte Bewegungen an. Darum den Kopf nur drehen und nicht gleichzeitig beugen.

- In die Rückenlage (Ü1) kommen.
- Die Füße aufstellen, um die Wirbelsäule zu entlasten (Ü1, Variation).
- Mit einer gleichmäßigen und vollständigen Einatmung durch die Nase zunächst den Nacken strecken. Das Kinn senkt sich in Richtung Brustbein.
- Mit einer gleichmäßigen und vollständigen Ausatmung durch die Nase den Kopf leicht zu einer

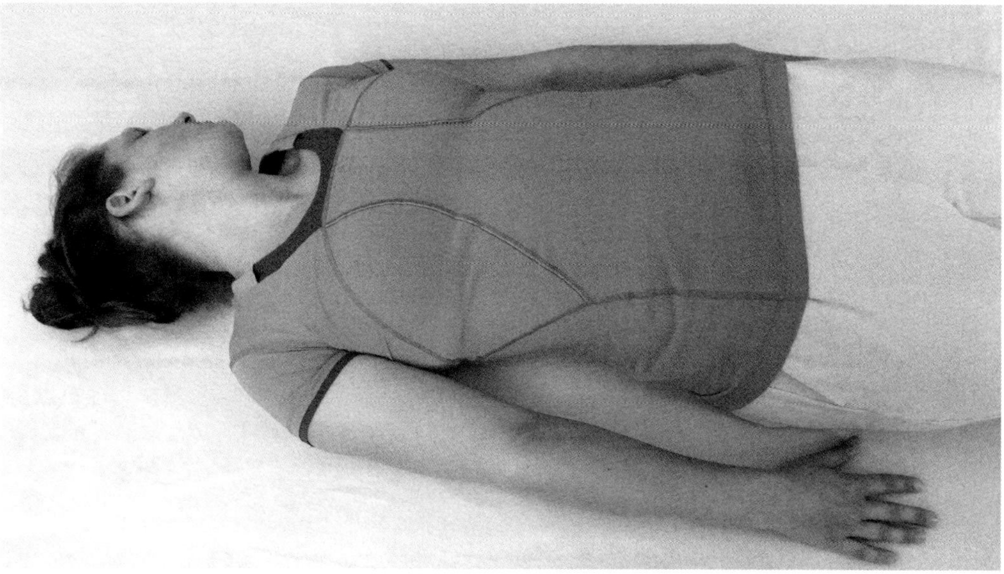

Abbildung 5-21: Kopf drehen in Rückenlage mit warmer Unterlage

Seite drehen. Bei der Drehung das Kinn nicht nach oben oder unten bewegen (nicht nicken).

- Mit einer gleichmäßigen und vollständigen Einatmung durch die Nase den Kopf wieder in die Mitte drehen.
- Mit einer gleichmäßigen und vollständigen Ausatmung durch die Nase den Kopf leicht zur anderen Seite drehen.
- Mit kleinen Bewegungen beginnen und langsam größere Bewegungen machen.
- Immer wieder bewusst den ganzen Körper mit einer Ausatmung entspannen.
- Zuletzt in der Rückenlage verweilen. In der Wärme der Unterlage weiter die Muskulatur entspannen und die Wirkungen der Übung wahrnehmen.
- Die Augen während oder nach der Übung schließen, wenn es angenehm ist und die Konzentration erleichtert.

Übung 8

Kopf neigen

Bei dieser Übung (**Abb. 5-22**) steht die seitliche Neigung des Kopfes im Vordergrund. Das seitliche Absenken des Kopfes während einer Ausatmung und die Aufrichtung des Kopfes während einer Einatmung mobilisieren die Kopfgelenke und fördern die Dehnung der Muskeln und Sehnen im Hals- und Schulterbereich. Um den Bewegungsumfang bei der Kopfneigung wahrnehmen und eventuelle Einschränkungen beheben zu können, ist eine kontrollierte Bewegung zur Seite notwendig. Beim Üben nur das Ohr in Richtung Schulter neigen und dabei nicht den Kopf drehen oder nach vorn beugen (Kinn in einer Ebene halten).

- In eine bequeme Sitzhaltung (Ü3) kommen.
- Die Schultern entspannt nach unten sinken lassen.
- Die Hände locker auf den Oberschenkeln ablegen.
- Gleichmäßig und vollständig durch die Nase einatmen und dabei die ganze Wirbelsäule vom

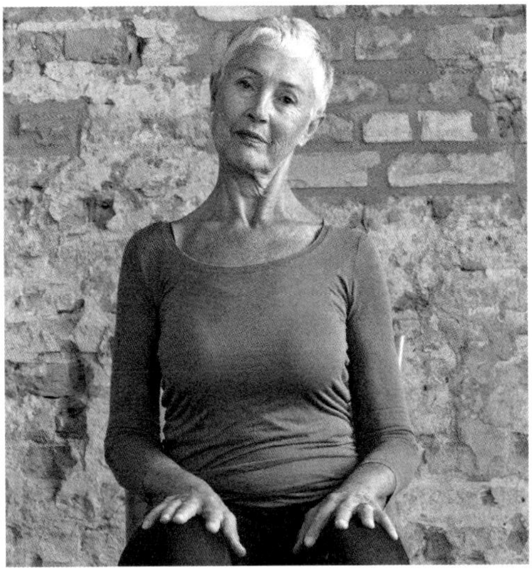

Abbildung 5-22: Kopf neigen

Steißbein bis zum Nacken strecken. Das Kinn ist parallel zum Boden ausgerichtet.

- Mit einer gleichmäßigen und vollständigen Ausatmung durch die Nase den Kopf seitlich neigen. Das Ohr in Richtung der Schulter bewegen.
- Mit einer gleichmäßigen und vollständigen Einatmung durch die Nase den Kopf wieder aufrichten.
- Mit einer gleichmäßigen und vollständigen Ausatmung durch die Nase den Kopf zur anderen Seite neigen.
- Mit einer gleichmäßigen und vollständigen Einatmung durch die Nase den Kopf wieder aufrichten.
- Bei gleichmäßiger und vollständiger Atmung durch die Nase die Übung mehrmals zu beiden Seiten wiederholen.
- Zuletzt in der Ausgangshaltung die Wirkungen der Übung wahrnehmen.
- Die Augen während oder nach der Übung schließen, wenn es angenehm ist und die Konzentration erleichtert.

Variation: Kopf wiegen

Eine eingeschränkte Mobilität der Halswirbelsäule, fehlende Dehnung der Muskeln und Sehnen im Schulter-Hals-Bereich machen eine vollständige Kopfneigung zu den Seiten oft schwer. Eine Variation der Übung hilft, die Halswirbelsäule wieder in Bewegung zu bringen (**Abb. 5-23**). Dazu wird der Kopf in einer Ebene mit kleinen Bewegungen hin und her bewegt. Geht das Kinn nach links, geht die Kopfkrone nach rechts. Um eine Idee von der Bewegung zu bekommen, mag es helfen, sich eine Person vorzustellen, die sich nicht sicher ist und abwägend den Kopf hin und her bewegt.

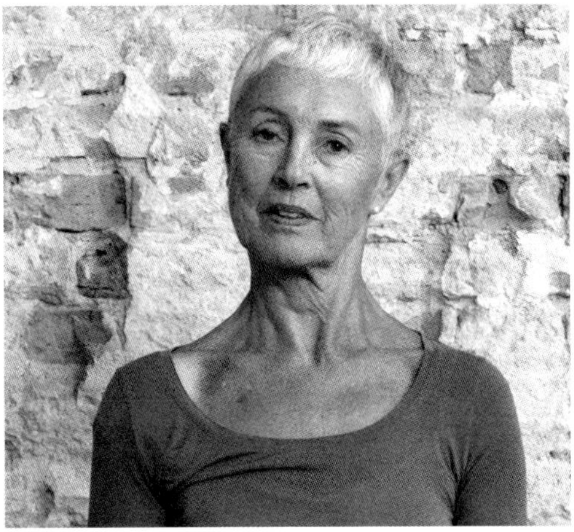

Abbildung 5-23: Kopf wiegen

- In eine bequeme Sitzhaltung (Ü3) kommen.
- Die Schultern entspannt nach unten sinken lassen.
- Die Hände locker auf den Oberschenkeln ablegen.
- Mit einer gleichmäßigen und vollständigen Einatmung durch die Nase die ganze Wirbelsäule vom Steißbein bis zum Nacken strecken. Das Kinn ist parallel zum Boden ausgerichtet.
- Mit der Bewegung der Kopfkrone nach rechts, bewegt sich das Kinn entsprechend nach links und umgekehrt.
- Bei gleichmäßiger und vollständiger Atmung durch die Nase die Übung mehrmals wiederholen.
- Zuletzt in der Ausgangshaltung die Wirkungen der Übung wahrnehmen.
- Die Augen während oder nach der Übung schließen, wenn es angenehm ist und die Konzentration erleichtert.

Übung 9

Kopf beugen

Um die (**Abb. 5-24**) dritte Bewegungsmöglichkeit des Kopfes, das Nicken, geht es in dieser Übung. Im Alltag wird der Kopf häufig nach vorn geneigt. Um z.B. die Arbeit der Hände zu kontrollieren, neigt sich das Kinn und bleibt lange in der Position (Doppelkinn). Die Gegenhaltung wird auch sehr häufig eingenommen, zumeist unbewusst und als Teil einer Fehlhaltung. Dann nämlich ist der Oberkörper vorgebeugt (runder Rücken), die Halswirbelsäule nach vorn verschoben und der Kopf in den Nacken gebeugt. Mit dieser Vorschubhaltung sind Muskeln und Bänder, Nerven und Gefäße im engen Bereich der Halswirbelsäule überfordert. Verspannungen, Kopfschmerzen und mangelnde Konzentrationsfähigkeit lassen sich häufig auf diese Fehlhaltung zurückführen. Zum Ausgleich dieser Fehlhaltung ist diese Übung gedacht sowie die folgende Übung (10). Beim Kopfbeugen verlassen wir das Prinzip der Kopfbewegung in eine Richtung. Vorwärts- und Rückwärtsneigungen gibt es oft genug im Alltag. Darum wird der Kopf zuerst leicht rotiert und dann erfolgt ein Nicken.

- In eine bequeme Sitzhaltung (Ü3) kommen.
- Die Schultern entspannt nach unten sinken lassen.
- Die Hände locker auf den Oberschenkeln ablegen.
- Mit einer gleichmäßigen und vollständigen Einatmung durch die Nase die Wirbelsäule vom Steißbein bis zum Nacken strecken.
- Mit einer gleichmäßigen und vollständigen Ausatmung durch die Nase den Kopf ein wenig zu einer Seite drehen und ohne Nachdruck nach vorn beugen.

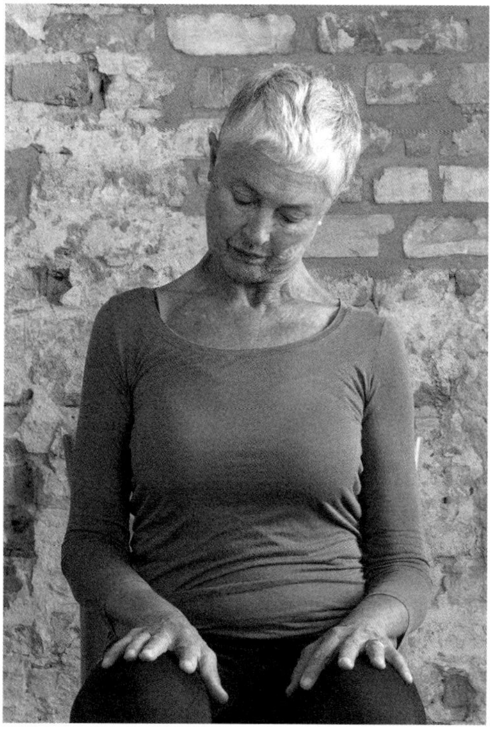

Abbildung 5-24: Kopf beugen

- Mit einer gleichmäßigen und vollständigen Einatmung durch die Nase den Kopf aufrichten und wieder zur Mitte drehen.
- Mit einer gleichmäßigen und vollständigen Ausatmung durch die Nase den Kopf ein wenig zur anderen Seite drehen und ohne Nachdruck nach vorn beugen.
- Bei gleichmäßiger und vollständiger Atmung durch die Nase die Übung mehrmals wiederholen.
- Zuletzt in der Ausgangshaltung die Wirkungen der Übung wahrnehmen.
- Die Augen während oder nach der Übung schließen, wenn es angenehm ist und die Konzentration erleichtert.

Übung 10

Kinn verschieben

In vielen (**Abb. 5-25**) Arbeitshaltungen, z.B. beim Schreiben, beim Arbeiten am Computer oder an der Nähmaschine, wird der Kopf nach vorn geneigt. Diese Haltung erfordert eine Aufrichtung der ganzen Wirbelsäule als Ausgleich. Leider geschieht es aber oft, dass der gesamte Körper in eine nachlässige Haltung verfällt. Die Schultern folgen der Vorwärtsbeugung und die Halswirbelsäule wird nach vorn verschoben. Die Muskeln der Körpervorderseite sind dauerhaft in einer verkürzten Haltung, der Rücken entsprechend gerundet und die Halswirbelsäule nach vorn verschoben. Die aufmerksame Bewegung des Kinns zurück schafft einen Ausgleich. Die Bewegung des Kinns bis auf eine optimale Ebene mit der gesamten Wirbelsäule macht für eine gute Körperhaltung sensibel und lässt Vorschubhaltungen im Alltag schneller bemerken und korrigieren.

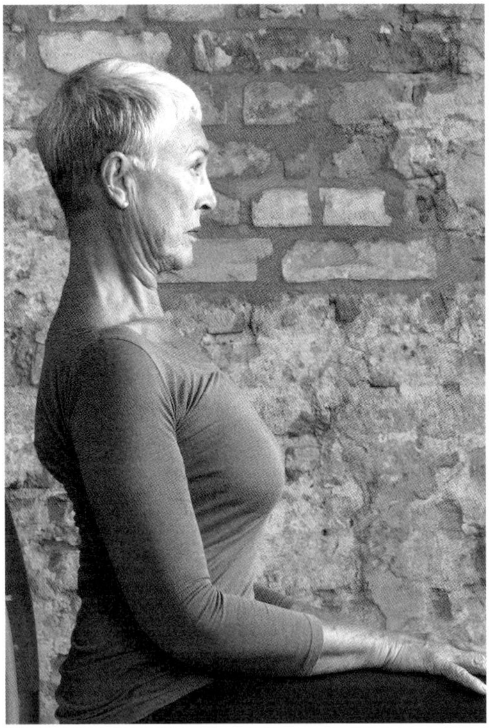

Abbildung 5-25: Kinn verschieben

- In eine bequeme Sitzhaltung (Ü3) kommen.
- Die Schultern entspannt nach unten sinken lassen.
- Die Hände locker auf den Oberschenkeln ablegen.
- Mit einer gleichmäßigen und vollständigen Einatmung durch die Nase die Wirbelsäule vom Steißbein bis zum Nacken strecken.
- Mit einer gleichmäßigen und vollständigen Ausatmung den Kopf in einer Ebene nach hinten bewegen. (Vielleicht hilft die Vorstell ung des Zurückweichens oder des Kinneinziehens, um leichter die Übung ausführen zu können.)
- Mit einer gleichmäßigen und vollständigen Einatmung durch die Nase den Kopf nach vorn bewegen bis er sich aufrecht in Verlängerung der gestreckten Wirbelsäule befindet.
- Bei gleichmäßiger und vollständiger Atmung durch die Nase die Übung mehrmals wiederholen.
- Zuletzt in der Ausgangshaltung die Wirkungen der Übung wahrnehmen.
- Die Augen während oder nach der Übung schließen, wenn es angenehm ist und die Konzentration erleichtert.

Beim eigenen Üben beobachten, ob die Rückbewegung der Halswirbelsäule in der Ein- oder Ausatmung leichter fällt. Die Bewegung dem individuellen Atemrhythmus anpassen.

Übung 11

Nadel und Faden

Diese Übung ist für den ganzen Schultergürtel (**Abb. 5-26**) wirksam. Schulter- und Armgelenke werden mobilisiert, die Hals-, Schulter-, Arm- und Rückenmuskeln (besonders in den Flanken) werden gedehnt. Die Übung kann auch in Bewegung geübt werden.

In der Haltung ist es gut möglich, die Arme abzusenken und während des Ausatmens die Gelenke schonend zu mobilisieren und die Sehnen und Muskeln vorsichtig zu dehnen.

- In den Vierfüßlerstand (Ü5) kommen.
- Mit einer gleichmäßigen und vollständigen Einatmung durch die Nase die Wirbelsäule vom Steißbein bis zum Nacken strecken. Der Blick ist nach unten gerichtet.
- Mit einer gleichmäßigen und vollständigen Ausatmung durch die Nase die rechte Hand mit der Innenfläche nach oben unter dem linken Oberarm durchführen und ablegen. Ebenso den Oberkörper auf der rechten Schulter und den Kopf auf der rechten Seite ablegen.
- Diese Position mehrere Atemzüge lang halten und ggf. die Schulter mit einer Ausatmung weiter absenken.
- Mit einer gleichmäßigen und vollständigen Einatmung durch die Nase wieder zurück in den Vierfüßlerstand kommen.
- Mit einer gleichmäßigen und vollständigen Ausatmung durch die Nase aus dem Vierfüßlerstand in den Fersensitz kommen (Ü4). In dieser Haltung einige Atemzüge verweilen und das Gefühl auf beiden Kopfseiten, in beiden Körperseiten sowie in den beiden Schultern wahrnehmen.
- Wieder in den Vierfüßlerstand kommen.
- Die Übung auf der anderen Seite fortsetzen.
- Mit einer gleichmäßigen und vollständigen Ausatmung durch die Nase aus dem Vierfüßlerstand in den Fersensitz kommen (Ü4). In dieser Haltung die Wirkungen der Übung wahrnehmen.
- Die Augen während oder nach der Übung schließen, wenn es angenehm ist und die Konzentration erleichtert.

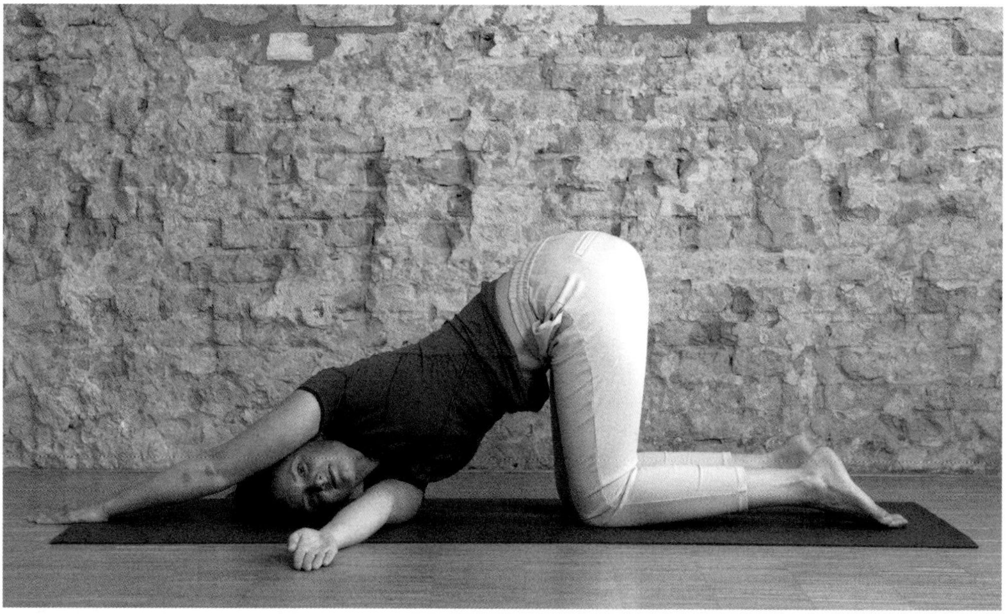

Abbildung 5-26: Nadel und Faden

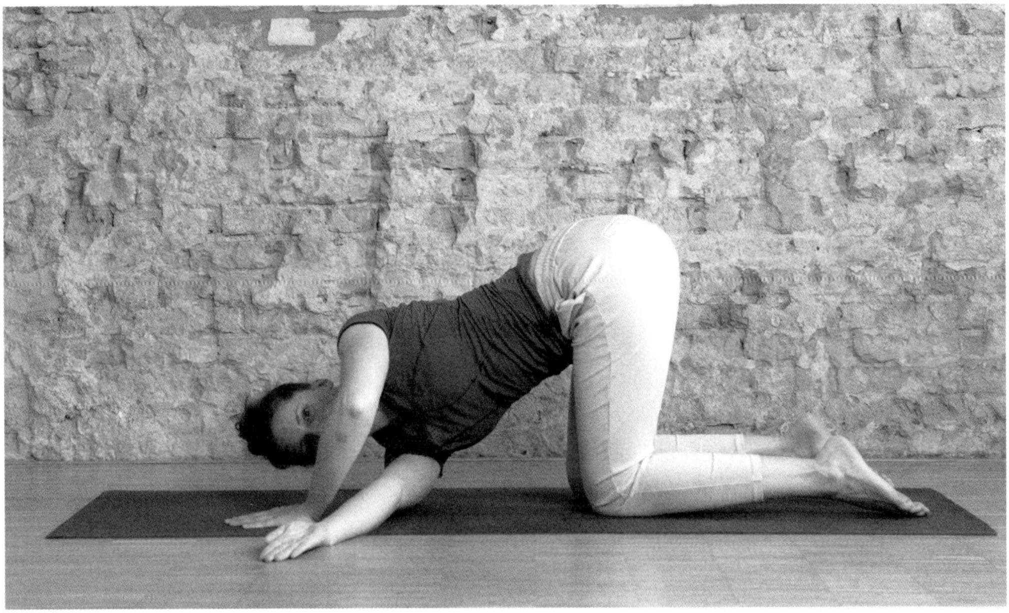

Abbildung 5-27: Nadel und Faden in Bewegung

Variation: Nadel und Faden in Bewegung (Abb. 5-27)

Um eine fließende Bewegung zu erzielen, die vom Atem geleitet wird, ist es hilfreich, eine bequeme Position im Vierfüßlerstand zu finden. Dazu können ggf. Hilfsmittel unter den Knien und Fußgelenken eingesetzt werden (Ü5, Hilfsmittel für den Vierfüßlerstand).

- In den Vierfüßlerstand (Ü5) kommen.
- Mit einer gleichmäßigen und vollständigen Einatmung durch die Nase die Wirbelsäule vom Steißbein bis zum Nacken strecken. Der Blick ist nach unten gerichtet.
- Mit einer gleichmäßigen und vollständigen Ausatmung durch die Nase die rechte Hand mit der Innenfläche nach oben unter dem linken Oberarm durchführen und ablegen.
- Den Oberkörper auf der rechten Schulter und den Kopf auf der rechten Seite ablegen.
- Mit einer gleichmäßigen und vollständigen Einatmung durch die Nase wieder zurück in den Vierfüßlerstand kommen.
- Mit einer gleichmäßigen und vollständigen Ausatmung durch die Nase die linke Hand mit der Innenfläche nach oben unter dem rechten Oberarm durchführen und ablegen.
- Den Oberkörper auf der linken Schulter und den Kopf auf der linken Seite ablegen.
- Mit einer gleichmäßigen und vollständigen Einatmung durch die Nase wieder zurück in den Vierfüßlerstand kommen.
- Bei gleichmäßiger und vollständiger Atmung durch die Nase die Übung mehrmals zu beiden Seiten wiederholen.
- Zuletzt in den Fersensitz kommen (Ü4) und die Wirkungen der Übung wahrnehmen.
- Die Augen während oder nach der Übung schließen, wenn es angenehm ist und die Konzentration erleichtert.

Übung 12

Schaukeln in Rückenlage

Wem es leichtfällt, in der Rückenlage (**Abb. 5-28, 5-29**) die Beine zu beugen und die Knie mit den Händen zu umfassen, kann mit dieser Übung die Schultermuskulatur spürbar entspannen und dabei Brustwirbelsäule und Schulterblätter wirksam mobilisieren. Tritt in der Rückenlage ein Schwindelgefühl auf oder sind Blut- und/oder Augeninnendruck erhöht, ist diese Übung trotzdem möglich und hilfreich. Dann den Kopf auf ein Kissen oder eine eingerollte Decke über dem Herzniveau ablegen (Ü1, Hilfsmittel für die Rückenlage).

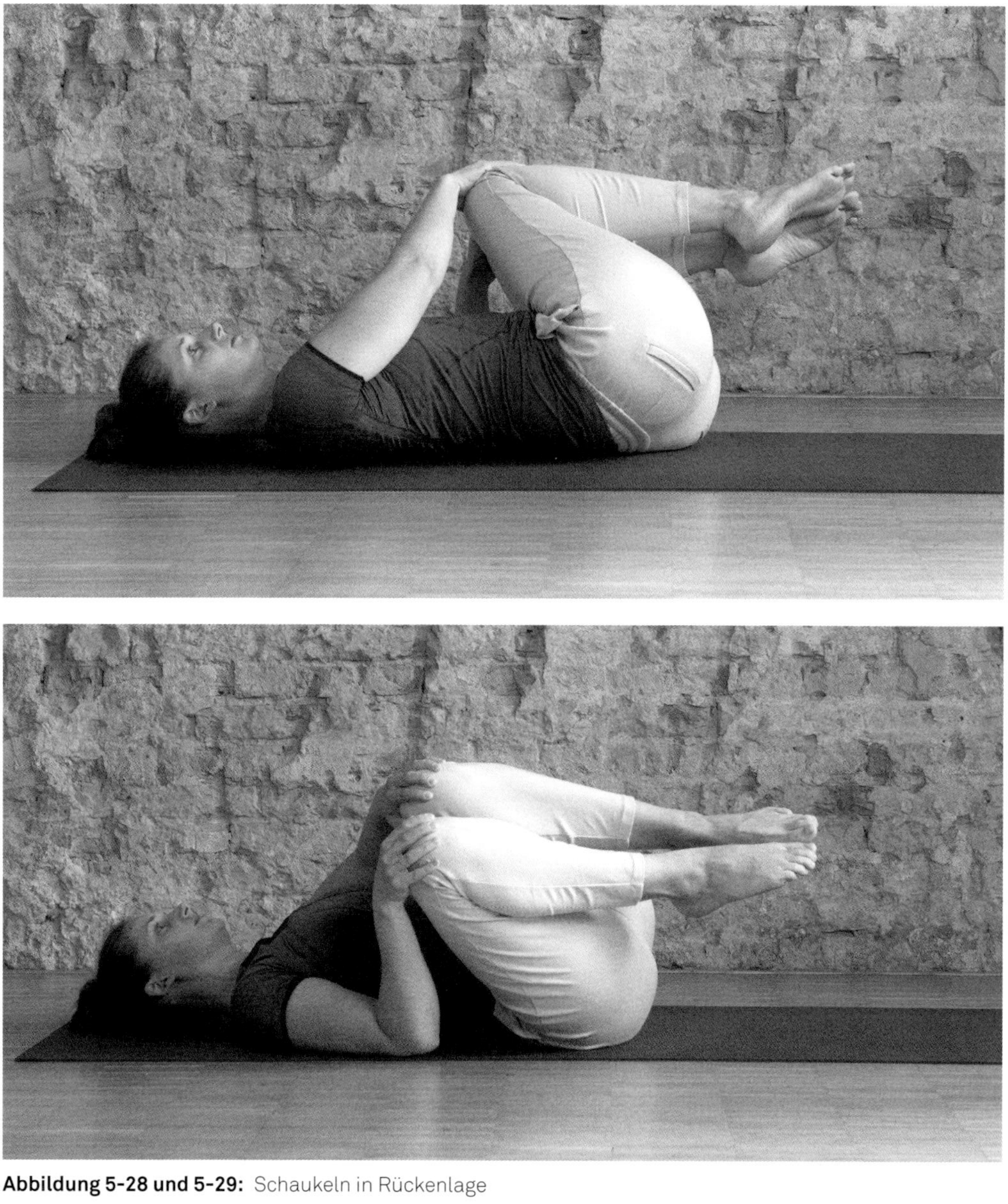

Abbildung 5-28 und 5-29: Schaukeln in Rückenlage

- In die Rückenlage (Ü1) kommen.
- Mit einer gleichmäßigen und vollständigen Einatmung durch die Nase die Wirbelsäule vom Steißbein bis zum Nacken strecken. Das Kinn senkt sich in Richtung Brustbein.
- Beide Knie beugen und die Füße aufstellen.
- Mit einer gleichmäßigen und vollständigen Ausatmung durch die Nase die Beine an den Oberkörper heranziehen.
- Mit der rechten Hand das rechte Knie und mit der linken Hand das linke Knie umfassen.
- Darauf achten, dass der Nacken gestreckt bleibt. Das Kinn bleibt in Richtung Brustbein gesenkt.
- Unterschenkel und Füße locker lassen.
- Stirn und Mund entspannen, Lippen und Zunge lösen.
- Mit einer gleichmäßigen und vollständigen Ausatmung durch die Nase zu einer Seite schaukeln.
- Mit einer gleichmäßigen und vollständigen Einatmung durch die Nase wieder zurück in die Mitte schaukeln.
- Mit einer gleichmäßigen und vollständigen Ausatmung durch die Nase zur anderen Seite schaukeln.
- Mit einer gleichmäßigen und vollständigen Einatmung durch die Nase zurück zur Mitte schaukeln.
- Bei gleichmäßiger und vollständiger Atmung durch die Nase die Übung mehrmals wiederholen und die Wirbelsäule von der Mitte zu den Seiten hin mit jeder Schaukelbewegung massieren.
- Zuletzt die Schaukelbewegung beenden und die Füße aufstellen. Bei gleichmäßiger und vollständiger Atmung in der Rückenlage die Wirkungen der Übung auf die Wirbelsäule und die Schulterblätter wahrnehmen.
- Die Augen während oder nach der Übung schließen, wenn es angenehm ist und die Konzentration erleichtert.

Übung 13

Große Geste

Diese Übung (**Abb. 5-30**) mobilisiert die Schultergürtelgelenke. Sie dehnt die gesamte Schultergürtelmuskulatur sowie die Muskulatur des Brustkorbs und der Oberarme. Die Übung stärkt den Rautenmuskel, der die Schulterblätter fixiert. Sie beugt einem Rundrücken vor. Deutlich spürbar ist beim Üben die Dehnung der Muskulatur auf der Vorderseite des Oberarms. Je nach Höhe der Arme werden unterschiedliche Anteile des Brustmuskels gedehnt. Mit kleinen Bewegungen beginnen und die Positionen bei gleichmäßiger Atmung halten. Wer Hilfestellungen bei der Übung gibt, dehnt nicht aktiv, sondern hält nur das Gewicht der Arme, um der übenden Person eine Entspannung in der Dehnung zu ermöglichen.

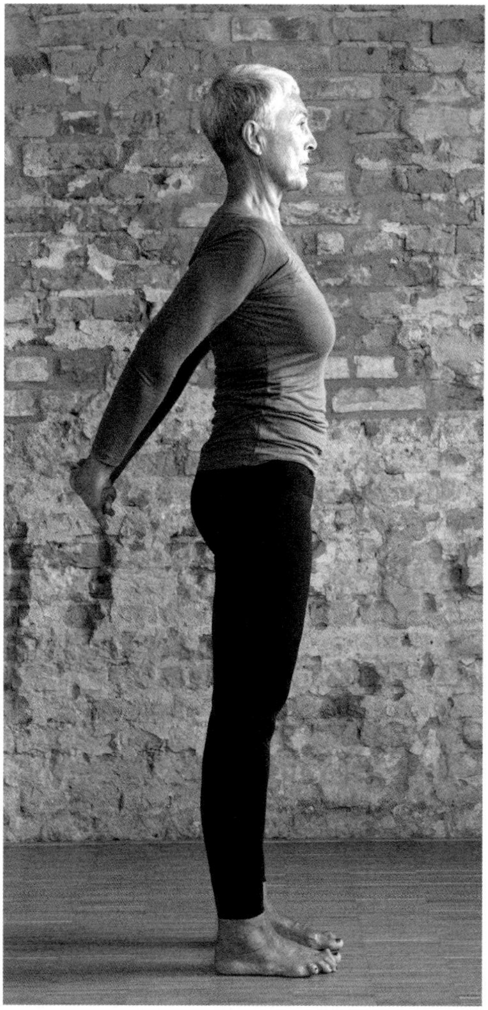

Abbildung 5-30: Große Geste

- In die Standhaltung (Ü2) kommen.
- Mit einer gleichmäßigen und vollständigen Einatmung durch die Nase die ganze Wirbelsäule vom Steißbein bis zum Nacken strecken.
- Die Hände hinter dem Körper falten. Die gefalteten Handflächen zeigen nach innen, in Richtung Körper.
- Durch die Nase gleichmäßig und vollständig ausatmen.
- Mit einer gleichmäßigen und vollständigen Einatmung durch die Nase die Arme hinter dem Körper strecken und anheben.
- Mit einer gleichmäßigen und vollständigen Ausatmung durch die Nase die Arme wieder absenken.
- Bei gleichmäßiger und vollständiger Atmung durch die Nase die Übung mehrmals wiederholen.
- Dann einige Atemzüge lang die Arme angehoben halten.
- Zuletzt mit einer gleichmäßigen und vollständigen Ausatmung durch die Nase die Arme lösen. In die Ausgangshaltung kommen und die Wirkungen der Übung wahrnehmen.
- Die Augen während oder nach der Übung schließen, wenn es angenehm ist und die Konzentration erleichtert.

Übung 14

Schultern rotieren

Die Schultergürtelgelenke werden bei dieser Übung mobilisiert. Die Schultermuskulatur wird gleichmäßig angespannt und entspannt (**Abb. 5-31, 5-32**). Bei der Rückwärtsrotation wird die Muskulatur des Brustkorbs gedehnt und das häufige Vorbeugen der Schultern und Runden des Rückens ausgeglichen. Diese bekannte und wenig aufwendige Übung gehört zu einer regelmäßigen Übungspraxis und ist im Alltag leicht zwischendurch zu machen.

- In die Standhaltung (Ü2) oder Sitzhaltung (Ü3) kommen.
- Die Schultern entspannt nach unten sinken lassen. Die Arme seitlich vom Körper hängen lassen. Die Finger entspannen.
- Stirn und Mund entspannen, Lippen und Zunge lösen.
- Um die Spannung in den Schultern und Armen bewusst zu verringern, zuerst die Schultern anheben und dann mit einer gleichmäßigen und vollständigen Atmung durch die Nase entspannt absinken lassen.
- Bei gleichmäßiger und vollständiger Atmung durch die Nase zuerst die Schultern rückwärts kreisen. Arme und Hände entspannt hängen lassen.
- In dieser Richtung die Übung einige Atemzüge lang durchführen. Auf Geräusche und Blockaden in den Gelenken achten. Die Bewegungen abwechselnd größer und kleiner durchführen, um zu prüfen, ob der Bewegungsradius einen Einfluss auf die Blockaden und Geräusche hat.
- Dann in einer kurzen Pause die Wirkungen der Übung wahrnehmen.
- Bei gleichmäßiger und vollständiger Atmung durch die Nase die Schultern vorwärts kreisen. Arme und Hände entspannt hängen lassen.
- Dann die Übung noch einmal in der Rückwärtsrichtung durchführen.
- Zuletzt mit einer gleichmäßigen und vollständigen Ausatmung durch die Nase in die Ausgangshaltung kommen und die Wirkungen der Übung wahrnehmen.
- Die Augen während oder nach der Übung schließen, wenn es angenehm ist und die Konzentration erleichtert.

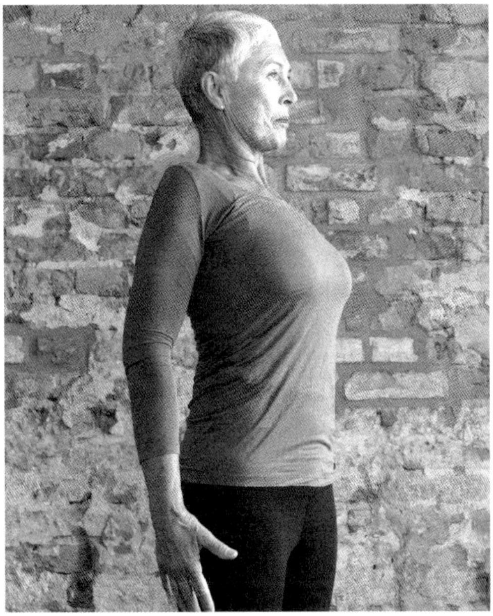

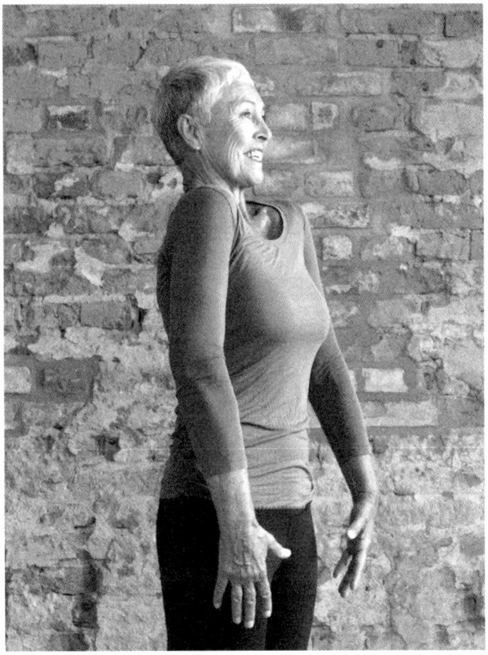

Abbildung 5-31, 5-32: Schultern rotieren

Übung 15

Schultern heben

Bei dieser Übung steht die Mobilisierung der Schultergelenke im Vordergrund (**Abb. 5-33, 5-34**). Die Schultermuskulatur wird beim Üben abwechselnd angespannt und entspannt. Die Übung ist wirksamer, wenn sie sanft und fließend durchgeführt wird.

- In die Standhaltung (Ü2) oder Sitzhaltung (Ü3) kommen.
- Die Schultern entspannt nach unten sinken lassen. Die Arme seitlich vom Körper hängen lassen. Die Finger entspannen.
- Stirn und Mund entspannen, Lippen und Zunge lösen.
- Um die Spannung in den Schultern und Armen bewusst zu verringern, zuerst die Schultern anheben und dann mit einer gleichmäßigen und vollständigen Atmung durch die Nase entspannt absinken lassen.
- Bei gleichmäßiger und vollständiger Atmung durch die Nase abwechselnd die linke und rechte Schulter anheben.
- Die Übung einige Atemzüge lang durchführen.
- Zuletzt mit einer gleichmäßigen und vollständigen Ausatmung durch die Nase in die Ausgangshaltung kommen und die Wirkungen der Übung wahrnehmen.
- Die Augen während oder nach der Übung schließen, wenn es angenehm ist und die Konzentration erleichtert.

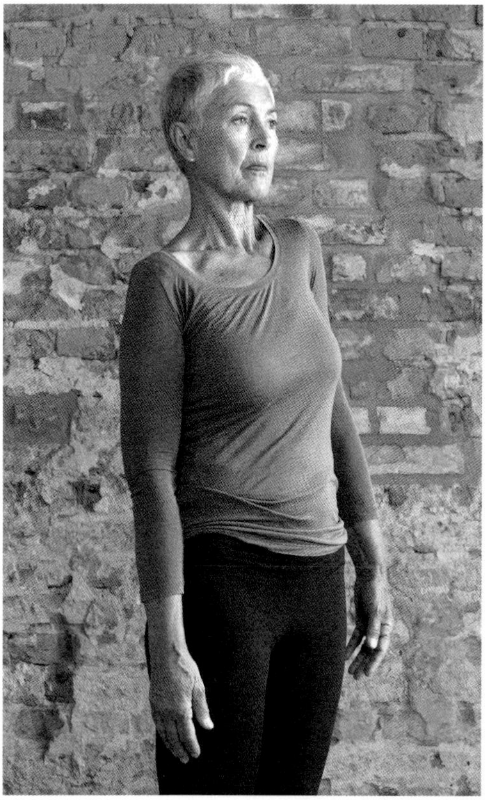

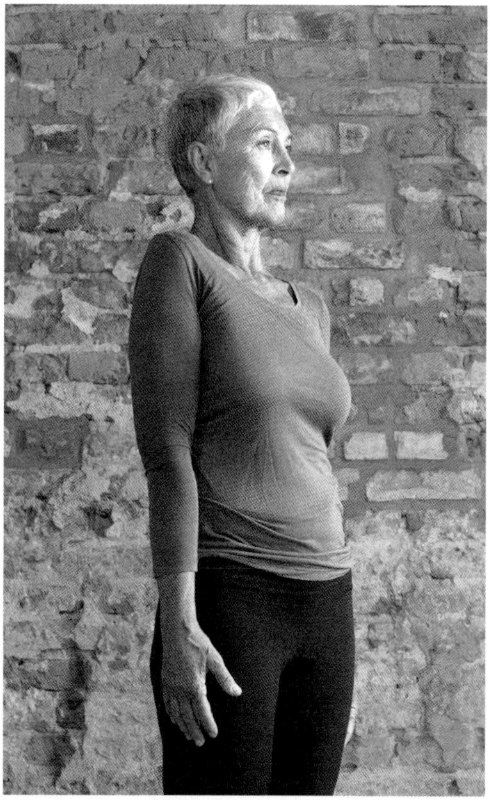

Abbildung 5-33, 5-34: Schultern heben

Übung 16

Arme rotieren

In dieser Übung (**Abb. 5-35, 5-36**) werden die Arme auf Schulterniveau gehoben und die Schultergelenke rotiert. Das Besondere dabei ist, dass diese Mobilisierung bei gesenkten Schulterblättern erfolgt. Die große Beweglichkeit der Schultergelenke ist der Mitwirkung der Schulterblätter zu verdanken. Darum sind sie stark belastet. In dieser Übung werden die Schulterblätter entlastet. Darum die Arme nur auf Schulterniveau anheben und gestreckt rotieren. Die Rotation auf einer Ebene ist ein guter Ausgleich für Armstützhaltungen, wie z.B. den Vierfüßlerstand (Ü5), die Tischhaltung (Ü58) oder die Berghaltung (Ü62).

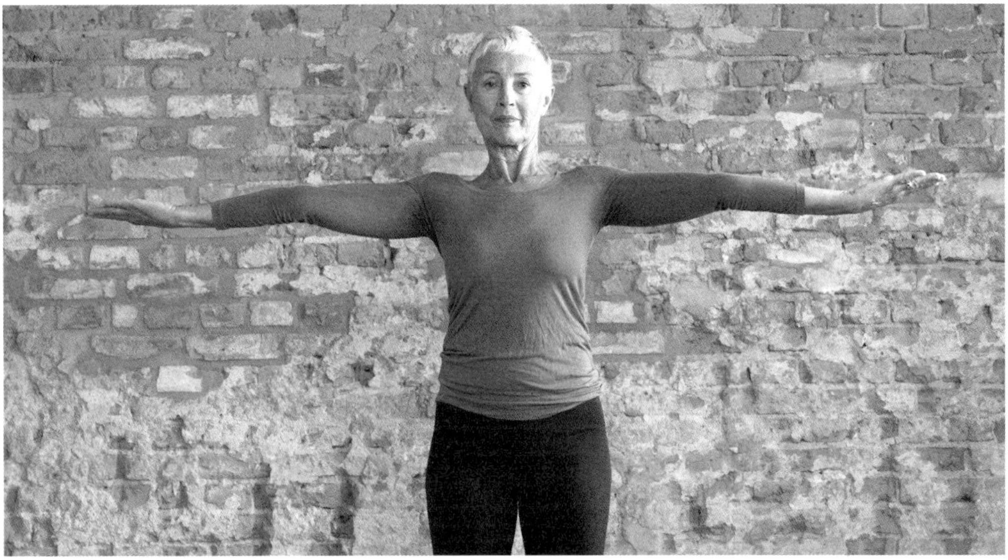

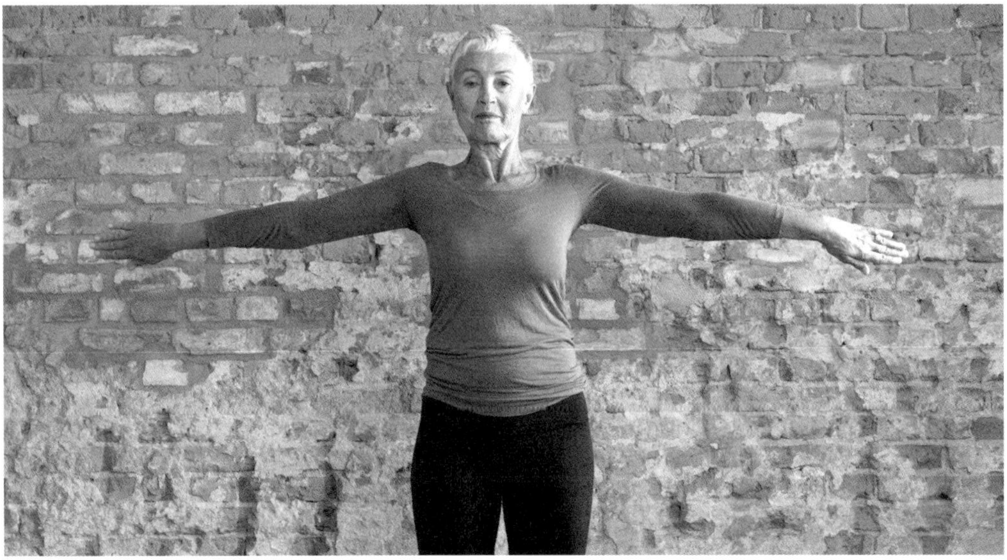

Abbildung 5-35, 5-36: Arme rotieren

Übung 16: Arme rotieren

- In die Standhaltung (Ü2) kommen.
- Die Schultern entspannt nach unten sinken lassen. Die Arme seitlich vom Körper hängen lassen. Die Finger entspannen.
- Stirn und Mund entspannen, Lippen und Zunge lösen.
- Mit einer gleichmäßigen und vollständigen Einatmung durch die Nase beide Arme seitlich bis auf Schulterniveau anheben. Darauf achten, die Schultern nicht mit anzuheben. Zur Absicherung mit einer Einatmung die Schultern anheben und mit einer Ausatmung sinken lassen.
- Bei gleichmäßiger und vollständiger Atmung durch die Nase die Arme abwechselnd nach vorn und hinten rotieren, sodass abwechselnd Ellenbeugen und Ellenbogen zur Zimmerdecke zeigen.
- Bei gleichmäßiger und vollständiger Atmung durch die Nase die Übung mit beiden Armen mehrmals wiederholen.
- Zuletzt mit einer gleichmäßigen und vollständigen Ausatmung durch die Nase in die Ausgangshaltung kommen, die Arme seitlich neben dem Körper absenken und die Wirkungen der Übung wahrnehmen.
- Die Augen während oder nach der Übung schließen, wenn es angenehm ist und die Konzentration erleichtert.

Übung 17

Schultern in Rückenlage heben

Die Gelenke und Muskeln der Schultern und Arme können auch in der Rückenlage mobilisiert und gedehnt werden (ggf. auf einer warmen Unterlage) (**Abb. 5-37**). Diese Übung ist darum für bettlägerige Menschen geeignet.

- In die Rückenlage mit aufgestellten Füßen (Ü1) kommen.
- Die Arme entspannt neben dem Körper ablegen.
- Stirn und Mund entspannen, Lippen und Zunge lösen.
- Mit einer gleichmäßigen und vollständigen Einatmung durch die Nase die Arme senkrecht anheben.
- Dann bei gleichmäßiger und vollständiger Atmung durch die Nase abwechselnd die linke und rechte Schulter vom Boden (von der Unterlage) abheben. Eine Hand streckt sich abwechselnd mit der anderen weiter hoch in Richtung Zimmerdecke.
- Bei gleichmäßiger und vollständiger Atmung durch die Nase die Übung mehrmals wiederholen.
- Zuletzt mit einer gleichmäßigen und vollständigen Ausatmung durch die Nase in die Ausgangshaltung kommen, die Arme wieder neben dem Körper entspannt ablegen und die Wirkungen der Übung wahrnehmen.
- Die Augen während oder nach der Übung schließen, wenn es angenehm ist und die Konzentration erleichtert.

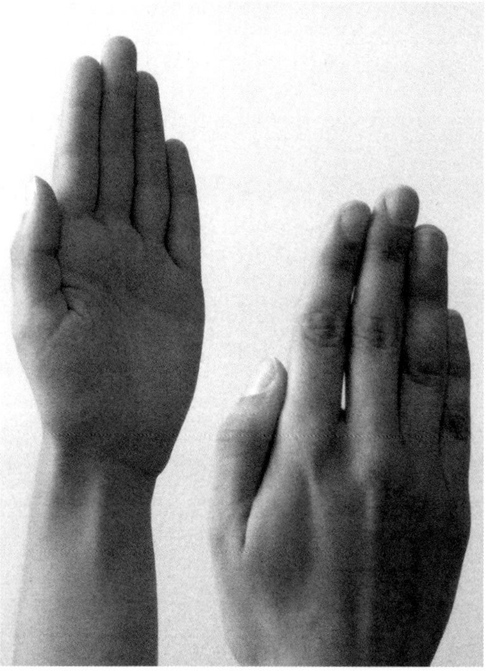

Abbildung 5-37: Schultern in Rückenlage heben

Übung 18

Arme seitlich heben in Rückenlage

Diese Übung mobilisiert die Schultergelenke und dehnt die Muskeln des Schultergürtels und der Arme (**Abb. 5-38, 5-39**). Sie ist auch bei Kopfschmerzen und Schmerzen in den Schultern wirksam, da sie in einer Entspannungslage die Gelenke mobilisiert und die Muskeln dehnt. Sie ist für bettlägerige Menschen geeignet und kann bei Schmerzen auf einer warmen Unterlage durchgeführt werden.

- In die Rückenlage mit aufgestellten Füßen (Ü1) kommen.
- Die Arme entspannt neben dem Körper ablegen.
- Stirn und Mund entspannen, Lippen und Zunge lösen.
- Mit einer gleichmäßigen und vollständigen Einatmung durch die Nase die Arme seitlich neben dem Körper nach oben führen.
- Mit einer gleichmäßigen und vollständigen Ausatmung durch die Nase die Arme seitlich neben dem Körper nach unten führen.
- Dann bei gleichmäßiger und vollständiger Atmung durch die Nase mehrmals im Atemrhythmus die Arme seitlich vom Körper nach oben und wieder zurück nach unten bewegen.
- Zuletzt in der Ausgangshaltung die Wirkungen der Übung wahrnehmen.
- Die Augen während oder nach der Übung schließen, wenn es angenehm ist und die Konzentration erleichtert.

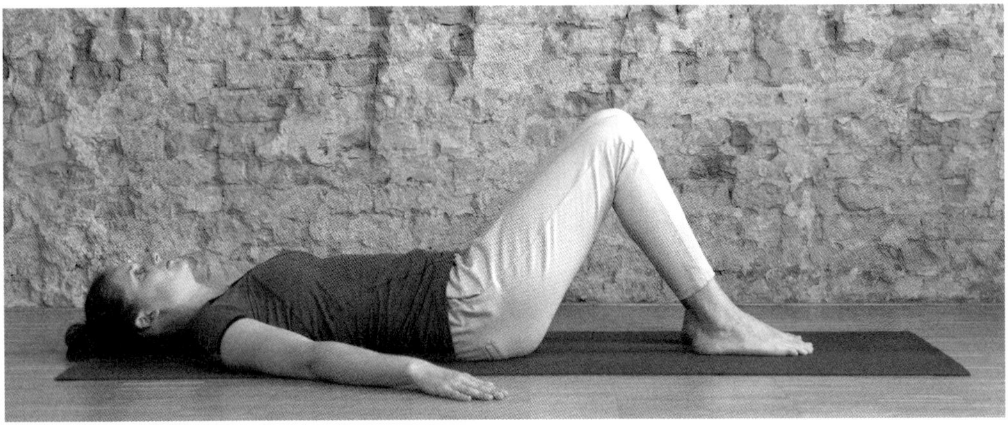

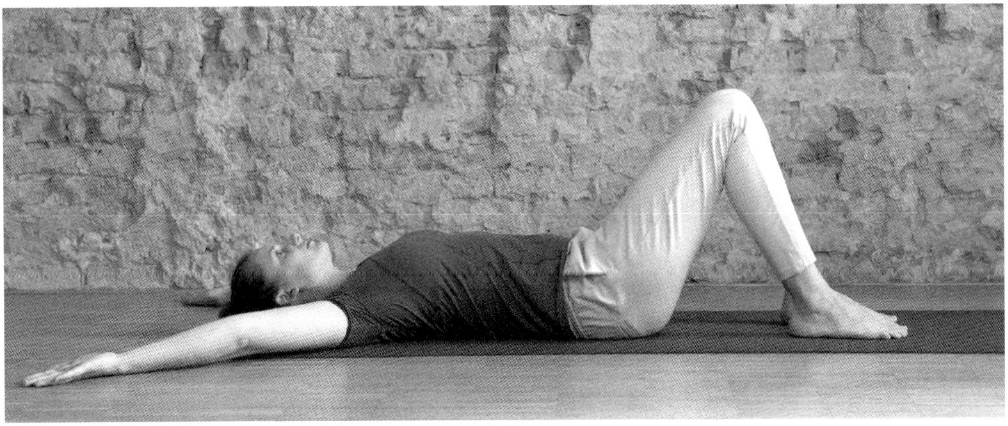

Abbildung 5-38, 5-39: Arme seitlich heben in Rückenlage

Übung 19

Arme beugen im Sitz auf dem Stuhl

In dieser Übung werden die Armmuskeln aufgebaut, auch dann, wenn die Arme nicht belastet werden dürfen und eine Streckung der Arme über Schulterniveau nicht möglich ist (z. B. nach Operationen) (**Abb. 5-40**).

- In die Sitzhaltung (Ü3) kommen.
- Die Schultern entspannt nach unten sinken lassen. Die Arme seitlich vom Körper hängen lassen. Die Finger entspannen.
- Stirn und Mund entspannen, Lippen und Zunge lösen.
- Mit einer gleichmäßigen und vollständigen Einatmung durch die Nase beide Arme seitlich auf Schulterniveau anheben, sodass die Handflächen in Richtung Zimmerdecke zeigen.
- Mit einer gleichmäßigen und vollständigen Ausatmung durch die Nase die Arme beugen, bis die Fingerspitzen die Schultern berühren.
- Mit einer gleichmäßigen und vollständigen Einatmung durch die Nase beide Arme wieder auf Schulterniveau strecken. Die Handflächen zeigen wieder in Richtung Zimmerdecke.
- Mit einer gleichmäßigen und vollständigen Ausatmung durch die Nase die Arme wieder beugen, bis die Fingerspitzen die Schultern berühren.
- Bei gleichmäßiger und vollständiger Atmung durch die Nase die Übung mit beiden Armen mehrmals wiederholen.
- Zuletzt mit einer gleichmäßigen und vollständigen Ausatmung durch die Nase in die Ausgangshaltung kommen, die Hände auf den Oberschenkeln ablegen und die Wirkungen der Übung wahrnehmen.
- Die Augen während oder nach der Übung schließen, wenn es angenehm ist und die Konzentration erleichtert.

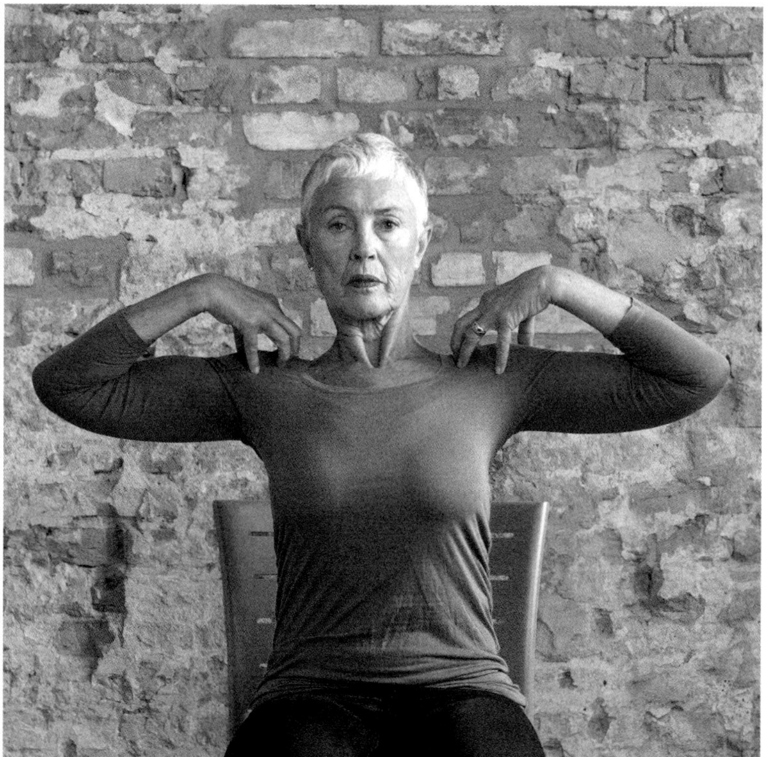

Abbildung 5-40: Arme beugen im Sitzen auf dem Stuhl

Übung 20

Elefant

Eine sehr spielerische Übungsform, um die Schulter- und Armmuskulatur zu entspannen, die Schultergelenke zu mobilisieren und dabei den ganzen Körper in Schwung zu versetzen, ist die folgende Übung (**Abb. 5-41, 5-42, 5-43**). Damit in der Bewegung die Schultern und Arme vollständig entspannt bleiben, hilft die Vorstellung eines Elefanten, der seinen Rüssel schwenkt oder einer Jacke, die lose über den Schultern hängt (die Arme sind nicht in den Jackenärmeln). So locker, wie die Jackenärmel bei einer Bewegung des Oberkörpers mitschwingen, sollen auch die Arme mitschwingen.

- In die Standhaltung (Ü2) kommen.
- Die Füße weiter als hüftgelenksweit voneinander entfernt aufstellen. Die Füße stehen zuerst vollständig auf dem Boden.
- Die Schultern entspannt nach unten sinken lassen. Die Arme seitlich vom Körper hängen lassen. Die Finger entspannen.
- Stirn und Mund entspannen, Lippen und Zunge lösen.
- Mit einer gleichmäßigen und vollständigen Atmung durch die Nase zunächst den Oberkörper mit etwas Schwung abwechselnd nach rechts und links bewegen und die entspannt hängenden Arme mitschwingen lassen.
- Nach und nach die Bewegung größer werden lassen, sodass sich die Fersen abwechselnd vom Boden lösen und die Armschwünge größer werden.
- Einige Atemzüge lang die Übung mit großem Schwung durchführen.
- Dann langsam die Bewegung des Oberkörpers reduzieren, bis der ganze Körper in der Ausgangshaltung wieder zur Ruhe kommt.
- Zuletzt in der Ausgangshaltung die Arme seitlich neben dem Körper hängen lassen und die Wirkungen der Übung wahrnehmen.
- Die Augen während oder nach der Übung schließen, wenn es angenehm ist und die Konzentration erleichtert.

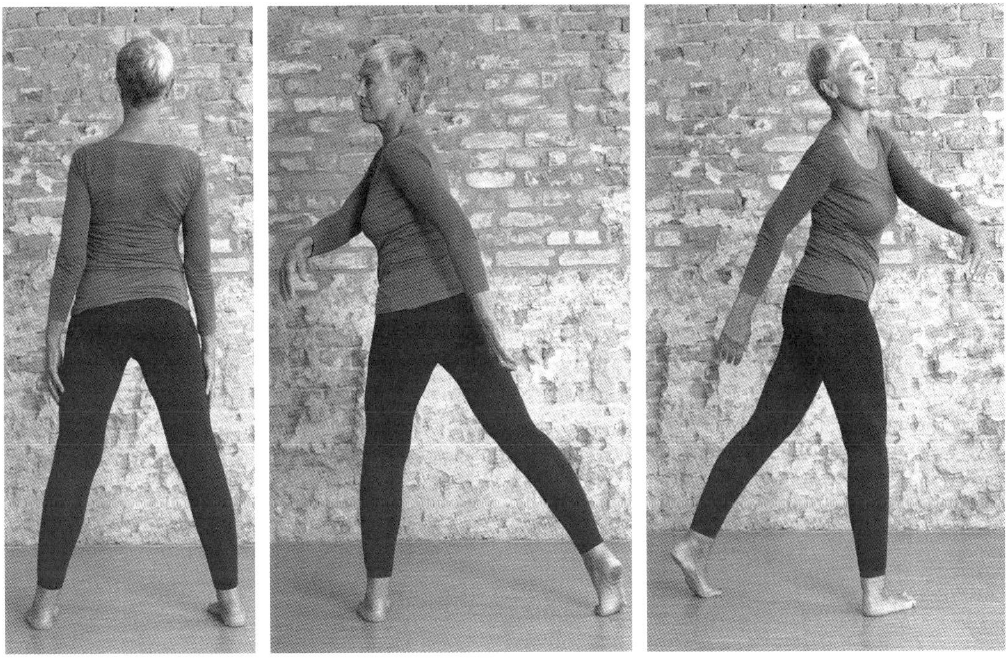

Abbildung 5-41, 5-42, 5-43: Der Elefant

Übung 21

Hand-Blick-Koordination

Diese Übung ist schonend und wirksam (**Abb. 5-44, 5-45**). Sie mobilisiert die Halswirbelsäule, die Schulter-, Arm- und Handgelenke und dehnt die beteiligten Muskelgruppen. Sie schult zudem die Körperkoordination.

- In die Sitzhaltung (Ü3) kommen.
- Die Schultern entspannt nach unten sinken lassen. Die Hände entspannt mit den Handflächen auf den Oberschenkeln ablegen.
- Stirn und Mund entspannen, Lippen und Zunge lösen.
- Gleichmäßig und vollständig durch die Nase atmen.
- Zuerst auf die rechte Hand konzentrieren und auf den rechten Handrücken sehen.
- Mit einer gleichmäßigen und vollständigen Einatmung durch die Nase die rechte Hand zur rechten Seite bis auf Schulterhöhe anheben. Der Blick folgt der Bewegung und ruht in der geöffneten rechten Innenhand. (In die rechte Handfläche wie in einen Spiegel schauen.)
- Mit einer gleichmäßigen und vollständigen Ausatmung die rechte Hand zur linken Schulter bewegen. Der Blick folgt der Hand und ruht nun auf dem Rücken der rechten Hand, die auf der linken Schulter liegt.
- Mit einer gleichmäßigen und vollständigen Einatmung die rechte Hand von der linken Schulter lösen, auf Schulterniveau zurück zur rechten Seite führen (wieder in die Handfläche schauen) und wieder auf dem rechten Oberschenkel ablegen. Der Blick folgt der Bewegung erneut.
- In einer Pause das Gefühl in beiden Schultern und Armen vergleichen.
- Anschließend mit der linken Hand fortsetzen.
- Bei gleichmäßiger und vollständiger Atmung durch die Nase die Übung mit beiden Händen und Armen mehrmals wiederholen.
- Zuletzt mit einer gleichmäßigen und vollständigen Ausatmung durch die Nase in die Ausgangshaltung kommen. Beide Hände ruhen mit den Handflächen auf den Oberschenkeln. Die Wirkungen der Übung wahrnehmen.
- Die Augen während oder nach der Übung schließen, wenn es angenehm ist und die Konzentration erleichtert.

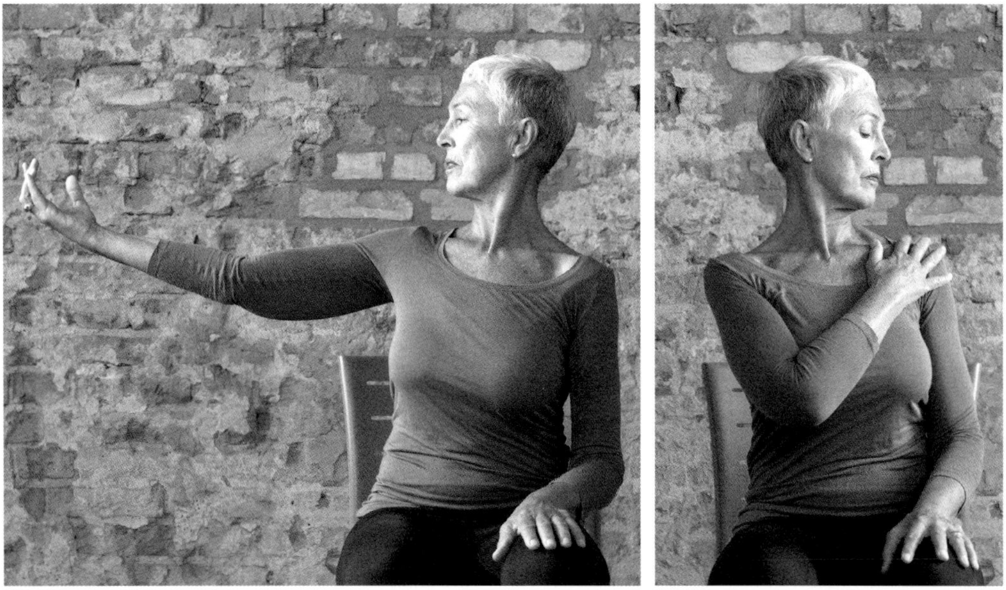

Abbildung 5-44, 5-45: Hand-Blick-Koordination

Übung 22

Kuhkopf

Die Übung mobilisiert die Schulter-, Hüft- und Kniegelenke (**Abb. 5-46, 5-47**). Sie streckt die gesamte Wirbelsäule und dehnt die Muskulatur der Arme, des Rückens und der Beine.

- In den Sitz auf dem Boden (Ü3) kommen.
- Die Schultern entspannt nach unten sinken lassen.
- Stirn und Mund entspannen, Lippen und Zunge lösen.
- Das rechte Bein beugen und den rechten Fuß auf der Außenseite der linken Außenseite des Beckens ablegen. Das rechte Knie ist auf dem Boden abgelegt.
- Das linke Bein beugen und den linken Fuß auf der Außenseite der rechten Außenseite des Beckens ablegen. Das linke Knie ist auf dem rechten Knie abgelegt.
- Noch einmal die aufrechte Position des Beckens kontrollieren. Evtl. rechte und linke Gesäßhälfte nacheinander vom Boden abheben und mit den Händen die Gesäßmuskeln von der Mitte zur Seite bewegen, um einen direkteren Kontakt zwischen Sitzbeinhöckern und Boden zu haben.
- Mit einer gleichmäßigen und vollständigen Einatmung durch die Nase den rechten Arm in Richtung Zimmerdecke strecken.
- Mit einer gleichmäßigen und vollständigen Ausatmung durch die Nase den rechten Arm beugen.
- Gleichmäßig weiter atmen und mit der linken Hand den rechten Ellenbogen in Richtung Kopf bewegen (nicht gewaltsam ziehen), sodass die rechte Handfläche neben der Hals- und Brustwirbelsäule aufliegt.
- Mit einer gleichmäßigen und vollständigen Einatmung durch die Nase den linken Arm hinter den Rücken bewegen.
- Mit einer gleichmäßigen und vollständigen Ausatmung durch die Nase den rechten Arm beugen, sodass Unterarm und Handaußen-

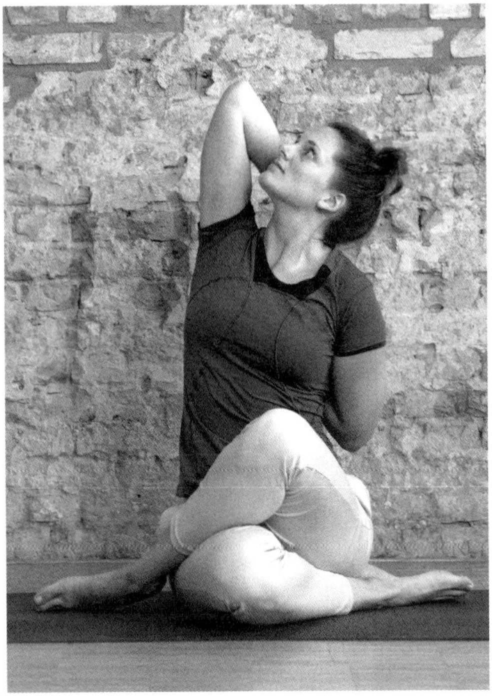

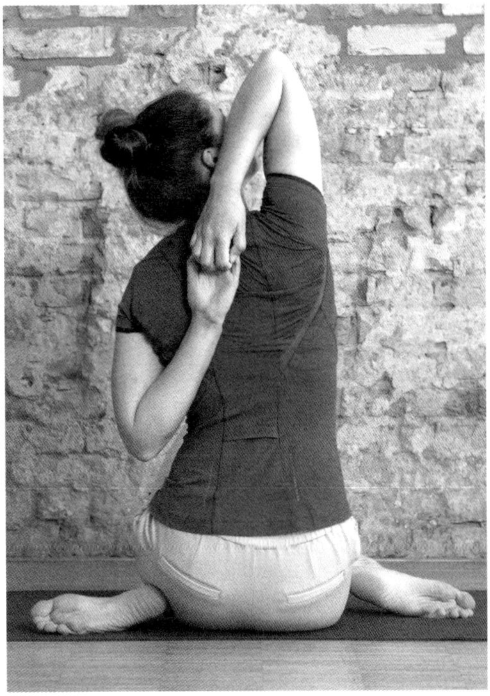

Abbildung 5-46, 5-47: Kuhkopf

seite neben der Brustwirbelsäule abgelegt sind.
- Gleichmäßig weiter atmen und die Finger miteinander verschränken, wenn sich beide Hände ohne Hilfsmittel hinter dem Rücken treffen.
- Mit einer gleichmäßigen und vollständigen Ausatmung durch die Nase den Kopf nach rechts drehen und zum rechten Ellenbogen schauen.
- Die Haltung einige Atemzüge lang halten.
- Mit einer gleichmäßigen und vollständigen Ausatmung durch die Nase wieder in die Ausgangshaltung kommen, Arme entspannt seitlich hängen lassen und die Hände auf den Beinen oder dem Boden ablegen.
- In einer Pause das Gefühl in beiden Gesichtshälften sowie in beiden Schultern, Armen und Händen vergleichen.
- Die Übung zur anderen Seite wiederholen.
- Mit einer gleichmäßigen und vollständigen Ausatmung durch die Nase in die Ausgangsposition kommen und die Wirkungen der Übung wahrnehmen.
- Die Augen während oder nach der Übung schließen, wenn es angenehm ist und die Konzentration erleichtert.

Variation: Kuhkopf-Übung auf dem Stuhl

Die Übung kann auch im Sitz auf dem Stuhl oder im Stand durchgeführt werden, wenn der Sitz am Boden schwerfällt oder die Kniegelenke eine so starke Mobilisierung nicht vertragen. Die Wirkungen bleiben im Bereich der Wirbelsäule und des Beckens sowie der Schultern und Arme erhalten.

Hilfsmittel: Kuhkopf-Übung mit Band (Abb. 5-48)

Um die Schultergelenke nicht zu überlasten, ist es zu Beginn hilfreich, ein Band einzusetzen, das von beiden Händen hinter dem Rücken gehalten wird.

Hilfsmittel: Kuhkopf-Übung auf einer aufgerollten Decke

Die Sitzhaltung fällt leichter, wenn das Gesäß erhöht ist und die aufrechte Beckenhaltung durch eine aufgerollte Decke unterstützt wird.

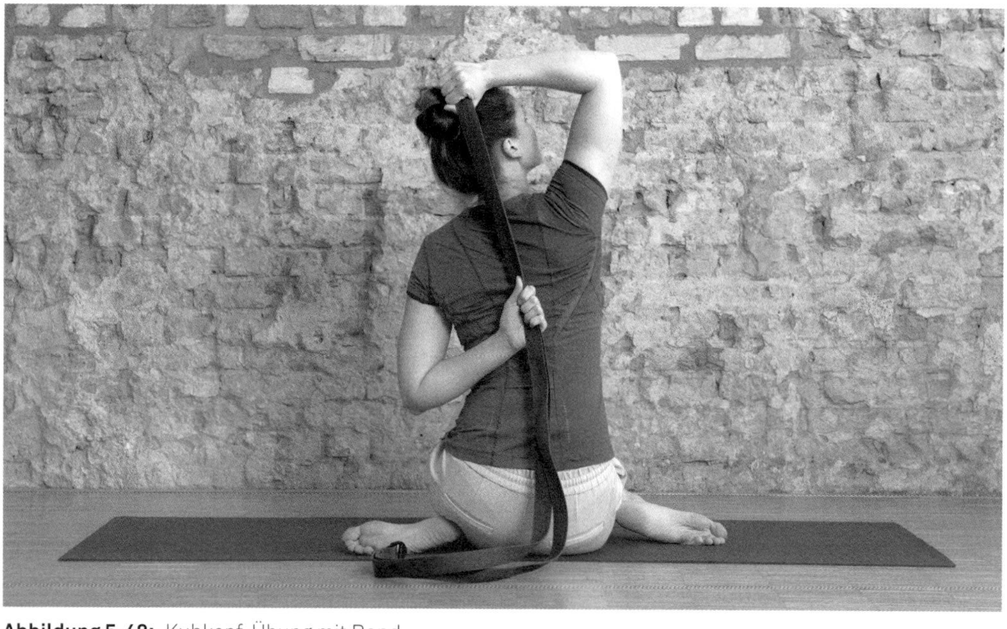

Abbildung 5-48: Kuhkopf-Übung mit Band

Übung 23

Handlotus

Wenn die Hände und Handgelenke durch lange, gleichmäßige Tätigkeiten schmerzen (Schrauben, Stricken, Tippen usw.), wirkt die Beugung der Handgelenke bei gleichzeitiger Streckung der Finger ausgleichend (**Abb. 5-49, 5-50**). Die Haltung der Hände wird in der Yoga-Literatur auch als Mudra bezeichnet. Unter Mudra wird in vielen Yoga-Traditionen eine Handgeste verstanden, die Übungen begleiten kann. Handgesten begleiten am häufigsten Konzentrations- und Meditationsübungen.

- In die Sitzhaltung (Ü3) kommen.
- Die Schultern entspannt nach unten sinken lassen.
- Stirn und Mund entspannen, Lippen und Zunge lösen.
- Zunächst die Kuppen der Daumen und Zeigefinger zu einem Kreis verbinden. Die anderen Finger entspannt strecken.
- Dann die Hände auf Brusthöhe anheben und die Handrücken fest gegeneinanderlegen.
- Gleichmäßig und vollständig durch die Nase ein- und ausatmen.
- Auf die Handgelenke konzentrieren und diese langsam und gleichmäßig umeinander kreisen. Die beiden Hände bleiben während der gesamten Übungszeit in einem engen Kontakt. Dabei berühren sich die Handrücken und die Innenseiten der Handgelenke im Wechsel.
- Nach mehreren Runden die Bewegungsrichtung ändern.
- Bei der Rotation der Hände auf Geräusche und Blockaden in den Arm-, Hand- und Fingergelenken achten. (Gibt es Unterschiede je nach Bewegungsrichtung?)
- Zuletzt mit einer gleichmäßigen und vollständigen Ausatmung durch die Nase in die Ausgangsposition kommen, die Hände in den Schoß legen und die Wirkungen der Übung wahrnehmen.
- Die Augen während oder nach der Übung schließen, wenn es angenehm ist und die Konzentration erleichtert.

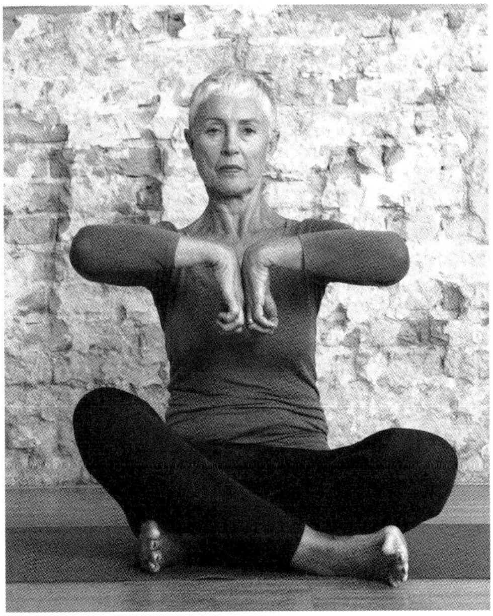

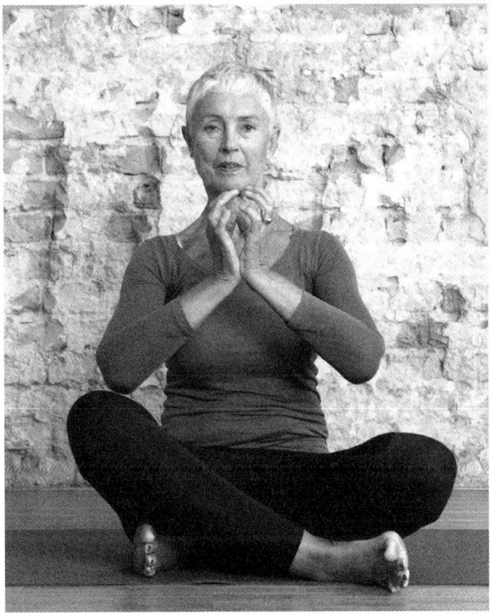

Abbildung 5-49, 5-50: Handlotus

Übung 24

Handgelenke beugen

Schulter- und Armgelenke zu mobilisieren und die beteiligte Muskulatur durch die Haltung auf Schulterniveau zu stärken, ermöglicht die folgende Übung (**Abb. 5-51, 5-52**). Sie gleicht eine einseitige Haltung der Handgelenke aus und beugt Kontrakturen vor.

- In die Sitzhaltung (Ü3) kommen.
- Die Schultern entspannt nach unten sinken lassen.
- Stirn und Mund entspannen, Lippen und Zunge lösen.
- Mit einer gleichmäßigen und vollständigen Einatmung durch die Nase die Arme vor dem Körper auf Schulterniveau anheben und strecken.
- Mit einer gleichmäßigen und vollständigen Ausatmung durch die Nase die Handgelenke nach unten beugen.
- Mit einer gleichmäßigen und vollständigen Einatmung durch die Nase die Handgelenke nach oben beugen.
- Abwechselnd die Hände einige Atemzüge lang nach unten und oben beugen.
- Am Ende der Übung mit einer gleichmäßigen und vollständigen Einatmung durch die Nase die Arme noch einmal auf Schulterhöhe bis in die Fingerspitzen hinein strecken.
- Zuletzt mit einer gleichmäßigen und vollständigen Ausatmung durch die Nase die Arme absenken, die Hände in den Schoß legen und die Wirkungen der Übung wahrnehmen.
- Die Augen während oder nach der Übung schließen, wenn es angenehm ist und die Konzentration erleichtert.

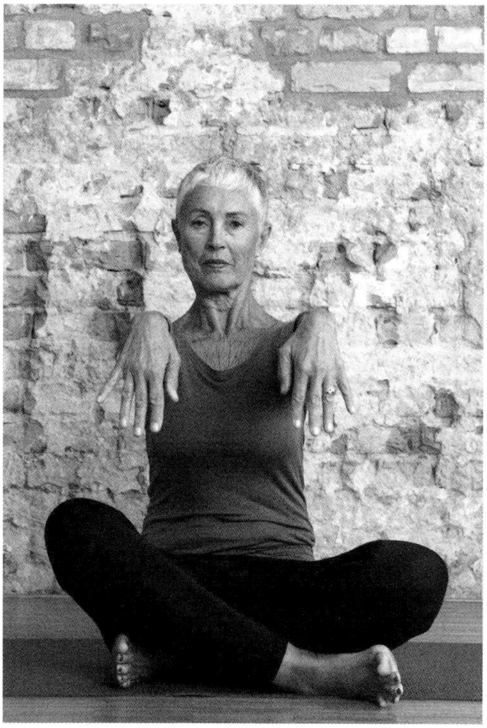

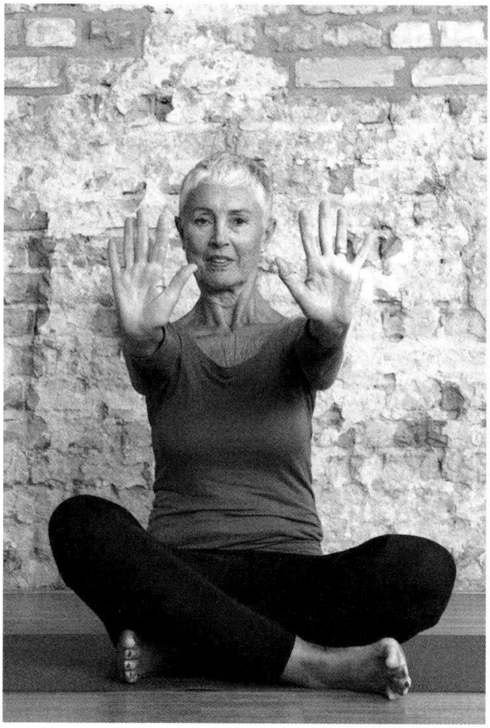

Abbildung 5-51, 5-52: Handgelenke beugen

5.3 Schwerpunkt Brustwirbelsäule und Brustkorb

Dateneingabe, Tippen, Schreiben, Essen, Untersuchen, Massieren usw. erfordern Beugungen des Oberkörpers nach vorn, die nicht in gleichem Maße durch Rück- und Seitbeugen ausgeglichen werden. Diese schlechte Haltung kann auf lange Dauer zu Schmerzen und einem Rundrücken führen. Bei alten Menschen können neben Verschleißerscheinungen (Arthrose, Osteoporose) zu niedrig eingestellte Rollatoren zu einer schlechten Haltung des Oberkörpers führen.

Die Immobilität der Brustwirbelsäule wird noch dadurch verstärkt, dass der Rücken selten auf der Höhe der Brustwirbel rotiert wird. Drehungen erfolgen zumeist aus der Taille (mit dem ganzen Oberkörper) oder im Bereich der Halswirbelsäule (Schulterblick). Die vorherrschende starre Haltung des Oberkörpers in Vorbeuge löst Schmerzen aus.

5.3.1 Typische Erkrankungen

Auf Dauer führt diese schlechte Haltung zu einer Hyperkyphose (Rundrücken). Symptome der Kyphose sind Schmerzen in der Brustwirbelsäule, funktionelle Einschränkungen, Atembeschwerden und Osteoporose.

5.3.2 Aktuelle, frei verfügbare Studien zu Yoga und Kyphose

Aktuelle, frei verfügbare Studien zu Yoga und Kyphose (eigene Darstellung)

- Greendale, G.A., Huang, M.H., Karlamangla, A.S., Seeger, L. & Crawford, S. (2009). Yoga decreases kyphosis in senior women and men with adult-onset hyperkyphosis: results of a randomized controlled trial. *Journal of the American Geriatrics Society*, *57* (9), 1569–1579. http://dx.doi.org/10.1111/j.1532-5415.2009.02391.x
- Greendale, G.A., McDivit, A., Carpenter, A., Seeger, L. & Huang, M.H. (2002). Yoga for women with hyperkyphosis: results of a pilot study. *American Journal of Public Health*, *92* (10), 1611–1614. Verfügbar unter: https://www.ncbi.nlm.nih.gov/pmc/articles/PMC1447294/pdf/0921611.pdf
- Wang, M.-Y., Greendale, G.A., Kazadi, L. & Salem, G.J. (2012). Yoga improves upper-extremity function and scapular posturing in persons with hyperkyphosis. *Journal of Yoga & Physical Therapy*, *2* (3), 117. Verfügbar unter: https://www.omicsonline.org/yoga-physical-therapy.php, http://dx.doi.org/10.4172/2157-7595.1000117

In den drei aufgeführten Studien wird eine Form der Yoga-Intervention eingesetzt, die für die erste Studie mit zwölf Frauen entwickelt und im Artikel von 2002 mit Fotos illustriert wurde. Die Yoga-Interventionen umfassten Körper- und Atemübungen in vier Grundhaltungen: Rückenlage, Sitz auf dem Stuhl, Vierfüßlerstand und Bauchlage sowie Stand. Yoga wurde jeweils über 60 Minuten angeleitet in einer Gruppe geübt. Die Gruppen fanden dreimal pro Woche statt über insgesamt sechs Monate. Die Autorinnen und Autoren beschreiben anschaulich, worum es in der Yoga-Intervention geht: Haltung und Atmung, langsame, kontrollierte Bewegungen, Variationen von Yoga-Übungen, die geeignet sind für Menschen mit Kyphose und deren körperliche Grenzen respektieren (Greendale et al., 2009, S. 3).

Die Ergebnisse sind in den drei Studien positiv im Hinblick auf eine größere Beweglichkeit und Verringerung des Neigungswinkels bei den Teilnehmenden aus der Interventionsgruppe. Sie kommen zu dem ermutigenden Fazit, dass Kyphose heilbar („remediable") ist (Greendale et al., 2009, S. 10).

5.3.3 Yoga-Übungen aus den Studien

Die Übersicht der Körper- und Atemübungen ist tabellarisch im Artikel von Wang et al. (2012) dargestellt.

Tabelle 5-4: Yoga-Übungen aus den Studien (eigene Darstellung nach Wang et al. 2012, S. 10 f.)

Serie 1 in Rückenlage
Atmung in Bauch und Brust (Ü74)
Arm- und Nackenübungen (Ü17, Ü18 und Ü7)
Beinstreckung (Ü40)
Schulterbrücke modifiziert (Ü34)
Knie zur Brust (Ü31)
Krokodil (Ü32)
Serie 2 Sitz auf dem Stuhl
Ujjayi Atmung
Kuhkopf mit Gurt (Ü22)
Kobra auf dem Stuhl
Heldin 2 auf dem Stuhl
Knie zur Brust auf dem Stuhl (Ü31)
Drehsitz auf dem Stuhl (Ü46)
Serie 3 in Bauchlage
Atemrhythmus: einatmen – halten – ausatmen – halten (4:2:4:2)
Tiger (Ü70)
Arme und Beine in Bauchlage heben (Ü59)
Sphinx (Ü61)
Serie 4 im Stand/im Stand gestützt
Atemrhythmus: einatmen – halten – ausatmen – halten (4:2:4:2)
Standhaltung (Ü2)
Kniebeuge mit gestreckten Armen (bei Bedarf gegen die Wand gestützt)
Beckenrotation (Ü56)
Große Geste (Ü13)
Heldin 1 (Ü64)

Anmerkung: In Klammern dahinter die Angabe zur Darstellung der Übungen in diesem Buch.

5.3.4 Brustwirbelsäule und Brustkorb aus anatomischer Sicht

Die Brustwirbelsäule ist in Richtung der Körperrückseite gebogen und umfasst zwölf Wirbel (Th1 bis Th12), die von oben nach unten allmählich höher werden. Da die Dornfortsätze der Wirbel lang und abwärts geneigt sind, erscheinen sie ähnlich wie Dachziegel übereinander ausgerichtet. Die zwölf Wirbel sind zu den Seiten gelenkig mit den Rippen verbunden. Sieben von ihnen bilden Rippenpaare, die mit dem Brustbein gelenkig verbunden sind und darum als echte Rippen bezeichnet werden. Die drei folgenden Rippenpaare (unechte Rippen) setzen nur indirekt über eine knorpelige Verbindung an dem jeweils darüberliegenden Rippenpaar am Brustbein an und bilden den Rippenbogen. Die letzten beiden Rippenpaare (freie Rippen) haben keinen Kontakt mit dem Brustbein. Vom unteren Rand der fünf unteren Rippenpaare (unechte und freie Rippen) zur Wirbelsäule hin zieht sich das Zwerchfell (Diaphragma) mit den Durchlässen für die Speiseröhre und die zentrale Arterie und Vene (Schünke et al., 2005, S. 86 und S. 134). Der knöcherne Brustkorb (Thorax) aus Brustbein und Rippen umschließt Herz und Lunge. Die Rippen sind durch starke Zwischenmuskeln verbunden, sodass sich der Brustraum beim Einatmen vergrößert und beim Ausatmen verkleinert.

5.3.5 Yoga-Übungen für die Brustwirbelsäule (Ü25 bis Ü29)

Neben den in der Studie von Wang et al. (2012) genannten Übungen, die zum Teil auch in diesem Buch aufgeführt sind, gibt es noch weitere Yoga-Übungen speziell für die Brustwirbelsäule, die im folgenden Teil inklusive ihrer Variationen vorgestellt und beschrieben werden. Bei diesen Yoga-Übungen stehen Rückbeuge, Seitbeuge und Drehung der Brustwirbelsäule im Mittelpunkt als Ausgleich für Vorbeugen und starre Haltungen, die im Alltag die Bewegung der Brustwirbelsäule dominieren.

Übung 25

Oberkörperrotation im Vierfüßlerstand

Im Alltag sind Rotationen und Rückbeugen im Bereich der Brustwirbelsäule selten. Drehungen erfolgen zumeist mit dem ganzen Körper, dem gesamten Oberkörper oder nur mit dem Kopf. Die folgende Übung schafft dazu einen Ausgleich und rotiert die Wirbel auf Höhe der Brustwirbelsäule (**Abb. 5-53, 5-54**).

- In den Vierfüßlerstand (Ü5) kommen.
- Beide Arme beugen. Den rechten Unterarm vor dem linken Unterarm ablegen. Darauf achten, dass die Ellenbogen unter den Schulter- und die Knie unter den Hüftgelenken positioniert sind und die Halswirbelsäule gestreckt ist. Der Blick geht nach unten, die Schultern ebenso.
- Mit einer gleichmäßigen und vollständigen Einatmung durch die Nase den gebeugten rechten Arm anheben, die Brustwirbelsäule auswärts rotieren und den Kopf drehen.
- Mit einer gleichmäßigen und vollständigen Ausatmung durch die Nase wieder in die Ausgangsposition kommen.
- Mit einer gleichmäßigen und vollständigen Einatmung durch die Nase den gebeugten linken Arm anheben, die Brustwirbelsäule auswärts rotieren und den Kopf drehen.
- Mit einer gleichmäßigen und vollständigen Ausatmung durch die Nase wieder in die Ausgangsposition kommen.
- Bei gleichmäßiger und vollständiger Atmung durch die Nase die Übung mehrmals wiederholen.
- Zuletzt mit einer gleichmäßigen und vollständigen Ausatmung durch die Nase den Körper rückwärts bewegen und in den Fersensitz kommen (Ü4). Den Rücken vom Steißbein bis zum Nacken aufrichten und die Wirkungen der Übung wahrnehmen.
- Die Augen während oder nach der Übung schließen, wenn es angenehm ist und die Konzentration erleichtert.

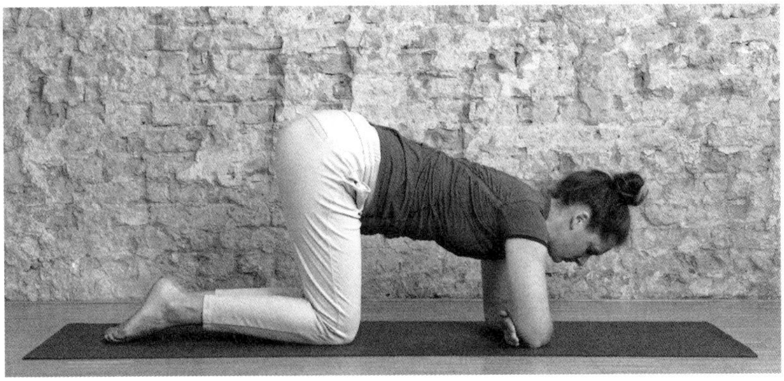

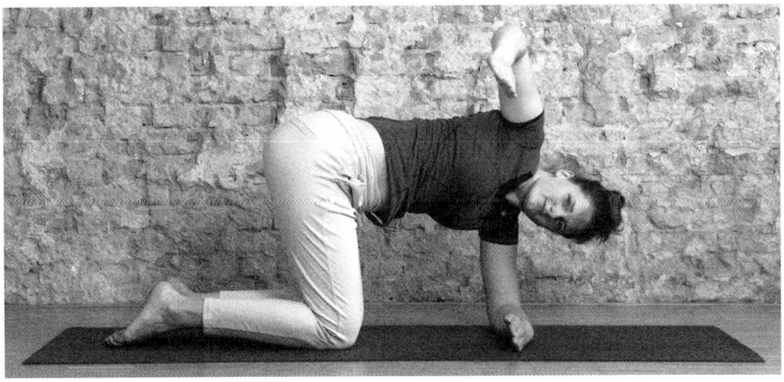

Abbildung 5-53, 5-54: Oberkörperrotation im Stand

Übung 26

Oberkörperrotation in der Vorbeuge

In dieser Übung wird die Brustwirbelsäule wie in der vorangegangenen Übung rotiert **(Abb. 5-55)**, allerdings wird hier die Rückenmuskulatur stärker gefordert, um die Aufrichtung des Rückens in der Vorbeuge zu gewährleisten. Wer nicht mit den Fingerspitzen zum Boden kommt, nutzt Klötze (Fußbank oder Bücher), um sich in der Vorbeuge abzustützen (Ü47, Vorbeuge im Stand).

- In die Standhaltung (Ü2) kommen.
- Die Füße eine Beinlänge voneinander entfernt aufstellen (Grätsche). Knie leicht beugen.
- Die Fußkanten außen (unter den kleinen Zehen und Außenseiten der Fersen) und die Fußkanten innen (unter den großen Zehen und Innenseiten der Fersen) sind gleichmäßig belastet.
- Das Körpergewicht gleichmäßig auf den Fußsohlen verteilen.
- Mit einer gleichmäßigen und vollständigen Einatmung durch die Nase die ganze Wirbelsäule strecken.
- Mit einer gleichmäßigen und vollständigen Ausatmung durch die Nase den Oberkörper aus dem Becken heraus Wirbel für Wirbel nach vorne abrollen oder gestreckt beugen (dazu sind gute Rückenmuskeln erforderlich) bis er parallel zum Boden ausgerichtet ist.
- Die rechte Hand unterhalb des Brustbeins aufsetzen. Die Finger der rechten Hand zeigen nach rechts zum rechten Fuß. (Ggf. einen Klotz, eine Fußbank oder Bücher als Hilfsmittel nutzen, um die Hand aufstützen zu können.) Darauf achten, dass der Rücken und die Beine gestreckt bleiben können.
- Mit einer gleichmäßigen und vollständigen Einatmung durch die Nase den Oberkörper nach links drehen und dabei den linken gestreckten Arm in Richtung Zimmerdecke bewegen. Der Kopf rotiert ebenso, die Augen sehen den Arm entlang zur Decke.

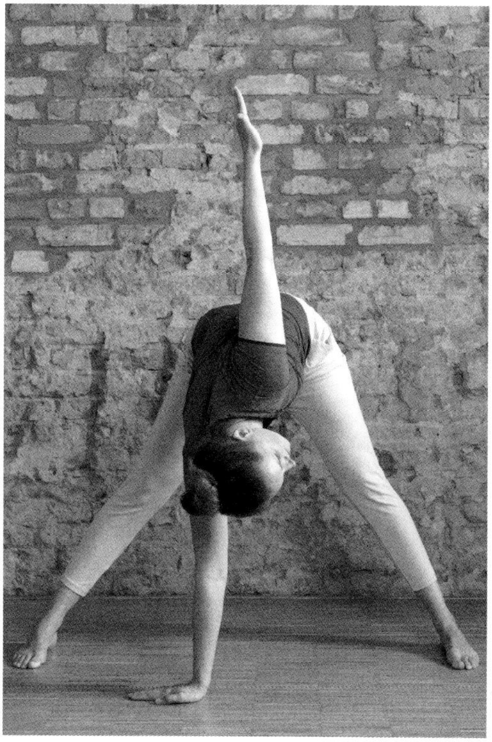

Abbildung 5-55: Oberkörperrotation in der Vorbeuge

- Mit einer gleichmäßigen und vollständigen Ausatmung durch die Nase den Oberkörper zurückdrehen und den Arm senken.
- In einer Pause das Gefühl in beiden Körperseiten, Armen und Beinen vergleichen. Dann die Hände wechseln und die Übung zur anderen Seite durchführen.
- Zuletzt die Knie leicht beugen und mit einer gleichmäßigen und vollständigen Ausatmung durch die Nase den Körper Wirbel für Wirbel (oder bei starker Rückenmuskulatur mit gestrecktem Oberkörper) aufrichten. Den Rücken vom Steißbein bis zum Nacken strecken und die Wirkungen der Übung wahrnehmen.
- Die Augen während oder nach der Übung schließen, wenn es angenehm ist und die Konzentration erleichtert.

Übung 27

Oberkörperrotation im Stand

Diese Übung streckt die Brustwirbelsäule und fördert deren Aufrichtung bei einer Oberkörperrotation aus der Taille (**Abb. 5-56, 5-57**). Die Arme sind auf Schulterniveau abwechselnd gestreckt und gebeugt. Der gestreckte Arm unterstützt die Drehbewegung. Diese vergrößert sich allmählich durch ein regelmäßiges Üben über einen längeren Zeitraum. Beim Üben ist darauf zu achten, die Schultern nicht anzuheben und gleichzeitig die Arme nicht abzusenken. Durch die Übung wird die Wirbelsäulenbeweglichkeit gefördert. Bewegungsgeräusche entlang der gesamten Wirbelsäule können hörbar werden. Darüber hinaus spricht die Bewegung den Mageneingang (Cardia) an. Mit dieser Übung lässt sich bewusst der Transport beschleunigen (z.B. bei Reinigungen des gesamten Magen-Darm-Trakts vor Koloskopien). Die Wirkung macht für den Regelfall des täglichen Übens deutlich, warum es gut ist, vor dem Üben eine Weile nicht gegessen zu haben.

- In die Standhaltung (Ü2) kommen.
- Die Füße eine halbe Beinlänge voneinander entfernt aufstellen. Knie leicht beugen.
- Die Fußkanten außen (unter den kleinen Zehen und Außenseiten der Fersen) und die Fußkanten innen (unter den großen Zehen und Innenseiten der Fersen) sind gleichmäßig belastet.
- Das Körpergewicht gleichmäßig auf den Fußsohlen verteilen.
- Mit einer gleichmäßigen und vollständigen Einatmung durch die Nase das Becken aufrichten, die Gesäß-, besser: die Beckenbodenmuskulatur anspannen und die Wirbelsäule vom Steißbein bis zum Nacken strecken.

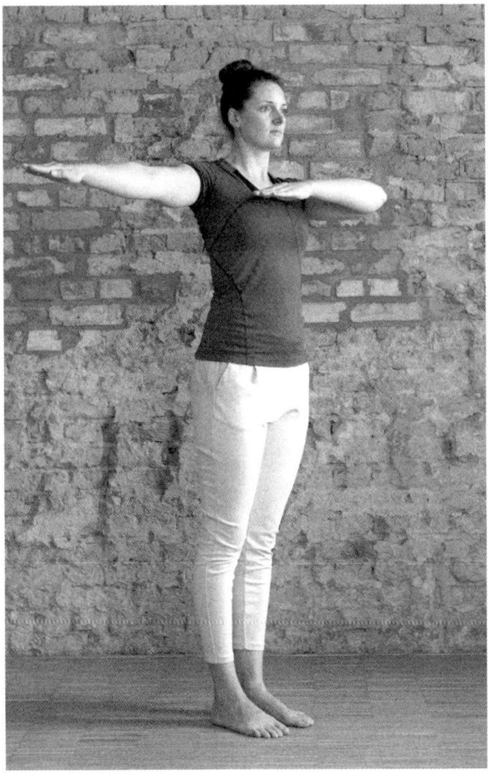

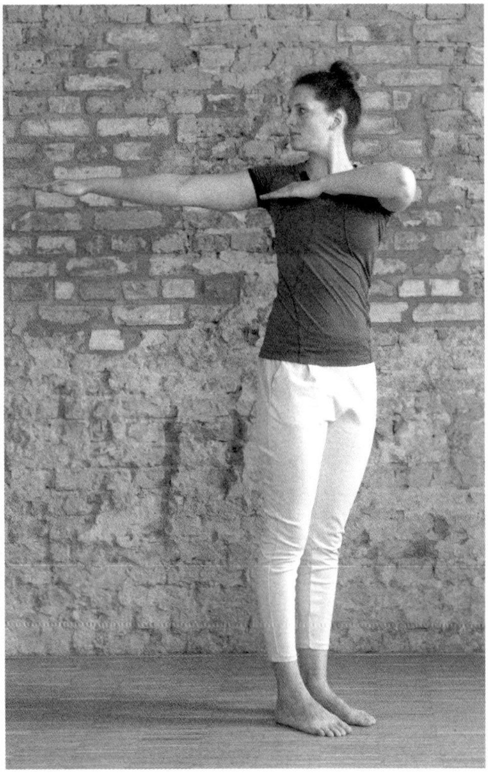

Abbildung 5-56, 5-57: Oberkörperrotation im Stand

- Mit einer gleichmäßigen und vollständigen Ausatmung durch die Nase die Schultern absinken lassen. Stirn und Mund entspannen, Lippen und Zunge lösen.
- Mit einer gleichmäßigen und vollständigen Einatmung durch die Nase die Arme seitlich auf Schulterniveau anheben. Darauf achten, nur die Arme und nicht die Schultern anzuheben. (Dazu kurz die Schultern heben und mit einer Ausatmung absenken.)
- Den linken Arm beugen, bis die linke Hand vor dem Brustbein ist.
- Mit einer gleichmäßigen und vollständigen Ausatmung durch die Nase den Kopf und den ganzen Oberkörper nach rechts drehen und sich dabei vom gestreckten rechten Arm führen lassen.
- Mit einer gleichmäßigen und vollständigen Einatmung durch die Nase eine Drehung zurück in die Ausgangsposition machen und den linken Arm strecken und den rechten Arm beugen.
- Mit einer gleichmäßigen und vollständigen Ausatmung durch die Nase Kopf und Oberkörper nach links drehen und vom gestreckten linken Arm führen lassen.
- Mit einer gleichmäßigen und vollständigen Einatmung durch die Nase eine Drehung zurück in die Ausgangsposition machen und wieder die Arme wechseln.
- Bei gleichmäßiger und vollständiger Atmung durch die Nase die Übung mehrmals wiederholen.
- Zuletzt mit einer gleichmäßigen und vollständigen Ausatmung durch die Nase die Arme absenken. In die Ausgangshaltung kommen und die Wirkungen der Übung wahrnehmen.
- Die Augen während oder nach der Übung schließen, wenn es angenehm ist und die Konzentration erleichtert.

Übung 28

Dreieck als Haltung

In dieser Übung wird der Körper zur Seite gebeugt (**Abb. 5-58, 5-59, 5-60**). Die Wirbelsäule macht damit eine Bewegung, die im Alltag eher selten vorkommt. Beim Üben ist darauf zu achten, tatsächlich eine Beugung zur Seite zu machen (über die Flanken) und den Oberkörper nicht nach vorn zu neigen.

- In die Standhaltung (Ü2) kommen.
- Die Füße eine Beinlänge voneinander entfernt aufstellen (Grätsche). Knie leicht beugen.
- Die Fußkanten außen (unter den kleinen Zehen und Außenseiten der Fersen) und die Fußkanten innen (unter den großen Zehen und Innenseiten der Fersen) sind gleichmäßig belastet.
- Das Körpergewicht gleichmäßig auf den Fußsohlen verteilen.
- Den rechten Fuß nach außen drehen, sodass die Zehen vom Körper weg zeigen. Für die Körperstatik ist es ideal, wenn sich der nach außen gedrehte Fuß auf Höhe des Fußgewölbes des anderen Fußes befindet.
- Mit einer gleichmäßigen und vollständigen Einatmung durch die Nase das Becken aufrichten, die Gesäß-, besser: die Beckenbodenmuskulatur anspannen und die Wirbelsäule vom Steißbein bis zum Nacken strecken.
- Mit einer gleichmäßigen und vollständigen Ausatmung durch die Nase den Oberkörper aus dem Becken heraus nach rechts bewegen.
- Mit einer gleichmäßigen und vollständigen Einatmung durch die Nase noch einmal beide Arme strecken.
- Mit einer gleichmäßigen und vollständigen Ausatmung durch die Nase den Oberkörper absenken. Den rechten Unterarm gegen den rechten Unterschenkel drücken. Den linken Arm in die entgegengesetzte Richtung strecken. Der Blick folgt dem nach oben gestreckten Arm.
- Bei gleichmäßiger und vollständiger Atmung durch die Nase einige Atemzüge lang in der Haltung bleiben.

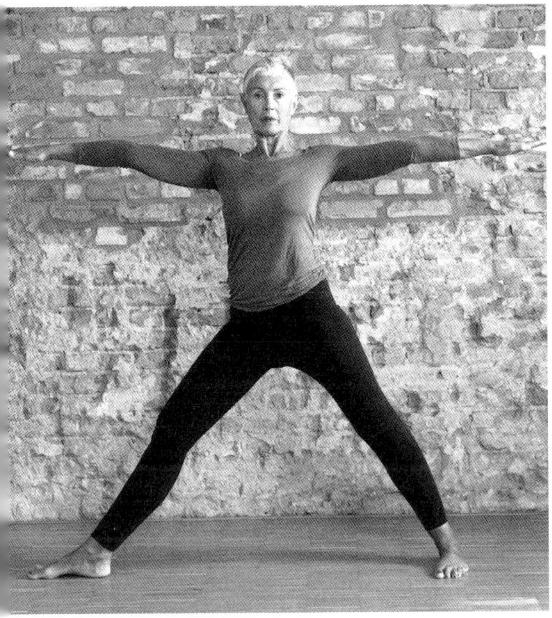

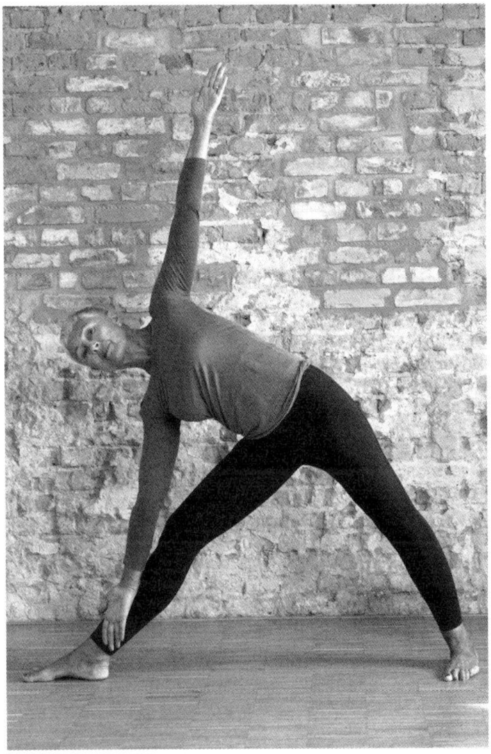

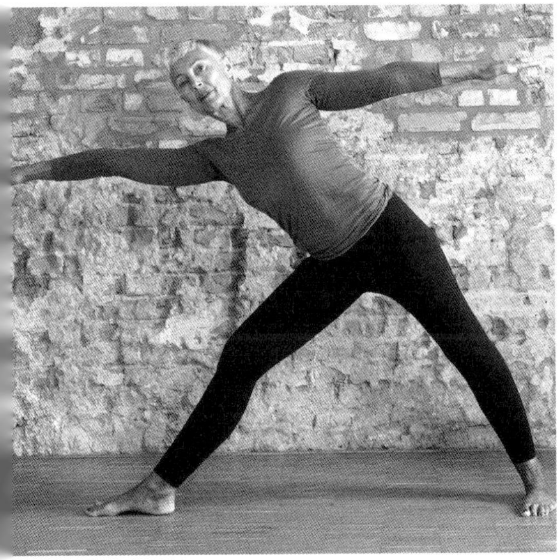

Abbildung 5-58, 5-59, 5-60: Dreieck als Haltung

- Mit einer gleichmäßigen und vollständigen Einatmung durch die Nase den Oberkörper wieder über die Seite aufrichten.
- In einer Pause das Gefühl in beiden Beinen und Armen, auf beiden Flankenseiten und in beiden Gesichtshälften vergleichen.
- Anschließend die Übung zur anderen Seite fortsetzen.
- Zuletzt wieder in die Ausgangshaltung gehen. Den Rücken vom Steißbein bis zum Nacken strecken und die Wirkungen der Übung wahrnehmen.
- Die Augen während oder nach der Übung schließen, wenn es angenehm ist und die Konzentration erleichtert.

Variation: Dreieck in Bewegung (Abb. 5-61, 5-62, 5-63).

Obwohl diese Variation des Dreiecks leichter als die oben beschriebene Haltung ist, dehnt sie ebenso die Wirbelsäule in der Seitbeuge. Damit ist sie ideal für zwischendurch. Außerdem bereitet diese Variation auf die Haltung des Dreiecks vor

- In die Standhaltung (Ü1) kommen.
- Die Füße mehr als hüftgelenksbreit voneinander entfernt aufstellen.
- Die Fußkanten außen (unter den kleinen Zehen und Außenseiten der Fersen) und die Fußkanten innen (unter den großen Zehen und Innenseiten der Fersen) sind gleichmäßig belastet.
- Diese Position der Füße während der gesamten Übung beibehalten.
- Mit einer gleichmäßigen und vollständigen Einatmung durch die Nase die Arme seitlich anheben und bis über den Kopf strecken.
- Eine Hand fasst um das Handgelenk der anderen Hand.
- Mit einer gleichmäßigen und vollständigen Ausatmung durch die Nase zieht die Hand das umfasste Handgelenk und den Arm zu ihrer Seite.
- Mit einer gleichmäßigen und vollständigen Einatmung durch die Nase wieder aufrichten und umgreifen.
- Mit einer gleichmäßigen und vollständigen Ausatmung durch die Nase zieht die Hand das umfasste Handgelenk und den Arm zur anderen Seite.
- Bei gleichmäßiger und vollständiger Atmung durch die Nase die Übung mehrmals wiederholen.
- Zuletzt mit einer gleichmäßigen und vollständigen Ausatmung durch die Nase in die Ausgangsposition kommen und die Wirkungen der Übung wahrnehmen.
- Die Augen während oder nach der Übung schließen, wenn es angenehm ist und die Konzentration erleichtert.

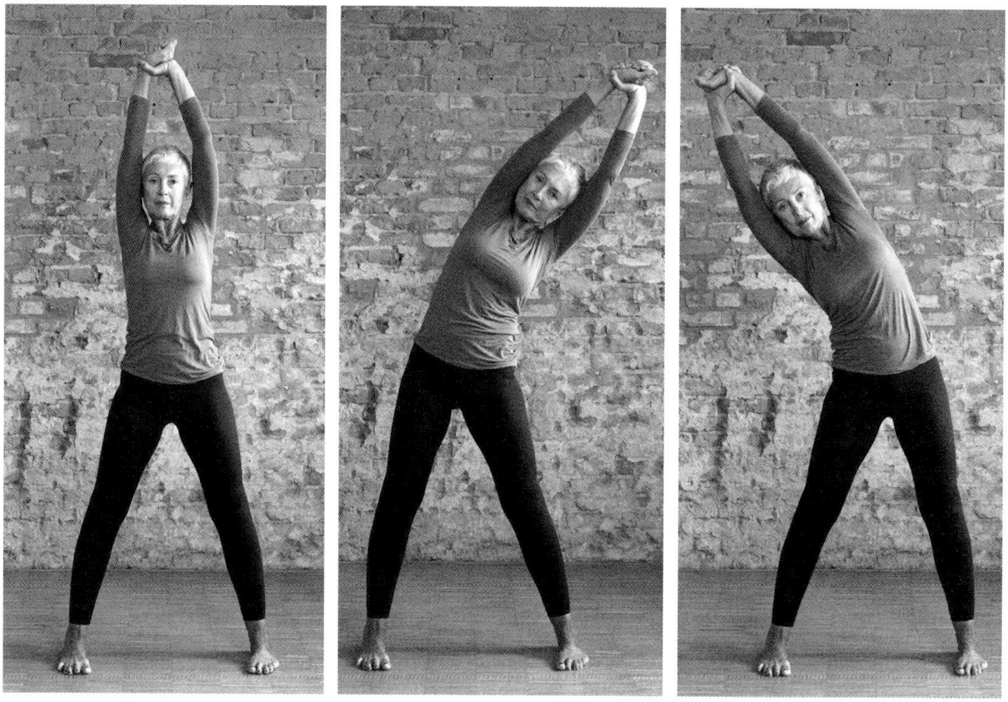

Abbildung 5-61, 5-62, 5-63: Dreieck in Bewegung

Übung 29

Sternengucker

Die im Alltag dominierende Vorbeuge des Oberkörpers wird mit der folgenden Übung durch eine Rückbeuge ausgeglichen (**Abb. 5-64**). In der Übung wird der Brustraum geweitet und die Hals- und Brustwirbelsäule sowie die Gelenke des Schultergürtels und der oberen Extremitäten werden mobilisiert. Die Brust-, Rücken- und Armmuskulatur wird gedehnt. Ebenso ist in der Schritthaltung eine Dehnung auf der Rückseite des hinteren Standbeins zu spüren.

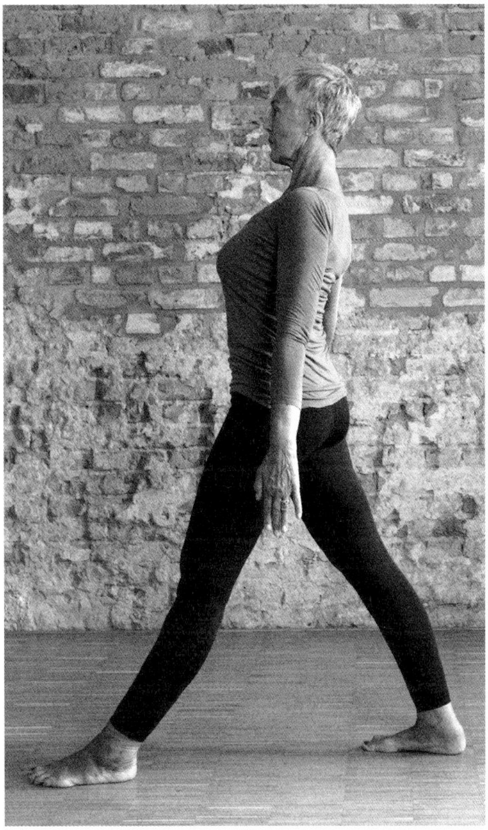

Abbildung 5-64: Sternengucker

- In die Standhaltung (Ü2) kommen.
- Die Füße hüftgelenksbreit voneinander entfernt aufstellen.
- Die Fußkanten außen (unter den kleinen Zehen und Außenseiten der Fersen) und die Fußkanten innen (unter den großen Zehen und Innenseiten der Fersen) sind gleichmäßig belastet.
- Mit einer gleichmäßigen und vollständigen Einatmung durch die Nase das Becken aufrichten, die Gesäß-, besser: die Beckenbodenmuskulatur anspannen und die Wirbelsäule vom Steißbein bis zum Nacken strecken.
- Mit einer gleichmäßigen und vollständigen Ausatmung durch die Nase die Schultern entspannt nach unten sinken lassen. Stirn und Mund entspannen, Lippen und Zunge lösen.
- Einen Schritt nach vorn machen und den Fuß ca. eine Beinlänge entfernt aufstellen. Die Füße sind weiterhin hüftgelenksweit voneinander entfernt (stehen nicht voreinander).
- Beide Beine sind gestreckt. Darauf achten, die Knie nicht vollständig durchzudrücken.
- Mit einer gleichmäßigen und vollständigen Einatmung durch die Nase die ganze Wirbelsäule strecken und nach hinten beugen. Die Augen schauen in Richtung Zimmerdecke.
- Die Arme hinter dem Rücken verschränken und dabei die Schultern absinken lassen.
- Bie gleichmäßiger und vollständiger Atmung durch die Nase mehrere Atemzüge lang in der Haltung bleiben.
- Mit einer gleichmäßigen und vollständigen Einatmung durch die Nase den Oberkörper wieder aufrichten, die ganze Wirbelsäule strecken und den vorderen Fuß wieder zurücksetzen.
- In einer Pause das Gefühl im linken und rechten Bein, in der linken und rechten Beckenhälfte, in den Schultern und in den Gesichtshälften wahrnehmen.
- Dann die Übung mit dem anderen Fuß nach vorn fortsetzen. Darauf achten, dass bei diesem Mal die Arme andersherum hinter dem Rücken verschränkt sind.
- Zuletzt in der Ausgangshaltung die Wirkungen der Übung wahrnehmen.
- Die Augen während oder nach der Übung schließen, wenn es angenehm ist und die Konzentration erleichtert.

Variation: Sternengucker mit gefalteten Händen (Abb. 5-65)

Statt die Arme zu verschränken, werden die Hände hinter dem Rücken gefaltet. Die Haltung der Hände in Höhe der Brustwirbelsäule unterstützt die Rückwärtsbeugung auf Höhe der Brustwirbelsäule. Dazu bewusst die gefalteten Hände gegen die Brustwirbelsäule drücken.

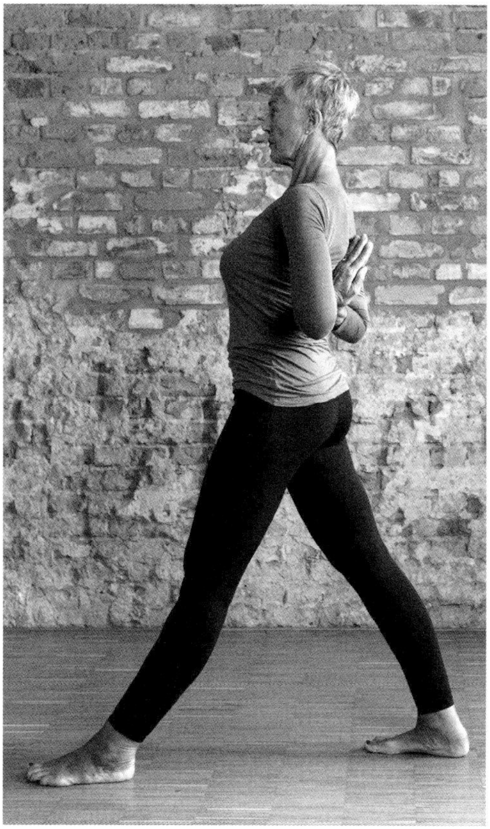

Abbildung 5-65: Sternengucker mit gefalteten Händen

Variation: Sternengucker im Sitz

Da es bei der Übung wesentlich um die Rückbeuge der Brustwirbelsäule geht, kann die Übung auch auf einem Stuhl durchgeführt werden. Das ist eine gute Option, wenn das Stehen schwerfällt oder wenn die einförmige Haltung bei der Arbeit zwischendurch ohne großen Aufwand ausgeglichen werden soll.

- In die Sitzhaltung auf dem Stuhl (Ü3) kommen.
- Auf der vorderen Hälfte der Sitzfläche Platz nehmen.
- Mit einer gleichmäßigen und vollständigen Einatmung durch die Nase das Becken aufrichten, die Gesäß-, besser: die Beckenbodenmuskulatur anspannen und die Wirbelsäule vom Steißbein bis zum Nacken strecken. Die Arme hinter dem Rücken verschränken.
- Mit einer gleichmäßigen und vollständigen Ausatmung durch die Nase die Schultern entspannt nach unten sinken lassen. Stirn und Mund entspannen, Lippen und Zunge lösen.
- Mit einer gleichmäßigen und vollständigen Einatmung durch die Nase erneut die Wirbelsäule strecken und nach hinten beugen. Die Augen schauen in Richtung Zimmerdecke.
- Mit einer gleichmäßigen und vollständigen Ausatmung durch die Nase Gesicht, Schultern und Arme weiter entspannen.
- Bei gleichmäßiger und vollständiger Atmung durch die Nase einige Atemzüge lang in der Haltung bleiben.
- Mit einer gleichmäßigen und vollständigen Einatmung durch die Nase den Oberkörper wieder aufrichten und die ganze Wirbelsäule strecken.
- In einer Pause das Gefühl in den Schultern, Armen und Gesichtshälften wahrnehmen.
- Dann die Übung wiederholen und dabei die Arme andersherum verschränken.
- Zuletzt in der Ausgangshaltung die Wirkungen der Übung wahrnehmen.
- Die Augen während oder nach der Übung schließen, wenn es angenehm ist und die Konzentration erleichtert.

5.4 Schwerpunkt Lendenwirbelsäule, Becken, Beine und Füße

Im folgenden Kapitel geht es um Rückenschmerzen, die im Bereich der Lendenwirbelsäule auftreten (lumbale Rückenschmerzen) und unspezifische Ursachen haben. Die Schmerzen werden nicht durch Unfälle (Brüche), Neubildungen (Tumor), Morbus Bechterew oder Bandscheibenvorfälle etc. verursacht.

5.4.1 Typische Erkrankungen

In den Auswertungen der Daten aus dem Jahr 2016 zu den Ursachen für die Arbeitsunfähigkeitstage ihrer Versicherten geben vier große Krankenversicherungen in Deutschland unspezifische Rückenschmerzen (M54) an erster und zweiter Stelle an: an erster Stelle bei der Knappschaft (2018, S. 6) und der Barmer (Grobe et al., 2017, S. 45), an zweiter Stelle bei der DAK (Marschall et al., 2017, S. VIII) und der Techniker Krankenkasse (2017, S. 31). In der bereits zitierten österreichischen Gesundheitsbefragung aus dem Jahr 2014 gaben 24 % der Befragten Rückenschmerzen und Allergien mit je 24 % an erster Stelle an. Das mit dem Alter zunehmende Risiko, durch Rückenschmerzen eingeschränkt zu sein, macht diese Untersuchung auch deutlich. Litten unter den 15- bis 29-jährigen Befragten 7 % unter Rückenschmerzen, so waren es unter den 30- bis 59-Jährigen bereits 24 % und bei den Personen 60 und älter 36 % (Griebler et al., 2017, S. III und S. 25). Im Nationalen Gesundheitsbericht der Schweiz aus dem Jahr 2015 werden muskuloskelettale Erkrankungen unter den „wichtigen chronischen nicht-übertragbaren Erkrankungen" genannt. Sie stehen in der Auflistung der direkten Krankheitskosten (stationär, ambulant, Gesundheitsgüter, Verwaltung und andere) 2011 mit 8.7 Mrd. CHF an zweiter Stelle nach den Herz-Kreislauf-Erkrankungen (10.3 Mrd. CHF) und vor den psychischen Erkrankungen (6.3 Mrd. CHF) – die Kosten der informellen Pflege z. B. durch Angehörige und Freunde nicht mitgerechnet. Der Bericht verweist explizit auf eine Verbindung muskuloskelettaler Erkrankungen und Depressionen, spricht sie als häufigen Anteil der Multimorbidität an sowie als zentralen Faktor, der darüber entscheidet, ob alte Menschen selbstständig zu Hause leben können (Bachmann et al., 2015, S. 21, S. 130 und S. 233).

Die Ursachenforschung der letzten beiden Jahrzehnte hat zu einem Konsens geführt, „dass bei den meisten Patientinnen und Patienten mit nicht-spezifischen Rückenschmerzen eine komplexe Problematik mit Risiken aus eher unterschiedlichen Quellen besteht". Als Ursachen aufgezählt werden: physiologisch-organische (wie Mobilitätsverlust, Beweglichkeitseinschränkung, Verlust an Fitness), kognitive und emotionale (wie erhöhte Empfindlichkeit gegenüber körperlichen Signalen, Stimmungsschwankungen, Panikmache), im Verhalten (wie Schonung oder Überaktivität) und soziale (wie Störungen in privaten oder Arbeitsbeziehungen, Arbeitsplatzangst)(Raspe, 2012, S. 11).

Das Programm für die *Nationale Versorgungs-Leitlinie. Nicht-spezifischer Kreuzschmerz* untergliedert die Anamnese entsprechend in eine allgemeine mit Angaben zu Lokalisation, Ausstrahlung und Beginn der Schmerzen sowie zu Maßnahmen, die positive oder negative Wirkungen auf den Schmerz haben. Daran schließt sich eine spezielle Anamnese an zum Ausschluss von Ursachen, die nicht im Zusammenhang mit der Wirbelsäule stehen, wie schmerzende Bauchorgane, aber auch psychosomatische Erkrankungen. Mit „red flag" gekennzeichnet sind spezifische Ursachen (Trauma, Tumor etc.), die eine Anamnese beachten muss sowie psychosoziale und arbeitsplatzbezogene Risikofaktoren" (Bundesärztekammer, Kassenärztliche Bundesvereinigung & Arbeitsgemeinschaft der Wissenschaftlichen Medizinischen Fachgesellschaften, 2017, S. 19 f.).

Unter „yellow flag" ordnet die *Nationale VersorgungsLeitlinie* die psychosozialen Faktoren (Bundesärztekammer, Kassenärztliche Bundesvereinigung & Arbeitsgemeinschaft der Wissenschaftlichen Medizinischen Fachgesellschaften, 2017, S. 17) ein. Dabei bezieht sich die Leitlinie u. a. auf die Ergebnisse eines systematischen Reviews von 37 Studien: „A review of psychological risk factors in back and neck pain“ (Linton, 2000) und eines systematischen Reviews und Metaanalyse von 41 Studien: „Incidence and risk factors for first-time incident low back pain: a systematic review and meta-analysis“ (Taylor et al., 2014). Beide Studien sind nicht frei zugänglich. Lintons Studie wurde in Deutschland von Hasenbring et al. (2001) mit ihren Ergebnissen vorgestellt. Danach wies Lintons Untersuchung eine hohe Evidenz dafür nach, dass chronischer Alltagsstress, Depression und Arbeitsunzufriedenheit Schmerzen im Nacken und Rücken auslösen, ebenso, dass die Schmerzwahrnehmung (speziell Panikmache und Schonung aus Angst vor Schmerzen) und der Umgang mit Schmerzen (Passivität und Schmerzvermeidung) zu Chronifizierung und Behinderung führen (Hasenbring et al., 2001, Abstract). Taylor äußert sich im Internet zu seinem mit Kollegen durchgeführten Review und der Metaanalyse. In 41 Studien gab es sechs, die mit Teilnehmenden durchgeführt wurden, die zum ersten Mal Kreuzschmerzen hatten. Es wurden vier Untersuchungsgruppen identifiziert: kommunale Gruppen (Settings) mit ersten Rückenschmerzen und mit wiederkehrenden Rückenschmerzen sowie Betriebsgruppen mit ersten Rückenschmerzen und mit wiederkehrenden Rückenschmerzen. Er macht auf die hohe Heterogenität der Ergebnisse aufmerksam, die sich aus den großen Unterschieden in den Studien, deren eingesetzte Methoden und Stichproben, ergibt. Als Ergebnis kann es darum keine Rangfolge von Risiken geben. Einen signifikanten Unterschied fand das Team heraus zwischen Menschen, die ihre Arbeit monoton fanden und am Arbeitsplatz schwer heben mussten und solchen, die eher mit ihrer Arbeit zufrieden waren und ihren Arbeitsplatz als sicher ansahen. Er bestärkt die multifaktoriellen Ursachen der Rückenschmerzen (*low back pain*) und sieht die Notwendigkeit, für Interventionen sowohl die körperliche als auch die psychische Ebene anzusprechen (Taylor, 2014).

Unter den Interventionen nennt die *Nationale VersorgungsLeitlinie* auch Yoga. Sie fasst Yoga unter Bewegungstherapie, was sie positiv gegenüber den Leitlinien der gesetzlichen Krankenkassen (GKV Spitzenverband, 2017d) abhebt. „Aus der aktuellen Studienlage ist nicht abzuleiten, welche Form der Bewegungstherapie [hier folgt eine lange Liste, in der auch Yoga aufgeführt ist] am effektivsten zur Schmerzlinderung und zur Verbesserung der Funktionsfähigkeit beiträgt“ (GKV Spitzenverband, 2017d, S. 40). Sie spricht die Empfehlung aus: „Entscheidend für die Auswahl einer Therapieform sind daher die Präferenzen der Betroffenen, ihre Alltagsumstände, ihre Fitness sowie die Anleitung durch einen qualifizierten Therapeuten“ (GKV Spitzenverband, 2017d, S. 40). Dabei bezieht sich der Leitfaden auf die Ergebnisse eines Reviews von qualitativen Studien: „What are patient beliefs and perceptions about exercise for nonspecific chronic back pain? A systematic review of qualitative studies“ (Slade et al., 2014). Dieses Review fand heraus, dass Menschen mit Rückenschmerzen eher an Trainingsprogrammen und Aktivitäten teilnehmen, die nach ihren Präferenzen und Lebensumständen sowie ihrem Fitnesslevel und ihrer Trainingserfahrung gestaltet sind (Slade et al., 2014, Abstract).

5.4.2 Aktuelle, frei verfügbare Studien zu Yoga und chronischen Schmerzen im unteren Rücken

Unter den frei zugänglichen Metaanalysen befindet sich die von Holtzman und Beggs (2013). Sie schlossen acht Studien, an denen insgesamt 743 Personen teilgenommen hatten, in ihre Metaanalyse ein. Die Studien mussten bis November 2011 nach einem Peer-Review und als ganzer Text in englischer Sprache veröffentlicht sein und über randomisierte Kontrollstudien berichten. Sie mussten Yoga bei Schmerzen im unteren Rücken eingesetzt haben bei Erwachsenen ab

18 Jahren. Unter den Ergebnissen mussten Daten zur funktionellen Beeinträchtigung und zu Schmerzen wiedergegeben sein sowie insgesamt ausreichend Datenmaterial zur Verfügung stehen, um eine Berechnung der Effektstärke zu ermöglichen (Holtzman & Beggs, 2013, S. 268). Unter den acht Studien gaben drei an, Hatha-Yoga eingesetzt zu haben, zwei Iyengar Yoga, zwei Viniyoga und eine machte unspezifische Angaben (Yoga). Obwohl die Yoga-Traditionen bei den acht miteinander verglichenen RCT unterschiedlich waren und unterschiedliche Übungsdauern hatten (von „zweimal wöchentlich ohne Zeitangabe, über sechs Wochen" und „24 Wochen mit wöchentlich einmal 90 Minuten" bis hin zu „sieben Tage mit je acht Stunden"), zeigten sie signifikante Ergebnisse, die sich miteinander vergleichen ließen. Die Autoren des Reviews sprechen sich für begleitende Yoga-Interventionen in der Behandlung von Menschen mit chronischen Schmerzen im unteren Rücken aus. Angesichts der signifikanten Datenlage trotz Unterschieden beim Yoga-Stil und den Übungszeiten resümiert das Team, dass die allgemeinen Qualitäten des Yoga – Kraft, Flexibilität und konzentrierte Aufmerksamkeit – wichtiger seien, als spezifische Abfolgen oder spezifische Übungen, wie sie unterschiedliche Yoga-Traditionen nutzen (Holtzman & Beggs, 2013, S. 270).

Aktuelle, frei verfügbare Studien zu Yoga und chronischen Schmerzen im unteren Rücken (eigene Darstellung)

- Aboagye, E., Karlsson, M.L., Hagberg, J. & Jensen, I. (2015). Cost-effectiveness of early interventions for non-specific low back pain: a randomized controlled study investigating medical yoga, exercise therapy and self-care advice. *Journal of Rehabilitation Medicine, 47* (2), 167–173. http://dx.doi.org/10.2340/1650 1977-1910
- Flaherty, M. & Connolly, M. (2014). A preliminary investigation of lumbar tactile acuity in yoga practitioners. *International Journal of Yoga Therapy, 24*, 43–50. Verfügbar unter: http://iaytjournals.org/doi/pdf/10.17761/ijyt.24.1.4101848272013px2
- Holtzman, S. & Beggs, R.T. (2013). Yoga for chronic low back pain: a meta-analysis of randomized controlled trials. *Pain Research & Management, 18* (5), 267–272. http://dx.doi.org/10.1155/2013/105919
- Keosaian, J.E., Lemaster, C.M., Dresner, D., Godersky, M.E., Paris, R., Sherman, K.J. & Saper, R.B. (2016). „We're all in this together": a qualitative study of predominantly low income minority participants in a yoga trial for chronic low back pain. *Complementary Therapies in Medicine, 24*, 34–39. http://dx.doi.org/10.1016/j.ctim.2015.11.007
- Saper, R.B., Boah, A.R., Keosaian, J., Cerrada, C., Weinberg, J. & Sherman, K.J. (2013). Comparing once- versus twice-weekly yoga classes for chronic low back pain in predominantly low income minorities: a randomized dosing trial. *Evidence-Based Complementary and Alternative Medicine*, Art. ID: 658030, Verfügbar unter: https://www.hindawi.com/journals/ecam, http://dx.doi.org/10.1155/2013/658030
- Sherman, K.J., Wellman, R.D., Cook, A.J., Cherkin, D.C. & Ceballos, R.M. (2013). Mediators of yoga and stretching for chronic low back pain. *Evidence-Based Complementary and Alternative Medicine*, Art. ID: 130818. Verfügbar unter: https://www.hindawi.com/journals/ecam, http://dx.doi.org/10.1155/2013/130818
- Tran, H.H., Weinberg, J., Sherman, K.J. & Saper, R.B. (2015). Preference and expectation for treatment assignment in a randomized controlled trial of once- vs twice-weekly yoga for chronic low back pain. *Global Advances in Health and Medicine, 4* (1), 34-39. http://dx.doi.org/10.7453/gahmj.2014.066

An dieser Stelle werden zuerst Aussagen von interviewten Yoga-Teilnehmerinnen wiedergegeben, um die subjektiv empfundenen Wirkungen des Übens darzustellen. Die Interviews fanden statt im Anschluss an eine quantitative Studie (Keosaian et al., 2016) oder als Teil einer Studie mit quantitativen und qualitativen Anteilen (Sherman et al., 2013). In dem Artikel „'We're all in this together': a qualitative study of predominantly low income minority participants in a yoga trial for chronic low back pain" (Keoaisan et al., 2016) geben 19 Interviewte Auskunft über ihre Erfahrungen aus dem Yoga-Üben, ihre Gefühle beim Üben sowie motivierende und hindernde Faktoren für eine Yoga-Praxis. Die Interviewpartnerinnen hatten zuvor an der Studie „Comparing once- versus twice-weekly yoga classes for chronic low back pain in predominantly low income minorities: a randomized dosing trial" (Saper et al., 2013) teilgenommen (mit insgesamt 95 Teilnehmenden). Sie sprachen über Wirkungen auf unterschiedlichen Ebenen. Körperliche Wirkungen: Lockerheit, die sich auf die Muskeln, aber auch auf das Angehen von Problemen bezieht: „...it just loosens everything up and brings you back to that place of total health" und „I felt that I was actually working on the problem, opening up the problem, and not just covering it up with painkillers" (Keosaian et al., 2016, S. 5). Psychische Wirkungen: Yoga-Atemübungen gegen Stress- und Angstgefühle: „A lot of times when I feel stressed and anxious I'll do the breathing" und „I felt good because I was doing something, not sitting around waiting for a diagnosis, not taking another pill" (Keosaian et al., 2016, S. 5f.). Verbesserung der Wahrnehmung: „Always try to stay in tune to your body" und „Becoming more aware of what is going on in my body" (Keosaian et al., 2016, S. 6). Unterstützend empfanden die Frauen das Vertrauen in die Yoga-Lehrerinnen: „They knew what they were doing" und die Motivierung durch die Familie: „My daughter is a big inspiration because she'd say ‚C' mon ma!' and we'd do it" (Keosaian et al., 2016, S. 7). Als hindernd empfanden sie die fehlende Zeit oder Lust zum Üben: „I had a hard time turning the tv off. Probably the biggest reason" (Keosaian et al., 2016, S. 7).

Während der quantitativen Studie „Mediators of yoga and stretching for chronic low back pain" (Sherman et al., 2013) mit 228 Teilnehmenden, die im Verhältnis 2:2:1 in die Gruppen Yoga, Stretching oder Selbstsorge-Buch aufgeteilt waren, fanden in der 6., der 12. und der 26. Woche Telefoninterviews statt. Von den im Artikel zitierten 13 Ankerbeispielen stammen neun von Teilnehmerinnen der Yoga-Klasse. Die Studie konnte positive Ergebnisse für Yoga und Dehnübungen nachweisen. Hier werden Ankerbeispiele als Rückmeldungen zu den Körperübungen und zu den Atemübungen von Teilnehmerinnen der Yoga-Klasse aufgeführt. Yoga wurde als sicherer Weg empfunden, den Rücken zu stärken und zu dehnen: „It provided a safe way for strengthening and stretching my back" und „I can breathe easier when I feel I might be getting anxious" sowie eine ausführliche Rückmeldung zu den Qualitäten beider Übungsarten: „It's changed the way I breathe. It's changed the way I move, stand and also sit. It's changed the way I hold myself like how I lift things" (Sherman et al., 2013, S. 6).

Eine weitere Studie, die in Verbindung zu der bereits beschriebenen Studie „Comparing once-versus twice-weekly yoga classes for chronic low back pain in predominantly low income minorities: a randomized dosing trial" (Saper et al., 2013) steht, ist die von Tran et al. (2015). Da es bisher wenig Kenntnisse über das Verhältnis zwischen den Erwartungen der Teilnehmenden auf die Yoga-Klasse und die Ergebnisse der Intervention gibt, haben das Team um Tran et al. (2015) die Daten der Studie von Saper et al. (2013) erneut ausgewertet. Sie führten einen statistischen Vergleich der beiden Gruppen, die lieber einmal oder die lieber zweimal in der Woche Yoga machen wollten im Hinblick auf deren soziodemografische Daten, Scores des SF 36 (36 Items zur gesundheitlichen Lebensqualität) und den Faktoren mit Bezug zu den Rückenschmerzen durch. Sie stellten fest, dass bei den 93 Erwachsenen mit niedrigem Einkommen die Präferenz für zwei Yoga-Klassen 20 % höher war, wenn ihr Rücken stärker funktionell eingeschränkt war. Diejenigen unter ihnen, die hohe Erwartungen an die Yoga-Klassen hatten, waren mit einer 90 % höheren Wahrscheinlichkeit für einen zweimaligen Yoga-Unterricht pro Woche. Insgesamt waren 32% für ein einmaliges wöchentliches Yoga-Üben gegenüber 68%, die für ein zweimaliges waren. Die Teilnahme an den Yoga-Stunden veränderte die Präferenzen der Teilnehmenden nicht signifikant (Tran et al., 2015, S. 36 und 37).

Die sieben o.g. Studien sind alle durch ein Peer-Review gegangen und machen ihr methodisches Vorgehen beim Sampling, bei der Datenerhebung und bei der Auswertung deutlich. Sie bestätigen den Yoga-Interventionen eine positive Wirkung. In vier der sieben genannten Studien hat Karen Sherman mitgearbeitet, in dreien Robert Saper.

Die Metaanalyse von Holtzman und Beggs (2013) wurde bereits vorgestellt. So bleiben noch zwei Artikel, die sich mit spezifischen Fragen zum Yoga beschäftigen. Flaherty und Connolly (2014) wenden zum Nachweis der Wirksamkeit von Yoga eine Untersuchung an, die sie mit „lumbal tactile acuity" (etwa taktile Wahrnehmung im Bereich der LWS) bezeichnen: „A preliminary investigation of lumbar tactile acuity in yoga practitioners". Mit diesem experimentellen Verfahren wird untersucht, wie weit zwei Punkte auseinander sein müssen, damit sie von jemanden, der an zwei Stellen berührt wird, wahrgenommen werden können (USD Internet Sensation & Perception Laboratory, o. J.).

Untersucht wurden zwei vergleichbare Gruppen. Die Angaben zum Alter werden gegeben, die zur Verteilung nach Geschlechtern dagegen nicht. Das ist auffällig, zumal das Team eine Untersuchung zur Wirkung des Yoga-Übens auf die Körperwahrnehmung bei Frauen zitiert: „Is women's participation in different types of yoga classes associated with different levels of body awareness and body satisfaction?" (Delaney & Athis, 2010). Es gibt zwei Gruppen: einerseits Yoga-Übende (fünf Ashtanga, fünf Bikram und sechs Iyengar), die mindestens zwei Jahre lang wöchentlich, dreimal mindestens 40 Minuten Yoga praktizieren und keine anderen Übungsprogramme machen und andererseits 16 Personen, die mindestens zwei Jahre lang dreimal wöchentlich mindestens 40 Minuten lang Krafttraining und/oder Aerobic-Übungen machen und bisher noch nicht Yoga oder einen Kampfsport erlernt haben. Am Ende der Untersuchung zeigte sich, dass die Yoga-Übenden eine höhere taktile Wahrnehmung besaßen. Allerdings bleibt die Frage offen, ob Yoga-Üben die taktile Wahrnehmung verbessert oder diejenigen, die sich für Yoga entschieden haben, von vorn herein schon eine bessere taktile Wahrnehmung besaßen oder ob durch Yoga-Üben die vorhandene taktile Wahrnehmung erhalten bleibt, während sie bei denjenigen, die Krafttraining und/oder Aerobic machen, verloren geht (Flaherty & Connolly, 2014, S. 48).

Das Team Emmanuel Aboagye et al. (2015) untersuchte die Wirtschaftlichkeit eines früh einsetzenden medizinischen Yoga bei lumbalen Rückenschmerzen: „Cost-effectiveness of early interventions for non-specific low back pain: a randomized controlled study investigating medical yoga, exercise therapy and self-care _ advice". 159 Teilnehmende wurden in drei Gruppen aufgeteilt: Kundalini Yoga (52 Teilnehmende), Rückenschule (52 Teilnehmende) und Beratung zur Selbsthilfe (55 Teilnehmende). Die erste Gruppe nahm zweimal wöchentlich an einem angeleiteten Yoga-Unterricht teil, die zweite Gruppe erhielt zunächst eine individuelle physiotherapeutische Beratung für ihr Rückentraining und traf sich dann zweiwöchentlich zum Training, die dritte Gruppe bekam von einem Rückenspezialisten eine kurze mündliche Beratung, wie sie aktiv bleiben können sowie eine Broschüre zu diesem Thema (Aboagye et al., 2015, S. 169). Die Studie verglich die Kosten durch die Anleitung und Beratung, das Material usw. Nicht in die Rechnung mit ein gingen die Kosten der Teilnehmenden, wenn sie z.B. eine Yoga-Schule oder ein Fitnessstudio nach Abschluss der Studie besuchten. Die Kosten waren beim Yoga geringer, als beim Rückentraining. Ein Jahr nach Abschluss der Studie wurden die ehemaligen Teilnehmenden nach ihren Arbeitsausfällen in den vergangenen zwölf Monaten befragt. Hier hatten die Yoga-Übenden, die weiterhin mindestens zweimal pro Woche übten, die deutlich besten Werte (Aboagye et al., 2015, S. 170). Aus Gründen der Wirksamkeit und der Kosten empfiehlt das Studienteam Yoga-Unterricht als frühzeitige Maßnahme bei Menschen mit unspezifischen Rückenleiden (Aboagye et al., 2015, S. 172).

5.4.3 Yoga-Übungen aus den Studien

Die Yoga-Übungen, die bei den o. g. Studien eingesetzt wurden, sind in den Artikeln unterschiedlich ausführlich beschrieben. Das Team Aboaguy et al. macht eine allgemeine Angabe: „Kundalini-based standardized programme" (Aboagye et al., 2015, S. 168). Das Team Flaherty und Connolly (2014) untersuchte Yoga-Übende aus drei Yoga-Traditionen: Ashtanga, Bikram und Iyengar, allerdings nicht im Hinblick auf die Wirkung eines Stils oder bestimmter Übungen, sondern mit Bezug auf die taktile Wahrnehmung. Das Team Sherman et al. (2013) ist sehr ausdifferenziert in der Darstellung der Wirkungen, macht aber in diesem Artikel keine Aussagen über die Intervention.

Sehr ausführlich in Text, Tabellen und Zeichnungen gibt das Team Saper et al. (2013) Auskunft über die eingesetzten Yoga-Übungen während der zwölf-wöchigen Intervention sowie welche Übung wann und wie oft eingesetzt wurde, inklusive Hinweise auf Modifikationen (Saper et al., 2013, S. 3 f.) (**Tab. 5-5**).

5.4.4 Ein Artikel zur schädigenden Wirkung von Yoga-Übungen

Bevor die Übungen für Lendenwirbelsäule, Becken, Beine und Füße gezeigt und beschrieben werden, ist es notwendig auf einen aktuellen Artikel einzugehen, der über Schäden durch Yoga berichtet. In einem Leserbrief „Letter to the editor" unter dem Titel „Practice of yoga may cause damage of both sciatic nerves: a case report"

Tabelle 5-5: Eingesetzte Yoga-Übungen aus der Studie Saper et al. (2013) nach Häufigkeiten (eigene Darstellung)

12 x in 12 Wochen	9 x in 12 Wochen	6 x in 12 Wochen	3 x in 12 Wochen
Ruhige Rückenlage (Ü1)	Schmetterling liegend (Ü44)	Berg (Ü62)	Baby Dancer
Knie zur Brust (Ü31)	Schulterbrücke ((Ü34)	Vorbeuge gegen die Wand	Dreieck (Ü28)
Krokodil (Ü32)	Baby (Ü62)/Blatt (Ü63)	Heldin 1 (Ü64)	Lola (Ü57)
Knie seitlich neigen (Ü30)	Standhaltung (Ü2)		Vorbeuge mit gestreckten Armen
Tigeratmung (Ü70)	Sphinx (Ü61)		Heuschrecke (Ü59)
Vorbeuge mit Händen (Ü44)	Große Geste (Ü13)		
Dreieck in Bewegung (Ü28)			
Kobra (Ü60)			

Anmerkung: In Klammern dahinter die Angabe zur Darstellung der Übungen in diesem Buch.

(Dacci et al., 2012) berichten zehn Autorinnen und Autoren (Dacci, P., Amadio, S., Gerevini, S., Moiola, L., Del Carro, U., Radaelli, M., Figlia, G., Martinelli, V., Comi, G. & Fazio, R.) von einer Fallbeobachtung. Eine 67-jährige Frau wird mit einer Verletzung beider Ischiasnerven stationär behandelt. Sie hatte einige Jahre zuvor mit einer regelmäßigen Yoga-Praxis begonnen. „She presented an anorexic body habitus and had an congenitial [angeboren] hyperelasticity of tendons [Sehnen] and ligaments [Bänder].“ Die Verletzung, von der die Autorinnen und Autoren 2011 berichten, trug sich 2009 zu: „In July 2009, during a section of exercises, she practiced a position of yoga characterized by both feet behind neck and all body weight on hands and she accidentally lost her balance with traumatic traction to the proximal part of both thights“ (Dacci et al., 2012, S. 393). Nach Durchsicht der Untersuchungsunterlagen und Befunde schließt der Bericht über den Fall mit einer Empfehlung: „Yoga should be considered with particular attention in elderly people, especially those who present a ‚benign joint mobility syndrom‘ and therefore do not find any difficulties in practicing yoga positions“ (Dacci et al., 2012, S. 393). Die Verletzungswahrscheinlichkeit für 67-Jährige, die beim Yoga-Üben beide Füße im Nacken und das Gewicht auf den Händen haben, liegt im Promillebereich. Die Publikation, inklusive ihrer veralteten und wenig einschlägigen Literaturliste, sagt mehr über den Veröffentlichungsdruck aus, der zehn gebildete Menschen dazu bringt, drei Seiten an einem Peer-Review vorbei als Brief an den Herausgeber zu veröffentlichen.

5.4.5 Aktuelle, frei verfügbare Studien zu Yoga und Harninkontinenz

Übungen für den Lendenwirbelbereich und für das Becken umfassen ganz zentral die Beckenbodenmuskeln. Diese haben Tragefunktion für die inneren Organe und Eingeweide. Darüber hinaus erfüllen sie zwei sich widersprechende Funktionen: Verschluss und Öffnung. Eine erschlaffte Beckenbodenmuskulatur und nachlassende Sphinkterfunktion machen sich durch Inkontinenz bemerkbar. Die Bedeutung des Beckenbodentrainings wird mithilfe der anatomischen Erklärungen sowie durch die detaillierten Angaben zu den Yoga-Übungen deutlich. Vorab werden aktuelle und frei zugängliche Studien zur Harninkontinenz bei Frauen mit ihren wesentlichen Aussagen vorgestellt.

Aktuelle, frei verfügbare Studien zu Yoga und Harninkontinenz (eigene Darstellung)

- Huang, A.J., Jenny, H.E., Chesney, M.A., Schembri, M. & Subak, L.L. (2014). A group-based yoga therapy intervention for urinary incontinence in women: a pilot randomized trial. *Female Pelvic Medicine & Reconstructive Surgery*, *20* (3), 147–154. http://dx.doi.org/10.1097/SPV.0000000000000072
- Kim, G.S., Kim, E.G., Shin, K.Y., Choo, H.J. & Kim, M.J. (2015). Combined pelvic muscle exercise and yoga program for urinary incontinence in middle-aged women. *Japan Journal of Nursing Science*, *12* (4), 330–339. http://dx.doi.org/10.1111/jjns.12072
- Tenfelde, S. & Janusek, L.W. (2014). Yoga: a biobehavioral approach to reduce symptom distress in women with urge urinary incontinence. *Journal of Alternative and Complementary Medicine*, *20* (10), 737–742. http://dx.doi.org/10.1089/acm.2013.0308
- Vinchurkar, S.A. & Arankalle, D.V. (2015). Integrating yoga therapy in the management of urinary incontinence: a case report. *Journal of Evidence-Based Complementary & Alternative Medicine*, *20* (2), 154–156. https://doi.org/10.1177/2156587214563311

Das Team Huang et al. (2014) führte eine Pilotstudie mit 19 Frauen durch: „A group-based yoga therapy intervention for urinary incontinence in women: a pilot randomized trial“. Die Frauen wurden nach dem Zufallsprinzip in eine Interventions- und eine Warteliste (Kontrollgruppe) aufgeteilt. Das Team wollte herausfinden, ob Yoga-Übungen sich in die Therapie integrieren lassen. Die Gruppe berichtet von einer guten Evidenz im Hinblick auf Machbarkeit, Wirksamkeit und Gefahrlosigkeit für Yoga-Übungen im Rahmen einer Gruppentherapie (Huang et al., 2014, S. 147).

Eine Gruppe von 34 Frauen (ohne Kontrollgruppe) übte im Rahmen der Studie von Kim et al. (2015) acht Wochen lang zweimal wöchentlich Yoga. Der Artikel „Combined pelvic muscle exercise and yoga program for urinary incontinence in middle-aged women" berichtet über die Studie, die im Vergleich der erhobenen Daten vor und nach der Intervention eine signifikante Verbesserung der Inkontinenz und der gesundheitlichen Lebensqualität herausfand (Kim et al., 2015, S. 330).

Tenfelde und Janusek (2014) interessieren sich für den Einfluss von Yoga auf die Dranginkontinenz: „Yoga: a biobehavioral approach to reduce symptom distress in women with urge urinary incontinence". Nach ihren Einschätzungen neuer Reviews und Studien zum Einfluss des Yoga auf das vegetative Nervensystem, bewerten sie Yoga-Übungen bei Dranginkontinenz als förderlich, weil er die Stressempfindung durch die Symptome reduziert und die Stimmung hebt sowie für ein sympatho-vagales Gleichgewicht sorgt. Beides hat positive körperliche Auswirkungen auf das Entzündungsgeschehen und mildert die Schwere der Symptome und die Stressreaktionen auf die Symptome und fördert die gesundheitliche Lebensqualität (Tenfelde & Janusek, 2014, S. 738).

5.4.6
Yoga-Übungen aus den Studien

Einen Fallbericht schildern Vinchurkar und Arankalle (2015) in ihrem Artikel „Integrating yoga therapy in the management of urinary incontinence: a case report". Hier wird von einem positiven Verlauf einer Inkontinenz-Therapie bei eine 63-jährigen Frau berichtet. Interessant ist die ausführliche Darstellung der Yoga-Übungen **(Tab. 5.6)**.

Tabelle 5-6: Eingesetzte Yoga-Übungen aus der Studie Vinchurkar und Arankalle (2015) nach Übungsarten (eigene Darstellung)

Körperübungen	Hüften anheben (Ü43) Beine gegen die Wand (Ü45) Bauchmuskeln aufbauen (Ü36)
Atemübungen	Nasen-Wechsel-Atmung (Ü72) Humming Bee
Bandhas	Anspannung und Entspannung der Schließmuskeln von Blase und Anus (Ü34)
Meditation	Geführte Meditation (Ü78)

Anmerkung: In Klammern dahinter die Angabe zur Darstellung der Übungen in diesem Buch.

Viele der hier aufgeführten Übungen folgen in diesem Kapitel. Auf eine erprobte Übung, die eine bewusste Beckenbewegung mit dem Verschluss der Schließmuskeln kombiniert, sei an dieser Stelle noch verwiesen: die Schulterbrücke (Ü34).

5.4.7
Lendenwirbelsäule, Becken, Beine und Füße aus anatomischer Sicht

Der Beckengürtel ist stabiler, als der Schultergürtel. Auch hier ist zwischen dem Extremitätengürtel und den freien Gliedmaßen zu unterscheiden. Das Becken bildet den knöchernen Boden des Bauchraums mit seinen Organen. Es ist mit der Wirbelsäule durch knöcherne Verstrebungen verbunden. Das Becken ist das Bindeglied zwischen dem Rumpfskelett aus Wirbelsäule mit Schädel, Brustkorb und Armen und den unteren Extremitäten und verteilt das Körpergewicht auf Beine und Füße.

Jede Beckenseite (Hüftbein) besteht aus drei Knochen: Darmbein mit der großen Darmbeinschaufel, Sitzbein und Schambein. Im Erwachsenenalter sind die drei Knochen zusammengewachsen. Die beiden Hüftbeine bilden zusammen mit dem Kreuzbein der Wirbelsäule den Beckenbodenring. Dieser Ring ist zur Wirbelsäule hin über die Illiosakralgelenke verbunden und nach vorn durch die Symphyse (Schambeinfuge). Die Stabilität dieses Beckenrings ermöglicht eine gleichmäßige Übertragung der Rumpflast auf die unteren Extremitäten.

Ein starker Bandapparat der Beckenknochen untereinander sowie der Beckenknochen und der Wirbelsäule auf der Vorder- und Rückseite des Beckens sorgt für Stabilität (aufrechter Gang, Lastverteilung) und Beweglichkeit (am deutlichsten in der Schwangerschaft und unter der Geburt).

Die Beckenbodenmuskulatur besteht aus drei Muskelgruppen: eine trichterförmig verlaufende vom Schambein zum Kreuzbein, eine querverlaufende zwischen den Sitzbeinhöckern und eine um After, Harnröhre und Genitalwege (Sphinkter). Alle drei Muskelgruppen sind deutlich spürbar und einzeln anzuspannen und zu entspannen.

Die Beckenbodenmuskeln haben Trage- sowie Verschluss- und Öffnungsfunktion – zwei sich widersprechende Funktionen, die sich bei Erschlaffen der Beckenbodenmuskulatur und nachlassender Sphinkterfunktion durch Inkontinenz bemerkbar machen (vgl. Schünke et al., 2005, S. 152 bis 160).

Die langen Oberschenkelknochen sind an ihren oberen Enden kugelförmig und mit Knorpel überzogen. Sie bilden zusammen mit der Hüftgelenkspfanne (an der Nahtstelle der drei Knochen der Hüftbeine) das Hüftgelenk. Unterhalb des oberen Endes besitzt der Oberschenkel zwei ausgeprägte Vorsprünge: nach außen den großen und nach innen den kleinen Rollhügel. Hier sowie an weiteren Punkten des Oberschenkels setzen Bänder und Muskeln an. Am unteren Ende verbreitert sich der Oberschenkelknochen zu den beiden Oberschenkelknäufen, die durch einen Einschnitt deutlich voneinander getrennt sind. Diese beiden Knäufe sind abgerundet und mit Knorpel überzogen. Sie bilden die Aufsatzflächen des Oberschenkels auf dem Schienbein.

Die Außenrotation der Beine ermöglicht eine Muskelgruppe aus fünf Muskeln, die unter den großen Gesäßmuskeln zwischen dem großen Rollhügel und der Außenseite der Darmbeinknochen liegen. Eine Gruppe von Muskeln als Gegenspieler gibt es nicht, sondern Teile der Gesäßmuskeln und der Adduktoren übernehmen die Funktion. Die Muskeln, die das Bein auswärts drehen, sind denen, die das Bein einwärts drehen, an Kraft überlegen.

Das Abspreizen geschieht durch zwei Muskeln, die von der Außenseite der Beckenschaufel breitflächig zum äußeren, großen Rollhügel ziehen. Sie heißen mittlerer und kleinster Gesäßmuskel. Sie sind zudem dafür zuständig, das Becken beim Gehen festzuhalten. Die Gegenspieler sind die Adduktoren, eine Gruppe von fünf Muskeln, die sich zwischen dem vorderen, unteren Beckenrand (Schambein und Sitzbein) über die gesamte Länge der Innenseite des Oberschenkelknochens erstrecken (Schünke et al., 2005, S. 424–427). Einer zieht sogar noch weiter bis über das Kniegelenk hinaus und beeinflusst Hüftgelenk und Kniegelenk.

Das Schienbein ist an seinem oberen Ende verbreitert und bildet mit zwei von Knorpel überzogenen Knäufen an der Innen- und Außenseite das Gegenstück. So kann das untere Ende des Oberschenkels mit dem oberen Ende des Schienbeins zusammen mit der von Knorpel überzogenen Kniescheibe das Kniegelenk bilden. Nach unten hin bildet das Schienbein den Innenknöchel und inneren Teil der Knochengabel (Teil des Fußgelenks).

Das Wadenbein ist der zweite, schlanke Unterschenkelknochen. Am oberen Ende sitzt er unter dem äußeren Schienbeinknauf. Es bildet nach unten hin den Außenknöchel und den äußeren Teil des Fußgelenks. Schienbein und Wadenbein sind durch eine sehnige Membran miteinander verbunden, um im Gleichklang das Körpergewicht zu tragen und für Stabilität zu sorgen.

Schienbein mit Innenknöchel und Wadenbein mit dem Außenknöchel bilden eine Knochengabel, die sich mit dem Sprungbein zum oberen

Sprunggelenk verbindet. Das obere Sprunggelenk ist ein Scharniergelenk. Es erlaubt das Heben und Senken des Fußes. Das untere Sprunggelenk besteht aus zwei zusammenwirkenden Gelenken zwischen Sprungbein und Kahnbein. Diese Gelenke ermöglichen eine Bewegung des Fußes nach innen und außen. Die meisten Bewegungen des Fußes werden durch das Zusammenwirken der Gelenke ermöglicht (z.B. die Fußrotation).

Zum Fußskelett gehören die fünf Zehen mit je drei knöchernen Gliedern, bzw. an der Großzehe zwei knöchernen Gliedern. Daran schließen sich die fünf Mittelfußknochen an und die sieben Fußwurzelknochen, zu denen Sprungbein und Kahnbein gehören. Die Fußwurzelknochen und die Mittelfußknochen bilden das Fußgewölbe.

5.4.8 Übungen für Lendenwirbelsäule, Becken, Beine und Füße (Ü30 bis Ü52)

Übungen für die Lendenwirbelsäule, Becken, Beine und Füße gibt es in großer Zahl. Hinzu kommen viele Variationen und Teilübungen. Letztere sind Vorübungen für anspruchsvolle Yoga-Haltungen. Ebenso wird bei den Übungen auf den Einsatz von Hilfsmitteln hingewiesen. Dieses große Angebot mit den vielen Details ermöglicht es, ein patienten- oder teilnehmerorientiertes Yoga-Programm anzubieten, das individuelle Probleme und Bedürfnisse berücksichtigt. Nicht zuletzt haben die umfangreichen Beschreibungen der Ursachen für typische Erkrankungen deutlich gemacht, wie groß der Einfluss der psychischen Verfassung auf das Krankheitsgeschehen ist. Darum sind die Körperübungen durch Atem-, Konzentrations- und Meditationsübungen zu ergänzen, wenn ein Yoga-Unterricht oder eine Yoga-Intervention wirksam sein soll.

Übung 30

Aufgestellte Knie neigen

Bei starken Schmerzen in der Lendenwirbelsäule, wie z.B. bei einem Hexenschuss, helfen Wärme und sanfte Übungen, um die Muskulatur zu entspannen und wieder in Bewegung zu bekommen (**Abb. 5-66 und 5-67**). Eine Decke oder ein Heizkissen können als wärmende Unterlage dienen. Die Übung mobilisiert die gelenkigen Verbindungen zwischen der Lendenwirbelsäule und dem Becken. Die Übung ist ein guter Einstieg für weitere Übungen der Hüfte. Bei Schmerzen im Lendenwirbelbereich gehört sie zum mehrmaligen täglichen Programm. Dann zeigt sie sehr bald ihre Wirkung. Es ist darauf zu achten, die Wirbelsäule möglichst auf ganzer Länge am Boden zu halten, während die geschlossenen Beine leichte Bewegungen zu den Seiten machen.

- In die Rückenlage (Ü1) kommen.
- Die Knie beugen und die Füße nebeneinander aufstellen.
- Fußgelenke und Knie dicht zusammenbringen und in dieser Position während der Übung halten.
- Die Schultern entspannen und in die Unterlage sinken lassen.
- Die Arme während der gesamten Übung entspannt neben dem Körper ablegen.
- Mit einer gleichmäßigen und vollständigen Einatmung durch die Nase den Rücken strecken. Darauf achten, dass der Nacken während der gesamten Übung in der Streckung bleibt. Das Kinn ist Richtung Brustbein abgesenkt.
- Mit einer gleichmäßigen und vollständigen Ausatmung durch die Nase die geschlossenen Knie leicht zur Seite neigen. Beide Fußsohlen bleiben am Boden.
- Mit einer gleichmäßigen und vollständigen Einatmung durch die Nase wieder in die Ausgangshaltung kommen.

- Mit einer gleichmäßigen und vollständigen Ausatmung durch die Nase die geschlossenen Knie leicht zur anderen Seite neigen. Beide Fußsohlen bleiben am Boden.
- Mit einer gleichmäßigen und vollständigen Einatmung durch die Nase wieder in die Ausgangshaltung kommen.
- Bei gleichmäßiger und vollständiger Atmung durch die Nase die Übung mehrmals wiederholen.
- Zuletzt in der Ausgangshaltung die Wirkungen der Übung wahrnehmen. Um längere Zeit in Rückenlage verweilen zu können, die Füße mehr als hüftgelenksweit voneinander entfernt aufstellen und die Knieinnenseiten gegeneinanderlehnen.
- Die Augen während oder nach der Übung schließen, wenn es angenehm ist und die Konzentration erleichtert.

Hilfsmittel: Aufgestellte Knie neigen auf einer warmen Unterlage

Bei akuten Schmerzen sind eine warme Unterlage oder ein Heizkissen unterstützend bei der sanften, seitlichen Neigung der Knie. Dazu die gerade geschilderte Übung auf einer warmen Decke, einem Heizkissen oder einer Heizdecke durchführen.

Hilfsmittel: Aufgestellte Knie neigen mit erhöhtem Kopf

Tritt ein Schwindelgefühl auf oder sind Blut- und/oder Augeninnendruck erhöht, ist trotzdem eine Mobilisierung der Lendenwirbelsäule und des Beckens in Rückenlage möglich und hilfreich. Dann den Kopf über dem Herzniveau ablegen. Ein Kissen oder eine aufgerollte Decke unter den Kopf legen.

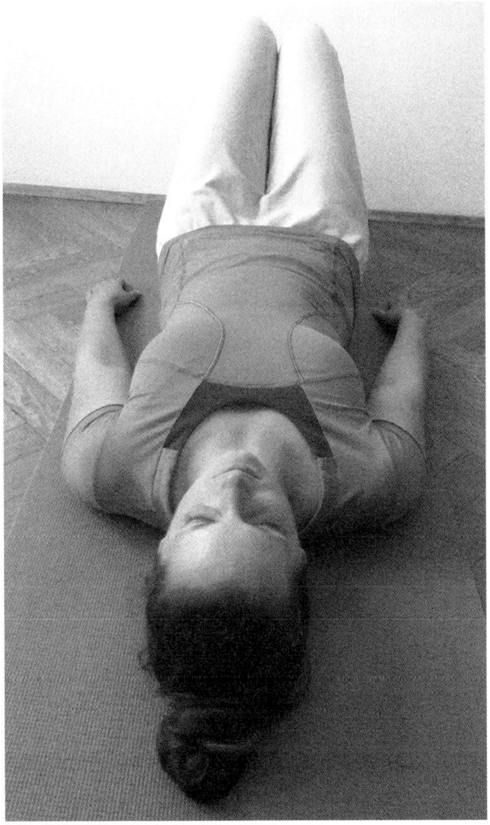

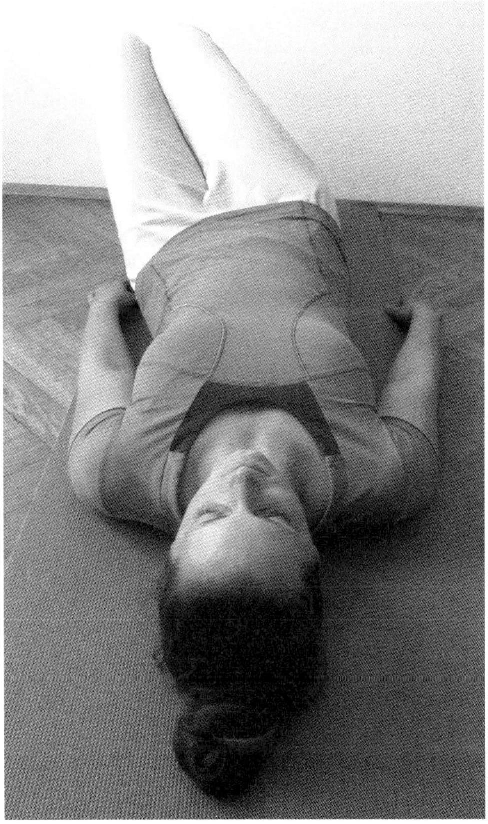

Abbildung 5-66 und 5-67: Aufgestellte Knie neigen

Übung 31

Knie zur Brust

In der Rückenlage die Knie zur Brust zu ziehen und wieder wegzustrecken, dehnt den Rücken speziell im Bereich der Lendenwirbelsäule und gleicht eine häufige Vorneigung des Beckens aus (**Abb. 5-68 und 5-69**). Die Übung dehnt vor allem die Hüftstreckermuskulatur. Bei häufigen Schmerzen im Bereich der Lendenwirbelsäule und des Beckens empfiehlt sich die Übung zur regelmäßigen Yoga-Praxis. Bei akuten Schmerzen ist sie auch leicht zwischendurch einzusetzen. Die Übung kann auch vor dem Aufstehen im Bett durchgeführt werden. Allerdings ist sie intensiver, wenn der Untergrund hart ist.

- In die Rückenlage (Ü1) kommen.
- Die Knie beugen und die Füße nebeneinander aufstellen. Fußgelenke und Knie dicht zusammenbringen.
- Mit einer gleichmäßigen und vollständigen Einatmung durch die Nase die Wirbelsäule vom Steißbein bis zum Nacken strecken. Darauf achten, den Nacken während der gesamten Übung gestreckt zu lassen. Das Kinn in Richtung Brustbein senken.
- Mit einer gleichmäßigen und vollständigen Ausatmung durch die Nase die Knie in Richtung Oberkörper bewegen bis die linke Hand das linke und die rechte Hand das rechte Knie umfasst hat.
- Mit einer gleichmäßigen und vollständigen Einatmung durch die Nase die Knie vom Oberkörper wegbewegen. Die Lendenwirbelsäule legt sich auf der Unterlage ab.
- Mit einer gleichmäßigen und vollständigen Ausatmung durch die Nase die Knie mit beiden Händen zum Oberkörper heranziehen. Die Lendenwirbelsäule hebt sich von der Unterlage ab.
- Mit einer gleichmäßigen und vollständigen Einatmung durch die Nase die Knie vom Oberkör-

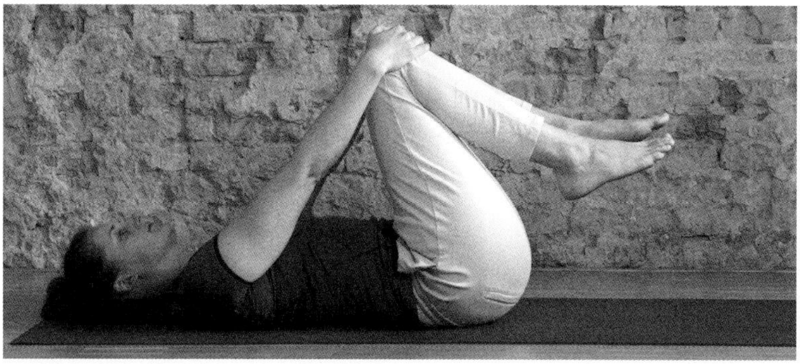

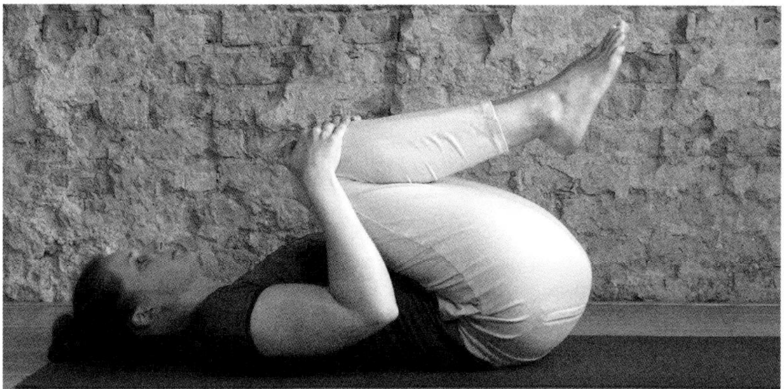

Abbildung 5-68 und 5-69: Knie zur Brust

per wegbewegen. Die Lendenwirbelsäule legt sich wieder auf der Unterlage ab.

- Bei gleichmäßiger und vollständiger Atmung durch die Nase die Übung mehrmals wiederholen.
- Zuletzt in der Ausgangshaltung die Wirkungen der Ubung wahrnehmen. Um längere Zeit in Rückenlage verweilen zu können, die Füße mehr als hüftgelenksweit voneinander entfernt aufstellen und die Knieinnenseiten gegeneinanderlehnen.
- Die Augen während oder nach der Übung schließen, wenn es angenehm ist und die Konzentration erleichtert.

Variation: Knie zur Brust mit einem Knie

Bei akuten Schmerzen oder fehlender Beweglichkeit kann es schwerfallen, die Übung mit beiden Knien gleichzeitig durchzuführen. Um trotzdem die Lendenwirbelsäule mobilisieren und die beteiligte Muskulatur dehnen zu können, kann die Übung abwechselnd mit einem Knie durchgeführt werden. Dazu den Hinweisen der vorangegangenen Übung folgen. Einen Fuß aufgestellt lassen und das andere Bein anheben. Beide Hände umgreifen ein Knie.

Variation: Knie zur Brust auf dem Stuhl (Abb. 5-70)

Die Aufrichtung des Beckens und die Dehnung der Gesäßmuskulatur kann auch durch die Übung im Sitzen unterstützt werden.

- In den aufrechten Sitz auf einem Stuhl (Ü2) kommen.
- Mit einer gleichmäßigen und vollständigen Einatmung durch die Nase die Wirbelsäule vom Steißbein bis zum Nacken strecken. Darauf achten, den Nacken während der gesamten Übung gestreckt zu lassen. Das Kinn in Richtung Brustbein senken.
- Mit einer gleichmäßigen und vollständigen Ausatmung durch die Nase ein Knie in Richtung Oberkörper bewegen bis beide Hände das Knie umfassen.

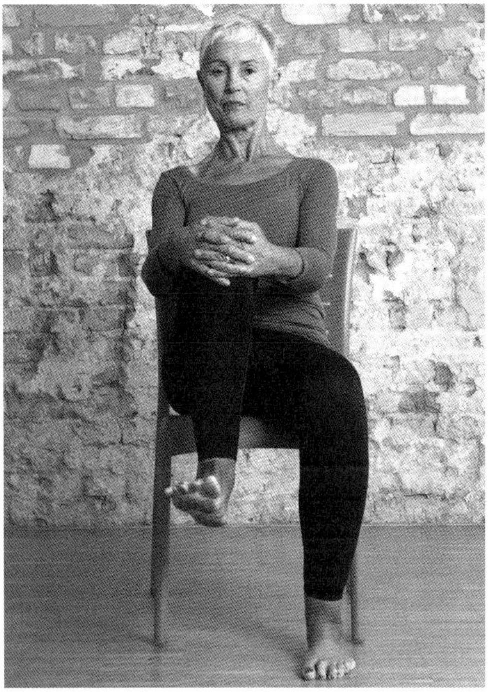

Abbildung 5-70: Knie zur Brust auf dem Stuhl

- Mit einer gleichmäßigen und vollständigen Einatmung durch die Nase das Knie vom Oberkörper wegbewegen.
- Mit einer gleichmäßigen und vollständigen Ausatmung durch die Nase das Knie mit beiden Händen zum Oberkörper heranziehen. Die Dehnung im Gesäßmuskel wahrnehmen.
- Mit einer gleichmäßigen und vollständigen Einatmung durch die Nase das Knie vom Oberkörper wegbewegen.
- Bei gleichmäßiger und vollständiger Atmung durch die Nase die Übung mehrmals mit einem Knie durchführen.
- In einer Pause das Gefühl in beiden Gesäßhälften sowie in den beiden Hüft- und Kniegelenken vergleichen.
- Dann die Übung mit dem anderen Knie fortsetzen.
- Zuletzt in der Ausgangshaltung die Wirkungen der Übung wahrnehmen.
- Die Augen während oder nach der Übung schließen, wenn es angenehm ist und die Konzentration erleichtert.

Variation: Knie zur Brust in Rotation (Abb. 5-71)

Diese Übung hat alle Wirkungen der oben beschriebenen Knie-zur-Brust-Übung. Darüber hinaus wirken die kleinen Rotationsbewegungen wie eine sanfte Massage der Lendenwirbelsäule, der gelenkigen Übergänge zum Becken sowie der dazugehörigen Muskulatur. Die Übung kann auch im Übungsprogramm als Ausgleich für Vorbeugen des Oberkörpers durchgeführt werden.

- In die Rückenlage (Ü1) kommen.
- Die Knie beugen und die Füße nebeneinander aufstellen. Fußgelenke und Knie dicht zusammenbringen.
- Mit einer gleichmäßigen und vollständigen Einatmung durch die Nase die Wirbelsäule vom Steißbein bis zum Nacken strecken. Darauf achten, den Nacken während der gesamten Übung gestreckt zu lassen. Das Kinn in Richtung Brustbein senken.
- Mit einer gleichmäßigen und vollständigen Ausatmung durch die Nase die Knie in Richtung Oberkörper bewegen bis die linke Hand das linke und die rechte Hand das rechte Knie umfasst hat.
- Mit einer gleichmäßigen und vollständigen Einatmung durch die Nase die Knie vom Oberkörper wegbewegen und dabei die Knie in einem Kreis (unterer Halbkreis) führen und sanft gegen die Unterlage bewegen.
- Mit einer gleichmäßigen und vollständigen Ausatmung durch die Nase die Knie mit beiden Händen zum Oberkörper heranziehen und dabei die Knie in einem Kreis (oberer Halbkreis) führen und sanft von der Unterlage abheben.
- Bei gleichmäßiger und vollständiger Atmung durch die Nase die Übung mehrmals wiederholen.
- Nach einer Weile die Bewegungsrichtung ändern und die Übung fortsetzen.
- Zuletzt in der Ausgangshaltung die Wirkungen der Übung wahrnehmen. Um längere Zeit in Rückenlage verweilen zu können, die Füße mehr als hüftgelenksweit voneinander entfernt aufstellen und die Knieinnenseiten gegeneinanderlehnen.
- Die Augen während oder nach der Übung schließen, wenn es angenehm ist und die Konzentration erleichtert.

Hilfsmittel: Knie zur Brust mit erhöhtem Kopf

Tritt ein Schwindelgefühl auf oder sind Blut- und/oder Augeninnendruck erhöht, ist trotzdem diese Übung in Rückenlage möglich und hilfreich. Dann den Kopf über dem Herzniveau ablegen. Ein Kissen oder eine aufgerollte Decke unter den Kopf legen.

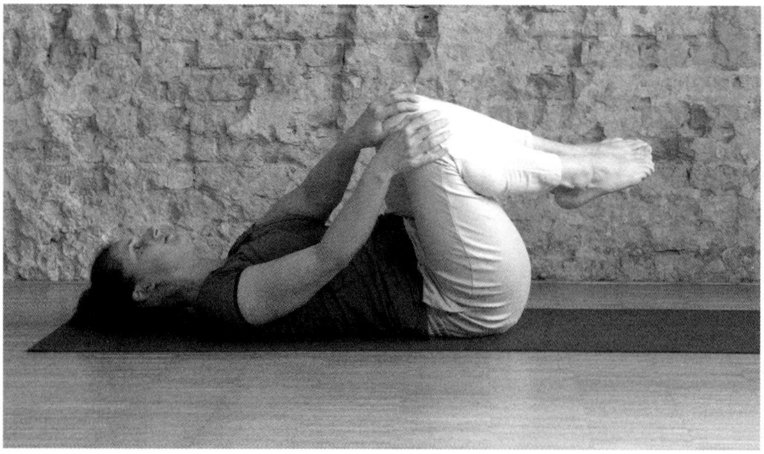

Abbildung 5-71: Knie zur Brust in Rotation

Übung 32

Krokodil

Bei dieser Übung steht die Rotation der Wirbelsäule im Mittelpunkt (**Abb. 5-72**). Gleichzeitig werden Schulter- und Armgelenke sowie Hüft- und Beingelenke mobilisiert und die beteiligte Muskulatur gedehnt.

- In die Rückenlage (Ü1) kommen.
- Die Knie beugen und die Füße nebeneinander aufstellen. Fußgelenke und Knie dicht zusammenbringen.
- Mit einer gleichmäßigen und vollständigen Einatmung durch die Nase die Wirbelsäule vom Steißbein bis zum Nacken strecken. Darauf achten, den Nacken während der gesamten Übung gestreckt zu lassen. Das Kinn in Richtung Brustbein senken.
- Beide Arme auf Schulterniveau anheben und mit den Handflächen nach unten auf dem Boden ablegen.
- Zunächst das Gesäß anheben und etwas zu einer Seite drehen, um das Gewicht mehr auf eine Gesäßhälfte zu verlagern.
- Mit einer gleichmäßigen und vollständigen Ausatmung durch die Nase die Knie in Richtung Oberkörper anheben und vollständig zu der Seite ablegen, auf der bereits eine Gesäßhälfte mehr Gewicht trägt.
- Die Hand auf der Seite der Rotation ausgestreckt am Boden lassen oder auf die abgelegten Knie legen, um sie etwas zu beschweren.
- Mit einer gleichmäßigen und vollständigen Einatmung durch die Nase noch einmal den Nacken strecken.
- Mit einer gleichmäßigen und vollständigen Ausatmung durch die Nase den Kopf auf die den Knien gegenüberliegende Seite drehen und ablegen.
- Bei gleichmäßiger und vollständiger Atmung durch die Nase in der Haltung bleiben. Noch einmal auf die Streckung des Nackens achten, Stirn und Mund entspannen, Lippen und Zunge lösen.
- Mit einer gleichmäßigen und vollständigen Einatmung in die Ausgangsposition kommen.
- In einer Pause das Gefühl in beiden Gesichtshälften sowie in beiden Schultern und Armen, auf beiden Hüftseiten und in beiden Beinen vergleichen.
- Dann die Übung zur anderen Seite fortsetzen.
- Zuletzt in der Ausgangshaltung die Wirkungen der Übung wahrnehmen. Um längere Zeit in Rückenlage verweilen zu können, die Füße mehr als hüftgelenksweit voneinander entfernt aufstellen und die Knieinnenseiten gegeneinanderlehnen.
- Die Augen während oder nach der Übung schließen, wenn es angenehm ist und die Konzentration erleichtert.

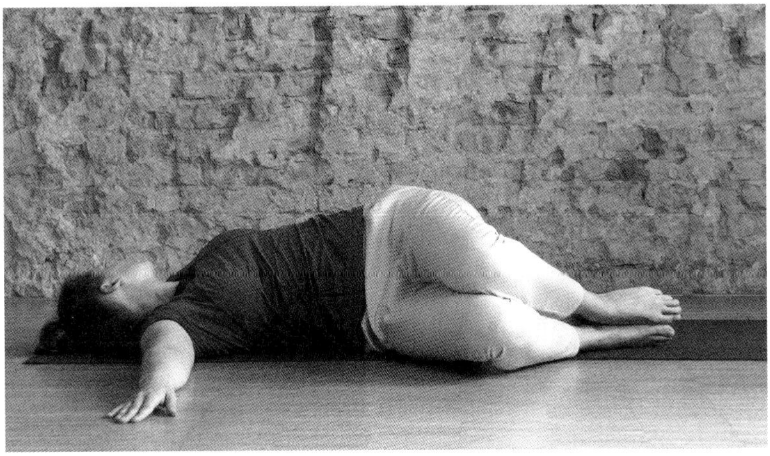

Abbildung 5-72: Krokodil

Hilfsmittel: Krokodil-Übung mit Polster

Um in der Rotation entspannen und verweilen zu können, ist es hilfreich, die Knie auf einem festen Polster erhöht abzulegen.

Hilfsmittel: Krokodil mit erhöhtem Kopf

Wenn ein Schwindelgefühl auftritt oder Blut- und/oder Augeninnendruck erhöht sind, ist trotzdem die Rotation der Wirbelsäule in Rückenlage möglich und hilfreich. Dann den Kopf über dem Herzniveau ablegen. Ein Kissen oder eine aufgerollte Decke unter den Kopf legen.

Übung 33

Spinne

Diese Übung erfordert eine gewisse Gelenkigkeit und belohnt mit einer wirksamen Massage des gesamten Rückens (**Abb. 5-73 und 5-74**). Sie mobilisiert die Gelenke des Schultergürtels, der Wirbelsäule, der Hüften sowie der Arme und Beine. Dabei wird die dazugehörige Muskulatur gedehnt, was sich besonders in der Oberschenkel- und Gesäßmuskulatur spürbar macht. Darüber hinaus erfordert die Übung ein Balancegefühl. Zu Beginn des Übens kann es passieren, dass die übende Person in der Haltung zu einer Seite rollt.

- In die Rückenlage (Ü1) kommen.
- Die Knie beugen und die Füße hüftgelenksweit voneinander entfernt aufstellen.
- Mit einer gleichmäßigen und vollständigen Einatmung durch die Nase die Wirbelsäule vom Steißbein bis zum Nacken strecken. Darauf achten, den Nacken während der gesamten Übung gestreckt zu lassen. Das Kinn in Richtung Brustbein senken.
- Mit einer gleichmäßigen und vollständigen Ausatmung durch die Nase die Knie in Richtung Oberkörper anheben.
- Die Hände greifen zwischen den beiden Knien hindurch an die Fersen. Die Fersen fest mit den Händen umfassen und die Oberschenkel an den Oberkörper heranziehen.
- Darauf achten, die Fußgelenke gebeugt zu lassen und dabei die Zehen zu strecken.
- Mit einer gleichmäßigen und vollständigen Einatmung durch die Nase noch einmal den Nacken strecken. Das Kinn in Richtung Brustbein senken.
- Mit einer gleichmäßigen und vollständigen Ausatmung den Körper zu einer Seite neigen.
- Mit einer gleichmäßigen und vollständigen Einatmung durch die Nase wieder zurück zur Mitte kommen.
- Mit einer gleichmäßigen und vollständigen Ausatmung den Körper zur anderen Seite neigen.

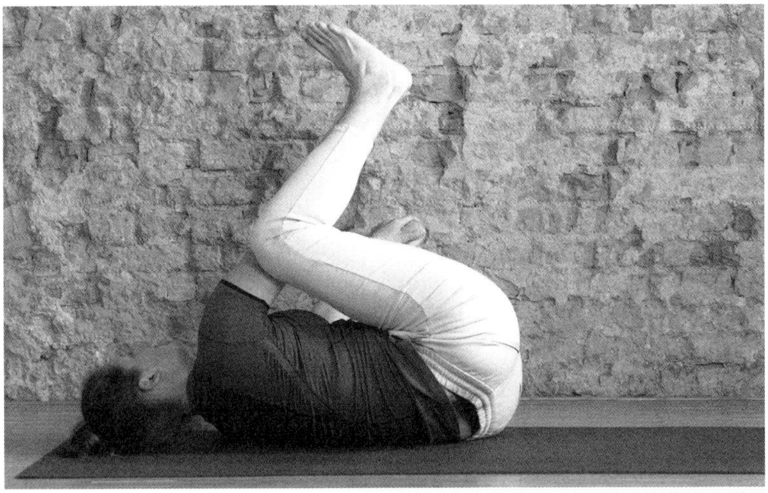

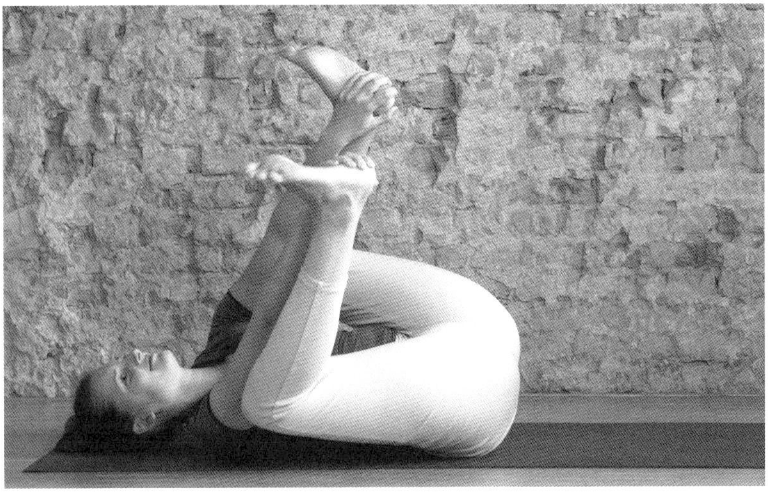

Abbildung 5-73 und 5-74: Spinne

- Mit einer gleichmäßigen und vollständigen Einatmung durch die Nase wieder zurück zur Mitte kommen.
- Bei gleichmäßiger und vollständiger Atmung durch die Nase die Schaukelbewegung mehrmals zu beiden Seiten durchführen. Durch die sanften Schaukelbewegungen die Massage des Rückens und die Dehnung der Bein- und Hüftmuskulatur spüren.
- Zuletzt in der Ausgangshaltung die Wirkungen der Übung wahrnehmen. Um längere Zeit in Rückenlage verweilen zu können, die Füße mehr als hüftgelenksweit voneinander entfernt aufstellen und die Knieinnenseiten gegeneinanderlehnen.
- Die Augen während oder nach der Übung schließen, wenn es angenehm ist und die Konzentration erleichtert.

Hilfsmittel: Spinne mit erhöhtem Kopf

Bei erhöhtem Blut- und/oder Augeninnendruck oder wenn ein Schwindelgefühl auftritt, hilft eine Erhöhung des Kopfes über Herzniveau. Mit diesem Hilfsmittel kann die übende Person trotzdem bei dieser Übung den ganzen Rücken massieren, die Wirbelgelenke, Arm- und Beingelenke mobilisieren sowie die dazugehörige Muskulatur dehnen. Ein Kissen oder eine aufgerollte Decke unter den Kopf legen.

Übung 34

Schulterbrücke

Die Schulterbrücke dynamisch durchgeführt, führt zu einer langsamen Kräftigung der Gesäßmuskulatur – vor allem des großen Gesäßmuskels und der hinteren Oberschenkelmuskeln (**Abb. 5-75 und 5-76**). Die Anspannung des Gesäßmuskels stützt das Becken und die Verbindung zwischen Becken und Lendenwirbelsäule. Die Muskeln auf der Vorderseite der Oberschenkel werden gedehnt. Die Wirbelsäule ist bis zur Halswirbelsäule gestreckt. Die Muskulatur des Brustkorbs wird gedehnt, die Muskulatur des Schultergürtels zieht die Schulterblätter zur Wirbelsäule. Die Haltung wird durch die Auflage der Arme gestützt.

Die Übung ist auch sehr gut zum Training der Beckenbodenmuskulatur und der Sphinkter geeignet. Die Anspannung der Schließmuskeln zu Beginn der Übung und Haltung bis zum Abschluss (Bandhas) trainiert die Muskulatur (siehe Kapitel 5.4.5).

- In die Rückenlage (Ü1) kommen.
- Die Knie beugen und die Füße hüftgelenksweit voneinander entfernt aufstellen. Darauf achten, die Fußgelenke unter den Kniegelenken aufzustellen.
- Mit einer gleichmäßigen und vollständigen Einatmung durch die Nase die Wirbelsäule vom Steißbein bis zum Nacken strecken. Darauf achten, den Nacken während der gesamten Übung gestreckt zu lassen. Das Kinn in Richtung Brustbein senken.
- Mit einer gleichmäßigen und vollständigen Ausatmung durch die Nase die Schultern entspannen und die Arme locker neben dem Körper ablegen.
- Mit einer gleichmäßigen und vollständigen Einatmung durch die Nase die Gesäßmuskulatur,

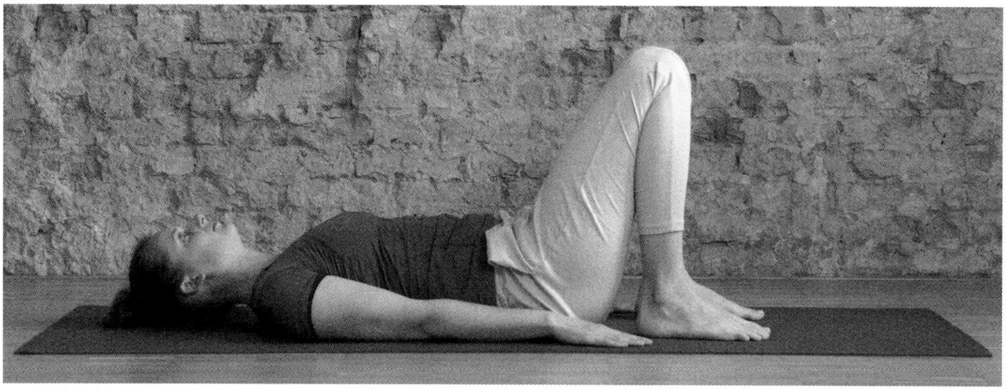

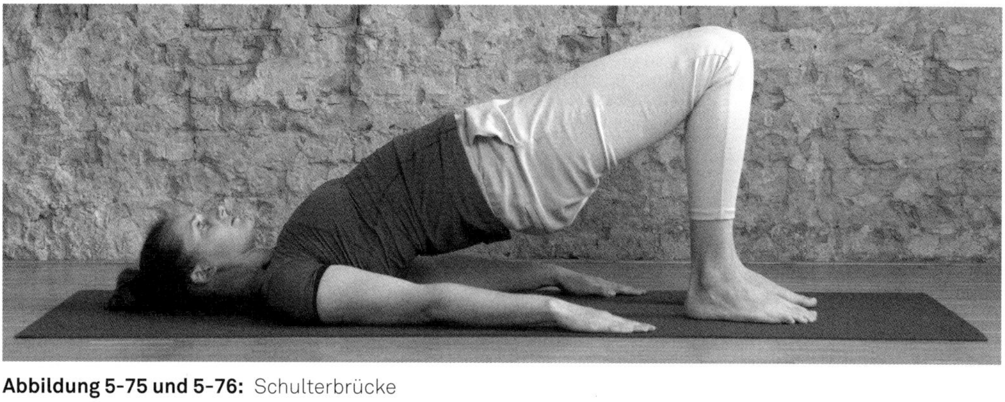

Abbildung 5-75 und 5-76: Schulterbrücke

besser: die Beckenbodenmuskulatur anspannen und den Rücken Wirbel für Wirbel von der Unterlage abheben. Sphinkter anspannen.

- Das Körpergewicht ruht nun auf den Schultern und den Füßen. Zur Unterstützung der Oberschenkel-, Hüft- und Schultermuskulatur die Oberarme und die Füße gegen den Boden drücken. Darauf achten, die Knie parallel zu halten und den Nacken zu strecken.
- Mit einer gleichmäßigen und vollständigen Ausatmung durch die Nase den Rücken Wirbel für Wirbel wieder ablegen. Erst am Ende von Ausatmung und Bewegung die Spannung der Gesäß- bzw. Beckenbodenmuskulatur wieder lösen.
- Bei gleichmäßiger und vollständiger Atmung durch die Nase die Übung mehrmals wiederholen.
- Nach einer gleichmäßigen und vollständigen Einatmung durch die Nase in der Schulterbrücke bleiben.
- Die Hände hinter dem Rücken falten und die Oberarme unter die Schultern ziehen. Oberarme, Hände und Füße drücken gegen die Unterlage.
- Bei gleichmäßiger und vollständiger Atmung durch die Nase die Schulterbrücke einige Atemzüge lang halten.
- Zuletzt mit einer gleichmäßigen und vollständigen Ausatmung durch die Nase die Hände lösen, die Schultern auswärts drehen, die Arme neben dem Körper ablegen und den Rücken Wirbel für Wirbel wieder ablegen. Erst am Ende von Ausatmung und Bewegung die Spannung der Gesäß- bzw. Beckenbodenmuskulatur lösen. Sphinkter entspannen. In der Ausgangshaltung die Wirkungen der Übung wahrnehmen. Um längere Zeit in Rückenlage verweilen zu können, die Füße mehr als hüftgelenksweit voneinander entfernt aufstellen und die Knieinnenseiten gegeneinanderlehnen.
- Die Augen während oder nach der Übung schließen, wenn es angenehm ist und die Konzentration erleichtert.

Variation: Schulterbrücke mit Hilfsmitteln (Abb. 5-77)

Um ein Verweilen in der Schulterbrücke für einige Atemzüge zu ermöglichen, können Klötze oder dicke Bücher unter das Becken gelegt werden. Auf diese Weise lassen sich ohne Anstrengung und bei gleichmäßiger Atmung die Sphinktermuskeln angespannt halten.

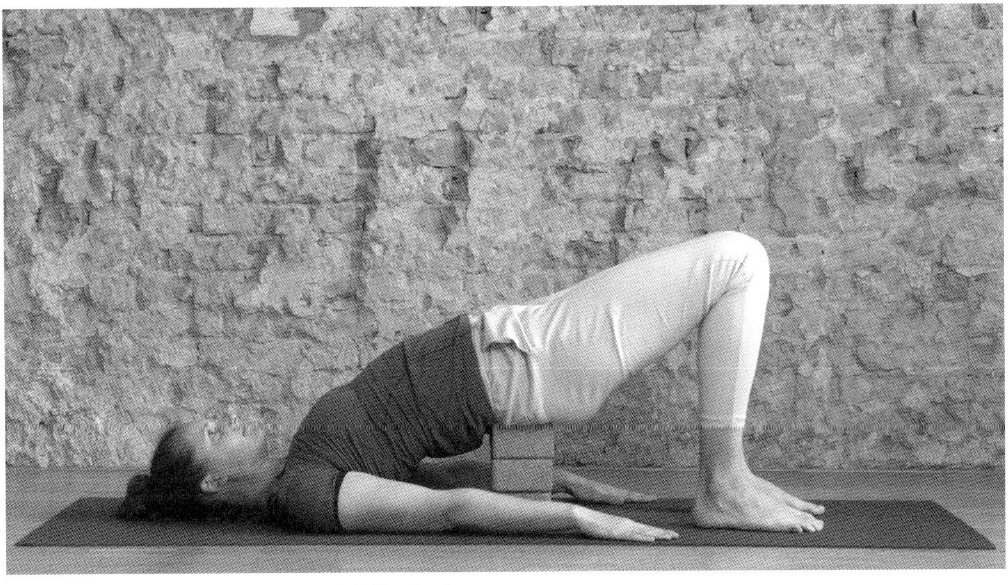

Abbildung 5-77: Schulterbrücke mit Hilfsmittel

Übung 35

Ellenbogen-Knie-Diagonale

In dieser Übung werden die Rücken- und Bauchmuskeln gestärkt (**Abb. 5-78 und 5-79**). Bauch- und Gesäß-/Beckenbodenmuskulatur richten im Zusammenspiel das Becken auf. Durch das Üben in der Diagonale erfolgen Anspannung und Entspannung der Muskelgruppen im Wechsel. Die Spannung der Rückenmuskulatur ist dann ideal, wenn sie während der gesamten Übung die Wirbelsäule in festem Kontakt zum Boden (zur Unterlage) hält.

- In die Rückenlage (Ü1) kommen.
- Die Knie beugen und die Füße hüftgelenksweit voneinander entfernt aufstellen.
- Mit einer gleichmäßigen und vollständigen Einatmung durch die Nase die Wirbelsäule vom Steißbein bis zum Nacken strecken. Darauf achten, den Nacken während der gesamten Übung gestreckt zu lassen. Das Kinn in Richtung Brustbein senken.
- Mit einer gleichmäßigen und vollständigen Ausatmung durch die Nase die Füße vom Boden lösen und die Knie in Richtung Oberkörper heranziehen. Parallel dazu den Oberkörper und die Arme vom Boden abheben, die Arme beugen.
- Abwechselnd diagonal ein Knie und einen Ellenbogen zusammenbringen.
- Bei gleichmäßiger und vollständiger Atmung durch die Nase die Übung mehrmals wiederholen.
- Zuletzt mit einer gleichmäßigen und vollständigen Ausatmung durch die Nase in die Ausgangsposition kommen. In der Ausgangshaltung die Wirkungen der Übung wahrnehmen. Um längere Zeit in Rückenlage verweilen zu können, die Füße mehr als hüftgelenksweit voneinander entfernt aufstellen und die Knieinnenseiten gegeneinanderlehnen.
- Die Augen während oder nach der Übung schließen, wenn es angenehm ist und die Konzentration erleichtert.

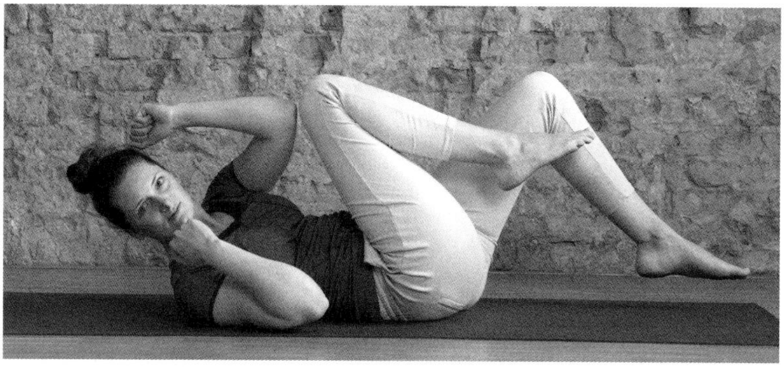

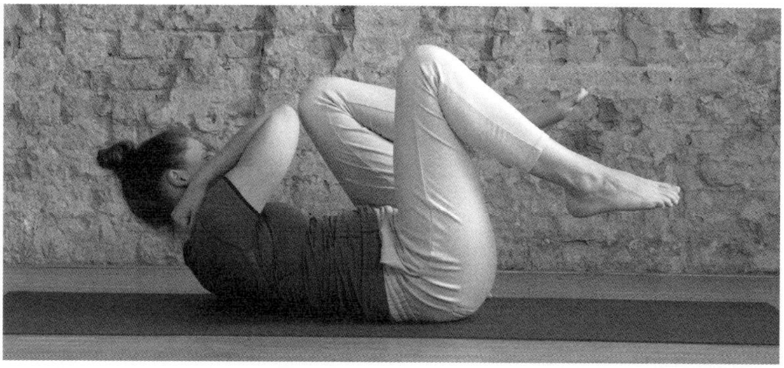

Abbildung 5-78 und 5-79: Ellenbogen-Knie-Diagonale

Übung 36

Bauchmuskeln im Sitz aufbauen

Beim Anspannen der Bauchmuskulatur, des Zwerchfells und der Beckenbodenmuskulatur steigt der Druck im Bauchraum (Bauchpresse) (**Abb. 5-80 und 5-81**). Diese Anspannung steht im Zentrum aufrechter Haltungen, weil sie Kraft und Stabilität verleiht. Bauchmuskeln ermüden schnell und schwächen ab. Dagegen hilft die An- und Entspannung der Bauchmuskeln im Wechsel. Die Ausgangshaltung im Sitz am Boden ist günstig, da die aufgestellten Füße eine Kräftigung der Bauchmuskeln (und nicht des Gesäßmuskels) unterstützen. Bereits sanfte Bewegungen wirken und stärken die Bauchmuskulatur.

- In die Sitzhaltung auf dem Boden (Ü3) kommen.
- Die Knie beugen und die Füße hüftgelenksweit voneinander entfernt aufstellen.
- Die Fußsohlen stehen vollständig und mit gleichmäßig verteiltem Gewicht auf der Unterlage.
- Das Körpergewicht gleichmäßig auf beide Sitzhöcker verteilen und diese fest in die Matte drücken.
- Mit der linken Hand das linke Knie und mit der rechten Hand das rechte Knie von außen umfassen.
- Mit einer gleichmäßigen und vollständigen Einatmung durch die Nase die Wirbelsäule vom Steißbein bis zum Nacken strecken und den Oberkörper zu den Knie ziehen.
- Mit einer gleichmäßigen und vollständigen Ausatmung die Hände lösen und den Oberkörper gestreckt rückwärtsbewegen.
- Mit einer gleichmäßigen und vollständigen Einatmung den Oberkörper gestreckt vorwärtsbewegen und dabei die Arme gestreckt halten.
- Bei gleichmäßiger und vollständiger Atmung durch die Nase die Übung mehrmals wiederholen. Mit kleinen Bewegungen beginnen und im Lauf der Zeit größer werden lassen.
- Zwischendurch kurz mit den Händen die Knie umfassen, um den Oberkörper zu strecken. Dann die Übung fortsetzen.
- Zuletzt mit einer gleichmäßigen und vollständigen Ausatmung durch die Nase den Rücken Wirbel für Wirbel abrollen. In der Rückenlage die Wirkungen der Übung wahrnehmen. Um längere Zeit in Rückenlage verweilen zu können, die Füße mehr als hüftgelenksweit voneinander entfernt aufstellen und die Knieinnenseiten gegeneinanderlehnen.
- Die Augen während oder nach der Übung schließen, wenn es angenehm ist und die Konzentration erleichtert.

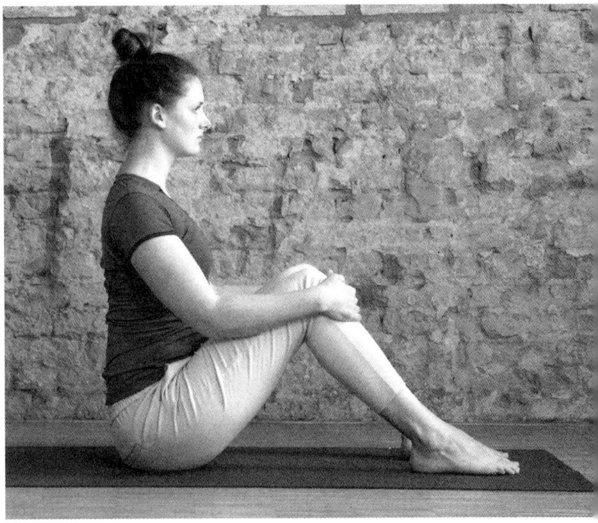

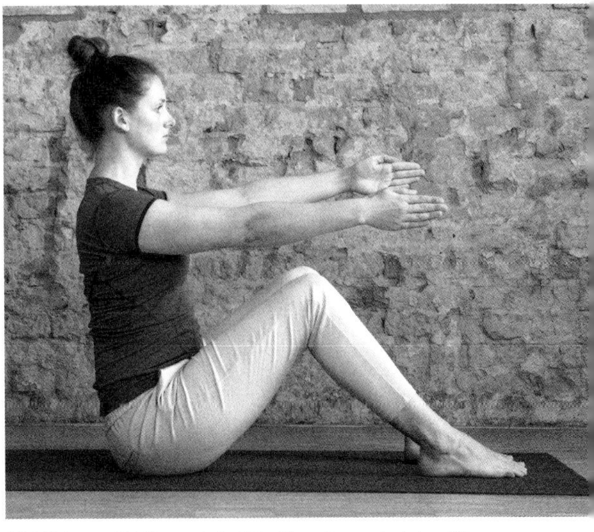

Abbildung 5-80 und 5-81: Bauchmuskel im Sitz aufbauen

Übung 37

Hocke

Die Hocke ist ideal, um Rücken und Beine nach langem Stehen oder Sitzen zu entlasten (**Abb. 5-82**). Den Rücken in der Hocke aushängen zu lassen, mindert sofort Rückenschmerzen – vor allem im Bereich der Lendenwirbelsäule. Die angeborene Fähigkeit, in die Hocke zu gehen, geht häufig verloren, wenn Menschen täglich viel stehen oder lange auf Stühlen sitzen. Sie wieder zu erlernen, ist sinnvoll, weil die Hocke nicht nur den Rücken entspannt, sondern beim Aufrichten Bein- und Gesäßmuskulatur kräftigt und die Hüft-, Knie- und Sprunggelenke mobilisiert.

- In die Standhaltung (Ü1) kommen.
- Die Füße mehr als hüftgelenksbreit voneinander entfernt aufstellen. Idealerweise zeigen die Füße parallel nach vorn.
- Die Fußkanten außen (unter den kleinen Zehen und Außenseiten der Fersen) und die Fußkanten innen (unter den großen Zehen und Innenseiten der Fersen) sind gleichmäßig belastet.
- Mit einer gleichmäßigen und vollständigen Einatmung durch die Nase die Wirbelsäule vom Steißbein bis zum Nacken strecken.
- Mit einer gleichmäßigen und vollständigen Ausatmung durch die Nase die Knie beugen und in die Hocke kommen.
- Den ganzen Rücken und das Gesäß entspannen und in Richtung Boden aushängen lassen. Die Schultern ebenso entspannen und nach unten sinken lassen. Die Arme sind entweder um die Knie gelegt oder befinden sich seitlich vom Körper.
- Bei gleichmäßiger und vollständiger Atmung durch die Nase mehrere Atemzüge lang in der Haltung bleiben.
- Zuletzt mit einer gleichmäßigen und vollständigen Einatmung vorsichtig in den Stand kommen. (In der Hocke sinkt der Blutdruck. Ein plötzliches Aufrichten kann Schwindel erzeugen.) In der Ausgangshaltung die Wirkungen der Übung wahrnehmen.
- Die Augen während oder nach der Übung schließen, wenn es angenehm ist und die Konzentration erleichtert.

Hilfsmittel: Hocke mit erhöhten Fersen (Abb. 5-83)

Wenn die Hocke schwerfällt, hilft eine stabile Fersenerhöhung, wie z. B. ein Klotz oder ein Buch. Mithilfe dieser Fersenerhöhung fällt es leichter, in die Hocke zu gehen und den Rücken vollständig entspannen und aushängen zu lassen. Im Alltag unterwegs können die Fersen auf einem niedrigen Stein (Wegbegrenzung) abgestellt werden.

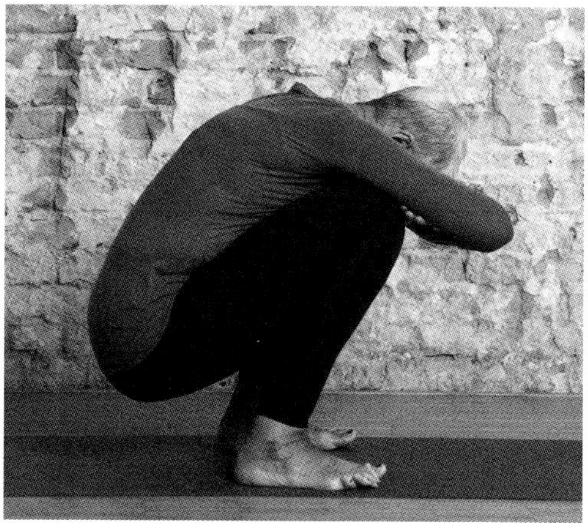

Abbildung 5-82: Hocke

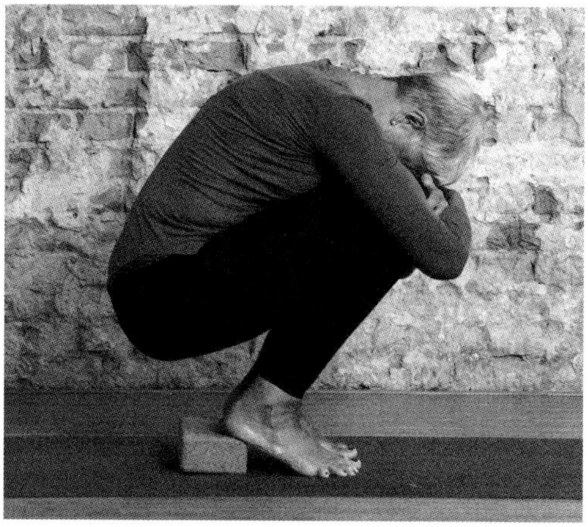

Abbildung 5-83: Hocke mit erhöhten Fersen

Übung 38

Beine seitlich heben

Die Beine werden bei dieser Übung seitlich angehoben (**Abb. 5-84 und 5-85**). Die Muskeln, die diese Bewegung ermöglichen, verlaufen seitlich des Hüftgelenks sowie vom Becken entlang der Beininnenseiten. Die Übung des seitlichen Beinhebens auf ihre Wirkung für das bessere Aussehen der Hüften zu reduzieren („Reiterhosen", „Bauch, Beine, Po"), verkennt die Bedeutung der Muskelgruppen für die Stabilität des Beckens beim Gehen. Fühlbar ist die Aktivität der Hüftmuskulatur auf der Innen- und Außenseite der Oberschenkel und im Gesäß. Diese Muskelgruppen werden angesprochen, wenn beim Üben eine seitliche Bewegung des Beines erfolgt. Wird das Bein nach vorn angehoben, werden andere Muskeln gestärkt, nämlich die, die für die Drehung des Beins im Hüftgelenk zuständig sind.

- In die Rückenlage (U2) kommen und auf die Seite drehen.
- Der untere Arm ist gestreckt. Die Hand des unteren Arms ist mit der Handfläche zum Boden abgelegt. Der Kopf ruht auf dem gestreckten Arm.
- Der obere Arm ist gebeugt. Die Hand ist vor dem Brustbein aufgestellt und gibt dem Körper Halt.
- Mit einer gleichmäßigen und vollständigen Einatmung durch die Nase den ganzen Körper strecken und in einer geraden Linie ausrichten.

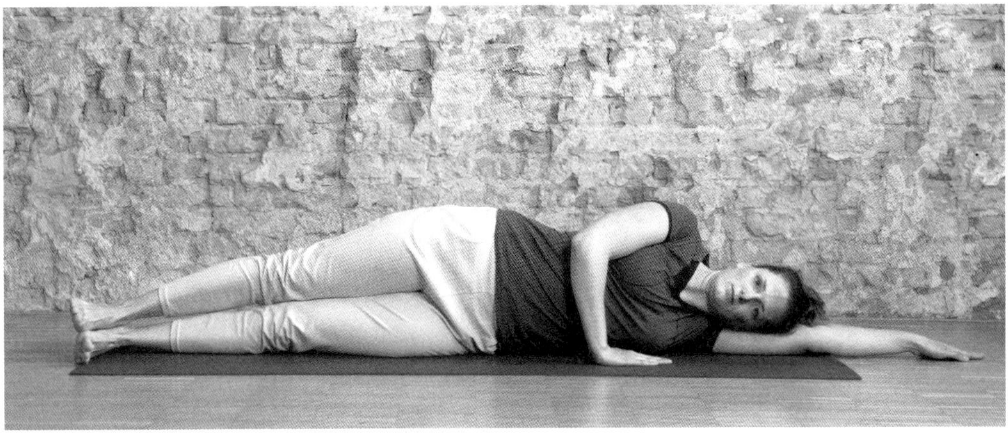

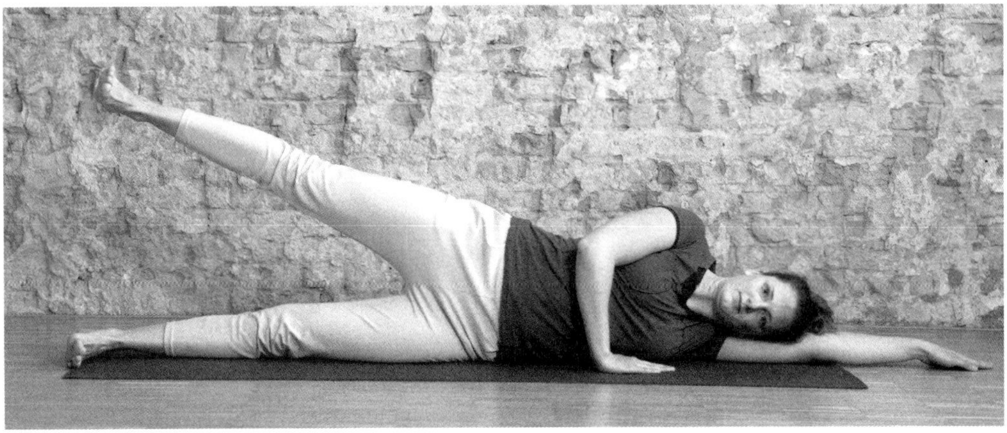

Abbildung 5-84 und 5-85: Beine seitlich heben

Die Gesäß-, besser: die Beckenbodenmuskulatur anspannen. Die Füße gebeugt halten. (Die Fußsohlen drücken gegen eine imaginierte Wand.)

- Mit einer gleichmäßigen und vollständigen Einatmung durch die Nase das obere Bein gestreckt seitlich anheben. Das Bein nicht rotieren. Den Fuß nicht strecken.
- Mit einer gleichmäßigen und vollständigen Ausatmung durch die Nase das obere Bein gestreckt wieder ablegen.
- Bei gleichmäßiger und vollständiger Atmung durch die Nase das obere Bein mehrmals anheben und wieder absenken.
- Nach dem Üben auf einer Seite mit einer gleichmäßigen und vollständigen Einatmung in die Rückenlage drehen.
- In der Rückenlage kurz verweilen und das Gefühl in beiden Beinen, auf beiden Hüftseiten sowie in beiden Schultern und Gesichtshälften vergleichen.
- Dann die Übung zur anderen Seite fortsetzen.
- Zuletzt in der Rückenlage die Wirkungen der Übung wahrnehmen. Um längere Zeit in Rückenlage verweilen zu können, die Füße mehr als hüftgelenksweit voneinander entfernt aufstellen und die Knieinnenseiten gegeneinanderlehnen.
- Die Augen während oder nach der Übung schließen, wenn es angenehm ist und die Konzentration erleichtert.

Hilfsmittel: Beine seitlich heben mit erhöhtem Kopf

Auch die Seitenlage kann bei erhöhtem Blut- und/oder Augeninnendruck zu einem Unwohlsein oder einem Schwindelgefühl führen. Um trotzdem die Übung genießen zu können, ein Kissen oder eine aufgerollte Decke zwischen abgelegten Arm und Kopf legen. Der untere Arm kann auch gebeugt werden, damit der Kopf in der Hand ruhen kann. In dieser Haltung wird der Oberkörper in der Taille leicht gebeugt und schränkt den Bewegungsradius des angehobenen Beins ein.

Übung 39

Schildkröte

Die Muskeln des Rückenstreckers auf Höhe der Lendenwirbelsäule werden bei dieser Übung deutlich gedehnt (**Abb. 5-86**). Dazu ist der Oberkörper aus den Hüftgelenken heraus nach vorn zwischen die Oberschenkel zu beugen. Auch die Gelenke und Muskeln des Schultergürtels werden von dieser Übung angesprochen. Um ein Umgreifen der Unterschenkel oder Fußgelenke (je nach Beweglichkeit) zu ermöglichen, ist eine Haltung auf dem vorderen Teil eines Stuhls notwendig. Dazu muss der Stuhl stabil sein, um durch die Schwerpunktverlagerung nicht zu kippen. Nicht zuletzt handelt es sich bei dieser Übung um eine Umkehrhaltung. Der Kopf ist in der Haltung der Schildkröte unter dem Herzniveau. Diese Übung ist darum für Menschen mit Bluthochdruck und/oder erhöh-

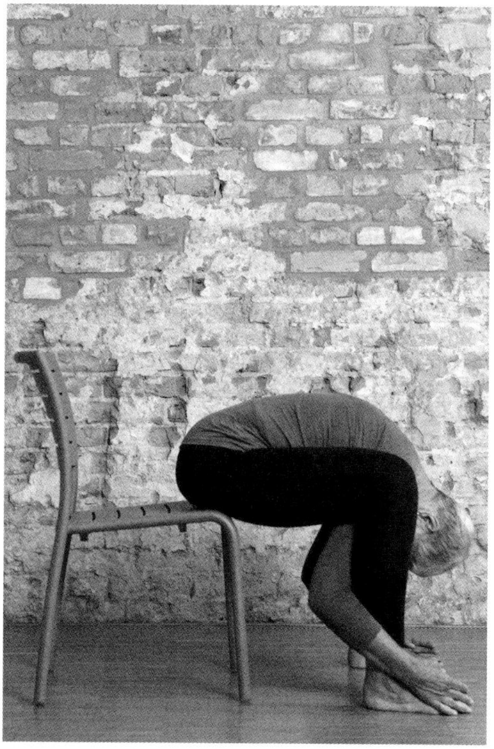

Abbildung 5-86: Schildkröte

tem Augeninnendruck nicht geeignet. Für sie eignet sich alternativ die Übung Gefaltetes Blatt auf dem Stuhl (Ü63.3).

- In den aufrechten Sitz auf dem Stuhl (Ü3) kommen.
- Die Füße deutlich mehr als hüftgelenksweit voneinander entfernt aufstellen.
- Mit einer gleichmäßigen und vollständigen Einatmung durch die Nase das Becken aufrichten, die Gesäß-, besser: die Beckenbodenmuskulatur anspannen und die Wirbelsäule vom Steißbein bis zum Nacken strecken.
- Mit einer gleichmäßigen und vollständigen Ausatmung durch die Nase aus der Hüfte heraus (die Hüftgelenke rotieren) den gestreckten Körper vorbeugen und zwischen den Oberschenkeln ablegen.
- Die Außenseiten der beiden Oberarme sind auf den Innenseiten der Knie. Die Arme umgreifen von außen an die Unterschenkel. Die Hände umfassen die Unterschenkel oder Fußgelenke.
- Bei gestreckter Wirbelsäule Kopf und Nacken entspannt hängen lassen.
- Bei gleichmäßiger und vollständiger Atmung durch die Nase einige Atemzüge lang in dieser Haltung bleiben.
- Mit einer gleichmäßigen und vollständigen Einatmung durch die Nase die Hände lösen, den Nacken strecken und mit gestreckter Wirbelsäule wieder aufrichten.
- Zuletzt in der Ausgangshaltung die Wirkungen der Übung wahrnehmen.
- Die Augen während oder nach der Übung schließen, wenn es angenehm ist und die Konzentration erleichtert.

Übung 40

Hüftgelenksrotation

Die Außenrotation der Beine ermöglicht eine Muskelgruppe aus fünf Muskeln, die unter den großen Gesäßmuskeln zwischen dem großen Rollhügel und der Außenseite der Darmbeinknochen liegen. Eine Gruppe von Muskeln als Gegenspieler gibt es nicht, sondern Teile der Gesäßmuskeln und der Adduktoren übernehmen die Funktion. Die Muskeln, die das Bein auswärtsdrehen, sind denen, die das Bein einwärtsdrehen, an Kraft überlegen. Je nach Beweglichkeit des Hüftgelenks und Dehnfähigkeit der beteiligten Muskeln ist eine Bewegung von kleinen zu größeren Kreisen sinnvoll. Auf Geräusche und Blockaden im rotierenden Hüftgelenk achten, ebenso auf Änderungen, die durch Verkleinerungen und Vergrößerungen des Bewegungsradius oder bei Änderung der Rotationsrichtung hervorgerufen werden (**Abb. 5-87 und 5-88**).

- In die Rückenlage (Ü1) kommen.
- Die Knie beugen und die Füße hüftgelenksweit voneinander entfernt aufstellen.
- Mit einer gleichmäßigen und vollständigen Einatmung durch die Nase die Wirbelsäule vom Steißbein bis zum Nacken strecken. Das Kinn in Richtung Brustbein neigen.
- Die Arme entspannt seitlich neben dem Körper ablegen.
- Einen Fuß aufgestellt lassen, den anderen Fuß abheben, das Bein beugen und zum Oberkörper heranziehen.
- Mit einer gleichmäßigen und vollständigen Einatmung durch die Nase das gebeugte Bein vollständig strecken. Der Fuß bleibt bei der Beinstreckung gebeugt (wie beim Gasgeben).
- Mit einer gleichmäßigen und vollständigen Ausatmung durch die Nase das gestreckte Bein knapp über dem Boden in einem Halbkreis zur Seite bewegen, dann langsam beugen und wieder zum Oberkörper führen.
- Je nach Beweglichkeit des Hüftgelenks und Übungserfahrung mit kleinen Kreisen begin-

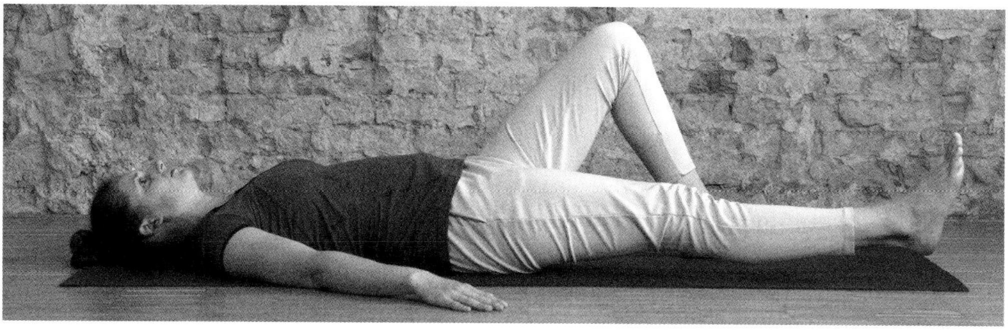

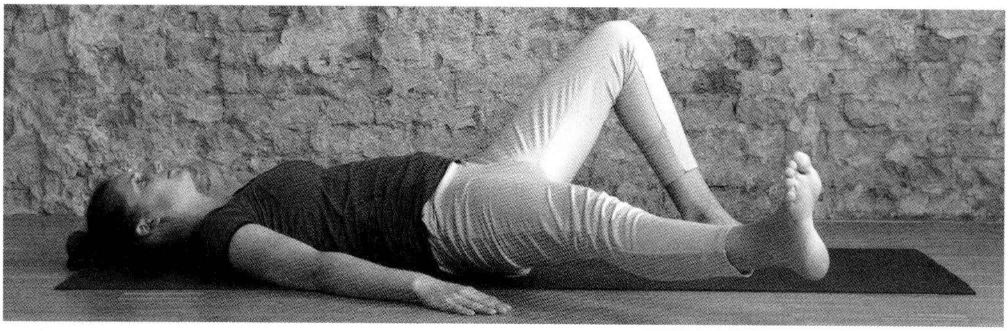

Abbildung 5-87 und 5-88: Hüftgelenksrotation

nen und langsam zu größeren steigern. Auf die Geräusche und Blockaden im rotierenden Hüftgelenk und in der Wirbelsäule achten und deren Veränderungen durch die Variation des Radius oder der Rotationsrichtung wahrnehmen.

- Bei gleichmäßiger und vollständiger Atmung durch die Nase die Übung mehrmals mit demselben Bein in derselben Bewegungsrichtung wiederholen.
- Dann mit demselben Bein weiter üben, aber die Bewegungsrichtung ändern.
- Mit einer gleichmäßigen und vollständigen Einatmung durch die Nase das gebeugte Bein zur Seite neigen, strecken und gestreckt knapp über dem Boden in einem Halbkreis zur Mitte führen.
- Mit einer gleichmäßigen und vollständigen Ausatmung durch die Nase das gestreckte Bein langsam beugen und wieder zum Oberkörper heranziehen.
- Bei gleichmäßiger und vollständiger Atmung durch die Nase die Übung mehrmals in dieser Bewegungsrichtung wiederholen.
- Nach dem Üben mit einem Bein, beide Füße aufstellen und in der Ausgangsposition das Gefühl in beiden Beinen, auf beiden Seiten des Beckens und des Körpers vergleichen.
- Dann die Übung mit dem anderen Bein fortsetzen. Dazu das andere Bein erst strecken, einen Halbkreis zur Seite beschreiben, beugen und zum Oberkörper bringen und nach mehrmaligem Üben mit demselben Bein in entgegengesetzter Bewegungsrichtung fortfahren und das gebeugte Bein zur Seite bewegen, strecken und bis zur Mitte führen und dann wieder beugen und zum Oberkörper ziehen.
- Darauf achten, den Nacken während der ganzen Übungszeit gestreckt zu lassen.
- Zuletzt in der Ausgangshaltung die Wirkungen der Übung wahrnehmen. Um längere Zeit in Rückenlage verweilen zu können, die Füße mehr als hüftgelenksweit voneinander entfernt aufstellen und die Knieinnenseiten gegeneinanderlehnen.
- Die Augen während oder nach der Übung schließen, wenn es angenehm ist und die Konzentration erleichtert.

Übung 41

Knierotation in Rückenlage

Bei Knieproblemen lohnt es sich, diese kleine, aber sehr wirksame Übung noch im Bett und vor der ersten Belastung der Kniegelenke durchzuführen (**Abb. 5-89 und 5-90**). Sie bringt die Kniegelenke durch leichte Rotationen ohne Körperbelastung wieder in eine gute Ausgangslage. (Im Schlaf kann es durch fehlende Bewegung der Kniegelenke oder ungünstige Lagerung der Beine zu Schmerzen in den Kniegelenken kommen.) Die Übung beugt Kontrakturen bei bettlägerigen Menschen vor. Die Kniegelenke werden mobilisiert durch eine langsame Rotation der Schienbeine im Kniegelenk – mit Halt der Kniescheiben. Die Rotation wird in beiden Richtungen durchgeführt. Eine Linderung von Schmerzen durch Änderung der Bewegungsrichtung

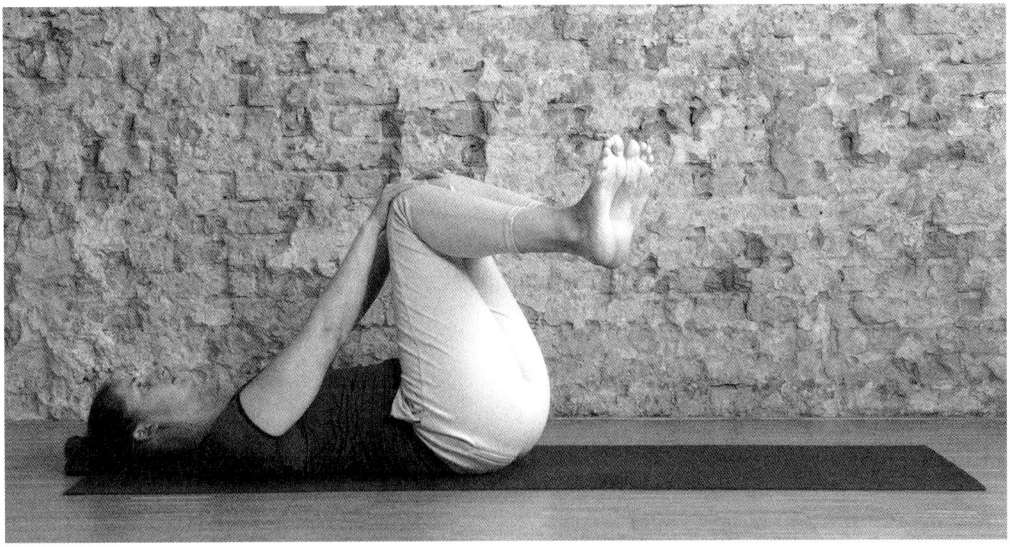

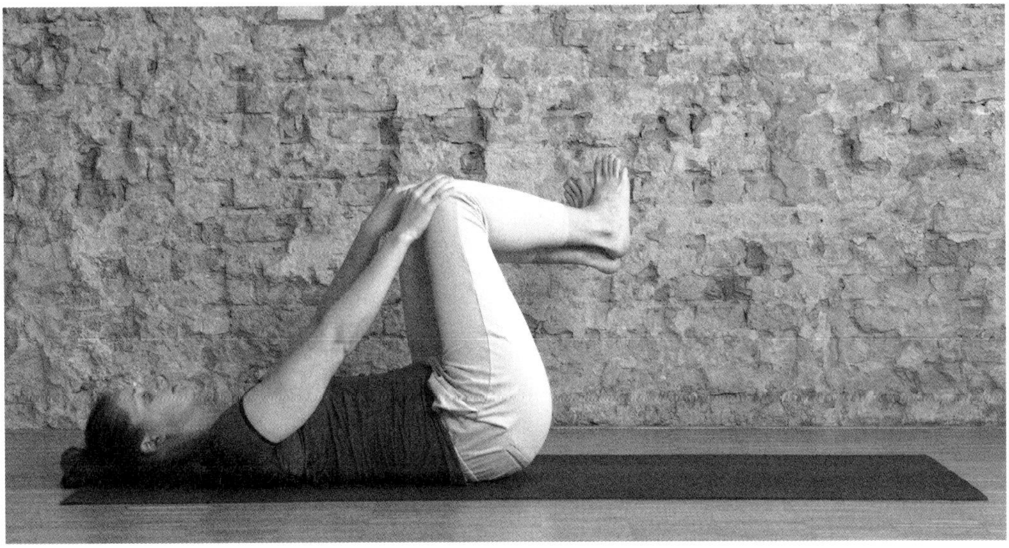

Abbildung 5-89 und 5-90: Knierotation in Rückenlage

oder Verkleinerung bzw. Vergrößerung der Bewegungen versuchen.

- In die Rückenlage (Ü1) kommen.
- Die Knie beugen und die Füße hüftgelenksweit voneinander entfernt aufstellen.
- Mit einer gleichmäßigen und vollständigen Einatmung durch die Nase die Wirbelsäule vom Steißbein bis zum Nacken strecken. Das Kinn in Richtung Brustbein neigen.
- Mit einer gleichmäßigen und vollständigen Ausatmung durch die Nase die gebeugten Knie zum Oberkörper heranziehen bis die linke Hand das linke und die rechte Hand das rechte Knie umfassen können. Die Handflächen ruhen auf den Kniescheiben.
- Bei gleichmäßiger und vollständiger Atmung durch die Nase die Unterschenkel parallel in einem kleinen Kreis rotieren. Die Bewegungen langsam vergrößern und auf Blockaden oder Geräusche in den Kniegelenken achten.
- Dann bei gleichmäßiger und vollständiger Atmung durch die Nase die Bewegungsrichtung ändern und auf Unterschiede durch Richtungswechsel und Bewegungsradius achten.
- Zuletzt in der Ausgangshaltung die Wirkungen der Übung wahrnehmen.
- Die Augen während oder nach der Übung schließen, wenn es angenehm ist und die Konzentration erleichtert.

Hilfsmittel: Knierotation in Rückenlage mit erhöhtem Kopf

Eine Höherlagerung des Kopfes ermöglicht die für die Kniegelenke wirksame Übung auch bei Bluthochdruck und/oder erhöhtem Augeninnendruck.

Variation: Knierotation im Stand (Abb 5-91 und 5-92)

Nach langem Sitzen oder Stehen im Alltag ist eine gezielte Mobilisierung der Kniegelenke – vor allem bei bestehenden Knieproblemen – sinnvoll. Wenn ein Üben in Rückenlage (wegen der Ge-

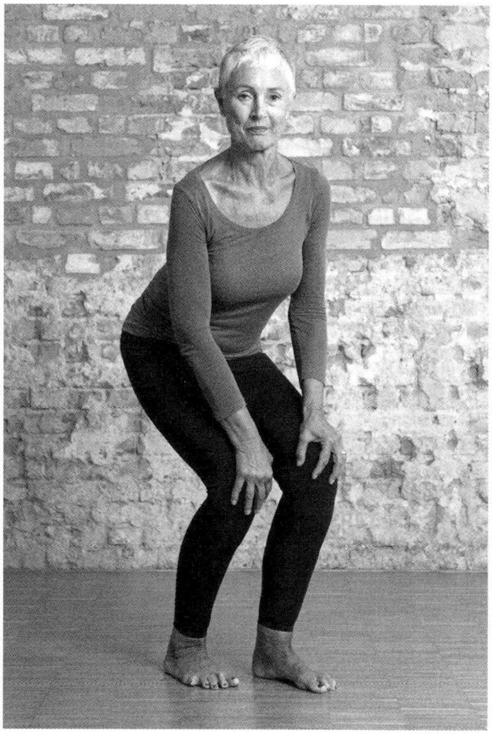

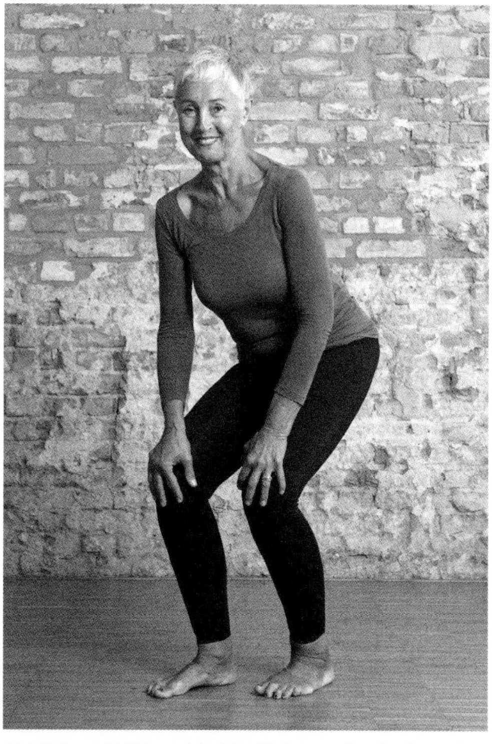

Abbildung 5-91 und 5-92: Knierotation im Stand

wichtsentlastung des Kniegelenks am besten) nicht möglich ist, ist ein Üben im Stand eine Lösung.

- In die Standhaltung (Ü2) kommen.
- Knie und Fußgelenke hüftgelenksweit zusammenbringen.
- Mit einer gleichmäßigen und vollständigen Einatmung durch die Nase die Wirbelsäule vom Steißbein bis zum Nacken strecken. Das Kinn in Richtung Brustbein neigen.
- Mit einer gleichmäßigen und vollständigen Ausatmung durch die Nase mit geradem Rücken die Knie leicht beugen. Die linke Hand aufs linke und die rechte Hand aufs rechte Knie legen. Die Handflächen ruhen auf den Kniescheiben.
- Bei gleichmäßiger und vollständiger Atmung durch die Nase die gebeugten Knie langsam in eine Richtung kreisen. Einige Atemzüge lang die kreisenden Bewegung machen und dabei auf Geräusche und Blockaden achten.
- Dann bei gleichmäßiger und vollständiger Atmung durch die Nase die Bewegungsrichtung ändern und auf Unterschiede durch Richtungswechsel und Bewegungsradius achten.
- Mit einer gleichmäßigen und vollständigen Ausatmung durch die Nase den Oberkörper wieder aufrollen oder gestreckt aufrichten.
- Im Stand das Gefühl in den Knien wahrnehmen.
- Zuletzt in der Ausgangshaltung die Wirkungen der Übung wahrnehmen.
- Die Augen während oder nach der Übung schließen, wenn es angenehm ist und die Konzentration erleichtert.

Variation: Knierotation auf dem Stuhl

Nicht zuletzt bleiben die positiven Wirkungen der Übung erhalten, wenn die Mobilisierung der Kniegelenke in Sitzhaltung geschieht.

- In die Sitzhaltung (Ü2) kommen.
- Mit einer gleichmäßigen und vollständigen Einatmung durch die Nase die Wirbelsaule vom Steißbein bis zum Nacken strecken. Das Kinn in Richtung Brustbein neigen.
- Mit einer gleichmäßigen und vollständigen Ausatmung durch die Nase ein Knie zum Oberkörper heranziehen und mit beiden Händen die Kniescheibe umfassen.
- Bei gleichmäßiger und vollständiger Atmung durch die Nase den Unterschenkel des gebeugten Knies langsam in eine Richtung kreisen. Einige Atemzüge lang die kreisende Bewegung machen und dabei auf Geräusche und Blockaden achten.
- Dann bei gleichmäßiger und vollständiger Atmung durch die Nase die Bewegungsrichtung ändern und auf Unterschiede durch Richtungswechsel und Bewegungsradius achten.
- Mit einer gleichmäßigen und vollständigen Einatmung durch die Nase das mobilisierte Bein abstellen.
- In einer Pause das Gefühl in beiden Knien vergleichen.
- Dann die Übung mit dem anderen Knie durchführen.
- Zuletzt in der Ausgangshaltung die Wirkungen der Übung wahrnehmen.
- Die Augen während oder nach der Übung schließen, wenn es angenehm ist und die Konzentration erleichtert.

Übung 42

Arme und Beine parallel heben

Bei dieser Übung werden die Beinmuskeln trainiert, ohne Kopf und Rumpf tragen zu müssen (**Abb. 5-93**). Die parallele Bewegung der Arme und Beine wird durch die Atmung geführt und koordiniert. Der Weg der Arme ist länger, als der Weg der Beine. Die Armbewegung ist im Verhältnis zur Beinbewegung schneller. Bei Bluthochdruck und/oder erhöhtem Augeninnendruck den Kopf auf einem Kissen höher lagern.

- In die Rückenlage mit aufgestellten Füßen (Ü1) kommen.
- Mit einer gleichmäßigen und vollständigen Einatmung durch die Nase die Wirbelsäule vom Steißbein bis zum Nacken strecken. Das Kinn in Richtung Brustbein neigen.
- Die Arme neben dem Körper ablegen. Die Handflächen liegen auf dem Boden.
- Mit einer gleichmäßigen und vollständigen Ausatmung durch die Nase die gebeugten Beine zum Oberkörper heranziehen. Den Nacken gestreckt lassen. Die Schultern entspannt nach unten sinken lassen. Stirn und Mund entspannen, Lippen und Zunge lösen.
- Mit einer gleichmäßigen und vollständigen Einatmung durch die Nase die Arme anheben und gestreckt neben dem Kopf ablegen. Parallel dazu die gebeugten Beine in Richtung Zimmerdecke strecken. Die Füße sind gebeugt, die Zehen bleiben gestreckt.
- Mit einer gleichmäßigen und vollständigen Ausatmung durch die Nase die Arme wieder ablegen und die Beine beugen.
- Bei gleichmäßiger und vollständiger Atmung durch die Nase die Übung mehrmals wiederholen.
- Zuletzt mit einer gleichmäßigen und vollständigen Ausatmung durch die Nase die Füße wieder aufstellen und die Arme seitlich ablegen. In der Ausgangshaltung die Wirkungen der Übung wahrnehmen. Um längere Zeit in Rückenlage verweilen zu können, die Füße mehr als hüftgelenksweit voneinander entfernt aufstellen und die Knieinnenseiten gegeneinanderlehnen.
- Die Augen während oder nach der Übung schließen, wenn es angenehm ist und die Konzentration erleichtert.

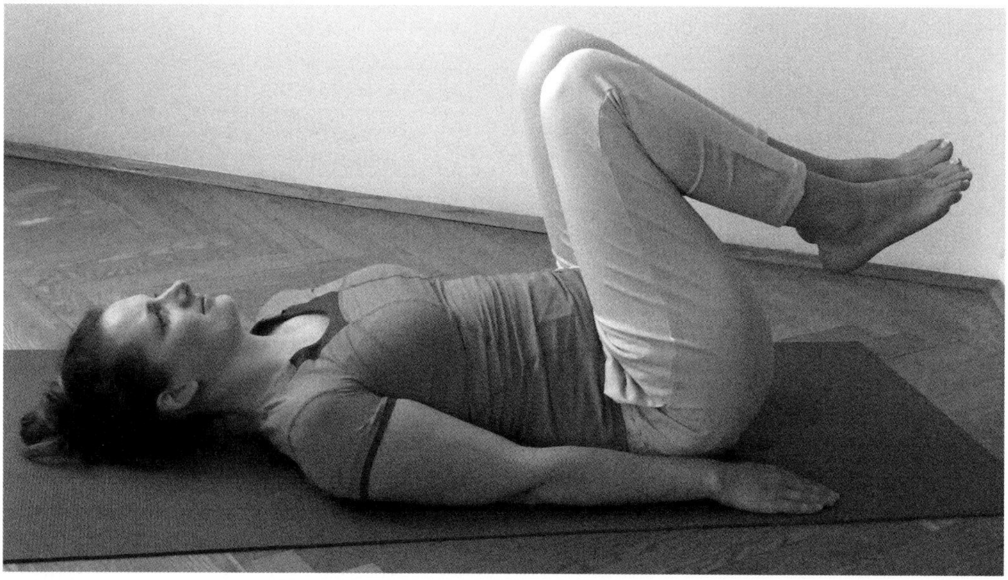

Abbildung 5-93: Arme und Beine parallel heben

Übung 43

Schultern und Hüften in Rückenlage heben

Diese Übung ist eine Fortsetzung der vorangegangenen und kann angeschlossen werden (**Abb. 5-94 und 5-95**). Sie mobilisiert die Gelenke des Schultergürtels und des Beckens und dehnt die beteiligten Muskelgruppen. Die Bewegungen mit Schultern und Armen sowie Becken und Beinen können nacheinander oder parallel erfolgen.

- In die Rückenlage mit aufgestellten Füßen (Ü1) kommen.
- Mit einer gleichmäßigen und vollständigen Einatmung durch die Nase die Wirbelsäule vom Steißbein bis zum Nacken strecken. Das Kinn in Richtung Brustbein neigen.
- Die Arme neben dem Körper ablegen. Die Handflächen liegen auf dem Boden.
- Mit einer gleichmäßigen und vollständigen Ausatmung durch die Nase die gebeugten Beine zum Oberkörper heranziehen. Den Nacken gestreckt lassen. Die Schultern entspannt nach unten sinken lassen. Stirn und Mund entspannen, Lippen und Zunge lösen.
- Mit einer gleichmäßigen und vollständigen Einatmung durch die Nase die Arme anheben bis sie im rechten Winkel zur Unterlage stehen und die Fingerspitzen zur Zimmerdecke zeigen. Parallel dazu die Beine in Richtung Zimmerdecke strecken.
- Mit einer gleichmäßigen und vollständigen Einatmung durch die Nase den rechten Arm aufwärts strecken.
- Mit einer gleichmäßigen und vollständigen Ausatmung durch die Nase den rechten Arm wieder gestreckt zurück bewegen.
- Dann die Bewegung mit dem linken Arm durchführen.
- Bei gleichmäßiger und vollständiger Atmung durch die Nase die Schulter-/Armbewegungen links und rechts im Wechsel mehrmals wiederholen. Das wechselnde Abheben der beiden Schulterblätter vom Boden wahrnehmen.

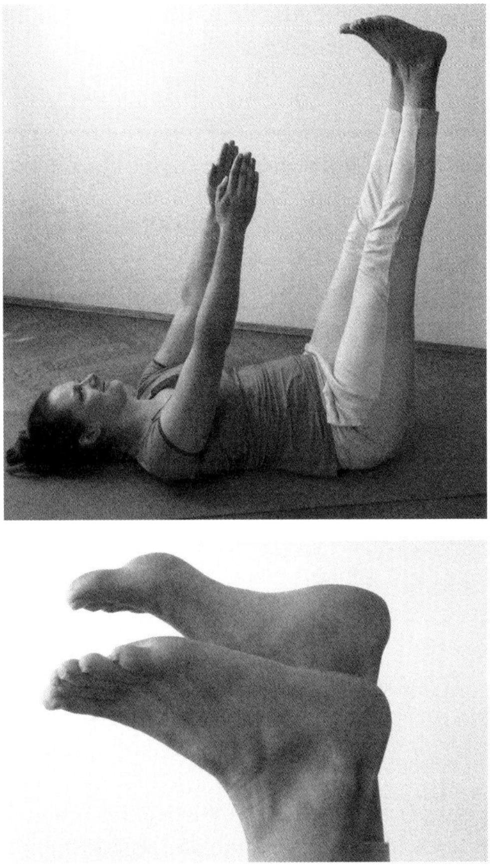

Abbildung 5-94 und 5-95: Schultern und Hüften in Rückenlage heben

- Danach oder parallel dazu die gestreckten Beine in gleicher Weise abwechselnd aus der Hüfte heraus in Richtung Zimmerdecke bewegen. Das wechselnde Abheben der beiden Beckenseiten vom Boden wahrnehmen.
- Zuletzt mit einer gleichmäßigen und vollständigen Ausatmung durch die Nase die Füße wieder aufstellen und die Arme wieder seitlich ablegen. In der Ausgangshaltung die Wirkungen der Übung wahrnehmen. Um längere Zeit in Rückenlage verweilen zu können, die Füße mehr als hüftgelenksweit voneinander entfernt aufstellen und die Knieinnenseiten gegeneinanderlehnen.
- Die Augen während oder nach der Übung schließen, wenn es angenehm ist und die Konzentration erleichtert.

Hilfsmittel: Schultern und Hüften in Rückenlage heben mit erhöhtem Kopf

Tritt ein Schwindelgefühl in der Rückenlage auf oder sind Blut- und/oder Augeninnendruck erhöht, ist trotzdem eine Mobilisierung der Schultern und Hüften möglich. Dann den Kopf auf einem Kissen über dem Herzniveau ablegen.

Übung 44

Schmetterling in Rückenlage

Die Übung des Schmetterlings spricht die innere Hüftmuskulatur an (**Abb. 5-96**). Die Adduktoren sind oft verkürzt und erlauben nur eine geringe Spreizung, die aber durch das Üben verbessert werden kann. Um sich die Bewegungsmöglichkeit deutlich zu machen, kann abwechselnd nur mit einer Seite geübt werden. Bei einem aufgestellten Fuß mit gebeugtem Knie lässt sich das andere Knie vollständig auf dem Boden ablegen. Ebenso zur anderen Seite. Das gleichzeitige Ablegen beider Knie fällt oft schwer, weil die Innenschenkelmuskulatur nicht flexibel genug ist.

- In die Rückenlage mit aufgestellten Füßen (Ü1) kommen.
- Mit einer gleichmäßigen und vollständigen Einatmung durch die Nase die Wirbelsäule vom Steißbein bis zum Nacken strecken. Das Kinn in Richtung Brustbein neigen.
- Die Arme etwas vom Körper entfernt seitlich ablegen.
- Mit einer gleichmäßigen und vollständigen Ausatmung durch die Nase die gebeugten Beine zu den Seiten absenken und die Fußsohlen gegeneinanderlegen. Den Nacken gestreckt lassen. Die Schultern entspannt nach unten sinken lassen. Stirn und Mund entspannen, Lippen und Zunge lösen.
- Bei gleichmäßiger und vollständiger Atmung durch die Nase einige Atemzüge lang in der Haltung bleiben. Evtl. während einer Ausatmung die Knie noch etwas mehr seitlich absinken lassen.
- Zuletzt mit einer gleichmäßigen und vollständigen Einatmung durch die Nase die Knie wieder aufrichten und die Füße aufstellen. Die Arme seitlich vom Körper ablegen. In der Ausgangshaltung die Wirkungen der Übung wahrnehmen. Um längere Zeit in Rückenlage verweilen zu können, die Füße mehr als hüftgelenksweit voneinander entfernt aufstellen und die Knieinnenseiten gegeneinanderlehnen.
- Die Augen während oder nach der Übung schließen, wenn es angenehm ist und die Konzentration erleichtert.

Hilfsmittel: Schmetterling in Rückenlage mit erhöhtem Kopf

Auch bei dieser Übung in Rückenlage daran denken, dass sie bei Schwindel sowie bei erhöhtem Blut- und/oder Augeninnendruck durch eine Hochlagerung des Kopfes erleichtert wird.

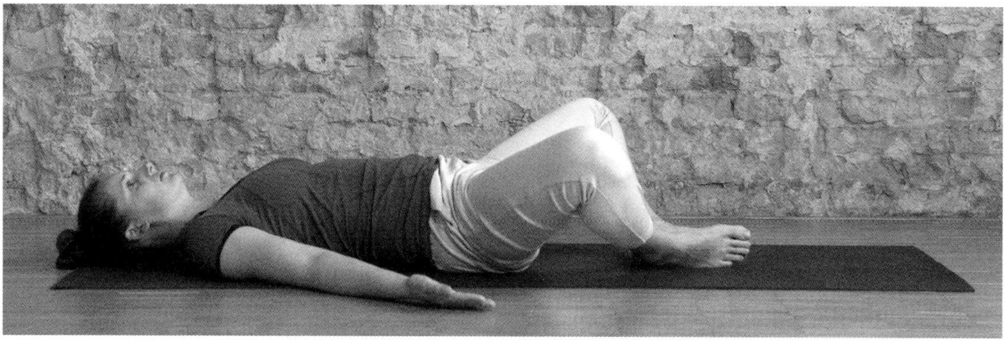

Abbildung 5-96: Schmetterling in Rückenlage

Variation: Schmetterling im Schneidersitz (Abb. 5-97)

Die Übung ist auch im Schneidersitz zu machen. Dabei ist auf die Rückenstreckung zu achten, wenn der Oberkörper sich vorneigt und die Hände die Füße umgreifen.

- In den Schneidersitz (Ü3) kommen.
- Das Becken aufrichten, das Körpergewicht auf beide Sitzbeinhöcker gleichmäßig verteilen. Evtl. die Gesäßmuskeln kurz auf beiden Seiten mithilfe der Hände abheben, um ganz am Boden zu sitzen.
- Mit einer gleichmäßigen und vollständigen Einatmung durch die Nase die Wirbelsäule vom Steißbein bis zum Nacken strecken. Das Kinn in Richtung Brustbein neigen. Die Schultern, Stirn und Mund entspannen. Die Zunge vom Gaumen lösen.
- Mit einer gleichmäßigen und vollständigen Ausatmung durch die Nase die Fußsohlen gegeneinanderlegen und die gebeugten Beine zu den Seiten absenken. Den Nacken gestreckt lassen. Die Schultern entspannt nach unten sinken lassen. Stirn und Mund entspannen, Lippen und Zunge lösen.
- Mit einer gleichmäßigen und vollständigen Einatmung durch die Nase erneut die Wirbelsäule vom Steißbein bis zum Nacken strecken.
- Mit einer gleichmäßigen und vollständigen Ausatmung durch die Nase den gestreckten Oberkörper aus den Hüftgelenken heraus nach vorn beugen und mit den Händen die Füße umfassen.
- Bei gleichmäßiger und vollständiger Atmung durch die Nase einige Atemzüge lang in der Haltung bleiben. Evtl. während einer Ausatmung die Knie noch etwas mehr seitlich absinken lassen.
- Zuletzt mit einer gleichmäßigen und vollständigen Einatmung durch die Nase die Knie wieder aufrichten und die Füße aufstellen. Die Hände in den Schoß legen. In der Ausgangshaltung die Wirkungen der Übung wahrnehmen.
- Die Augen während oder nach der Übung schließen, wenn es angenehm ist und die Konzentration erleichtert.

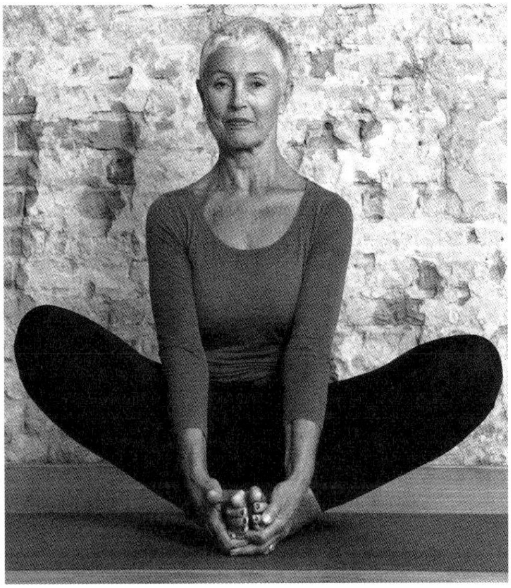

Abbildung 5-97: Schmetterling im Schneidersitz

Hilfsmittel: Schmetterling im Schneidersitz erhöht oder gestützt

Die aufrechte Sitzhaltung in der Vorbeuge gelingt zu Anfang leichter, wenn das Gesäß höher gelagert wird oder die Lendenwirbelsäule und das Becken gegen eine Wand gelehnt werden.

Übung 45:

Beine gegen eine Wand lehnen

Diese Haltung ist eine wirksame Ausgleichshaltung für Menschen, die lange Zeit auf den Beinen standen (**Abb. 5-98 und 5-99**). Sie entlastet den gesamten Stütz- und Halteapparat und die Beinvenen. Da die Übung wie eine Autotransfusion wirkt, kann sie auch bei plötzlichem Kreislaufabfall eingesetzt werden (in dem Fall hält die helfende Person die Beine hoch). Diese Eigenschaft macht die Übung für Menschen mit hohem Blutdruck und/oder erhöhtem Augeninnendruck nur bedingt geeignet. Eine erhöhte Kopflagerung ist hilfreich. Für ein längeres Verweilen in der Haltung empfiehlt sich eine weiche Unterlage und eine Kopferhöhung. Schnelles Aufstehen aus der Haltung kann zu Schwindel führen. Ein langsames Aufrichten über die Seite ist zu empfehlen.

- Eine Matte (oder Decke) mit der kurzen Seite vor die Wand legen (evtl. ein Kissen für den Kopf bereit legen).
- In die Sitzhaltung mit aufgestellten Füßen auf dem Boden (Ü3) kommen. Die Hände hinter dem Körper aufsetzen. Körper- und Beinseite haben Kontakt zur Wand.
- Nach hinten beugen und die Beine seitwärts drehen bis der Oberkörper abgelegt ist und die Fersen locker gegen die Wand lehnen.
- Mit einer gleichmäßigen und vollständigen Einatmung durch die Nase die Wirbelsäule vom Steißbein bis zum Nacken strecken. Das Kinn in Richtung Brustbein neigen. Die Arme seitlich neben dem Körper ablegen.
- Mit einer gleichmäßigen und vollständigen Ausatmung durch die Nase die Schultern entspannen, die Arme und den Rumpf in die Unterlage sinken lassen. Stirn und Mund entspannen, Lippen und Zunge lösen.
- Bei gleichmäßiger und vollständiger Atmung durch die Nase eine Weile in der Haltung bleiben.
- Die Augen während der Übung schließen, wenn es angenehm ist und die Konzentration erleichtert.
- Um die Haltung aufzulösen, mit einer gleichmäßigen und vollständigen Ausatmung durch die Nase die Knie beugen und zu einer Seite drehen.
- In der Seitenlage mit gebeugten Beinen verweilen.
- Mit einer gleichmäßigen und vollständigen Einatmung durch die Nase über die Seite aufrichten und in die Ausgangsposition kommen (evtl. gegen die Wand lehnen) und die Wirkungen der Übung wahrnehmen.

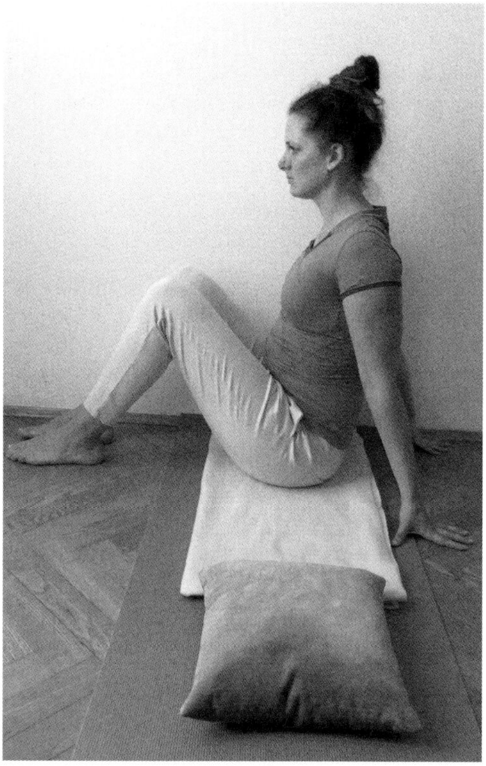
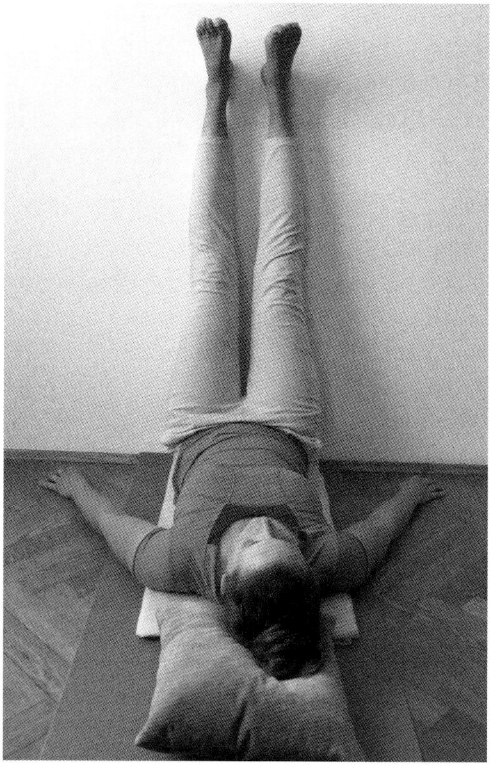

Abbildung 5-98 und 5-99: Beine gegen eine Wand lehnen

Übung 46:

Drehsitz am Boden

Die hintere Hüftmuskulatur wird beim Drehsitz am Boden gedehnt (**Abb. 5-100**). Damit eine freie Rotation der Wirbelsäule gewährleistet ist, wird der Rücken zunächst gestreckt. Die Streckung des Rückens wird durch den aufgestützten Arm aufrechterhalten. Auch bei der Auflösung der Haltung zuerst noch einmal die Wirbelsäule aufrichten und dann erst wieder in die Ausgangshaltung kommen.

- In den Sitz am Boden (Ü3) kommen.
- Die Beine nebeneinander ausgestreckt ablegen.
- Das Becken aufrichten, das Körpergewicht auf beide Sitzbeinhöcker gleichmäßig verteilen. Evtl. die Gesäßmuskeln kurz auf beiden Seiten mithilfe der Hände abheben, um ganz am Boden zu sitzen.
- Mit einer gleichmäßigen und vollständigen Einatmung durch die Nase das Becken aufrichten und den Rücken vom Steißbein bis zum Nacken strecken. Das Kinn in Richtung Brustbein neigen. Schultern, Stirn und Mund entspannen, Lippen und Zunge lösen. Die Hände sind hinter dem Rücken und dicht am Gesäß aufgestellt. Die Finger zeigen vom Körper weg.
- Mit einer gleichmäßigen und vollständigen Ausatmung durch die Nase ein Bein beugen und den Fuß des gebeugten Beins außen neben das Knie des gestreckten Beins aufstellen.
- Mit einer gleichmäßigen und vollständigen Einatmung durch die Nase das Becken erneut aufrichten.
- Mit einer gleichmäßigen und vollständigen Ausatmung durch die Nase den Oberkörper aus den Hüftgelenken heraus zur Seite des gebeugten Knies drehen. Der vordere Arm umschließt mit der Ellenbeuge das gebeugte Knie und unterstützt auf diese Weise die Oberkörperdrehung.
- Darauf achten, beide Schultern zu entspannen und dazu ggf. den aufgestützten Arm etwas weiter entfernt vom Körper aufsetzen. Der Blick geht über die Schulter.
- Bei gleichmäßiger und vollständiger Atmung durch die Nase einige Atemzüge lang in der Haltung bleiben. Evtl. mit einer Einatmung die Wirbelsäule erneut strecken und mit einer Ausatmung die Drehung verstärken.
- Mit einer gleichmäßigen und vollständigen Einatmung durch die Nase den Oberkörper aus den Hüftgelenken heraus erneut strecken.
- Mit einer gleichmäßigen und vollständigen Ausatmung zurück in die Ausgangsposition drehen, beide Beine strecken und die Haltung mit den Händen hinter dem Rücken stützen.
- In einer Pause das Gefühl in beiden Gesichtshälften und Schultern sowie auf beiden Seiten des Beckens vergleichen.
- Die Übung zur anderen Seite fortsetzen.
- Zuletzt in der Ausgangshaltung die Wirkungen der Übung wahrnehmen.
- Die Augen während oder nach der Übung schließen, wenn es angenehm ist und die Konzentration erleichtert.

Variation: Drehsitz auf dem Stuhl

Um eine freie Drehbewegung der Wirbelsäule zu erzielen, ist darauf zu achten, dass der Rotation eine Streckung der Wirbelsäule vorausgeht. Um diese Streckung aufrechterhalten zu können, wird der Oberkörper durch den aufgesetzten Arm gestützt. Die Übung dehnt spürbar die hintere Hüftmuskulatur.

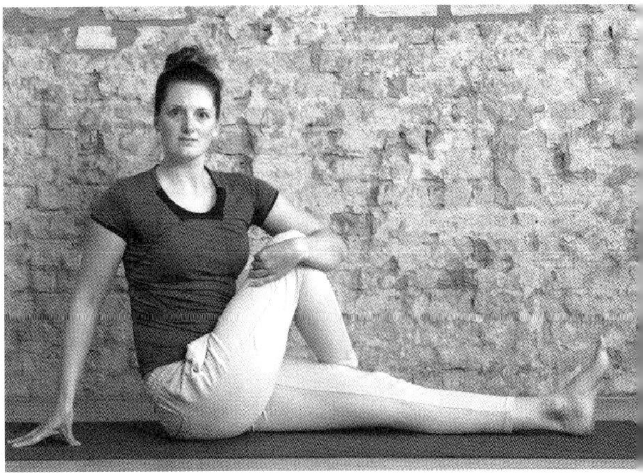

Abbildung 5-100: Drehsitz am Boden

- In die Sitzhaltung auf dem Stuhl (Ü3) kommen.
- Körper und Beine zur Seite drehen, sodass die Armlehne seitlich zum Körper steht.
- Mit einer gleichmäßigen und vollständigen Einatmung durch die Nase das Becken aufrichten und den Rücken vom Steißbein bis zum Nacken strecken. Das Kinn in Richtung Brustbein neigen. Die Schultern, Stirn und Mund entspannen, Lippen und Zunge lösen. Die Hände sind hinter dem Rücken und dicht am Gesäß aufgestellt. Die Finger zeigen vom Körper weg.
- Mit einer gleichmäßigen und vollständigen Ausatmung durch die Nase den Oberkörper aus den Hüftgelenken heraus bis zum Nacken zur Seite drehen. Die beiden Hände fassen links und rechts die Rückenlehne des Stuhls und unterstützen auf diese Weise die Oberkörperdrehung.
- Darauf achten, beide Schultern zu entspannen, dazu umfassen ggf. die Hände die Rückenlehne des Stuhls an einer etwas tieferen Stelle. Der Blick geht über die Schulter.
- Bei gleichmäßiger und vollständiger Atmung durch die Nase einige Atemzüge lang in der Haltung bleiben. Evtl. mit einer Einatmung die Wirbelsäule erneut strecken und mit einer Ausatmung die Drehung verstärken.
- Mit einer gleichmäßigen und vollständigen Ausatmung durch die Nase den Oberkörper aus den Hüftgelenken heraus zurück in die Ausgangsposition drehen, beide Füße aufstellen und die Hände auf den Oberschenkeln ablegen.
- In einer Pause das Gefühl in beiden Gesichtshälften, Schulter- und Beckenseiten vergleichen.
- Die Übung zur anderen Seite fortsetzen.
- Zuletzt in der Ausgangshaltung die Wirkungen der Übung wahrnehmen.
- Die Augen während oder nach der Übung schließen, wenn es angenehm ist und die Konzentration erleichtert.

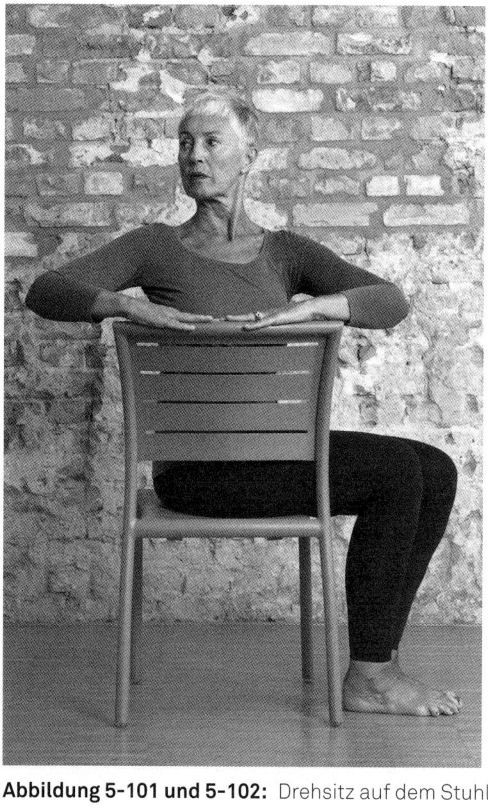

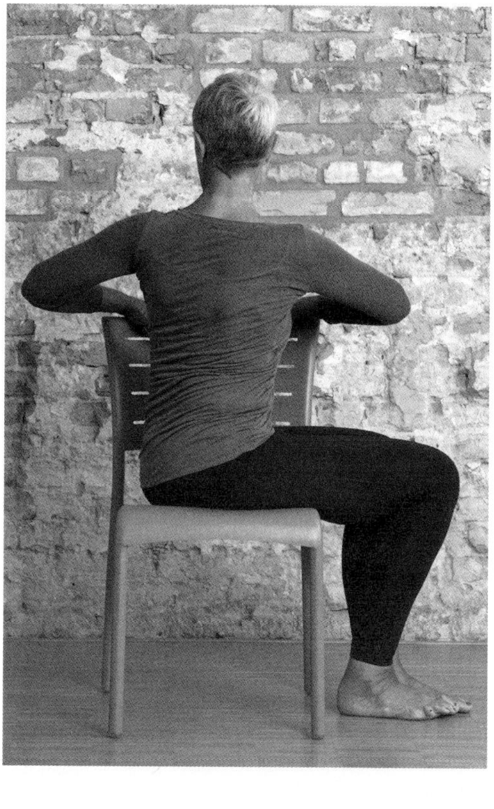

Abbildung 5-101 und 5-102: Drehsitz auf dem Stuhl

Übung 47

Vorbeuge am Boden

Bei dieser Übung ist die Dehnung der Muskulatur im Gesäß und auf der Rückseite der Oberschenkel deutlich spürbar (**Abb. 5-103 und 5-104**). Ebenso eindrücklich vermittelt sich die Spannung der Sehnen auf der Rückseite der oberen Beckenränder, an den Oberschenkeln und oberhalb der Kniekehlen. Je nach individueller Beweglichkeit treten diese Dehnungs- und Spannungsmomente bei unterschiedlichen Neigungswinkeln des Oberkörpers auf. Ziel der Übung ist, diese Beweglichkeit zu verbessern. Da jede übende Person ihre eigene aktuelle Beweglichkeit besitzt, kann nicht die maximale Vorbeuge ein Ziel fürs erste Üben sein. Hilfreicher ist es, die eigene Beweglichkeit in kleinen Schritten zu vergrößern und dauerhafte Schäden zu vermeiden, um noch möglichst lange gesund üben zu können.

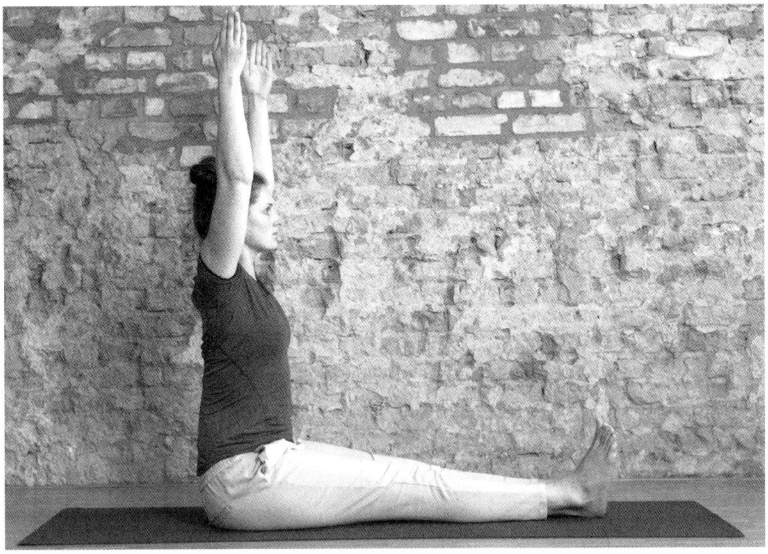

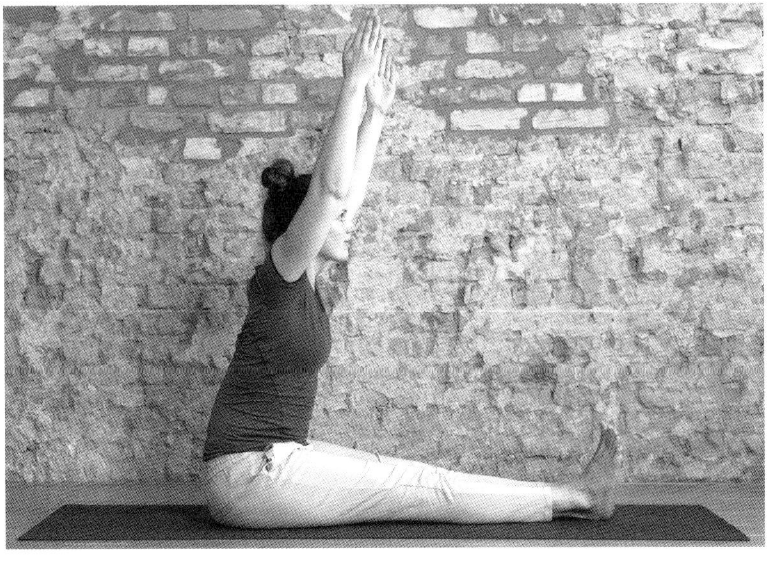

Abbildung 5-103 und 5-104: Vorbeugen am Boden

- In den Sitz am Boden (Ü3) kommen.
- Die Beine nebeneinander ausgestreckt ablegen.
- Das Becken aufrichten, das Körpergewicht auf beide Sitzbeinhöcker gleichmäßig verteilen. Evtl. die Gesäßmuskeln kurz auf beiden Seiten mithilfe der Hände abheben, um ganz am Boden zu sitzen.
- Mit einer gleichmäßigen und vollständigen Einatmung durch die Nase das Becken aufrichten und den Rücken vom Steißbein bis zum Nacken strecken. Das Kinn in Richtung Brustbein neigen. Die Schultern, Stirn und Mund entspannen, Lippen und Zunge lösen. Diese Streckung der ganzen Wirbelsäule bei entspannten Schultern und Gliedmaßen bewusst einnehmen und über die ganze Übung hinweg beibehalten. Die Hände auf den Oberschenkeln ablegen.
- Mit einer gleichmäßigen und vollständigen Ausatmung durch die Nase den Oberkörper aus dem Hüftgelenk heraus nach vorn beugen. Die Hände auf den Knien oder Unterschenkeln ablegen.
- Bei gleichmäßiger und vollständiger Atmung durch die Nase einige Atemzüge lang in der Haltung bleiben.
- Mit einer gleichmäßigen und vollständigen Einatmung durch die Nase in der Vorbeuge das Becken erneut aufrichten.
- Mit einer gleichmäßigen und vollständigen Ausatmung durch die Nase den Oberkörper aus den Hüftgelenken heraus etwas weiter vorbeugen.
- Bei gleichmäßiger und vollständiger Atmung durch die Nase einige Atemzüge lang in dieser Haltung bleiben.
- Mit einer gleichmäßigen und vollständigen Einatmung durch die Nase den Oberkörper erneut strecken und gestreckt aufrichten oder Wirbel für Wirbel aufrollen.
- Zuletzt in der Ausgangshaltung die Wirkungen der Übung wahrnehmen. Evtl. die Arme hinter dem Rücken absetzen, um längere Zeit in der Sitzhaltung verweilen zu können.
- Die Augen während oder nach der Übung schließen, wenn es angenehm ist und die Konzentration erleichtert.

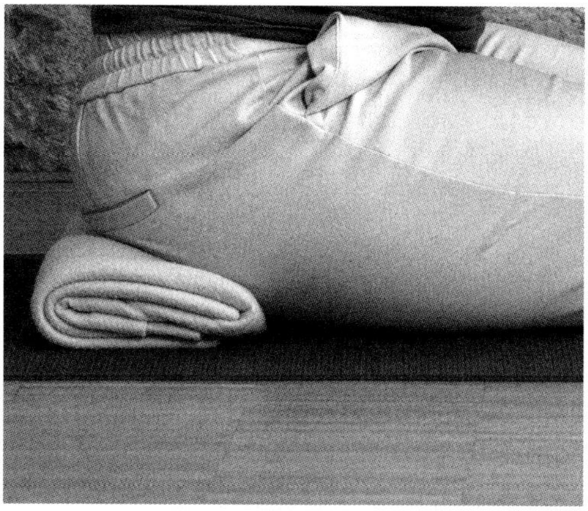

Abbildung 5-105: Vorbeuge am Boden – erhöht

Hilfsmittel: Vorbeuge am Boden – erhöht (Abb. 5-105)

Die Vorbeuge wird erleichtert durch eine erhöhte Sitzposition. Dazu eine Decke oder ein Kissen unter das Gesäß legen.

Hilfsmittel: Vorbeuge am Boden mit Band (Abb. 5-106)

Eine weitere Möglichkeit, die Vorbeuge zu erleichtern, ist ein Band einzusetzen. Dazu die Füße mit dem Band umschlingen und die beiden Enden des Bands mit den Händen fassen.

Variation: Vorbeuge im Stand (Abb. 5-107)

Die Vorbeuge, bei der beide Beine gestreckt sind, ist nach Vorübungen möglich. Damit die Streckung der Beine nicht durch eine Fehlbeanspruchung der Wirbelsäule erfolgt, wird auf dem Foto gezeigt, wie zwei Klötze eine korrekte Rückenhaltung in der Vorbeuge uterstützen.

- In die Standhaltung (Ü2) kommen.
- Die Füße mehr als hüftgelenksweit voneinander entfernt aufstellen. Knie leicht beugen.
- Die Fußkanten außen (unter den kleinen Zehen und Außenseiten der Fersen) und die Fußkanten innen (unter den großen Zehen und Innen-

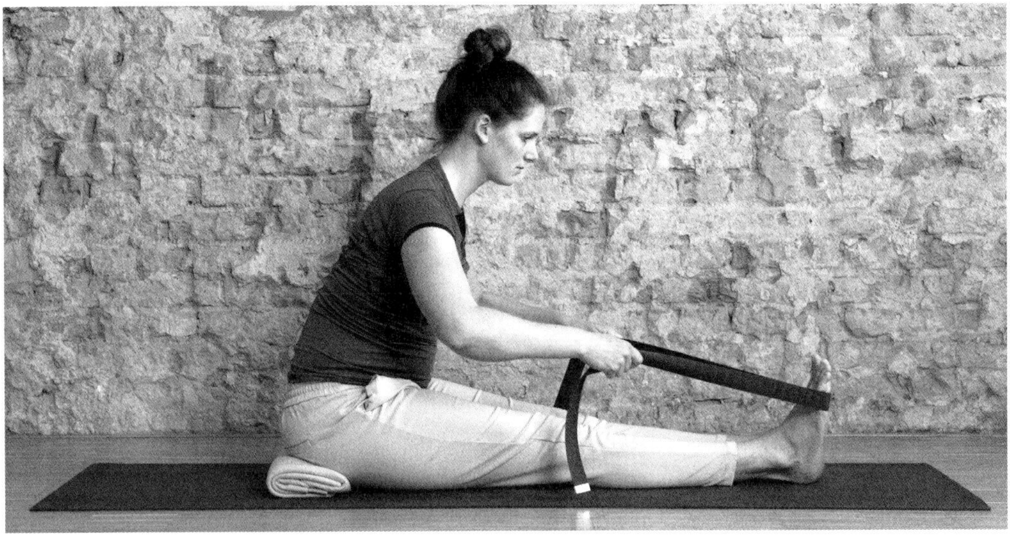

Abbildung 5-106: Vorbeuge am Boden mit Band

seiten der Fersen) sind gleichmäßig belastet. Das Körpergewicht gleichmäßig auf den Fußsohlen verteilen.

- Die Schultern sinken lassen, die Arme hängen entspannt seitlich vom Körper. Stirn und Mund entspannen, Lippen und Zunge lösen.
- Mit einer gleichmäßigen und vollständigen Einatmung durch die Nase die ganze Wirbelsäule strecken, das Becken aufrichten und die Arme strecken (ohne die Schultern anzuheben).
- Mit einer gleichmäßigen und vollständigen Ausatmung durch die Nase beide Knie beugen und den gestreckten Oberkörper aus den Hüftgelenken heraus nach vorn beugen bis die Hände auf den Klötzen ruhen.
- Bei gleichmäßiger und vollständiger Atmung durch die Nase einige Atemzüge lang in der Haltung bleiben.
- Mit einer gleichmäßigen und vollständigen Einatmung durch die Nase den Oberkörper erneut strecken und bei gebeugten Knien aufrichten oder den Oberkörper Wirbel für Wirbel wieder aufrollen.
- Mit einer gleichmäßigen und vollständigen Ausatmung durch die Nase die Arme absenken.
- Zuletzt in der Ausgangshaltung die Wirkungen der Übung wahrnehmen.
- Die Augen während oder nach der Übung schließen, wenn es angenehm ist und die Konzentration erleichtert.

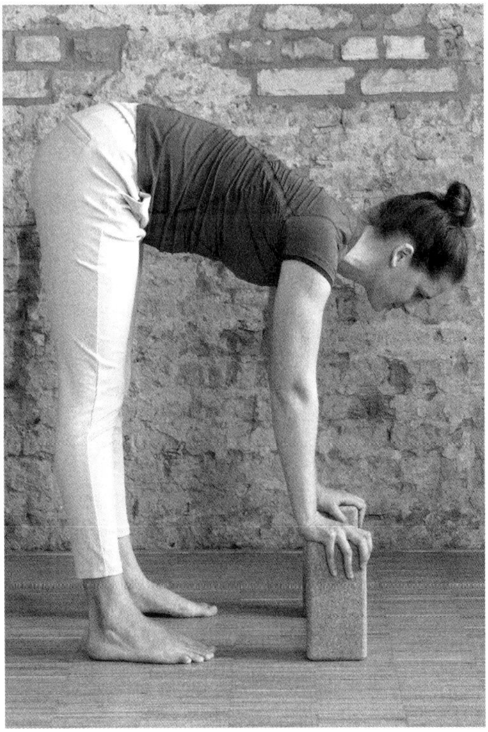

Abbildung 5-107: Vorbeuge im Stand

Variation: Vorbeuge mit gebeugten Knien (Abb. 5-108)

Diese Übung ist eine gute Vorbereitung auf die Vorbeuge (auch die Vorbeuge am Boden). Die Übung ist ermutigend, da von Beginn an beide Hände am Boden oder auf den Klötzen (oder einem dickem Buch) aufgestützt sind. Rücken- und Beinmuskulatur werden trotzdem nicht überfordert, da immer abwechselnd ein Bein gestreckt wird, während das andere gebeugt bleibt.

- In die Standhaltung (Ü2) kommen.
- Die Füße hüftgelenksweit voneinander entfernt aufstellen. Knie leicht beugen.
- Die Fußkanten außen (unter den kleinen Zehen und Außenseiten der Fersen) und die Fußkanten innen (unter den großen Zehen und Innenseiten der Fersen) sind gleichmäßig belastet. Das Körpergewicht gleichmäßig auf den Fußsohlen verteilen.
- Die Schultern sinken lassen, die Arme hängen entspannt seitlich vom Körper. Stirn und Mund entspannen, Lippen und Zunge lösen.
- Mit einer gleichmäßigen und vollständigen Einatmung durch die Nase die ganze Wirbelsäule strecken und das Becken aufrichten.
- Mit einer gleichmäßigen und vollständigen Ausatmung durch die Nase beide Knie beugen und den gestreckten Oberkörper aus den Hüftgelenken heraus nach vorn beugen bis der Unterbauch auf den Oberschenkeln ruht. Die Finger beider Hände sind mit den Kuppen am Boden oder auf Klötzen (oder auf einem dicken Buch).
- Mit einer gleichmäßigen und vollständigen Einatmung durch die Nase ein Bein strecken. Das andere Bein bleibt im Kontakt mit dem Unterbauch.
- Mit einer gleichmäßigen und vollständigen Ausatmung durch die Nase das Bein wieder beugen.
- Bei gleichmäßiger und vollständiger Atmung durch die Nase abwechselnd ein Bein strecken und beugen während das andere Bein in Kontakt mit dem Unterbauch bleibt.
- Mit einer gleichmäßigen und vollständigen Einatmung durch die Nase den Oberkörper erneut strecken und bei gebeugten Knien aufrichten.

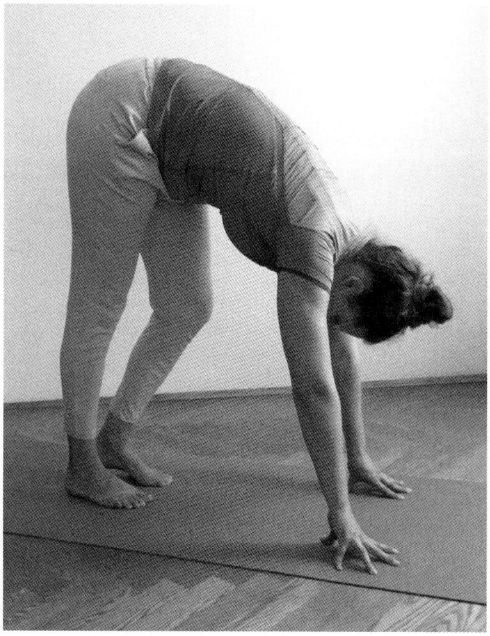

Abbildung 5-108: Vorbeuge mit gebeugten Knien

- Zuletzt die Knie locker strecken und in der Ausgangshaltung die Wirkungen der Übung wahrnehmen.
- Die Augen während oder nach der Übung schließen, wenn es angenehm ist und die Konzentration erleichtert.

Variation: Vorbeuge mit Händen an den Oberschenkeln (Abb. 5-109)

Eine weitere Variation, die vor Verletzungen schützt, ist die Vorbeuge mit den Händen an den Oberschenkeln. Auch diese Haltung ist ausreichend, um die Gesäß- und Beinmuskeln sowie die Rückenmuskulatur zu dehnen und zu stärken.

- In die Standhaltung (Ü2) kommen.
- Die Füße hüftgelenksweit voneinander entfernt aufstellen. Knie leicht beugen.
- Die Fußkanten außen (unter den kleinen Zehen und Außenseiten der Fersen) und die Fußkanten innen (unter den großen Zehen und Innen-

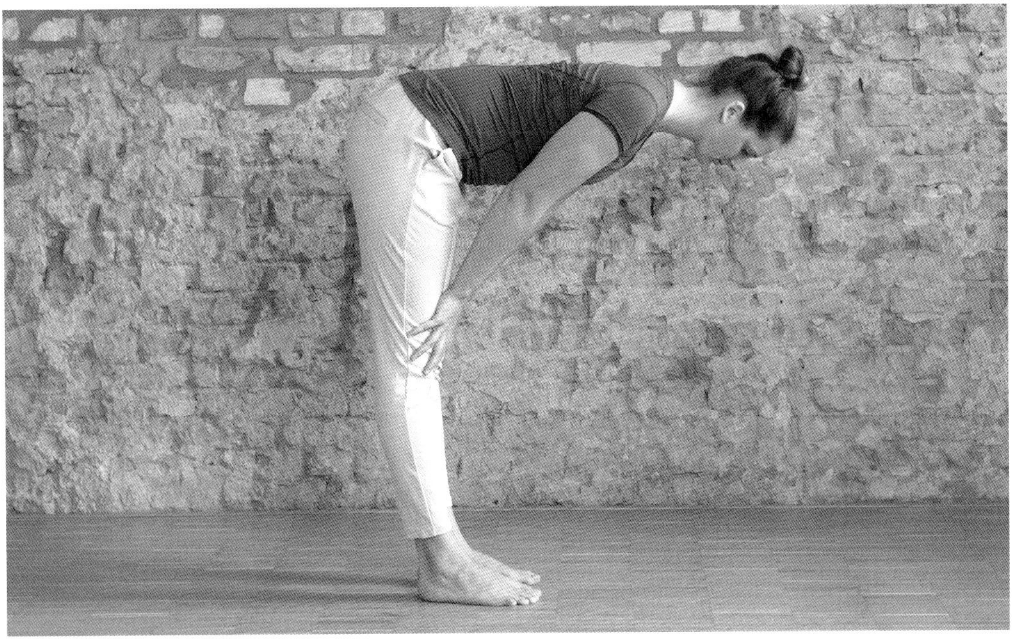

Abbildung 5-109: Vorbeuge mit Händen an den Oberschenkeln

seiten der Fersen) sind gleichmäßig belastet. Das Körpergewicht gleichmäßig auf den Fußsohlen verteilen.

- Die Schultern sinken lassen, die Arme hängen entspannt seitlich vom Körper. Stirn und Mund entspannen, Lippen und Zunge lösen.
- Mit einer gleichmäßigen und vollständigen Einatmung durch die Nase die ganze Wirbelsäule strecken, das Becken aufrichten und die Arme nach oben strecken (ohne die Schultern anzuheben).
- Mit einer gleichmäßigen und vollständigen Ausatmung durch die Nase beide Knie beugen und den gestreckten Oberkörper aus den Hüftgelenken heraus nach vorn beugen bis die Hände auf den Oberschenkeln ruhen.
- Bei gleichmäßiger und vollständiger Atmung durch die Nase einige Atemzüge lang in der Haltung bleiben.
- Mit einer gleichmäßigen und vollständigen Einatmung durch die Nase den Oberkörper erneut strecken und bei gebeugten Knien aufrichten oder den Oberkörper Wirbel für Wirbel wieder aufrollen.
- Mit einer gleichmäßigen und vollständigen Ausatmung durch die Nase die Arme absenken.
- Zuletzt in der Ausgangshaltung die Wirkungen der Übung wahrnehmen.
- Die Augen während oder nach der Übung schließen, wenn es angenehm ist und die Konzentration erleichtert.

Variation: Vorbeuge zur Entspannung von Oberkörper und Armen (Abb. 5-110)

Schultergürtel und Arme sowie die ganze Wirbelsäule und der Kopf können sehr gut in der Vorbeuge mit gebeugten Beinen entspannen. Diese Übung ist im Alltag zwischendurch leicht zu machen. Die Dehnung der Gesäß- und Beinmuskeln ist bei dieser Variante der Entlastung des Oberkörpers nachgeordnet.

- In die Vorbeuge mit den Händen an den Oberschenkeln (siehe vorangegangene Übung) kommen.
- Die Hände von den Oberschenkeln lösen und die Arme verschränken.

- Mit einer gleichmäßigen und vollständigen Einatmung durch die Nase die ganze Wirbelsäule erneut strecken.
- Mit einer gleichmäßigen und vollständigen Ausatmung durch die Nase den Oberkörper und die verschränkten Arme weiter nach vorn beugen.
- Kopf, Schultern und Arme in der Vorbeuge bei gebeugten Knien entspannt halten. Wenn es angenehm ist, den Unterbauch auf den Oberschenkeln ablegen.
- Bei gleichmäßiger und vollständiger Atmung durch die Nase einige Atemzüge lang in der Haltung bleiben.
- Die Arme wieder lösen und die Hände oberhalb der Knie aufsetzen.
- Mit einer gleichmäßigen und vollständigen Einatmung durch die Nase den Oberkörper erneut strecken und bei gebeugten Knien aufrichten.
- Zuletzt in der Ausgangshaltung die Wirkungen der Übung wahrnehmen.
- Die Augen während oder nach der Übung schließen, wenn es angenehm ist und die Konzentration erleichtert.

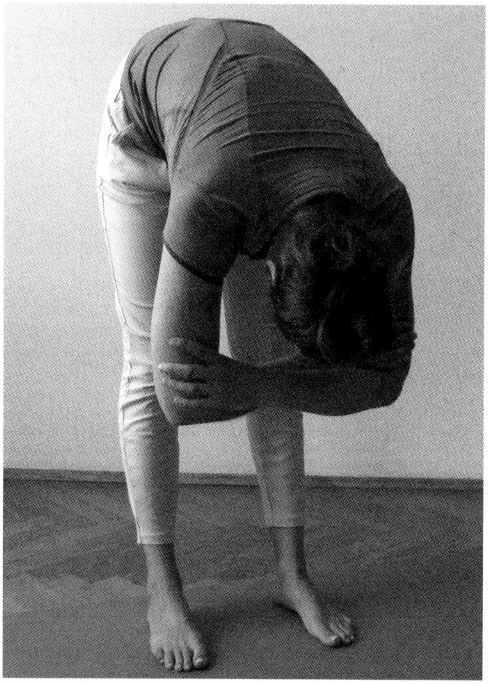

Abbildung 5-110: Vorbeuge zur Entspannung von Oberkörper und Armen

Übung 48:

Läuferin

Der Lenden-Darmbeinmuskel setzt sich aus zwei Muskeln zusammen. Sie ziehen vom unteren Brustwirbel und den Lendenwirbeln und von der Innenseite der Beckenschaufel bis zum inneren Rollhügel des Oberschenkels. Sie beugen die Hüfte und stabilisieren sie. Um eine gezielte Dehnung der Hüftbeuger zu erreichen, ist auf die Fußstellung zu achten. Wenn die Füße parallel nach vorn ausgerichtet sind, dann ist die Hüfte auch nach vorn ausgerichtet und nicht verdreht. In der vollständigen Haltung werden zudem die Schultergelenke mobilisiert und die beteiligten Muskeln gedehnt. Die Dehnung auf der Vorderseite des Beines reicht vom Oberschenkel über den Unterschenkel bis zum Fuß **(Abb. 5-111 und 5-112)**.

- In die Standhaltung (Ü2) kommen.
- Die Füße hüftgelenksweit voneinander entfernt aufstellen. Knie leicht beugen.
- Die Fußkanten außen (unter den kleinen Zehen und Außenseiten der Fersen) und die Fußkanten innen (unter den großen Zehen und Innenseiten der Fersen) sind gleichmäßig belastet.
- Die Füße stehen parallel zueinander. Das Körpergewicht gleichmäßig auf den Fußsohlen verteilen.
- Mit einer gleichmäßigen und vollständigen Einatmung durch die Nase die Wirbelsäule vom Steißbein bis zum Nacken strecken. Das Becken aufrichten.
- Die Schultern entspannt nach unten sinken lassen. Stirn und Mund entspannen, Lippen und Zunge lösen.
- Mit einer gleichmäßigen und vollständigen Ausatmung durch die Nase einen Schritt nach vorn machen und den Fuß ca. eine Beinlänge entfernt aufstellen. Die Füße sind weiterhin hüftgelenksweit voneinander entfernt (stehen nicht voreinander).
- Beide Beine sind gestreckt. Darauf achten, die Knie nicht vollständig durchzudrücken.

- Mit einer gleichmäßigen und vollständigen Ausatmung durch die Nase das vordere Knie beugen und das hintere Bein strecken. Die Ferse des gestreckten hinteren Beins hebt vom Boden ab. Den Körper aufrichten und die Hände zusammen auf dem Oberschenkel des gebeugten Beins ablegen.
- Mit einer gleichmäßigen und vollständigen Einatmung durch die Nase den Rücken vom Steißbein bis zum Nacken strecken und die Arme rechts und links vom Kopf in die Höhe strecken. Darauf achten, die Schultern entspannt zu lassen. (Dazu kurz die Schultern anheben und mit einer Ausatmung absenken.)
- Bei Gleichmäßiger und vollständiger Atmung durch die Nase einige Atmezüge lang in der Haltung bleiben.
- Mit einer gleichmäßigen und vollständigen Ausatmung durch die Nase die Arme seitlich absenken.
- Mit einer gleichmäßigen und vollständigen Einatmung durch die Nase mit dem hinteren Bein einen Schritt nach vorn machen. Den hinteren Fuß wieder neben den vordern stellen.
- In einer Pause das Gefühl im linken und rechten Bein, auf beiden Beckenseiten sowie in beiden Schultern und Gesichtshälften wahrnehmen.
- Dann die Übung mit dem anderen Fuß nach vorn fortsetzen.
- Zuletzt in der Ausgangshaltung die Wirkungen der Übung wahrnehmen.
- Die Augen während oder nach der Übung schließen, wenn es angenehm ist und die Konzentration erleichtert.

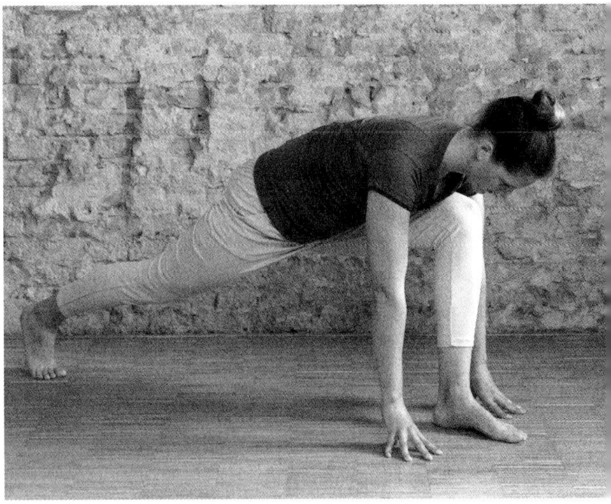

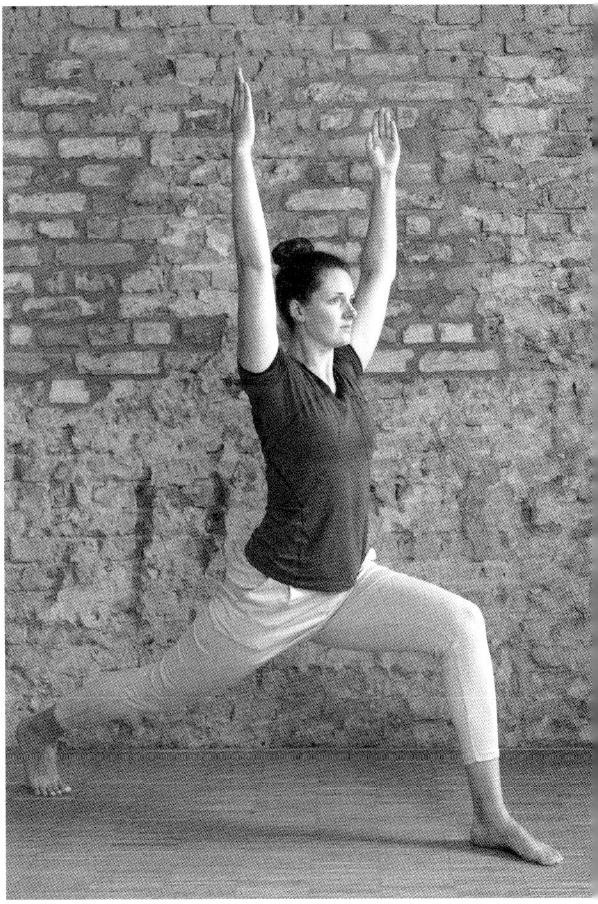

Abbildung 5-111 und 5-112: Läuferin

Variation: Läuferin mit aufgesetztem Knie oder gestützt und mit Polster (Abb. 5-113)

Diese Variationen können als Vorübungen eingesetzt oder als Teil der vorangegangenen Übung genutzt werden. Mit aufgestütztem Knie können die Arme angehoben werden oder auf einem Stuhl ruhen. Der Einsatz eines Stuhls als Hilfsmittel erlaubt es, bei Hüft- und Beindehnung die Schultern und Arme, Unterschenkel und Füße zu entspannen. Dazu einen standfesten Stuhl oder Hocker vor den vorderen Fuß stellen und die Arme darauf ablegen. Unter das gebeugte Knie, das die Hauptlast des Körpers trägt, kann in allen Variationen ein Kissen oder eine gefaltete Decke als Polster gelegt werden.

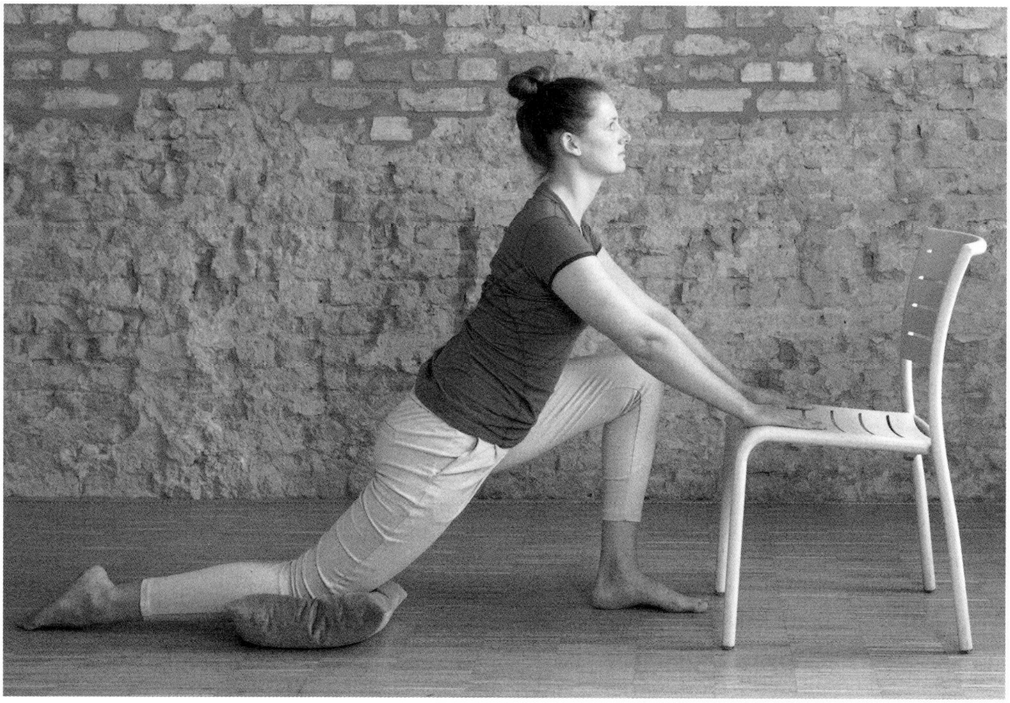

Abbildung 5-113: Läuferin mit aufgesetztem Knie oder gestützt und mit Polster

Übung 49

Pyramide

Wie beim Heben der Beine aus der Seitenlage (Ü38) werden bei dieser Übung die Muskeln, die die Beine abspreizen und anziehen, abwechselnd angespannt und entspannt (**Abb. 5-114 und 5-115**). Da die Übung im Stand erfolgt, werden gleichzeitig die Bein- und Fußmuskeln beansprucht, ebenso die Schulter- und Armmuskeln. Wie beim Üben in der Seitenlage ist auf die Beugung der Füße zu achten. In der Standhaltung heißt das, die Füße parallel zueinander auszurichten.

- In die Standhaltung (Ü2) kommen.
- Die Füße eine Beinlänge voneinander entfernt aufstellen (Grätsche). Knie leicht beugen.
- Die Fußkanten außen (unter den kleinen Zehen und Außenseiten der Fersen) und die Fußkanten innen (unter den großen Zehen und Innenseiten der Fersen) sind gleichmäßig belastet.

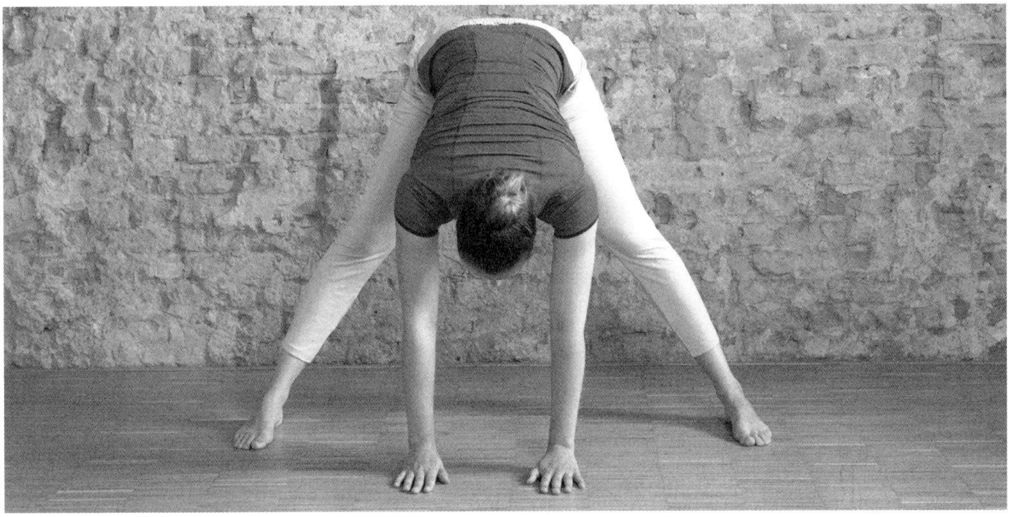

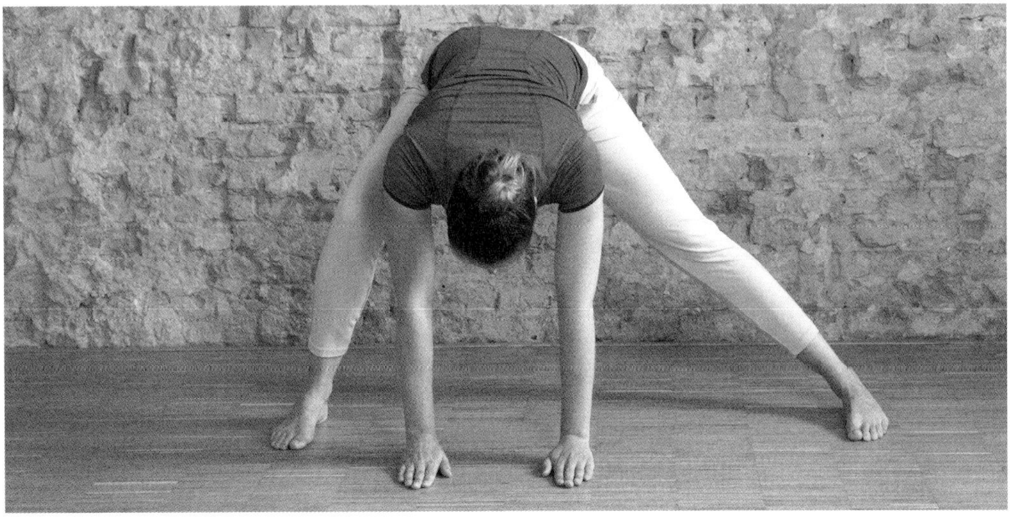

Abbildung 5-114 und 5-115: Pyramide

- Die Füße stehen parallel zueinander. Das Körpergewicht gleichmäßig auf den Fußsohlen verteilen.
- Mit einer gleichmäßigen und vollständigen Einatmung durch die Nase die Wirbelsäule vom Steißbein bis zum Nacken strecken. Das Becken aufrichten. Die Schultern entspannt nach unten sinken lassen. Stirn und Mund entspannen, Lippen und Zunge lösen.
- Mit einer gleichmäßigen und vollständigen Ausatmung durch die Nase den Oberkörper aus den Hüftgelenken heraus nach vorn beugen bis die Hände auf dem Boden ruhen (evtl. Klötze oder ein dickes Buch unterlegen, damit der Rücken und die Beine beim Üben gestreckt bleiben).
- Mit einer gleichmäßigen und vollständigen Einatmung durch die Nase die Wirbelsäule erneut strecken.
- Mit einer gleichmäßigen und vollständigen Ausatmung durch die Nase ein Knie beugen. Darauf achten, dass auf der Seite des gestreckten Beins die Außenkante der Fußsohle auf dem Boden steht.
- Mit einer gleichmäßigen und vollständigen Einatmung durch die Nase wieder zurück zur Mitte gehen.
- Mit einer gleichmäßigen und vollständigen Ausatmung durch die Nase das andere Knie beugen. Fußaußenkante des gestreckten Beins am Boden lassen.
- Mit einer gleichmäßigen und vollständigen Einatmung durch die Nase wieder zurück zur Mitte gehen.
- Bei gleichmäßiger und vollständiger Atmung durch die Nase die Übung mehrmals wiederholen.
- Mit einer gleichmäßigen und vollständigen Einatmung durch die Nase den Oberkörper bei gebeugten Knien wieder aufrichten. Die Füße näher zueinander abstellen.
- Zuletzt in der Ausgangshaltung die Wirkungen der Übung wahrnehmen.
- Die Augen während oder nach der Übung schließen, wenn es angenehm ist und die Konzentration erleichtert.

Übung 50

Heldin 2

Bei der Übung Heldin 2 werden die hintere und vordere Oberschenkelmuskulatur, die vordere und hintere Hüftmuskulatur und die Unterschenkelmuskulatur gedehnt (Abb. 5-116 und 5-117). Die Übung unterstützt die aufrechte Haltung von Becken und Oberkörper und stärkt die Armmuskulatur, ohne die Schulterblätter anzuheben. Um die Kniegelenke nicht falsch zu belasten, ist darauf zu achten, das Kniegelenk genau auf der Höhe des Fußgelenks zu halten.

- In die Standhaltung (Ü2) kommen.
- Die Füße eine Beinlänge voneinander entfernt aufstellen (Grätsche). Knie leicht beugen.
- Die Fußkanten außen (unter den kleinen Zehen und Außenseiten der Fersen) und die Fußkanten innen (unter den großen Zehen und Innenseiten der Fersen) sind gleichmäßig belastet.
- Das Körpergewicht gleichmäßig auf den Fußsohlen verteilen.
- Den linken Fuß nach außen drehen, sodass die Zehen vom Körper weg zeigen. Für die Körperstatik ist es ideal, wenn sich der nach außen gedrehte Fuß auf Höhe des Fußgewölbes des anderen Fußes befindet.
- Mit einer gleichmäßigen und vollständigen Einatmung durch die Nase die ganze Wirbelsäule strecken, das Becken aufrichten und die Arme auf Schulterniveau anheben. Beide Arme bis in die Fingerspitzen hinein strecken.
- Mit einer gleichmäßigen und vollständigen Ausatmung durch die Nase das linke Knie beugen bis es lotrecht über dem Fußgelenk ist.
- Mit einer gleichmäßigen und vollständigen Einatmung durch die Nase noch einmal den Rücken strecken.
- Mit einer gleichmäßigen und vollständigen Ausatmung durch die Nase den Kopf nach links drehen und über den linken Arm schauen.
- Bei gleichmäßiger und vollständiger Atmung durch die Nase einige Atemzüge lang in der Haltung bleiben. Darauf achten, beide Arme auf

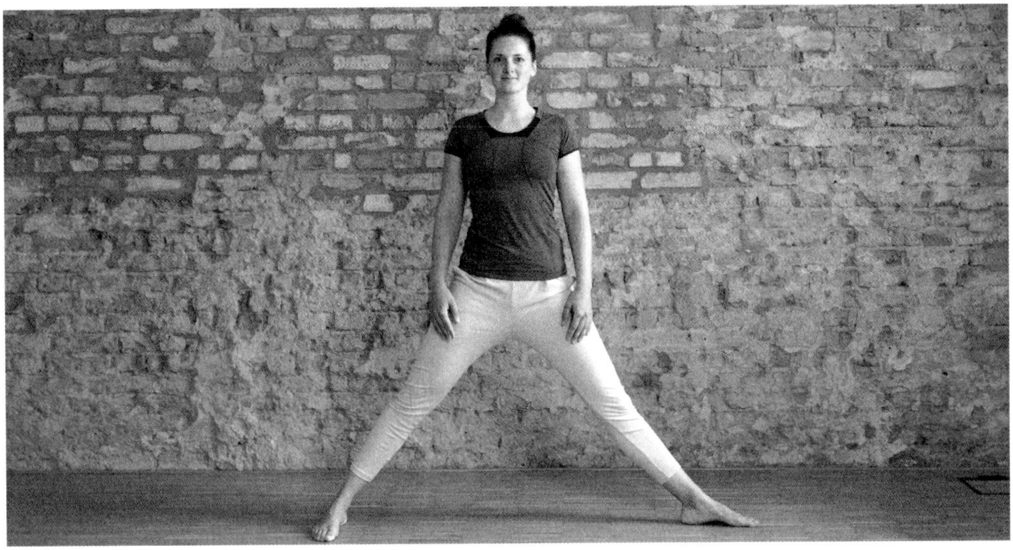

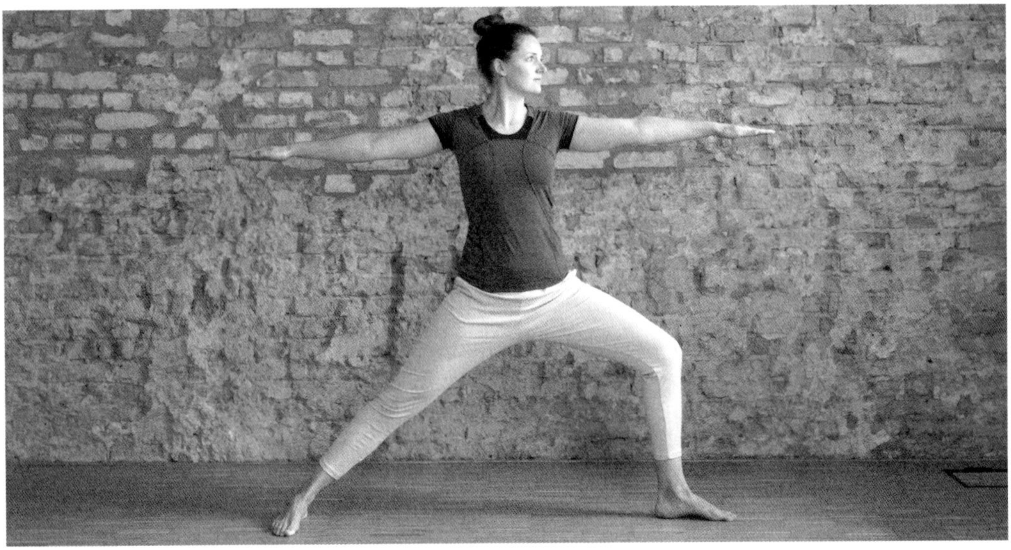

Abbildung 5-116 und 5-117: Heldin 2

Schulterniveau zu lassen (der hintere Arm tendiert zum Absinken) und Kopf und Rumpf senkrecht in der Mitte zu halten (nicht drehen).

- Mit einer gleichmäßigen und vollständigen Einatmung durch die Nase das linke Bein wieder strecken.
- Mit einer gleichmäßigen und vollständigen Ausatmung durch die Nase die Arme absenken. Aus der Grätsche kommen und die Füße wieder nebeneinanderstellen.
- In einer Pause das Gefühl in beiden Gesichtshälften, in beiden Schultern und Armen, in beiden Beinen und Füßen vergleichen.
- Anschließend die Übung mit dem anderen Bein fortsetzen.
- Zuletzt wieder in die Ausgangshaltung gehen. Den Rücken vom Steißbein bis zum Nacken strecken und die Wirkungen der Übung wahrnehmen.
- Die Augen während oder nach der Übung schließen, wenn es angenehm ist und die Konzentration erleichtert.

Übung 51

Füße beugen im Sitz

Der Mensch altert von den Füßen her, heißt es in einem Roman von Graham Greene. Die Füße können ihren Funktionen der Fortbewegung und Stoßdämpfung nur dann nachkommen, wenn die Gelenke mobil sind, das Fußgewölbe intakt und die Muskulatur genügend gekräftigt ist. Die folgende Übung ist leicht, kann im Sitz und bei bettlägerigen Patienten zur Prophylaxe von Kontrakturen auch im Liegen erfolgen (**Abb. 5-118 und 5-119**).

- In den aufrechten Sitz auf dem Stuhl (Ü3) kommen.
- Die Füße hüftgelenksweit voneinander entfernt aufstellen.
- Mit einer gleichmäßigen und vollständigen Einatmung durch die Nase das Becken aufrichten, die Gesäß-, besser: die Beckenbodenmuskulatur anspannen und die Wirbelsäule vom Steißbein bis zum Nacken strecken.
- Mit einer gleichmäßigen und vollständigen Ausatmung durch die Nase Schultern, Stirn und Mund entspannen, Lippen und Zunge lösen. Die Hände ruhen im Schoß oder umfassen die Armlehnen.
- Mit einer gleichmäßigen und vollständigen Einatmung durch die Nase beide Füße beugen.
- Mit einer gleichmäßigen und vollständigen Ausatmung durch die Nase beide Füße strecken.
- Bei gleichmäßiger und vollständiger Atmung durch die Nase die Übung mehrmals wiederholen.
- Zuletzt in der Ausgangshaltung die Wirkungen der Übung wahrnehmen.
- Die Augen während oder nach der Übung schließen, wenn es angenehm ist und die Konzentration erleichtert.

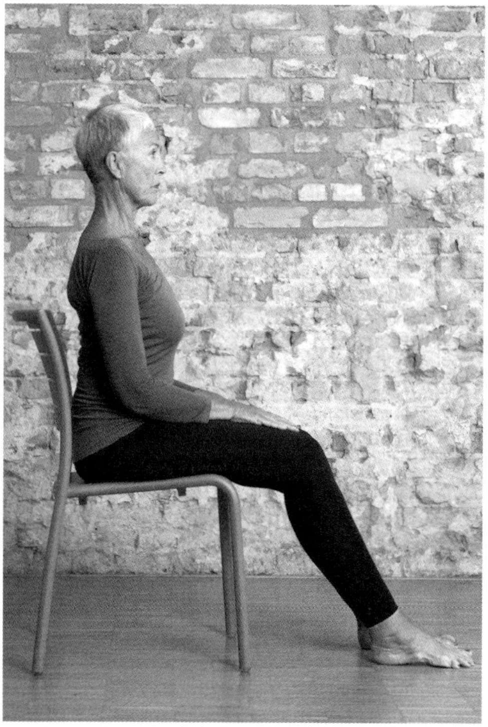

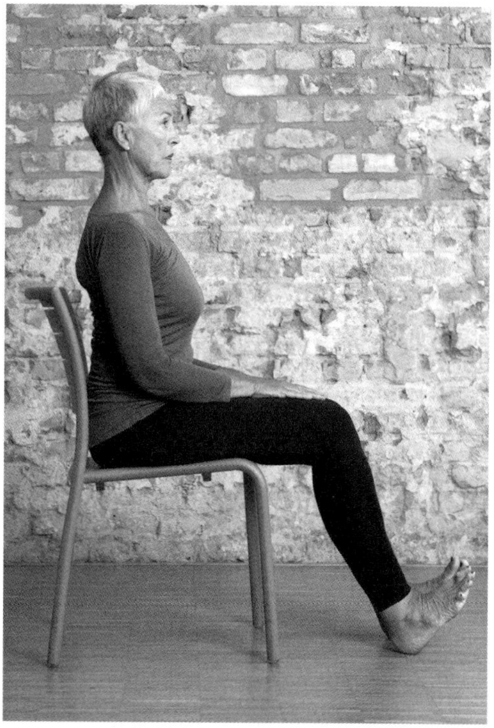

Abbildung 5-118 und 5-119: Füße beugen im Sitz

Übung 52

Fersen heben im Stand

Bei dieser Übung wird die hintere Unterschenkelmuskulatur (Wadenmuskel) im Wechsel zusammengezogen und gedehnt (**Abb. 5-120 und 5-121**). Es ist eine leichte Dehnung im Vergleich zur Dehnung bei der Heldin 2 (Ü50) oder in der Berghaltung (Ü62). Sie wird verstärkt, wenn die Füße auf die Kante einer Stufe oder auf einen Klotz gestellt werden. Diese Dehnungen des Wadenmuskels sind bei Schmerzen der Achillessehne Teil der konservativen Behandlung.

- In die Standhaltung (Ü2) kommen.
- Die Füße hüftgelenksweit voneinander entfernt aufstellen. Knie leicht beugen.
- Die Fußkanten außen (unter den kleinen Zehen und Außenseiten der Fersen) und die Fußkanten innen (unter den großen Zehen und Innenseiten der Fersen) sind gleichmäßig belastet.
- Das Körpergewicht gleichmäßig auf den Fußsohlen verteilen.
- Mit einer gleichmäßigen und vollständigen Einatmung durch die Nase die Wirbelsäule vom Steißbein bis zum Nacken strecken. Das Kinn senkt sich zum Brustbein. Das Becken aufrichten.
- Mit einer gleichmäßigen und vollständigen Ausatmung durch die Nase Schultern, Stirn und Mund entspannen, Lippen und Zunge lösen.
- Bei gleichmäßiger und vollständiger Atmung durch die Nase abwechselnd die linke und rechte Ferse anheben und absenken.
- Zuletzt in der Ausgangshaltung die Wirkungen der Übung wahrnehmen.
- Die Augen während oder nach der Übung schließen, wenn es angenehm ist und die Konzentration erleichtert.

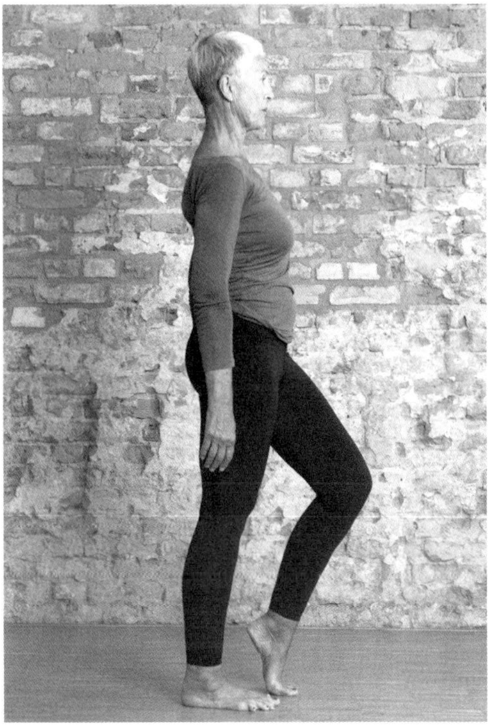

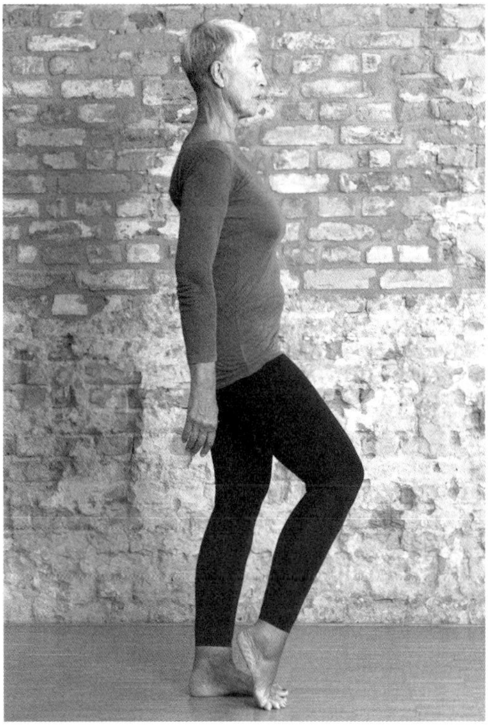

Abbildung 5-120 und 5-121: Fersen heben im Stand

5.5 Schwerpunkt Gleichgewicht und gesamte Wirbelsäule

Das Üben auf einem Bein oder auf den Zehenspitzen erfordert und fördert die Konzentration. Zur Vorbeugung und Linderung von psychogenem Schwindel, z.B. durch Stress und Angst, eignen sich die folgenden Gleichgewichtsübungen. Für andere Formen des Schwindels, wie dem multifaktoriellen Schwindel, der durch Schwankungen des Blutdrucks, durch verlangsamte Reizverarbeitung, Medikamente usw. ausgelöst wird, eignen sich Übungen, die das Herz-Kreislauf-System ansprechen, wie die Nasen-Wechsel-Atmung (Ü72), die Kopfbewegungen (Ü7 bis Ü10) oder die Hand-Blick-Koordination (Ü21). Gleiches gilt für Balanceübungen mit älteren Menschen bei Schwindel oder Angst vor Stürzen.

Die Übungen für die gesamte Wirbelsäule eignen sich als Teil der täglichen Übungspraxis. Hervorgehoben werden an dieser Stelle die Beckenrotation (Ü56), die Mobilisierung des Becken- und Schultergürtels in Rückenlage (Ü59) und der Kleine Sonnengruß: Baby - Tiger - Berg (Ü62). Bei der Übung Lola (Ü57) wird das ganze Rückgrat Wirbel für Wirbel durch eine kontrollierte Abrollbewegung ausgerichtet. Die Heldin 1 (Ü64) schafft eine gute Überleitung von den Atem- zu den Bewegungsübungen.

5.5.1 Übungen zur Förderung des Gleichgewichts (Ü53 bis Ü55)

Mit den folgenden Übungen lässt sich das körperliche Gleichgewicht schulen. Eine gleichmäßige Atmung unterstützt die Balance.

Übung 53

Heldin 3

Die Heldin 3 gehört zu den anspruchsvollen Gleichgewichtsübungen (**Abb. 5-122, 5-123 und 5-124**). Die Atmung unterstützt die Streckung und Vorbeuge bei gleichzeitiger Gewichtsverlagerung. Eine Blickfixierung kann die Konzentration unterstützen.

- In die Standhaltung (Ü2) kommen.
- Die Füße hüftgelenksweit voneinander entfernt aufstellen. Knie leicht beugen.
- Die Fußkanten außen (unter den kleinen Zehen und Außenseiten der Fersen) und die Fußkanten innen (unter den großen Zehen und Innenseiten der Fersen) sind gleichmäßig belastet.
- Das Körpergewicht gleichmäßig auf den Fußsohlen verteilen.
- Mit einer gleichmäßigen und vollständigen Einatmung durch die Nase die ganze Wirbelsäule strecken, das Becken aufrichten und die Arme vor dem Körper anheben. Die Arme befinden sich links und rechts neben dem Kopf und sind bis in die Fingerspitzen hinein gestreckt.
- Das Gewicht auf einen Fuß verlagern und dazu einen oder mehrere Atemzüge machen.
- Mit einer gleichmäßigen und vollständigen Ausatmung durch die Nase das entlastete Bein gestreckt zurückführen und parallel dazu mit dem Körper eine Vorwärtsbewegung machen.
- Diese Bewegung kann in einem Zug gemacht werden, bis Arme, Körper und Beine in der Waagerechten sind oder in mehreren kleineren Zügen. Dazu immer wieder in der Einatmung Wirbelsäule und Arme strecken und in der Ausatmung weiter den Körper absenken und das Bein heben.
- Bei gleichmäßiger und vollständiger Atmung durch die Nase einige Atemzüge lang in der Haltung bleiben.
- Mit einer gleichmäßigen und vollständigen Einatmung durch die Nase noch einmal strecken, den Körper aufrichten, das Bein senken und beide Füße nebeneinander stellen.

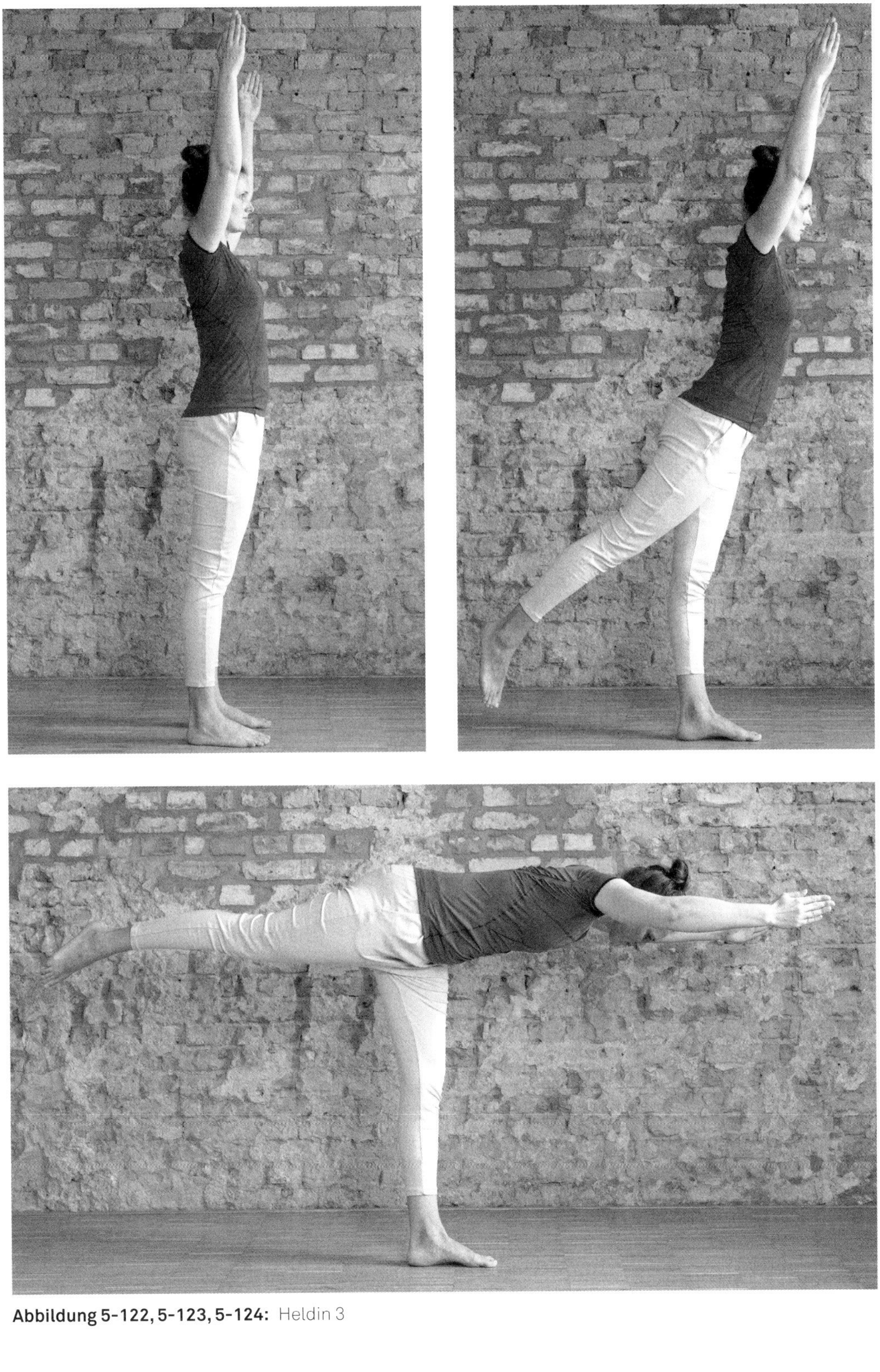

Abbildung 5-122, 5-123, 5-124: Heldin 3

- In einer Pause das Gefühl in beiden Gesichtshälften, in beiden Schultern und Armen, in beiden Beinen und Füßen vergleichen.
- Anschließend die Übung mit dem anderen Bein fortsetzen.
- Zuletzt wieder in die Ausgangshaltung gehen. Den Rücken vom Steißbein bis zum Nacken strecken und die Wirkungen der Übung wahrnehmen.
- Die Augen nach der Übung schließen, wenn es angenehm ist und die Konzentration erleichtert.

Hilfsmittel: Heldin 3 gestützt (Abb. 5-125)

Um die Balance allmählich zu verbessern, ist der Einsatz von Hilfsmitteln gut. Zu Beginn bietet eine Stuhllehne zum Festhalten eine sichere Unterstützung. Als Zwischenschritt zum freien Üben kann auch der Fuß des angehobenen Beins mit der Sohle gegen eine Wand drücken.

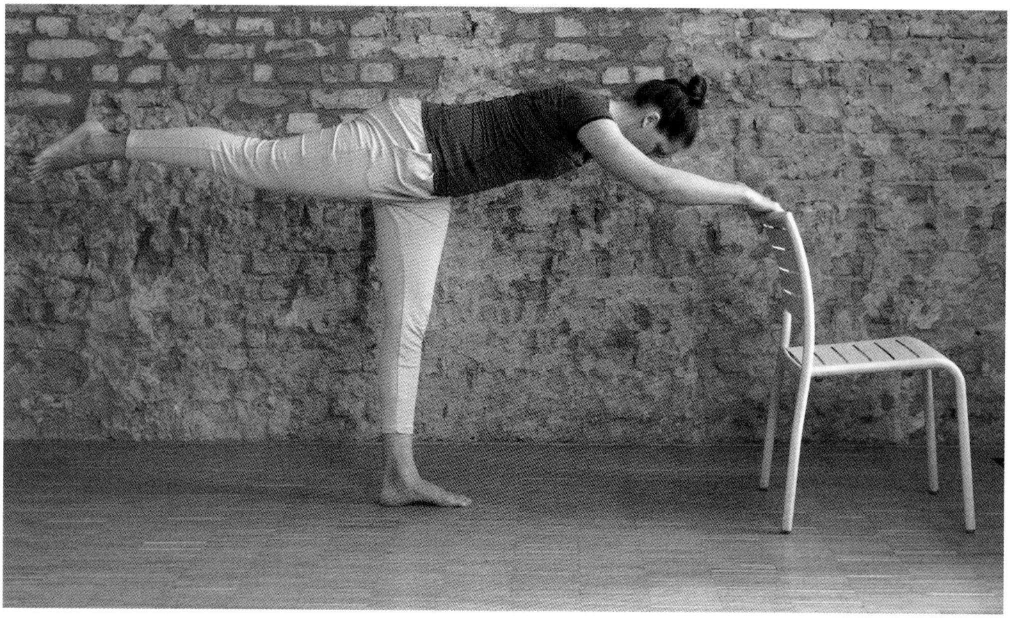

Abbildung 5-125: Heldin 3 gestützt

Übung 54:

Baum

Der Baum fördert Gleichgewicht und Konzentration – in allen drei Variationen (**Abb. 5-126, 5-127 und 5-128**). Das Schließen der Augen stellt dabei eine Herausforderung dar. Ein regelmäßiges Üben der Baumhaltung ist eine gute Sturzprophylaxe. Auf dem Weg zum sicheren Stand bieten Stuhllehne oder Wand eine gute Unterstützung.

- In die Standhaltung (Ü2) kommen.
- Die Füße hüftgelenksweit voneinander entfernt aufstellen. Knie leicht beugen.
- Die Fußkanten außen (unter den kleinen Zehen und Außenseiten der Fersen) und die Fußkanten innen (unter den großen Zehen und Innenseiten der Fersen) sind gleichmäßig belastet.
- Das Körpergewicht gleichmäßig auf den Fußsohlen verteilen.
- Mit einer gleichmäßigen und vollständigen Einatmung durch die Nase die Wirbelsäule vom Steißbein bis zum Nacken strecken. Das Kinn senkt sich zum Brustbein. Das Becken aufrichten. Die Schultern entspannt nach unten sinken lassen. Stirn und Mund entspannen, Lippen und Zunge lösen.
- Das Gewicht auf den linken Fuß verlagern.
- Mit einer gleichmäßigen und vollständigen Ausatmung durch die Nase das entlastete rechte Bein auswärtsdrehen, das rechte Knie beugen und die Ferse des rechten Fußes bei aufgestellten Zehen gegen den Innenknöchel des Standbeins drücken.

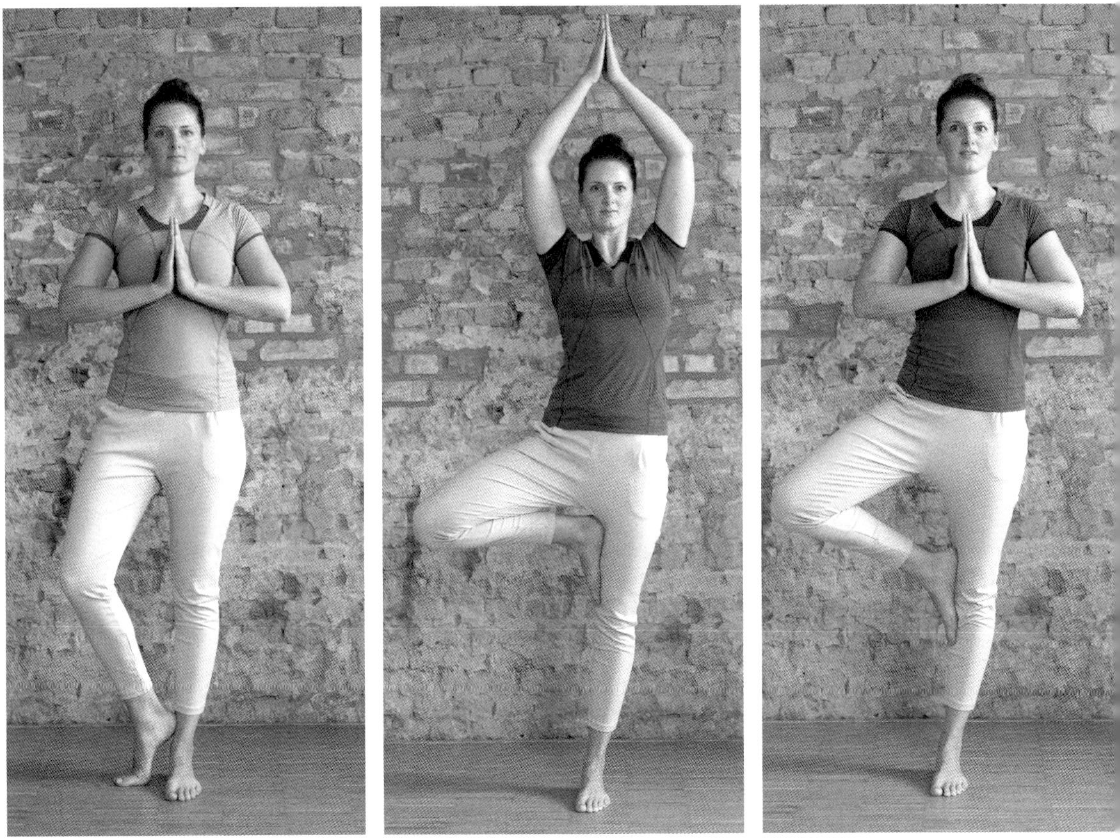

Abbildung 5-126, 5-127, 5-128: Baum

- Oder: die Sohle des rechten Fußes seitlich gegen das Knie des Standbeins drücken.
- Oder: die Sohle des rechten Fußes seitlich gegen den Oberschenkel des Standbeins drücken.
- Mit einer gleichmäßigen und vollständigen Einatmung durch die Nase erneut die Wirbelsäule strecken, die Finger vor dem Brustkorb gestreckt oder verschränkt mit gestrecktem Zeigefinger (Mudra) falten und gegeneinanderdrücken. Oder: die Arme mit den gefalteten Händen in Richtung Zimmerdecke strecken. Darauf achten, die Schultern entspannt abgesenkt zu lassen. (Dazu kurz die Schultern heben und mit einer Ausatmung absenken.)

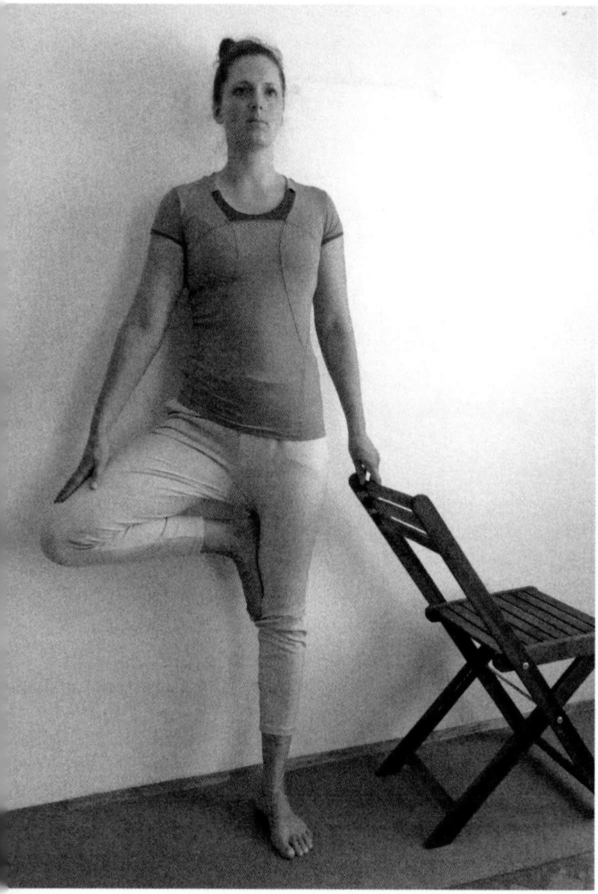

Abbildung 5-129: Baum gestützt

- Bei gleichmäßiger und vollständiger Atmung durch die Nase einige Atemzüge lang in der Haltung bleiben.
- Mit einer gleichmäßigen und vollständigen Ausatmung durch die Nase die Arme seitlich absenken und das gebeugte Knie wieder strecken. Beide Füße hüftgelenksweit voneinander entfernt aufstellen.
- In einer Pause das Gefühl in beiden Gesichtshälften sowie in beiden Schultern, Armen und Beinen vergleichen.
- Dann mit dem anderen Bein fortsetzen.
- Zuletzt mit einer gleichmäßigen und vollständigen Ausatmung durch die Nase die Arme absenken und beide Füße aufstellen. In der Ausgangshaltung die Wirkungen der Übung wahrnehmen.
- Die Augen nach der Übung schließen, wenn es angenehm ist und die Konzentration erleichtert.

Hilfsmittel: Baum gestützt

Die Balance lässt sich durch beharrliches Üben verbessern. Dazu mit einer sicheren Haltung anfangen. Das kann zunächst bedeuten, fest auf beiden Füßen zu stehen und die äußeren Fußkanten unter den kleinen Zehen und den Außenseiten der Fersen und die inneren Fußkanten unter den großen Zehen und den Innenseiten der Fersen wahrzunehmen und gleichmäßig zu belasten. Im nächsten Schritt kann die Baumhaltung mit der Ferse am Innenknöchel und durch die Zehenspitzen gestützt geübt werden. Sicherheit vermittelt auch, mit dem Rücken an eine Wand gelehnt zu üben oder mit einer Hand die Lehne eines stabilen Stuhls zu umfassen.

Variation: Baum in Rückenlage (Abb. 5-130)

Eine stabile Baumhaltung ist die am Boden. Die Rotation in den Hüftgelenken bleibt erhalten. Die Streckung der Wirbelsäule und eines Beins erfolgt kontrolliert durch den festen Untergrund und vom Körpergewicht entlastet.

- In die Rückenlage (Ü1) kommen.
- Beide Füße beugen (beide Fußsohlen gegen eine imaginierte Wand drücken).
- Mit einer gleichmäßigen und vollständigen Einatmung durch die Nase die Wirbelsäule vom Steißbein bis zum Nacken strecken. Das Kinn senkt sich in Richtung Brustbein. Die Schultern entspannen und die Arme seitlich vom Körper ablegen. Stirn und Mund entspannen, Lippen und Zunge lösen.
- Mit einer gleichmäßigen und vollständigen Ausatmung durch die Nase ein Knie beugen und zum Oberkörper heranziehen.
- Mit einer gleichmäßigen und vollständigen Einatmung durch die Nase erneut die Wirbelsäule strecken.

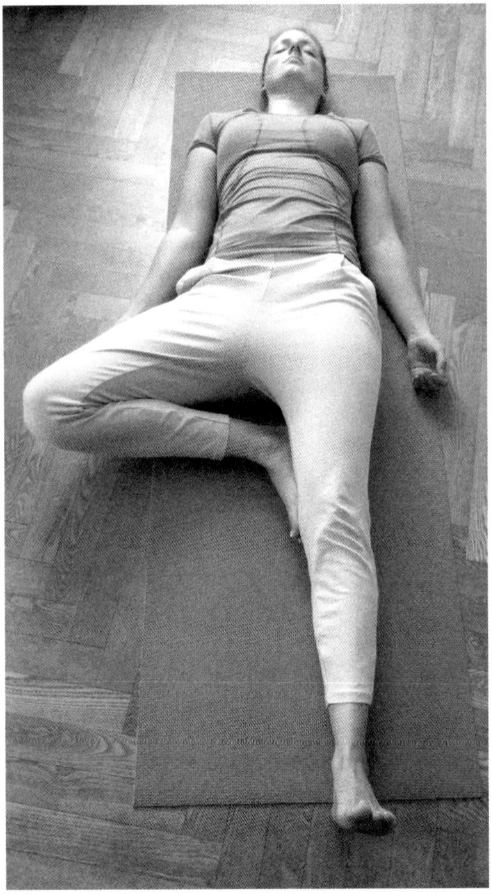

Abbildung 5-130: Baumhaltung in Rückenlage

- Mit einer gleichmäßigen und vollständigen Ausatmung durch die Nase das gebeugte Bein zur Seite absenken und mit der Fußsohle gegen die Innenseite des gestreckten Oberschenkels ablegen.
- Mit einer gleichmäßigen und vollständigen Einatmung durch die Nase erneut die Wirbelsäule strecken und die Arme anheben, bis sie links und rechts vom Kopf auf dem Boden aufliegen. Die Hände mit gestreckten Fingern falten oder die Finger verschränken und die Zeigefinger strecken. Diese Handgeste ist ein weiteres Mudra. Darauf achten, die Schultern entspannt abgesenkt zu lassen. (Dazu kurz die Schultern heben und mit einer Ausatmung absenken.)
- Bei gleichmäßiger und vollständiger Atmung durch die Nase einige Atemzüge lang in der Haltung bleiben.
- Mit einer gleichmäßigen und vollständigen Ausatmung durch die Nase die Arme senken und das gebeugte Knie wieder strecken. Beide Beine mit gebeugten Füßen nebeneinander ablegen.
- In einer Pause das Gefühl in beiden Gesichtshälften sowie in beiden Schultern, Armen und Beinen vergleichen.
- Dann mit dem anderen Bein fortsetzen.
- Zuletzt in der Ausgangshaltung die Wirkungen der Übung wahrnehmen. Um längere Zeit in Rückenlage verweilen zu können, die Füße mehr als hüftgelenksweit voneinander entfernt aufstellen und die Knieinnenseiten gegeneinanderlehnen.
- Die Augen während oder nach der Übung schließen, wenn es angenehm ist und die Konzentration erleichtert.

Übung 55:

Palme

Auch die Palme ist eine Gleichgewichtsübung (**Abb. 5-131 und 5-132**). Sie erfolgt auf beiden Füßen. Die Schwierigkeit besteht darin, die Gewichtsverlagerung von den Fersen auf die Zehenspitzen und zurück zu meistern.

- In die Standhaltung (Ü2) kommen.
- Die Füße hüftgelenksweit voneinander entfernt aufstellen. Knie leicht beugen.
- Die Fußkanten außen (unter den kleinen Zehen und Außenseiten der Fersen) und die Fußkanten innen (unter den großen Zehen und Innenseiten der Fersen) sind gleichmäßig belastet.
- Mit einer gleichmäßigen und vollständigen Einatmung durch die Nase die Wirbelsäule vom Steißbein bis zum Nacken strecken. Das Kinn senkt sich zum Brustbein. Das Becken aufrichten.
- Mit einer gleichmäßigen und vollständigen Ausatmung durch die Nase Schultern, Stirn und Mund entspannen, Lippen und Zunge lösen.
- Mit einer gleichmäßigen und vollständigen Einatmung durch die Nase beide Arme vor dem Körper anheben, die Finger verschränken und mit den Handflächen nach oben auf dem Kopf ablegen.

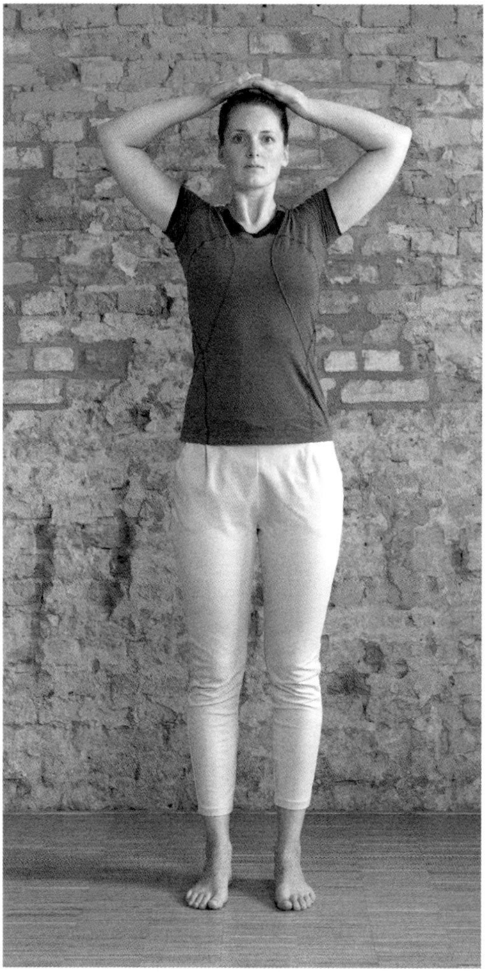

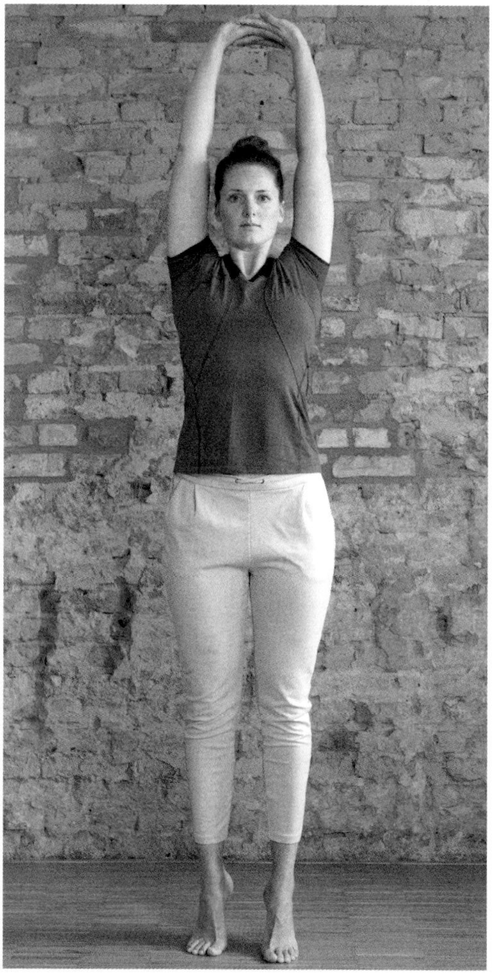

Abbildung 5-131 und 5-132: Palme

- Mit einer gleichmäßigen und vollständigen Ausatmung durch die Nase die Schultern erneut sinken lassen.
- Mit einer gleichmäßigen und vollständigen Einatmung durch die Nase die Fersen vom Boden abheben und den ganzen Körper über die Arme bis zu den Händen nach oben in Richtung Zimmerdecke strecken.
- Mit einer gleichmäßigen und vollständigen Ausatmung durch die Nase die Finger lösen, die Arme über die Seite absenken und die Fersen wieder absetzen.
- Die Übung wiederholen und dabei die Finger so falten, dass der andere Daumen oben ist. (Jede Person faltet die Hände und Arme gewohnheitsgemäß in einer bestimmten Weise, z. B. mit dem linken Daumen oben. Bewusst die Hände andersherum falten während der Wiederholung.)
- Zuletzt mit einer gleichmäßigen und vollständigen Ausatmung durch die Nase die Finger lösen, die Arme über die Seite absenken und die Fersen wieder absetzen. In der Ausgangshaltung die Wirkungen der Übung wahrnehmen.
- Die Augen nach der Übung schließen, wenn es angenehm ist und die Konzentration erleichtert.

Variation: Palme in Rückenlage (Abb. 5-133 und 5-134)

Diese Übung gewährt eine vollständige Rückenstreckung in sicherer Position am Boden. Der Untergrund ermöglicht eine komplette Streckung der Wirbelsäule und eine Korrektur von Unebenheiten auf der Höhe des Iliosakralgelenks (zwischen Kreuzbein und Darmbein). Ebenso wird eine übermäßige Rückwölbung der Brustwirbelsäule ausgeglichen. In sicherer Position werden die Arme, der Rücken und die Beine gestreckt und mit einer Ausatmung wieder entspannt.

- In die Rückenlage (Ü1) kommen.
- Beide Füße beugen (beide Fußsohlen gegen eine imaginierte Wand drücken).
- Die Hände falten und mit den Handflächen nach oben auf dem Kopf ablegen.
- Mit einer gleichmäßigen und vollständigen Einatmung durch die Nase beide Arme, den Rücken und die Beine strecken (Füße bleiben gebeugt).
- Bei gleichmäßiger und vollständiger Atmung durch die Nase einige Atemzüge lang in dieser Haltung verweilen. Stirn und Mund entspannen, Lippen und Zunge lösen.

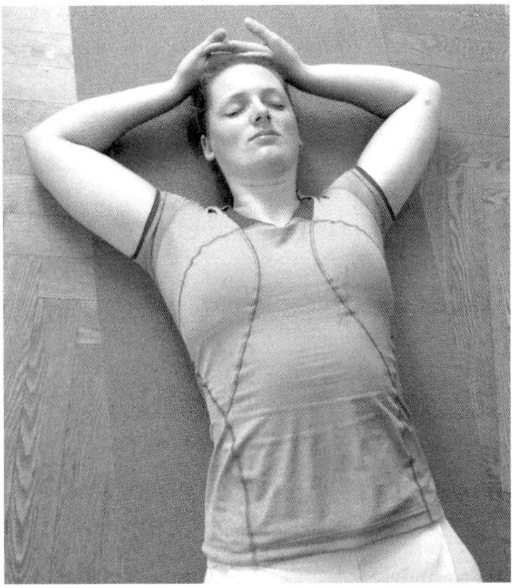

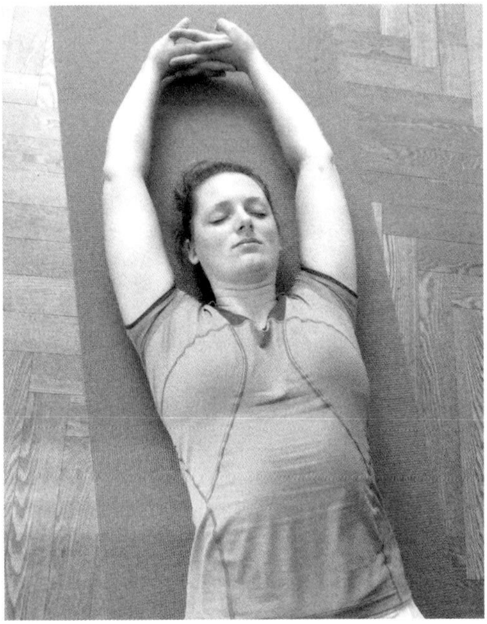

Abbildung 5-133 und 5-134: Palme in Rückenlage

- Mit einer gleichmäßigen und vollständigen Ausatmung durch die Nase die Finger lösen und die Arme über die Seite absenken und neben dem Körper ablegen, die Füße zur Seite gleiten lassen.
- Die Übung wiederholen und dabei die Finger so falten, dass der andere Daumen oben ist. (Jede Person faltet die Hände und Arme gewohnheitsmäßig in einer bestimmten Weise, z. B. mit dem linken Daumen oben. Bewusst die Hände andersherum falten während der Wiederholung.)
- Zuletzt in der Ausgangshaltung die Wirkungen der Übung wahrnehmen. Um längere Zeit in Rückenlage verweilen zu können, die Füße mehr als hüftgelenksweit voneinander entfernt aufstellen und die Knieinnenseiten gegeneinanderlehnen.
- Die Augen während oder nach der Übung schließen, wenn es angenehm ist und die Konzentration erleichtert.

Hilfsmittel: Palmübung mit erhöhtem Kopf

Auch die Übung der Palme kann mit erhöhtem Kopf durchgeführt werden, wenn Schwindel auftritt oder Blut- und/oder Augeninnendruck erhöht sind. Eine Kissen oder eine gefaltete Decke unter den Kopf legen. Darauf achten, dass die Arme ohne Behinderung seitlich vom Kopf abgelegt werden können.

5.5.2 Übungen für die gesamte Wirbelsäule (Ü56 bis Ü64)

Die nächsten Übungen sind sehr dynamisch und sprechen den ganzen Körper an. Der ganze Körper ist im Einsatz: von den Füßen (Zehen, Fußsohlen und Fußrücken) über die Beine (Mobilisierung der Knie- und der Hüftgelenke), den ganzen Rücken hoch bis in die Arme und Hände. Gleichzeitig erfordert die schwungvolle Choreografie volle Aufmerksamkeit und fördert die Konzentration. Beim Üben wird der Rücken gestreckt, gebeugt und massiert.

Übung 56

Beckenrotation

Die Beckenrotation eignet sich für ein tägliches Übungsprogramm sowie für zwischendurch **(Abb. 5-135 und 5-136)**. Die Übung fällt leicht und ist dabei sehr wirksam – für Rücken und Becken sowie für Fuß-, Knie- und Hüftgelenke sowie die gelenkigen Verbindungen zwischen den Wirbeln.

Beim Üben kommt es darauf an, mit den Füßen fest auf dem Boden zu stehen und die Rotationen bewusst zu machen. Im Mittelpunkt des Übens stehen die Lendenwirbelsäule, das Becken und die Hüftgelenke. Mit beteiligt sind Knie- und Fußgelenke, aber auch die Wirbelgelenke (deren Arbeit sich durch kleine Knackgeräusche mitteilt). Die Rotationen können so variiert werden, dass einmal die Kniegelenke und ein anderes Mal die Fußgelenke stärker im Fokus stehen.

Die Variation von Radius und Bewegungsrichtung machen auf Blockaden an bestimmten Stellen und bei bestimmten Bewegungen aufmerksam. Mit etwas Übung lassen sich die Rotationen in einer Weise steuern, dass die einzelnen Gelenke und sogar Abschnitte der Wirbelsäule angesprochen werden. Da die Übung bekannt und schonend ist, lohnt sich ein experimenteller Umgang.

- In die Standhaltung (Ü2) kommen.
- Die Füße mehr als hüftgelenksweit voneinander entfernt aufstellen. Knie leicht beugen.
- Die Fußkanten außen (unter den kleinen Zehen und Außenseiten der Fersen) und die Fußkanten innen (unter den großen Zehen und Innenseiten der Fersen) sind gleichmäßig belastet.
- Das Körpergewicht gleichmäßig auf den Fußsohlen verteilen.
- Mit einer gleichmäßigen und vollständigen Einatmung durch die Nase die Wirbelsäule vom Steißbein bis zum Nacken strecken. Das Kinn senkt sich zum Brustbein. Das Becken aufrichten. Die Hände in die Hüften stützen.

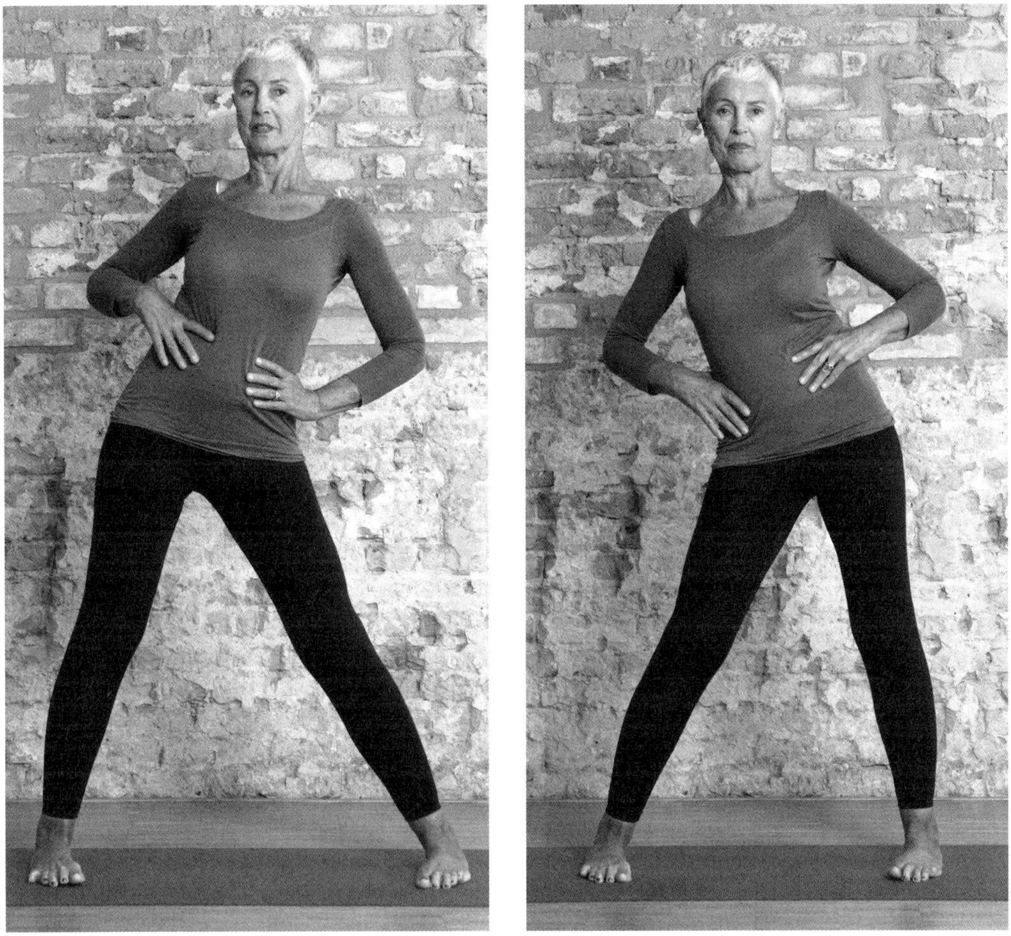

Abbildung 5-135 und 5-136: Beckenrotation linke und rechte Seite

- Mit einer gleichmäßigen und vollständigen Ausatmung durch die Nase Schultern, Stirn und Mund entspannen, Lippen und Zunge lösen.
- Bei gleichmäßiger und vollständiger Atmung durch die Nase die Hüften über mehrere Atemzüge hinweg in eine Richtung rotieren.
- Den Bewegungsradius variieren. Bewusst die Hüftgelenke, dann die Kniegelenke und zuletzt die Fußgelenke in die Bewegung mit einbeziehen.
- Darauf achten, beide Füße während der gesamten Übungszeit vollständig und fest auf dem Boden aufgesetzt zu lassen.
- In einer Pause das Gefühl in beiden Hüft-, Knie- und Fußgelenken vergleichen.
- Dann die Übung in Gegenrichtung fortsetzen.
- Zuletzt in der Ausgangshaltung die Wirkungen der Übung wahrnehmen.
- Die Augen während oder nach der Übung schließen, wenn es angenehm ist und die Konzentration erleichtert.

Übung 57

Lola – Rücken abrollen am Boden

Beim Abrollen des gesamten Rückens werden die Wirbel- und Beckengelenke vom Steißbein bis zum Nacken mobilisiert (**Abb. 5-137 und 5-138**). Dies ist umso besser möglich, je gleichmäßiger und kontrollierter die Übung erfolgt. Dazu mit langsamem Schwung beginnen und allmählich Kontrolle über den ganzen Bewegungsablauf gewinnen.

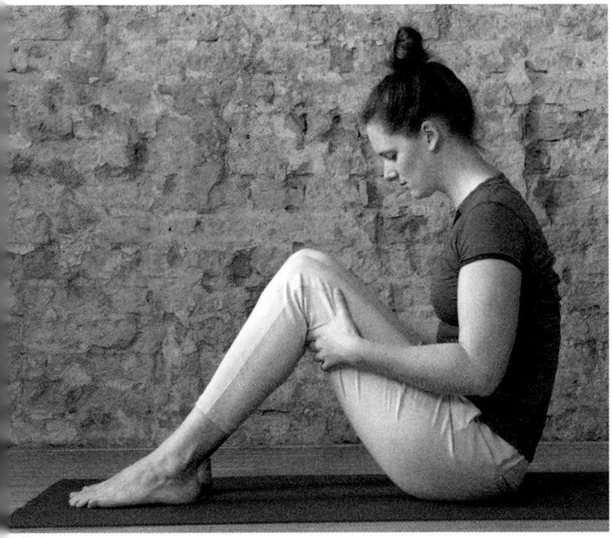

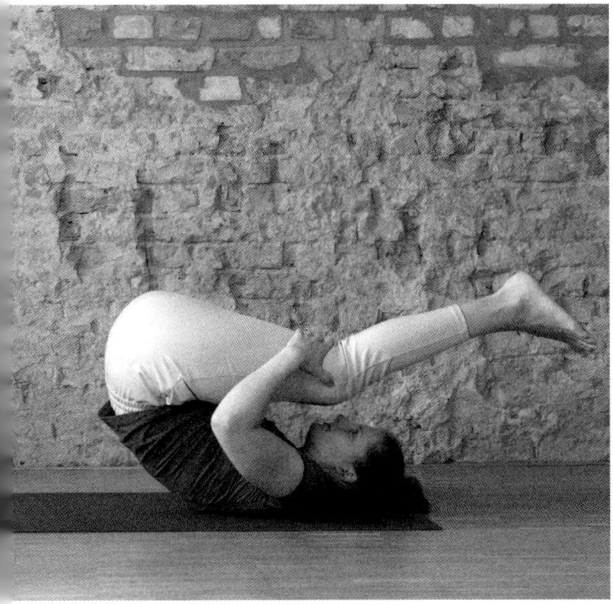

Abbildung 5-137 und 5-138: Lola – Rücken abrollen am Boden

- In die Sitzhaltung auf dem Boden (Ü3) kommen.
- Beide Knie beugen und die Füße dicht nebeneinander aufstellen. Das Körpergewicht gleichmäßig auf den beiden Sitzhöckern verteilen.
- Mit der linken Hand in die linke Kniekehle und mit der rechten Hand in die rechte Kniekehle greifen. Beide Arme beugen und diese Haltung während der Übung beibehalten.
- Mit einer gleichmäßigen und vollständigen Einatmung durch die Nase den Rücken vom Steißbein bis zum Nacken strecken, das Becken aufrichten, die Gesäßmuskulatur, besser: die Beckenbodenmuskulatur anspannen.
- Mit einer gleichmäßigen und vollständigen Ausatmung durch die Nase mit einem kleinen Schwung den Rücken vom Steißbein bis zum Nacken Wirbel für Wirbel abrollen. Die gebeugten Arme und die Hände in den Kniekehlen beziehen die Beine in die Bewegung mit ein, sodass die Knie in Richtung Oberkörper mitschwingen.
- Mit einer gleichmäßigen und vollständigen Einatmung durch die Nase mit einem kleinen Schwung den Rücken Wirbel für Wirbel vom Nacken bis zum Steißbein wieder aufrollen. Die gebeugten Beine folgen der Bewegung. Die Fersen setzen wieder kurz auf der Unterlage auf.
- Bei gleichmäßiger und vollständiger Atmung durch die Nase die Übung mehrmals wiederholen.
- Zuletzt in der Ausgangsposition oder in der Rückenlage (Ü1) die Wirkungen der Übung wahrnehmen. Um längere Zeit in Rückenlage verweilen zu können, die Füße mehr als hüftgelenksweit voneinander entfernt aufstellen und die Knieinnenseiten gegeneinanderlehnen.
- Die Augen während oder nach der Übung schließen, wenn es angenehm ist und die Konzentration erleichtert.

Übung 58

Tisch – Rückbeuge auf Händen und Füßen

In dieser Haltung werden die Arm-, Schulter-, Rücken- und Oberschenkelmuskeln aufgebaut (**Abb. 5-139 und 5-140**). Die Streckung der ganzen Wirbelsäule vom Steißbein bis zum Nacken erfolgt gegen die Anziehungskraft und über die ganze Länge durch Arme und Beine gestützt. Der Kopf befindet sich in einer leichten Rückwärtsneigung. Diese Kopfhaltung ist ungewohnt und kann zu Schwindel führen. Die Mobilisierung der Schultergelenke macht sich in einem Gefühl von Weite zwischen den Schulterblättern deutlich.

- In die Sitzhaltung auf dem Boden (Ü3) kommen.
- Beide Knie beugen und die Füße hüftgelenksweit voneinander entfernt parallel auf dem Boden aufstellen. Das Körpergewicht gleichmäßig auf den beiden Sitzhöckern verteilen.
- Die Fußkanten außen (unter den kleinen Zehen und Außenseiten der Fersen) und die Fußkanten innen (unter den großen Zehen und Innenseiten der Fersen) sind gleichmäßig belastet.
- Beide Hände eine Handlänge entfernt vom Gesäß hinter dem Rücken am Boden aufstellen. Die Fingerspitzen schauen zum Rücken.
- Mit einer gleichmäßigen und vollständigen Einatmung durch die Nase die Gesäßmuskulatur, besser: Beckenbodenmuskulatur anspannen und den Körper anheben bis Kopf, Schultern, Hüften und Knie auf einer Ebene sind.
- Darauf achten, die Handgelenke unter die Schultergelenke und die Fußgelenke unter die Kniegelenke aufzustellen. Evtl. die Ausrichtung der Gelenke korrigieren.
- Mit einer gleichmäßigen und vollständigen Ausatmung durch die Nase den Körper langsam wieder absenken bis die Ausgangsposition erreicht ist.
- Bei gleichmäßiger und vollständiger Atmung durch die Nase die Übung mehrmals wiederholen.
- Zuletzt in der Ausgangsposition oder in der Rückenlage (Ü1) die Wirkungen der Übung wahrnehmen. Um längere Zeit in Rückenlage verweilen zu können, die Füße mehr als hüftgelenksweit voneinander entfernt aufstellen und die Knieinnenseiten gegeneinanderlehnen.
- Die Augen während oder nach der Übung schließen, wenn es angenehm ist und die Konzentration erleichtert.

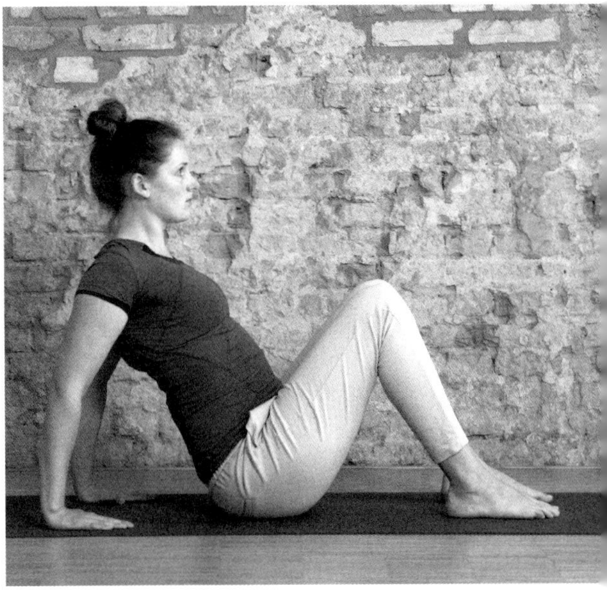

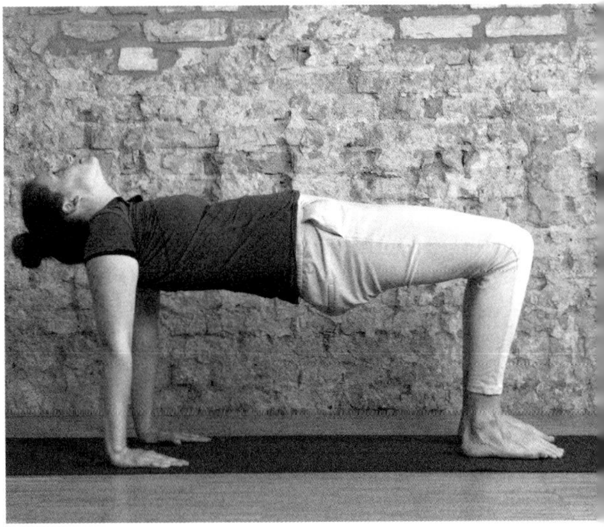

Abbildung 5-139 und 5-140: Tisch – Rückbeuge auf Händen und Füßen

Übung 59

Arme und Beine in Bauchlage heben

Die einfache Übung trainiert die Beinmuskeln (ähnlich wie bei der Kniebeuge), allerdings weniger intensiv, dafür aber in sicherer Lage (**Abb. 5-141 und 5-142**). Die Schulter- und Hüftgelenke werden schonend mobilisiert, die Gesäß- und Rückenmuskeln sowie die Muskeln der Extremitäten werden aufgebaut und gestärkt.

- In die Bauchlage (Ü6) kommen.
- Die Beine strecken. Die Fußrücken liegen fest auf der Matte/dem Boden (Fersen sind weder nach innen noch nach außen rotiert). Die Auflagefläche beider Fußrücken wahrnehmen und vergleichen.
- Die Arme sind links und rechts vom Kopf nach vorn gestreckt. Die Handflächen zeigen nach unten. Der Nacken ist gestreckt. Die Stirn ruht auf der Matte/dem Boden. Die Gesäßmuskulatur, besser: Beckenbodenmuskulatur ist angespannt. Diese Grundhaltung während der Übung beibehalten.
- Mit einer gleichmäßigen und vollständigen Einatmung durch die Nase einen Arm und das diagonal liegende Bein strecken und zusammen mit dem Kopf vom Boden abheben. Der abgelegte Arm und das abgelegte Bein drücken fest gegen die Matte/den Boden.
- Mit einer gleichmäßigen und vollständigen Ausatmung durch die Nase den angehobenen Arm und das angehobene Bein zusammen mit dem Kopf wieder am Boden ablegen.
- Bei gleichmäßiger und vollständiger Atmung durch die Nase die Übung mehrmals im Wechsel wiederholen.
- Zuletzt in der Ausgangshaltung die Wirkungen der Übung wahrnehmen. Evtl. zum Ausgleich der Rückbeuge in die Rückenlage (Ü1) kommen. Um längere Zeit in Rückenlage verweilen zu können, die Füße mehr als hüftgelenksweit voneinander entfernt aufstellen und die Knieinnenseiten gegeneinanderlehnen.
- Die Augen während oder nach der Übung schließen, wenn es angenehm ist und die Konzentration erleichtert.

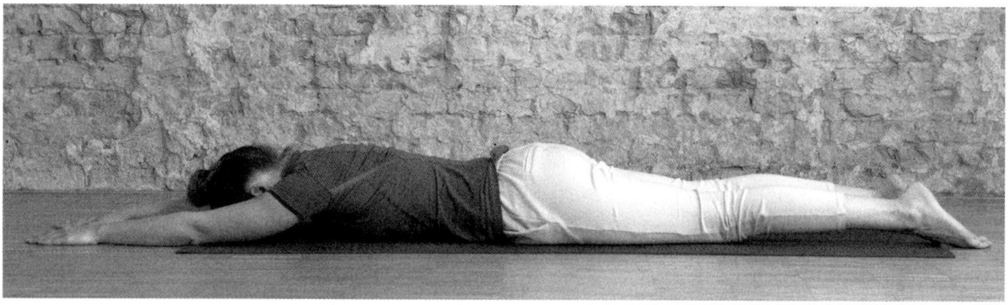

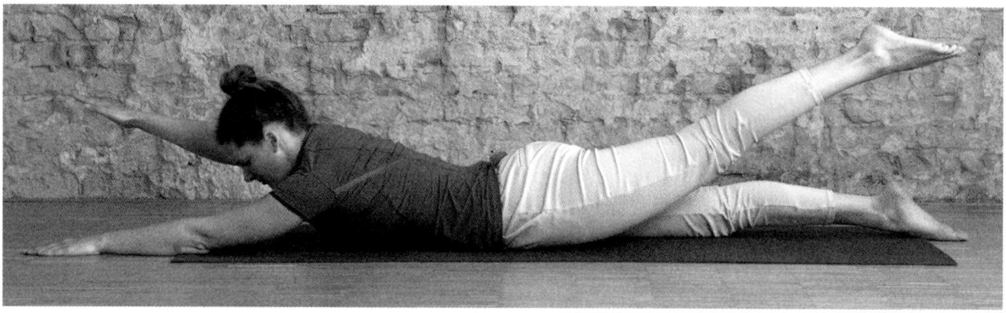

Abbildung 5-141 und 5-142: Arme und Beine in Bauchlage heben

Übung 60

Kobra

Diese Übung ist – je nach Ausführung – eine leichte bis starke Rückbeuge (**Abb. 5-143**). Sie mobilisiert die Wirbelsäule gegen die bei den täglichen Arbeiten und Verrichtungen vorherrschende Vorwärtsneigung. Die Übung ist dann sinnvoll, wenn sie von der Atmung getragen wird und aus einer Anfangsstreckung der Wirbelsäule heraus erfolgt. Als Ausgleich ist auch eine leichte Rückbeuge im Stand mit Unterstützung der Hände ausreichend.

- In die Bauchlage (Ü6) kommen.
- Die Beine strecken. Die Fußrücken liegen fest auf der Matte/dem Boden (Fersen sind weder nach innen noch nach außen rotiert). Die Auflagefläche beider Fußrücken wahrnehmen und vergleichen.
- Die Arme sind gebeugt. Die Handflächen drücken gleichmäßig gegen die Matte/den Boden und sind auf Schulterniveau nah am Körper abgelegt. Der Nacken ist gestreckt. Der Blick ist nach unten gerichtet. Die Gesäßmuskulatur, besser: Beckenbodenmuskulatur ist angespannt. Diese Grundhaltung während der Übung beibehalten.
- Mit einer gleichmäßigen und vollständigen Einatmung durch die Nase die ganze Wirbelsäule strecken, den Oberkörper langsam anheben und mit Unterstützung der Arme und Hände in die Rückbeuge gehen. Zu Beginn kleine Rückbeugen machen, in denen die Arme nicht vollständig gestreckt sind. Der Nacken bleibt gestreckt (Kopf nicht zwischen die Schultern sinken lassen). Der Blick geht nach vorn.
- Mit einer gleichmäßigen und vollständigen Ausatmung durch die Nase den Oberkörper langsam wieder ablegen, bis Kopf, Arme und Hände wieder in der Ausgangsposition sind.
- Bei gleichmäßiger und vollständiger Atmung durch die Nase die Übung mehrmals wiederholen. Bei guter Konstitution mehrere Atemzüge lang in der Haltung bleiben.
- Zuletzt in der Ausgangshaltung die Wirkungen der Übung wahrnehmen. Evtl. zum Ausgleich der Rückbeuge in die Rückenlage (Ü1) kommen. Um längere Zeit in Rückenlage verweilen zu können, die Füße mehr als hüftgelenksweit voneinander entfernt aufstellen und die Knieinnenseiten gegeneinanderlehnen.
- Die Augen während oder nach der Übung schließen, wenn es angenehm ist und die Konzentration erleichtert.

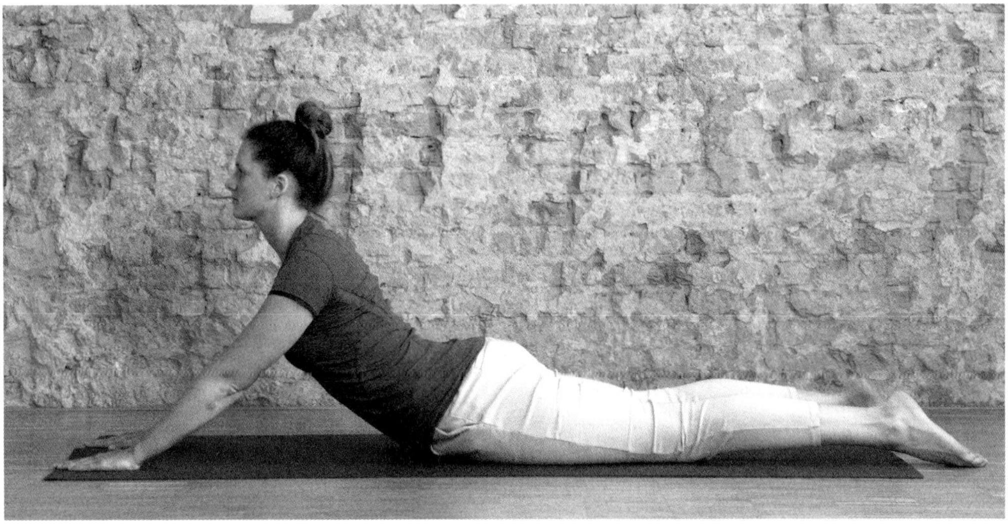

Abbildung 5-143: Kobra

Variation: Kobra gestützt (Abb. 5-144)

Die Rückbeuge der Wirbelsäule ist auch im Stand möglich. Die Füße mit Kontakt zur Wand aufstellen, Oberschenkel und Bauch gegen die Wand lehnen und die Unterarme neben dem Körper gegen die Wand aufsetzen. Mit einer Einatmung den Oberkörper durch leichten Druck der Unterarme sanft rückwärts beugen.

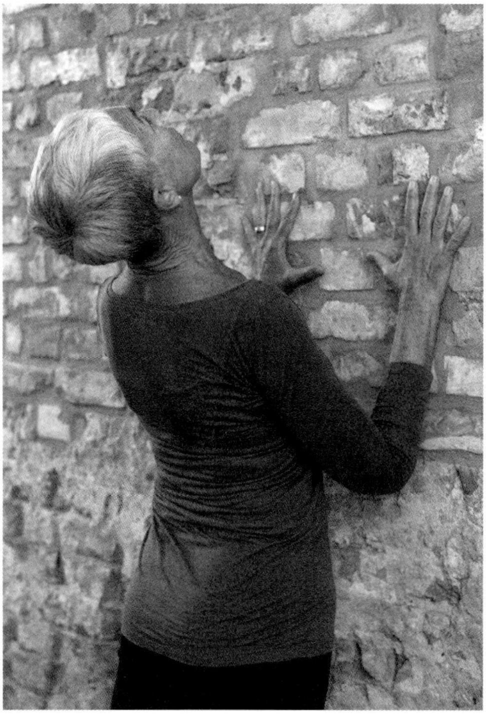

Abbildung 5-144: Kobra gestützt

Übung 61

Sphinx

Die Sphinx ist eine Variation der vorangegangenen Übung (Kobra). Sie ist eine sanfte Rückbeuge mit Unterstützung der Unterarme und der Hände. Beim Üben ist darauf zu achten, den Kopf nicht zwischen die Schultern sinken zu lassen.

- In die Bauchlage (Ü6) kommen.
- Die Beine strecken. Die Fußrücken liegen fest auf der Matte/dem Boden (Fersen sind weder nach innen noch nach außen rotiert). Die Auflagefläche beider Fußrücken wahrnehmen und vergleichen.
- Die Arme sind gebeugt. Die Handflächen drücken gleichmäßig gegen die Matte/den Boden und sind auf Schulterniveau nah am Körper abgelegt. Der Nacken ist gestreckt. Der Blick ist nach unten gerichtet. Die Gesäßmuskulatur, besser: Beckenbodenmuskulatur ist angespannt. Diese Grundhaltung während der Übung beibehalten.
- Mit einer gleichmäßigen und vollständigen Einatmung durch die Nase die ganze Wirbelsäule strecken. Der Nacken bleibt gestreckt (Kopf nicht zwischen die Schultern sinken lassen). Der Blick geht nach vorn.
- Mit einer gleichmäßigen und vollständigen Ausatmung durch die Nase die Arme von der Matte lösen und den Oberkörper langsam wieder ablegen, bis Kopf, Arme und Hände wieder in der Ausgangsposition sind.
- Bei gleichmäßiger und vollständiger Atmung durch die Nase die Übung mehrmals wiederholen. Bei guter Konstitution mehrere Atemzüge lang in der Haltung bleiben.
- Zuletzt in der Ausgangshaltung die Wirkungen der Übung wahrnehmen. Evtl. zum Ausgleich der Rückbeuge in die Rückenlage (Ü1) kommen. Um längere Zeit in Rückenlage verweilen zu können, die Füße mehr als hüftgelenksweit voneinander entfernt aufstellen und die Knieinnenseiten gegeneinanderlehnen.
- Die Augen während oder nach der Übung schließen, wenn es angenehm ist und die Konzentration erleichtert.

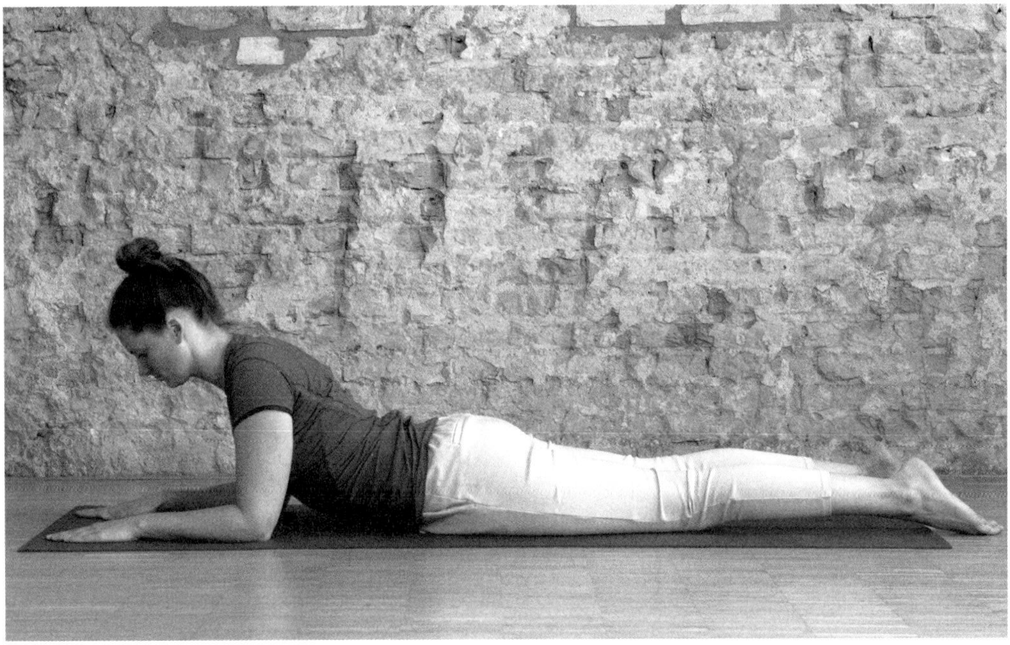

Abbildung 5-145: Sphinx

Übung 62

Baby – Tiger – Berg

Die Übungsabfolge Baby – Tiger – Berg kann als eine kleine Variante des Sonnengrußes angesehen werden (**Abb. 5-146, 5-147, 5-148**). Diese Übungsabfolge bewegt den ganzen Körper – ähnlich wie beim Schwimmen. Solange die Abfolge noch nicht verinnerlicht ist, ist es sinnvoll, nach jeder Übung eine kurze Atempause einzulegen und dann fortzusetzen.

In der Bergposition ist der Rücken maximal zu strecken. Damit das möglich ist, kann zunächst mit gebeugten Knien geübt werden. Da es um die Streckung des Rückens geht, ist es besser, einen geraden Rücken bei gebeugten Beinen zu machen, statt die Beine angestrengt zu strecken und dabei in einen Rundrücken zu gehen. Die Berghaltung wird auch als „Der nach unten schauende Hund" bezeichnet.

In der Babyposition kann anfangs die Dehnung noch nicht ganz ausreichen, um das Gesäß vollständig auf den Fersen abzusetzen. Das ändert sich aber durch regelmäßiges Üben. Um die Tigerposition von Anfang an als angenehm erleben zu können, ist eine gefaltete Decke als Polster für die Kniegelenke oder großflächiger für Knie, Unterschenkel und Fußgelenke zu nutzen.

Die Übungsabfolge ist:

Tiger – Baby – Tiger – Berg –
Tiger – Baby – Tiger – Berg –

usw.

- In den Vierfüßlerstand (Ü5) kommen.
- Darauf achten, die Handgelenke unter den Schultergelenken und die Kniegelenke unter den Hüftgelenken aufzusetzen.
- Tiger: Die Hände mit der gesamten Innenfläche auf den Boden aufstützen, die Finger maximal spreizen. Die Mittelfinger sind parallel zueinander ausgerichtet. Die Hände bleiben während der gesamten Übung fest in dieser Position.
- Baby: Mit einer gleichmäßigen und vollständigen Ausatmung durch die Nase das Gesäß rückwärts bewegen bis es die Fersen berührt und die Arme ganz gestreckt sind.
- Tiger: Mit einer gleichmäßigen und vollständigen Einatmung durch die Nase das Gesäß von den Fersen abheben und den Oberkörper vorwärts bewegen, bis Schulter- und Handgelenke sowie Hüft- und Kniegelenke wieder übereinander ausgerichtet sind.
- Berg: Mit einer gleichmäßigen und vollständigen Ausatmung durch die Nase Druck auf Füße und Hände geben, Zehen aufstellen, die Knie vom Boden abheben und langsam strecken, bis Arme, Oberkörper und Rücken ganz gestreckt sind. Den höchsten Punkt bildet das Gesäß. Die Knie können erst einmal leicht gebeugt bleiben, die Oberarme nach außen rotieren.
- Tiger: Mit einer gleichmäßigen und vollständigen Einatmung durch die Nase die Arme und Knie langsam wieder beugen, bis Schulter- und Handgelenke sowie Hüft- und Kniegelenke wieder übereinander ausgerichtet sind. Zehen strecken.
- Baby: Mit einer gleichmäßigen und vollständigen Ausatmung durch die Nase das Gesäß rückwärts bewegen, bis es die Fersen berührt und die Arme ganz gestreckt sind.
- Bei gleichmäßiger und vollständiger Atmung durch die Nase die Übung mehrmals wiederholen.
- Zuletzt in der Babyposition oder im Fersensitz (Ü4) die Wirkungen der Übung wahrnehmen.
- Die Augen während oder nach der Übung schließen, wenn es angenehm ist und die Konzentration erleichtert.

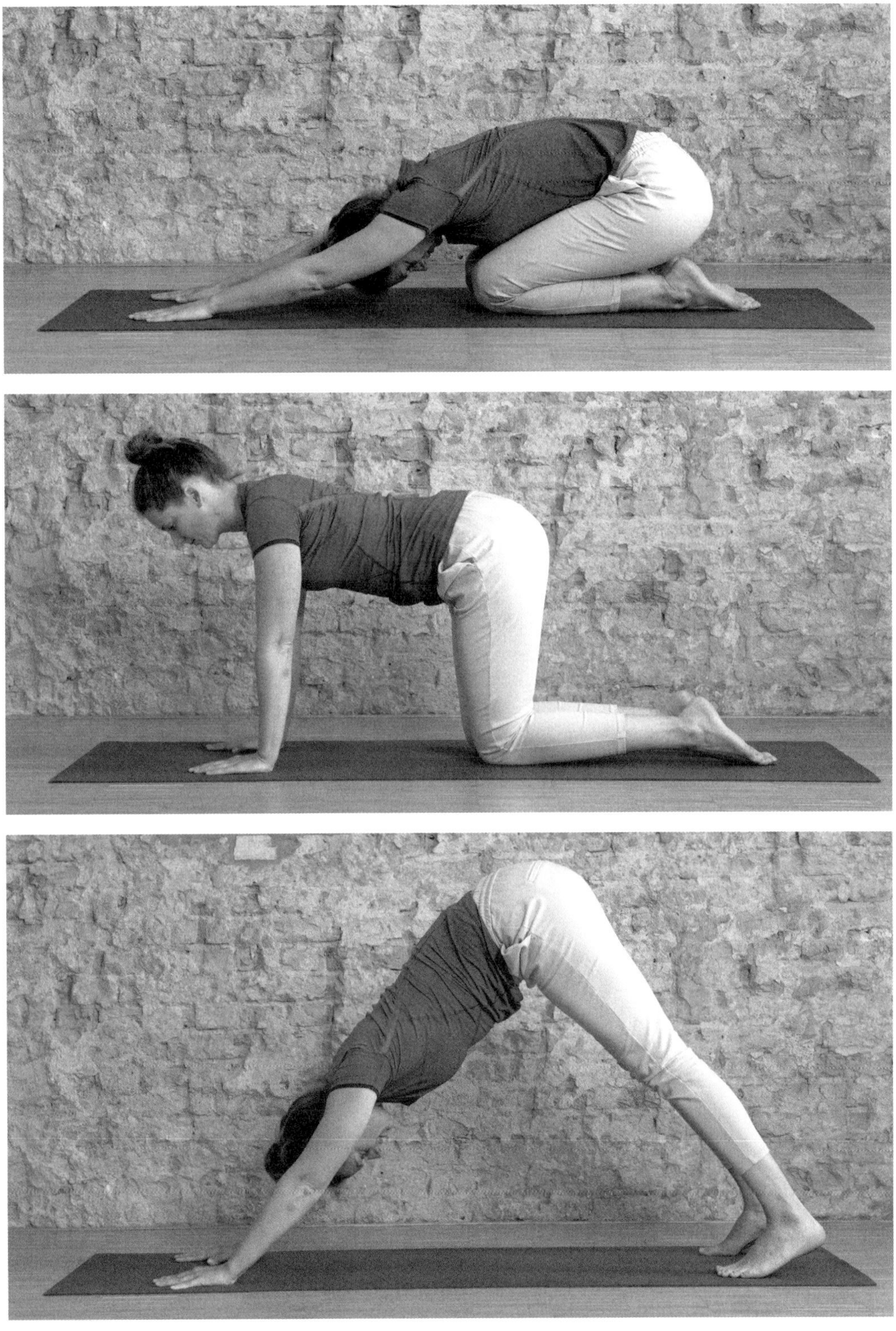

Abbildung 5-146, 5-147, 5-148: Baby – Tiger – Berg

Übung 63

Gefaltetes Blatt

Damit diese Übung als Entspannung für den ganzen Rücken und speziell die Schultern erlebt werden kann, ist ein längeres Üben erforderlich (**Abb. 5-149**). Um das regelmäßige Üben zu befördern, gibt es Variationen, die auch ohne maximale Mobilität der Hüft- und Beingelenke eine Entspannung in der Haltung erlauben.

- In die Babyposition (Ü62) kommen.
- Die Knie etwas weiter voneinander entfernt ablegen, damit der Bauch bequem zwischen den Oberschenkeln Platz hat.
- Den Rücken rund machen, bis der Kopf mit einer Stelle oberhalb der Stirn auf der Matte ruht.
- Die Arme seitlich so neben dem Körper ablegen, dass die Handflächen in Richtung der Zimmerdecke zeigen.
- Bei gleichmäßiger und vollständiger Atmung durch die Nase einige Atemzüge lang in der Haltung bleiben.
- Mit einer gleichmäßigen und vollständigen Einatmung durch die Nase die gesamte Wirbelsäule vom Steißbein bis zum Nacken strecken. Den gestreckten Oberkörper aufrichten, bis das Gesäß auf den Fersen ruht.
- Zuletzt in der Ausgangsposition die Wirkungen der Übung wahrnehmen.
- Die Augen während oder nach der Übung schließen, wenn es angenehm ist und die Konzentration erleichtert.

Variation: Gefaltetes Blatt mit erhöhtem Kopf

Bei erhöhtem Augeninnendruck, aber auch bei fehlender Flexibilität der Hüft- und Beingelenke kann die Wirbelsäule entspannt ruhen, wenn der Kopf hoch gelagert wird. Dazu sind dicke

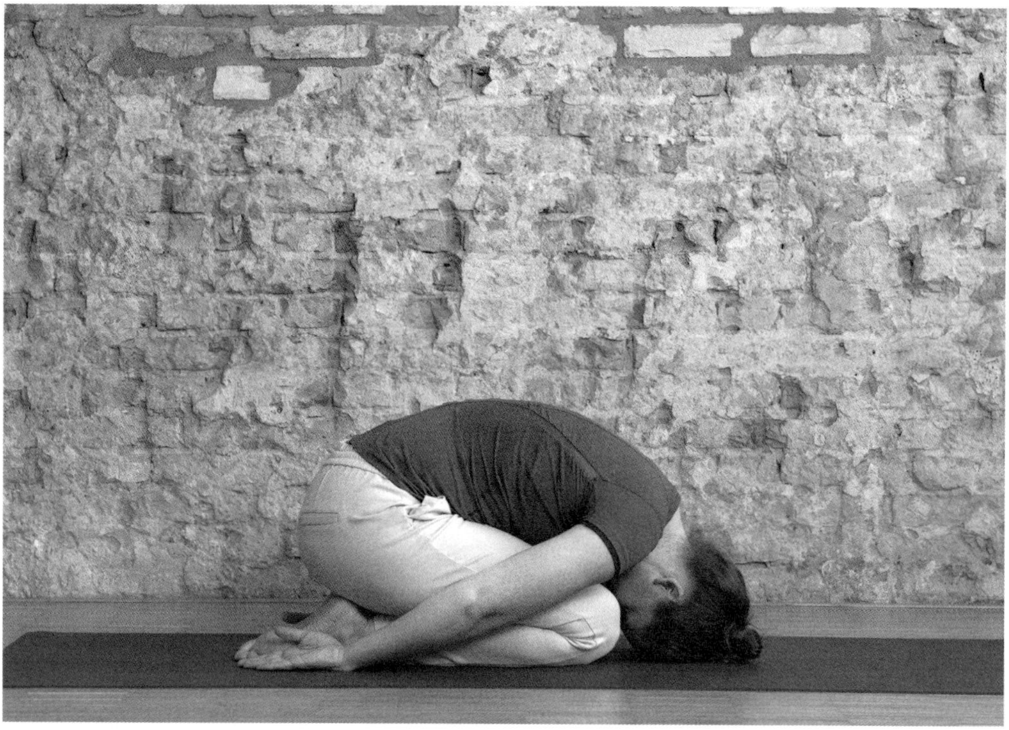

Abbildung 5-149: Gefaltetes Blatt

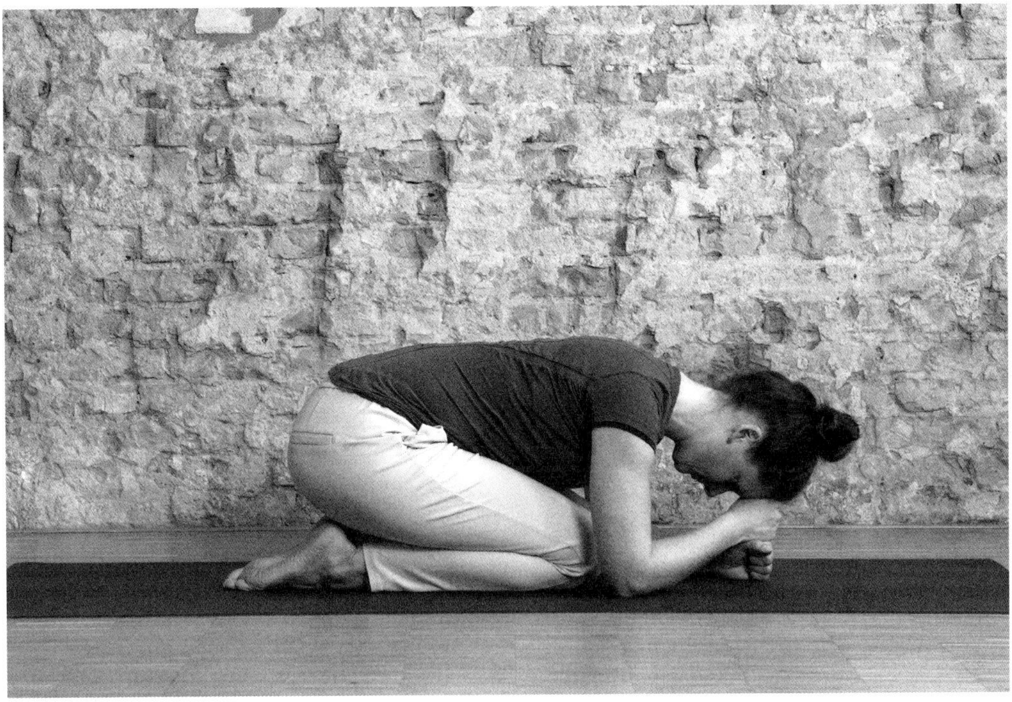

Abbildung 5-150: Gefaltetes Blatt erhöht

Polster geeignet, aber es geht auch einfach mithilfe der geballten Hände. Dazu die Arme beugen und auf Schulterhöhe ablegen. Die Hände zu Fäusten ballen und übereinander platzieren. Die Stirn auf die obere Faust ablegen und den ganzen Rücken vom Steißbein bis zum Nacken strecken.

Variation: Gefaltetes Blatt auf dem Stuhl (Abb. 5-151)

Eine weitere Variation bietet die Übung mit zwei Stühlen als Hilfsmittel. Der Oberkörper kann eine Ruheposition einnehmen auf den Unterarmen oder auf einem Kissen abgelegt. Die Übung ist für Menschen mit erhöhtem Augeninnendruck geeignet. Sie ist auch zwischendurch leicht zu üben und bietet einen idealen Ausgleich für die zahlreichen Vorbeugen des Oberkörpers im Laufe des Tages (Prophylaxe gegen den Rundrücken).

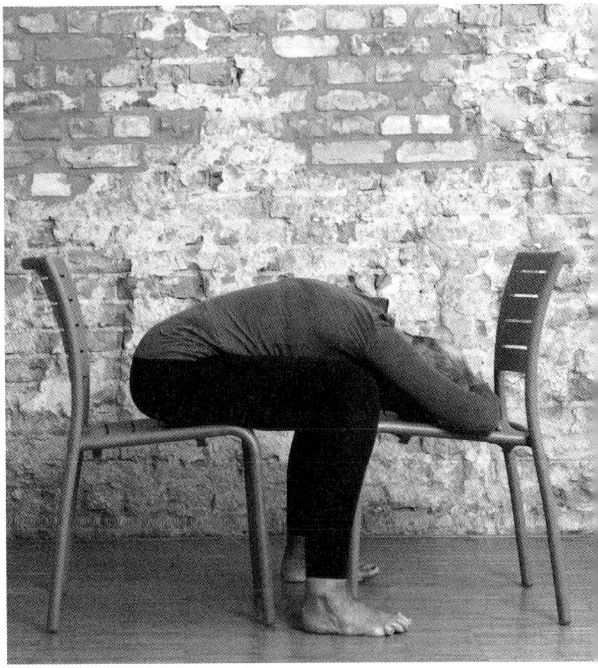

Abbildung 5-151: Gefaltetes Blatt auf dem Stuhl

Übung 64

Heldin 1

Bei dieser Übung werden die hintere und vordere Oberschenkelmuskulatur, die vordere und hintere Hüftmuskulatur und die Unterschenkelmuskulatur gedehnt **(Abb. 5-152, 5-153, 5-154)**. Die Übung unterstützt die aufrechte Haltung von Becken und Oberkörper. Sie weitet den Brustkorb und stärkt die Armmuskulatur. Um die Kniegelenke nicht falsch zu belasten, ist darauf zu achten, das Kniegelenk genau auf der Höhe des Fußgelenks zu halten. Beim Strecken der Arme sind die Schultern entspannt.

- In die Standposition (Ü2) kommen.
- Die Füße hüftgelenksweit voneinander entfernt aufstellen.
- Die Fußkanten außen (unter den kleinen Zehen und Außenseiten der Fersen) und die Fußkanten innen (unter den großen Zehen und Innenseiten der Fersen) sind gleichmäßig belastet.
- Mit einer gleichmäßigen und vollständigen Einatmung durch die Nase die Wirbelsäule vom Steißbein bis zum Nacken strecken. Das Becken aufrichten und dazu die Gesäßmuskulatur, besser: Beckenbodenmuskulatur anspannen.
- Mit einer gleichmäßigen und vollständigen Ausatmung durch die Nase einen Fuß ca. eine Beinlänge vorstellen. Beide Beine sind gestreckt. Darauf achten, die Knie nicht durchzudrücken. Die Füße bleiben in Schrittstellung hüftgelenksweit voneinander entfernt mit beiden Sohlen fest am Boden stehen.
- Mit einer gleichmäßigen und vollständigen Einatmung durch die Nase die Wirbelsäule erneut strecken und das Becken aufrichten. Darauf achten, das Becken nach vorn auszurichten.
- Mit einer gleichmäßigen und vollständigen Ausatmung durch die Nase die Schultern entspannt nach unten sinken lassen. Stirn und Mund entspannen, Lippen und Zunge lösen. Beide Hände vor dem Brustbein fest gegeneinanderdrücken.
- Mit einer gleichmäßigen und vollständigen Einatmung durch die Nase das vordere Knie beugen und die Arme seitlich öffnen. Darauf achten, das gebeugte Knie über dem Fußgelenk und die Ferse des gestreckten Beins fest am Boden zu halten.

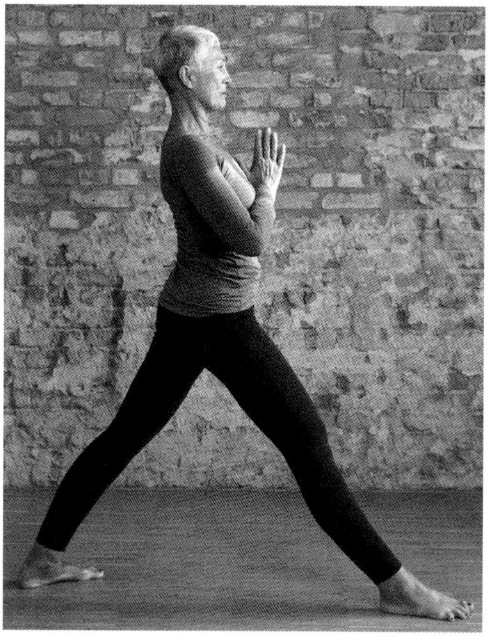

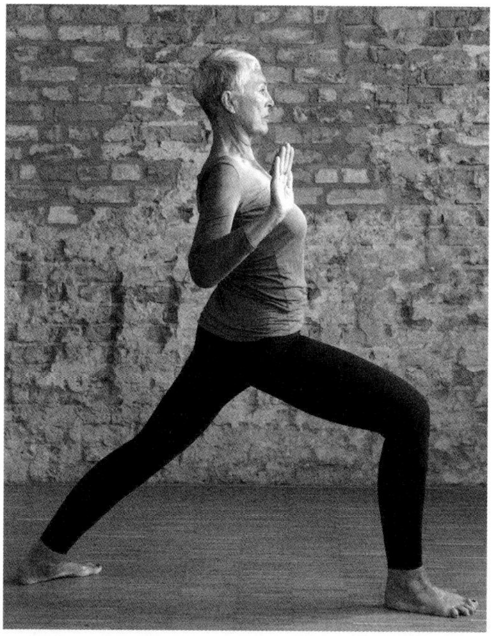

Abbildung 5-152, 5-153: Heldin 1

- Bei gleichmäßiger und vollständiger Atmung durch die Nase die Übung mehrmals wiederholen.
- Nach mehreren Wiederholungen die Position halten. Dazu bei gebeugtem Knie beide Arme zur Zimmerdecke strecken und einige Atmezüge lang halten.
- Danach mit einer gleichmäßigen und vollständigen Einatmung durch die Nase das vordere Bein zurücksetzen. Beide Füße wieder parallel nebeneinander stellen.
- In einer Pause das Gefühl in beiden Beinen, auf beiden Hüftseiten, in beiden Schultern und in beiden Gesichtshälften vergleichen.
- Die Übung mit dem anderen Fuß nach vorn fortsetzen.
- Zuletzt in der Ausgangshaltung die Wirkungen der Übung wahrnehmen.
- Die Augen während oder nach der Übung schließen, wenn es angenehm ist und die Konzentration erleichtert.

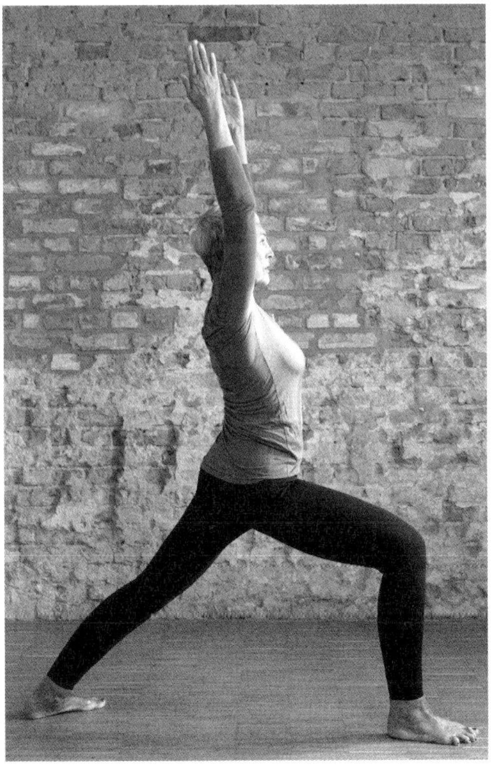

Abbildung 5-154: Heldin 1

5.6 Schwerpunkt Sinnesorgane

Die nächsten Übungen betreffen die Augen und Ohren. Die Übungen sind zur Vorbeugung im Rahmen täglicher Yoga-Praxis sowie für zwischendurch gedacht. Sie können aber auch Nebenwirkungen bei Chemotherapie mildern (verschwommenes Sehen).

5.6.1 Typische Erkrankungen

Arbeit bei künstlichem Licht, eine lange Einstellung der Augen auf den Nahsichtbereich und schlechte Luftverhältnisse ermüden die Augenmuskulatur, die Augen werden trocken und brennen. Auch eine Chemotherapie kann zu einer verschwommenen Sicht führen.

Alterungsprozesse betreffen auch die Sinnesorgane. Die Augenmuskeln werden mit den Jahren schwächer, und es kommt zu einer Altersweitsichtigkeit. Bei den Ohren verringert sich das Hörvermögen beidseitig. Zunächst sind hohe Frequenzen schlechter zu hören.

Die Übungen der Sinnesorgane haben einen größeren Erfolg, wenn sie mit den Übungen zur Mobilisierung der Halswirbelsäule und des Schultergürtels kombiniert werden. Die Übungen sind wenig aufwendig und können zwischendurch durchgeführt werden, indem vom PC hochgeschaut wird und Gegenstände in unterschiedlichen Distanzen fokussiert werden. Die Ohrmassage und das Schließen und Öffnen des Gehörgangs kann nach dem Auftragen der Gesichtscreme erfolgen.

Wie für alle Muskeln des Bewegungsapparats, so gilt auch für die Augenmuskeln, dass nur durch Anspannung und Entspannung Kraft und Elastizität erhalten bleiben. Abwechselndes Fixieren nahe gelegener und entfernter Gegenstände sowie eine systematische Vergrößerung des Gesichtsfeldes stärken und entlasten die Augenmuskulatur.

Bei Augenerkrankungen, wie dem grauen oder grünen Star oder einer Netzhautablösung, ist es sinnvoll, die Übungen mit der behandelnden Therapeutin (Therapeuten) zu besprechen. Die Brille während der Übungen absetzen.

5.6.2 Aktuelle, frei verfügbare Studien zu Yoga und Augen

Eine aktuelle Yoga-Studie, die Augenübungen dieses Kapitels einsetzt, ist die von Kim (2016a): „Effects of yogic eye exercises on eye fatigue in undergraduate nursing students". Die Studie erfolgte mit 40 Studierenden der Pflege, die sich in zwei Gruppen aufteilen konnten. Die Interventionsgruppe machte Augenübungen zweimal pro Woche über acht Wochen für jeweils 60 Minuten. Sie machten Übungen zum Nah- und Fernsehen (Ü66), entlang des Gesichtsfelds (Ü65) sowie die Übung „Augen palmieren, entspannen und blinzeln" (Ü67). Die Studie fand heraus, dass die Studierenden aus der Interventionsgruppe weniger unter ermüdeten Augen litten. Die Studie hat zahlreiche Limitierungen und kann nur als Ausgang oder Anreiz für weitere Studien genommen werden (Kim, 2016a, S. 1813 ff.).

Interessant ist noch eine weitere Studie, die den Augeninnendruck bei Yoga-Übenden kontrollierte: „Intraocular pressure rise in subjects with and without glaucoma during four common yoga positions" (Jasien et al., 2015). Der Augeninnendruck wurde bei zehn Übenden mit Weitwinkelglaukom (erhöhtem Augeninnendruck) und zehn ohne bekannte Augenbeschwerden in folgenden vier Yoga-Haltungen gemessen: Berghaltung (Ü62), die auch „Nach unten schauender Hund" genannt wird, Vorbeuge im Stand (Ü47), im Pflug, in einer Variation des Schulterstands, bei der der Oberkörper abgelegt ist, vergleichbar mit der Übung in Rückenlage mit angehobenen Beinen gegen die Wand gelehnt (Ü45). Bei allen Yoga-Übenden stieg der Augeninnendruck innerhalb einer Minute signifikant an. Nach Beendigung der Übungen sank der Augeninnendruck innerhalb von zwei Minuten auf das Ausgangsniveau zurück, wobei die Teilnehmenden mit Weitwinkelglaukom durchschnittlich 2 mm HG höhere Werte hatten (Jasien et al., 2015, S. 14 f).

Bei der Darstellung und Beschreibung von Yoga-Übungen in Rückenlage sowie bei Übungen, bei denen der Kopf niedriger als das Herz gelagert oder gehalten wird, werden in diesem Buch Hilfsmittel gezeigt, um den Kopf höher zu lagern (Kissen oder Decke als Hilfsmittel) oder Variationen angeboten, wie z. B. bei der Übung gefaltetes Blatt (Ü63), indem nicht auf der Matte, sondern auf Stühlen geübt wird.

Aktuelle, frei verfügbare Studien zu Yoga und Augen (eigene Darstellung)

- Kim, S.-D. (2016a). Effects of yogic eye exercises on eye fatigue in undergraduate nursing students. *Journal of Physical Therapy Science, 28* (6), 1813–1815. https://doi.org/10.1589/jpts.28.1813
- Jasien, J. V., Jonas, J. B., de Moraes, C. G. & Ritch, R. (2015). Intraocular pressure rise in subjects with and without glaucoma during four common yoga positions. *PLoS ONE, 10* (12), e0144505. Verfügbar unter: https://journals.plos.org/plosone, https://doi.org/10.1371/journal.pone.0144505

5.6.3 Übungen für die Sinnesorgane (Ü65 bis Ü69)

Als Nächstes folgen Übungen für Augen und Ohren. Sie können Teil eines täglichen Yoga-Programms sein, aber auch leicht zwischendurch geübt werden. So eignen sich Augenübungen zur Entlastung bei der Bildschirmarbeit. Die Ohrenübungen fördern die Durchblutung und erwärmen die äußeren Gehörgänge.

Übung 65

Liegende Acht

Bei dieser Augenübung werden die Grenzen des Gesichtsfelds wahrgenommen. Dazu beschreibt der Daumen eine Bewegung entlang der Ränder des Gesichtsfelds. Das funktioniert dann korrekt, wenn der Kopf fest fixiert gehalten wird und nur die Augen sich bewegen.

- In eine bequeme Sitzhaltung (Ü3) kommen.
- Mit einer gleichmäßigen und vollständigen Einatmung durch die Nase die Wirbelsäule vom Steißbein bis zum Nacken strecken. Das Kinn in Richtung Brustbein neigen.
- Mit einer gleichmäßigen und vollständigen Ausatmung durch die Nase die Schultern entspannt nach unten sinken lassen. Stirn und Mund entspannen, Lippen und Zunge lösen.
- Die Hände locker auf den Oberschenkeln ablegen.
- Die rechte Hand ballen und den Daumen aufstellen.
- Mit einer gleichmäßigen und vollständigen Einatmung durch die Nase den rechten Arm auf Augenhöhe ausstrecken, den Daumennagel mit den Augen fixieren und bis zum oberen Punkt des Gesichtsfelds heben, dann im Kreis nach rechts entlang des oberen Gesichtsfeldrands führen.
- Mit einer gleichmäßigen und vollständigen Ausatmung durch die Nase den rechten Arm weiter abwärts im Kreis bewegen und dann entlang des unteren Gesichtsfeldrands führen und vor dem Körper bis auf Augenhöhe wieder anheben.
- Den rechten Arm senken und die Übung mit dem linken Arm nach links fortsetzen.
- Bei gleichmäßiger und vollständiger Atmung durch die Nase die Übung mehrmals wiederholen.
- Zuletzt in der Ausgangshaltung verweilen und die Wirkungen der Übung wahrnehmen.

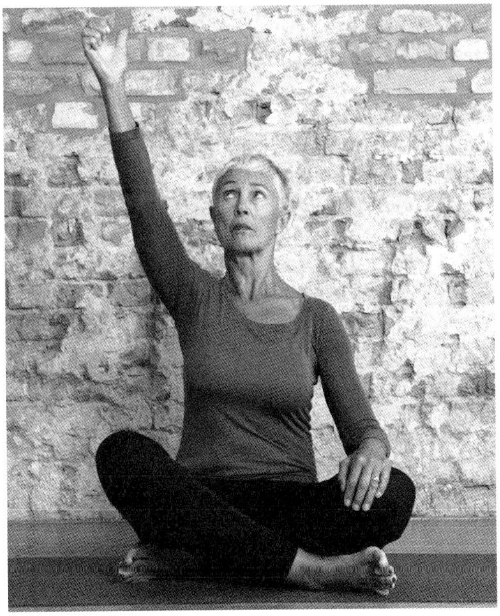

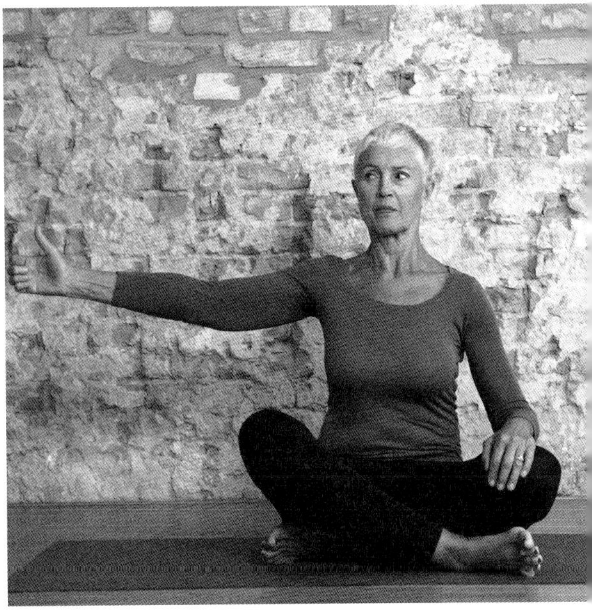

Abbildung 5-155, 5-156: Liegende Acht

Übung 66

Nah und fern fokussieren

Abwechselndes Fixieren nahe gelegener und entfernter Gegenstände verbessert die Anpassungsleistungen – Anspannung und Entspannung – der Augenmuskeln und beugt einer Altersweitsichtigkeit vor.

- In eine bequeme Sitzhaltung (Ü3) kommen.
- Mit einer gleichmäßigen und vollständigen Einatmung durch die Nase die Wirbelsäule vom Steißbein bis zum Nacken strecken. Das Kinn in Richtung Brustbein neigen.
- Mit einer gleichmäßigen und vollständigen Ausatmung durch die Nase die Schultern entspannt nach unten sinken lassen. Stirn und Mund entspannen, Lippen und Zunge lösen.
- Die Hände locker auf den Oberschenkeln ablegen.
- Die rechte Hand ballen, den Daumen aufstellen und auf Augenhöhe anheben.
- Zuerst die eigene Nasenspitze mit den Augen fixieren. Dann auf den Daumennagel schauen. Danach einen Gegenstand fixieren, der in einiger Entfernung liegt. Zuletzt den Blick nicht mehr fixieren und in die Ferne sehen.
- Dann den Blick aus der Ferne wieder auf den entfernten Gegenstand, den Daumennagel und zuletzt auf die Nasenspitze richten.
- Bei gleichmäßiger und vollständiger Atmung durch die Nase die Übung mehrmals von nah nach fern und fern nach nah wiederholen (evtl. den Daumen wechseln, um den Arm zu entlasten).
- Zuletzt in der Ausgangshaltung verweilen und die Wirkungen der Übung wahrnehmen.

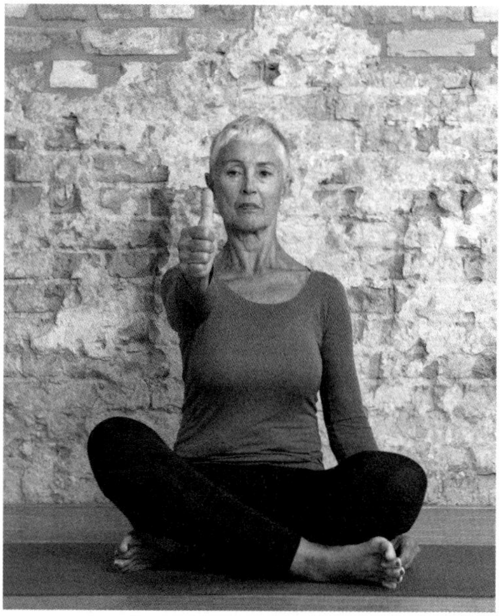

Abbildung 5-157: Nah und fern fokussieren

Übung 67

Augen palmieren, entspannen und blinzeln

Nach den für die Augen anstrengenden Übungen folgt eine zur Entspannung der Augen (**Abb. 5-158 und 5-159**). Dazu werden die Augen durch die erwärmten Handflächen abgedeckt. Die Übung endet mit einem schnellen und sich dann verlangsamenden Blinzeln, um die Augen weiter zu entspannen und zu befeuchten.

- In eine bequeme Sitzhaltung (Ü3) kommen.
- Mit einer gleichmäßigen und vollständigen Einatmung durch die Nase die Wirbelsäule vom Steißbein bis zum Nacken strecken. Das Kinn in Richtung Brustbein neigen.
- Mit einer gleichmäßigen und vollständigen Ausatmung durch die Nase die Schultern entspannt nach unten sinken lassen. Stirn und Mund entspannen, Lippen und Zunge lösen.
- Die Handflächen kräftig aneinander reiben, bis sie warm sind.
- Die Augenhöhlen mit den erwärmten Handflächen abdecken. Darauf achten, die Augenhöhlen ganz zu bedecken, sodass die Augen im Dunklen liegen.
- Die Wärme der Handflächen auf den geschlossenen Augen wahrnehmen.

- Bei gleichmäßiger und vollständiger Atmung durch die Nase einige Atemzüge lang in der Haltung bleiben.
- Nach einer Weile die Hände von den geschlossenen Augen nehmen und im Schoß ablegen.
- Dann mit den Augen blinzeln. Dazu die Augen in schnellem Rhythmus öffnen und schließen. Nach und nach die Lidbewegung verlangsamen. Am Ende die Augen geöffnet lassen.
- Zuletzt in der Ausgangshaltung verweilen und die Wirkungen der Übung wahrnehmen.

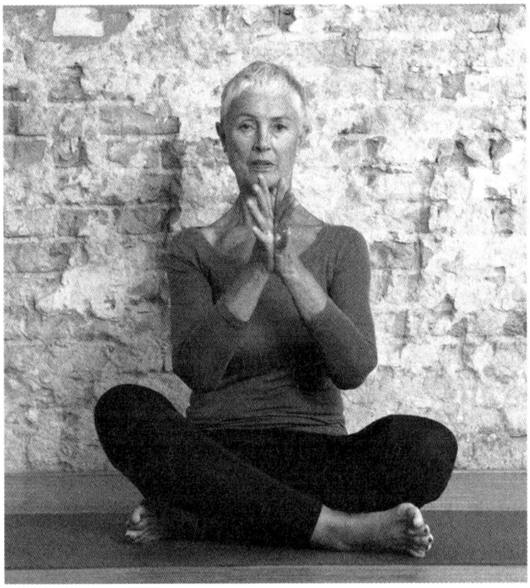

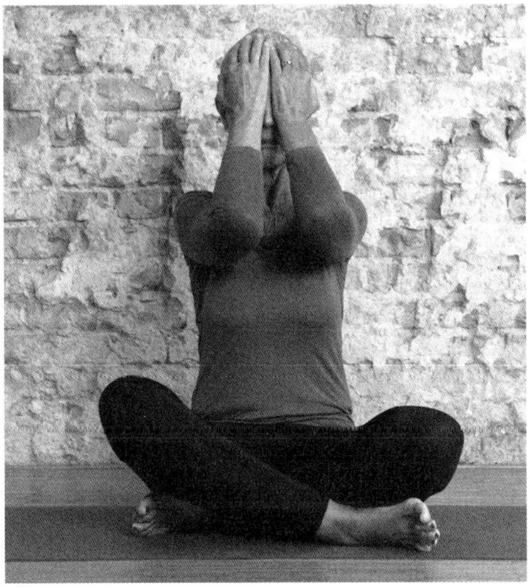

Abbildung 5-158 und 5-159: Augen palmieren

Übung 68

Massage der Ohrmuscheln

Bei der Massage der Ohrmuscheln wird die Durchblutung angeregt (**Abb. 5-160**). Sowohl bei kalten Ohren als auch bei Müdigkeit wird durch die Massage der Ohrmuschelränder ein schnell spürbares Ergebnis erzielt.

- In eine bequeme Sitzhaltung (Ü3) kommen.
- Mit einer gleichmäßigen und vollständigen Einatmung durch die Nase die Wirbelsäule vom Steißbein bis zum Nacken strecken. Das Kinn in Richtung Brustbein neigen.
- Mit einer gleichmäßigen und vollständigen Ausatmung durch die Nase die Schultern entspannt nach unten sinken lassen. Stirn und Mund entspannen, Lippen und Zunge lösen.
- Mit den Daumen und Zeigefingern die beiden Ohrläppchen fassen. Sanft Daumen und Zeigefinger in kreisenden Bewegungen gegeneinanderdrücken und die Ohrläppchen massieren.
- Bei gleichmäßiger und vollständiger Atmung durch die Nase einige Atemzüge lang entlang der äußeren Ohrmuscheln auf und ab massieren.
- Zuletzt in der Ausgangshaltung verweilen und die Wirkungen der Übung wahrnehmen.

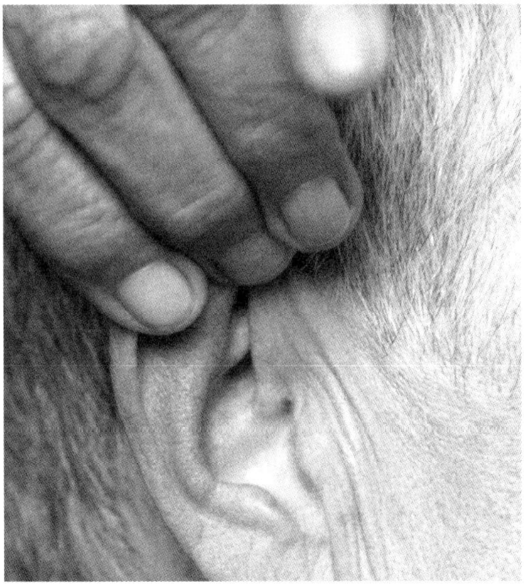

Abbildung 5-160: Massage der Ohrmuscheln

Übung 69

Gehörgänge öffnen und schließen

Das schnelle Öffnen und Schließen der Gehörgänge (**Abb. 5-161**) fördert ebenso die Aufmerksamkeit wie die Durchblutung. Zudem werden Spannungen in den Kiefergelenken durch die Massage gelöst.

- In eine bequeme Sitzhaltung (Ü3) kommen.
- Mit einer gleichmäßigen und vollständigen Einatmung durch die Nase die Wirbelsäule vom Steißbein bis zum Nacken strecken. Das Kinn in Richtung Brustbein neigen.
- Mit einer gleichmäßigen und vollständigen Ausatmung durch die Nase die Schultern entspannt nach unten sinken lassen. Stirn und Mund entspannen, Lippen und Zunge lösen.
- Die Zeigefinger hinter die Ohrmuscheln und die Mittelfinger vor die Ohren auf den Kiefergelenken ablegen.
- Die Finger vor und hinter der Ohrmuschel in schneller Folge auf und ab bewegen. Die Umgebung des Außenohrs wird durch die Reibung warm. Ein Knacken in den Ohren entsteht durch das schnelle Schließen und Öffnen der Gehörgänge.
- Bei gleichmäßiger und vollständiger Atmung durch die Nase einige Atemzüge lang die Finger vor und hinter den Ohrmuscheln auf und ab bewegen.
- Zuletzt in der Ausgangshaltung verweilen und die Wirkungen der Übung wahrnehmen.

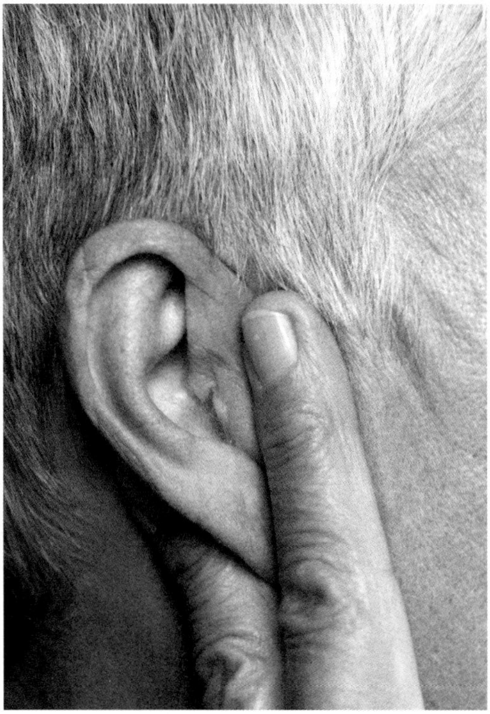

Abbildung 5-161: Gehörgänge öffnen und schließen

6 Schwerpunkt Atem, Entspannung, Konzentration und Meditation

Die Aufteilung der Übungen in Körperübungen (Kapitel 5) und in Atem-, Entspannungs-, Konzentrations- und Meditationsübungen (dieses Kapitel) ist für eine bessere Übersichtlichkeit notwendig. Auch die Körperübungen fördern Atmung und Konzentration und können nach längerer Praxis meditative Wirkungen haben, wie andersherum Atmung, Entspannung, Konzentration und Meditation von einer Körperhaltung abhängen.

Die in diesem Kapitel gezeigten Übungen und deren Variationen gliedern sich nach Atemübungen (Ü70 bis Ü74) und Entspannungs-, Konzentrations- und Meditationsübungen (Ü75 bis Ü83).

Entspannung und Konzentration zu Beginn des praktischen Übens dienen dazu, einen Übergang vom Alltag in die Übungszeit zu markieren. Darüber hinaus ist eine ruhige Rückenlage (Ü1) auch ein sicherer Einstieg für das Üben mit Gruppen. Das gilt speziell, wenn mit vulnerablen Gruppen geübt wird. Hier vermittelt sich der lehrenden Person ein erster Eindruck von der körperlichen und mentalen Verfassung der Übenden.

Eine Yoga-Praxis, die mit Aufmerksamkeit und Konzentration erfolgt, Körperübungen, Atemübungen sowie Entspannungs-, Konzentrations- und Meditationsübungen umfasst, befähigt die Übenden, die für sie wirksamen Übungen zu erkennen, zu erlernen und sie in den Alltag zu integrieren. Der Wert einer Yoga-Übung wird deutlich, wenn sie in individuellen Problemlagen wirksam eingesetzt werden kann. Um Yoga so gezielt einsetzen zu können, sind Geduld beim Üben und eine gute Anleitung erforderlich.

Wenn Übende zunächst bei Meditationsübungen einschlafen, ist das kein schlechtes Zeichen, weil sie sich immerhin entspannen können. Sind Menschen so stark belastet, dass sie nicht einfach zur Ruhe finden und eher unruhig, als schläfrig werden, ist es angezeigt, die meditativen Übungen entweder mit Körperübungen zu verbinden oder als geführte Meditationen anzubieten. Diese Erfahrungen decken sich mit den Ergebnissen der australischen Delphi-Studie, auf die in diesem Kapitel eingegangen wird.

6.1 Yoga zur Unterstützung der Brustkrebstherapie

Nach einem systematischen Review von Cramer et al. (2017), die 24 Studien mit 2166 Teilnehmerinnen zu Yoga-Interventionen bei Brustkrebs einschloss, wirkten Yoga-Interventionen, die neben Körperübungen auch Atemkontrolle und/oder Meditation mit umfassten, unterstützend. Sie verbesserten die gesundheitliche Lebensqualität und linderten Depression, Angst, Fatigue und Schlafstörungen kurzzeitig bei Frauen mit neu diagnostiziertem Brustkrebs ohne Metastasen, die eine Chemo- oder Strahlentherapie erhielten oder eine kurative Therapie abgeschlossen hatten (Cramer et al., 2017, S. 29f.). Da Atem- und/oder Meditationsübungen neben Körperübungen als essenziell für eine Yoga-Intervention bei den betroffenen Frauen angesehen wird, wird an dieser Stelle das Thema Yoga zur Unterstützung der Heilung von Brustkrebs behandelt.

Brustkrebs ist weiterhin die am weitesten verbreitete Tumorerkrankung bei Frauen. Rund 1,7 Mio. Frauen erkrankten 2012 weltweit neu an Brustkrebs und rund eine halbe Million Frauen starben weltweit in diesem Zeitraum daran. Brustkrebs macht bei Frauen 25 % aller Krebserkrankungen aus und ist bei 15 % der Krebserkrankungen bei Frauen die Todesursache (Torre et al., 2015, S. 90). Nach dem Krebsregister aus dem Kanton Bern (2016) ist der Brusttumor mit 15,1 % die häufigste Tumorerkrankung bei Frauen (Krebsregister Bern, 2016, S. 27). Der österreichische Gesundheitsbericht verzeichnet eine sinkende Mortalität bei gleichbleibender Brustkrebsinzidenz (Griebler et al., 2017, S. 59). In Deutschland ist das Brustkrebsrisiko in den letzten Jahren kontinuierlich gestiegen. Mit zuletzt rund 70 000 Neuerkrankungen in 2013 und 2014 ist Brustkrebs die mit Abstand häufigste Krebserkrankung bei Frauen. Nach diesen Berechnungen erkrankt eine von acht Frauen in Deutschland im Verlauf ihres Lebens an Brustkrebs (vgl. Robert Koch-Institut & Gesellschaft der epidemiologischen Krebsregister in Deutschland e. V., 2017, S. 72).

Die Belastungen durch die Brustkrebstherapie sind vielfältig und betreffen alle Phasen der Erkrankung. Ein enormer Stress entwickelt sich bereits mit dem Verdacht auf einen schlechten Befund und wird durch die diagnostischen Verfahren sowie die sich daran anschließenden Fragen zur Prognose weiter verschärft. Die Operation kann je nach Art und Umfang traumatisch wirken und verlangt, wie die Anschlussbehandlung (adjuvante Therapien), den erkrankten Frauen enorme körperliche und psychische Anstrengungen ab. Durch Chemotherapie können Müdigkeit (Fatigue), Haarausfall und Übelkeit ausgelöst werden. Bestrahlungen können zu Hautverletzungen, Lymphödemen und Husten führen. Die Hormontherapie konfrontiert junge Frauen mit Merkmalen der Menopause, wie bspw. Hitzewallungen und Schlafstörungen. Diarrhoe, Fieber und Kopfweh treten als Nebenwirkungen der Immuntherapie auf. Zudem werden Frauen durch die Diagnose unvermittelt aus ihren Familien-, Freundes- und Arbeitsbeziehungen gerissen und erleben negative soziale Veränderungen neben den körperlichen und psychischen Leiden (Kollak, 2016, S. 198 f.).

6.1.1 Aktuelle, frei verfügbare Studien zu Yoga und Brustkrebs

Die Yoga-Studien zur Unterstützung der Brustkrebstherapie betreffen die Wirksamkeit des Yoga im Hinblick auf die Linderung der oben genannten körperlichen, psychischen und sozialen Begleiterscheinungen. Sie sind umfangreich, wie die folgende Übersicht zeigt.

Aktuelle, frei verfügbare Studien zu Yoga und Brustkrebs (eigene Darstellung)

- Amritanshu, R. R., Rao, R. M., Nagaratna, R., Veldore, V. H., Usha Rani, M. U., Gopinath, K. S. & Ajaikumar, B. S. (2017). Effect of long-term yoga practice on psychological outcomes in breast cancer survivors. *Indian Journal of Palliative Care, 23* (3), 231–236. http://dx.doi.org/10.4103/IJPC.IJPC_93_17
- Andysz, A., Merecz, D., Wójcik, A., Świątkowska, B., Sierocka, K. & Najder, A. (2014). Effect of a 10-week yoga programme on the quality of life of women after breast cancer surgery. *Menopause Review, 13* (3), 186–193. http://dx.doi.org/10.5114/pm.2014.43823
- Anestin, A. S., Dupuis, G., Lanctôt, D. & Bali, M. (2017). The effects of the bali yoga program for breast cancer patients on chemotherapy-induced nausea and vomiting: results of a partially randomized and blinded controlled trial. *Journal of Evidence-Based Complementary & Alternative Medicine, 22* (4), 721–730. http://dx.doi.org/10.1177/2156587217706617
- Bower, J. E., Greendale, G., Crosswell, A. D., Garet, D., Sternlieb, B., Ganz, P. A., Irwin, M. R., Olmstead, R., Arevalo, J. & Cole, S. W. (2014). Yoga reduces inflammatory signaling in fatigued breast cancer survivors: a rand-

omized controlled trial. *Psychoneuroendocrinology, 43*, 20–29. http://dx.doi.org/10.1016/j.psyneuen.2014.01.019
- Bower, J.E., Garet, D., Sternlieb, B., Ganz, P.A., Irwin, M.R., Olmstead, R. & Greendale, G. (2012). Yoga for persistent fatigue in breast cancer survivors: a randomized controlled trial. *Cancer, 118* (15), 3766–3775. http://dx.doi.org/10.1002/cncr.26702
- Chandwani, K.D., Perkins, G., Nagendra, H.R., Raghuram, N.V., Spelman, A., Nagarathna, R., Johnson, K., Fortier, A., Arun, B., Wei, Q., Kirschbaum, C., Haddad, R., Morris, G.S., Scheetz, J., Chaoul, A. & Cohen, L. (2014). Randomized, controlled trial of yoga in women with breast cancer undergoing radiotherapy. *Journal of Clinical Oncology, 22* (10), 1058–1065. http://dx.doi.org/10.1200/JCO. 20 12.48.2752
- Chaoul, A., Milbury, K., Spelman, A., Basen-Engquist, K., Hall, M.H., Wei, Q., Shih, Y.T., Arun, B., Valero, V., Perkins, G.H., Babiera, G.V., Wangyal, T., Engle, R., Harrison, C.A., Li, Y. & Cohen, L. (2018). Randomized trial of Tibetan yoga in patients with breast cancer undergoing chemotherapy. *Cancer, 124* (1), 36–45. http://dx.doi.org/10.1002/cncr.30938
- Cramer, H., Lauche, R., Klose, P., Lange, S., Langhorst, J. & Dobos, G.J. (2017). Yoga for improving health-related quality of life, mental health and cancer-related symptoms in women diagnosed with breast cancer. *The Cochrane Database of Systematic Reviews*, (1), CD010802. Verfügbar unter: https://www.cochranelibrary.com, http://dx.doi.org/10.1002/14651858.CD010802.pub2
- Danhauer, S.C., Griffin, L.P., Avis, N.E., Sohl, S.J., Jesse, M.T., Addington, E.L., Lawrence, J.A., Messino, M.J., Giguere, J.K., Lucas, S. L, Wiliford, S.K. & Shaw, E. (2015). Feasibility of implementing a community-based randomized trial of yoga for women undergoing chemotherapy for breast cancer. *The Journal of Community and Supportive Oncology, 13* (4), 139–147. Verfügbar unter: https://www.ncbi.nlm.nih.gov/pmc/articles/PMC5510954/
- Derry, H.M., Jaremka, L.M., Bennett, J.M., Peng, J., Andridge, R., Shapiro, C., Malarkey, W.B., Emery, C.F., Layman, R., Mrozek, E., Glaser, R. & Kiecolt-Glaser, J.K. (2015). Yoga and self-reported cognitive problems in breast cancer survivors: a randomized controlled trial. *Psycho-Oncology, 24* (8), 958–966. http://dx-.doi.org/10.1002/pon.3707
- Hughes, D.C., Darby, N., Gonzalez, K., Boggess, T., Morris, R.M. & Ramirez, A.G. (2015). Effect of a six-month yoga exercise intervention on fitness outcomes for breast cancer survivors. *Physiotherapy Theory and Practice, 31* (7), 451–460. http://dx.doi.org/10.3109/09593985.2015.1037409
- Kiecolt-Glaser, J.K., Bennett, J.M., Andridge, R., Peng, J., Shapiro, C. L, Malarkey, W.B., Emery, C.F., Layman, R., Mrozek, E.E. & Glaser, R. (2014). Yoga's impact on inflammation, mood, and fatigue in breast cancer survivors: a randomized controlled trial. *Journal of Clinical Oncology, 32* (10), 1040–1049. http://dx.doi.org/10.1200/JCO.2013.51.8860
- Long Parma, D., Hughes, D.C., Ghosh, S., Li, R., Treviño-Whitaker, R.A., Ogden, S.M. & Ramirez, A.G. (2015). Effects of six months of yoga on inflammatory serum markers prognostic of recurrence risk in breast cancer survivors. *Springerplus, 4*, 143. Verfügbar unter: https://springerplus.springeropen.com, http://dx.doi.org/10.1186/s40064-015-0912-z
- Lötzke, D., Wiedemann, F., Rodrigues Recchia, D., Ostermann, T., Sattler, D., Ettl, J., Kiechle, M. & Büssing, A. (2016). Iyengar-Yoga compared to exercise as a therapeutic intervention during (neo)adjuvant therapy in women with stage I–III breast cancer: health-related quality of life, mindfulness, spirituality, life satisfaction, and cancer-related fatigue. *Evidence-Based Complementary and Alternative Medicine*, Art. ID 5931816. Verfügbar unter: https://www.hindawi.com/journals/ecam, http://dx.doi.org/10.1155/2016/5931816
- Loudon, A., Barnett, T., Piller, N., Immink, M.A., Visentin, D. & Williams, A.D. (2016).

The effects of yoga on shoulder and spinal actions for women with breast cancer-related lymphoedema of the arm: a randomised controlled pilot study. *BMC Complementary and Alternative Medicine, 16*, 343. Verfügbar unter: https://bmccomplementalternmed.biomedcentral.com, http://dx.doi.org/10.1186/s12906-016-1330-7
- Pruthi, S., Stan, D.L., Jenkins, S.M., Huebner, M., Borg, B.A., Thomley, B.S., Cutshall, S.M., Singh, R., Kohli, S., Boughey, J.C., Lemaine, V. & Solberg Nes, L. (2012). A randomized controlled pilot study assessing feasibility and impact of yoga practice on quality of life, mood, and perceived stress in women with newly diagnosed breast cancer. *Global Advances in Health and Medicine, 1* (5), 30–35. http://dx.doi.org/10.7453/gahmj.2012.1.5.010
- Rao, R.M., Vadiraja, H.S., Nagaratna, R., Gopinath, K.S., Patil, S., Diwakar, R.B., Shahsidhara, H.P., Ajaikumar, B.S. & Nagendra, H.R. (2017). Effect of yoga on sleep quality and neuroendocrine immune response in metastatic breast cancer patients. *Indian Journal of Palliative Care, 23* (3), 253–260. http://dx.doi.org/10.4103/IJPC.IJPC_102_17
- Rao, R.M., Raghuram, N., Nagendra, H.R., Kodaganur, G.S., Bilimagga, R.S., Shashidhara, H.P., Diwakar, R.B., Patil, S. & Rao, N. (2017a). Effects of a yoga program on mood states, quality of life, and toxicity in breast cancer patients receiving conventional treatment: a randomized controlled trial. *Indian Journal of Palliative Care, 23* (3), 237–246. http://dx.doi.org/10.4103/IJPC.IJPC_92_17
- Rao, R.M., Raghuram, N., Nagendra, H.R., Usharani, M.R., Gopinath, K.S., Diwakar, R.B., Patil, S., Bilimagga, R.S. & Rao, N. (2015). Effects of an integrated yoga program on self-reported depression scores in breast cancer patients undergoing conventional treatment: a randomized controlled trial. *Indian Journal of Palliative, 21* (2), 174–181. http://dx.doi.org/10.4103/0973-1075.156486
- Siedentopf, F., Utz-Billing, I., Gairing, S., Schoenegg, W., Kentenich, H. & Kollak, I. (2013). Yoga for patients with early breast cancer and its impact on quality of life – a randomized controlled trial. *Geburtshilfe und Frauenheilkunde, 73* (4), 311–317. http://dx.doi.org/10.1055/s-0032-1328438
- Stan, D.L., Croghan, K.A., Croghan, I.T., Jenkins, S.M., Sutherland, S.J., Cheville, A.L. & Pruthi, S. (2016). Randomized pilot trial of yoga versus strengthening exercises in breast cancer survivors with cancer-related fatigue. *Supportive Care in Cancer, 24* (9), 4005–4015. http://dx.doi.org/10.1007/s00520-016-3233-z
- Vadiraja, H.S., Rao, R.M., Nagarathna, R., Nagendra, H.R., Patil, S., Diwakar, R.B., Shashidhara, H.P., Gopinath, K.S. & Ajaikumar, B.S. (2017). Effects of yoga in managing fatigue in breast cancer patients: a randomized controlled trial. *Indian Journal of Palliative Care, 23* (3), 247–252. http://dx.doi.org/10.4103/IJPC.IJPC_95_17

Cramer et al. (2017) geben in ihrem Review einen sehr guten Überblick über aussagekräftige Studien aus dem Zeitraum von 2007 bis 2016. Am Ende des Artikels stellt das Team die anstehenden Aufgaben für weitere Studien dar. Sie schreiben, dass mehr Untersuchungen zu Risiken und Nutzen für Frauen mit metastasierendem Brustkrebs sowie für Frauen mit langjährigen Überlebensraten nach Brustkrebstherapie benötigt werden. Ebenso sind genaue Ergebnisse mit Bezug auf die eingesetzten Yoga-Übungen (Körper-, Atem- und Meditationsübungen) erforderlich (welche Übungen wirken wie). Sie verweisen in diesem Zusammenhang auf eine Studie der Gruppe, die keine Unterschiede der Wirksamkeit mit Bezug auf unterschiedliche Yoga-Stile nachweisen konnte (Cramer et al., 2016a) und auf ihre Metaanalyse, die zeigte, dass Meditation ein essenzieller Bestandteil von wirksamen Yoga-Interventionen war (Cramer et al., 2013b). Da Frauen mit Brustkrebs unter Schmerzen leiden, sind weitere Untersuchungen zur Wirkung des Yoga zur Schmerzreduzierung notwendig. Zum erforderlichen methodischen Vorgehen schreibt die Gruppe, dass eine hohe

Gründlichkeit bei Durchführung und Aufzeichnung der Studien erforderlich ist im Hinblick auf Stichprobengröße, Randomisierung, passende Kontrollgruppen, statistische Berechnungen für Ausfälle von Teilnehmerinnen (Intent-to-treat-Analyse) sowie Verblindung (zumindest der Gruppenmitglieder, die die Daten auswerten) und strenge Zufallseinteilung in die Interventions- und Kontrollgruppe(en) durch z. B. Außenstehende (*allocation concealment*). Ebenso braucht es mehr Langzeitstudien zur Yoga-Wirkung. Nicht zuletzt machen die Studienteams keine klaren Aussagen, welche Vorkehrungen sie gegen Risiken oder Schäden durch Yoga-Üben getroffen haben (Cramer et al., 2017, S. 30).

Die folgenden frei zugänglichen Yoga-Studien aus den Jahren 2017 und 2018 veranschaulichen die beschriebenen Erfordernisse. Amritanshu et al. (2017) führten eine Fall-Kontroll-Studie durch: „Effect of long-term yoga practice on psychological outcomes in breast cancer survivors". Sie untersuchten Frauen, die mindestens ein halbes Jahr oder länger ihre Brustkrebsbehandlung abgeschlossen hatten. Sie bildeten zwei Gruppen, die im Hinblick auf soziodemografische und körperliche Daten (Anthropometry: Größe, Gewicht etc.) sowie auf ihre Erkrankungssituation (Stadium II und III) vergleichbar waren. Die Frauen der einen Gruppe ($n = 27$) hatten im Vorjahr mindestens sechs Monate regelmäßig Yoga praktiziert, und die Frauen der anderen Gruppe ($n = 25$) weniger als drei Yoga-Klassen im Vorjahr mitgemacht (Amritanshu et al., 2017, S. 232 und S. 234). Mit beiden Gruppen führten sie Tests durch zu allgemeiner Gesundheit, Stress, Angst (als akuter Zustand oder dauerhaftes Gefühl), Depression und Lebensqualität (physisch, psychisch, sozial und funktionell). Sie stellten für die untersuchte Gruppe der regelmäßig Yoga-Übenden signifikant bessere Werte fest (Amritanshu et al., 2017, S. 235). Das Team sieht die Limitierung der Studie in den schwer einschätzbaren weiteren Faktoren, die das tägliche Leben der untersuchten Menschen neben der individuellen Yoga-Praxis (Yoga-Stil, Übungsdauer, Übungshäufigkeit etc.) beeinflussen (Amritanshu et al., 2017, S. 235).

Eine weitere aktuelle Studie ist die von Anestin et al. (2017): „The effects of the bali yoga program for breast cancer patients on chemotherapy-induced nausea and vomiting: results of a partially randomized and blinded controlled trial". Bei dieser Studie wurden im Zeitraum von zwei Jahren (2011 bis 2013) insgesamt 82 Frauen mit Brustkrebs und Chemotherapie untersucht, die nach dem Zufallsprinzip in zwei Gruppen eingeteilt wurden. Die Frauen der einen Gruppe übten über acht Wochen einmal pro Woche 90 Minuten Bali Yoga (ein von einem Teammitglied entwickeltes Übungsprogramm). Die Frauen der anderen Gruppe erhielten eine Standardversorgung über acht Wochen und übten anschließend acht Wochen Bali Yoga. Die Untersuchung erbrachte keine signifikant besseren Werte bei der Interventionsgruppe im Hinblick auf Nausea und Erbrechen (Anestin et al., 2017, S. 728). Das angebotene Yoga-Programm wird in dem Artikel vorgestellt: fünf Minuten Einführung, zehn Minuten geführte Entspannung, 60 Minuten Körperarbeit, sieben Minuten Meditation und Tönen, acht Minuten Abschlussentspannung. Die 24 Yoga-Übungen, die zum Einsatz kamen, wurden nach und nach bis zur sechsten Woche eingeführt (Anestin et al., 2017, S. 723). Die zwei Voraussetzungen für die Teilnahme waren, dass die Teilnehmerinnen Chemotherapie bekamen und nicht regelmäßig Yoga übten (Anestin et al., 2017, S. 722). Das Bali Yoga-Programm umfasste 90 Minuten mit 12 Übungen in der ersten, 16 Übungen in der zweiten, 22 Übungen in der dritten, 23 Übungen in der vierten und alle 24 Übungen ab der fünften bis zur achten Woche. Das sind nicht nur sehr viele Übungen, sondern für Anfängerinnen auch sehr anspruchsvolle Übungen, wie Pflug, Schulterstand, Sit-Ups, „Gestreckte Beine heben", Vorbeugen im Sitz am Boden (Ü44), Heuschrecke (Ü59), Kobra (Ü60). Diese Übungen sind nach fünfmaligem Üben nur schwer zu beherrschen und führen eher rasch an körperliche Grenzen. Es ist fraglich, ob ein solches Programm die Frauen befähigen kann. Befähigung ist jedoch wichtig in Zeiten des Verlusts durch Operation, Chemo, Arbeitsunfähigkeit.

Nicht zuletzt sind Übungen wie der „Pflug" (Yoga) oder „Gestreckte Beine heben" (Gymnastik) in ihrer Wirkung umstritten. Die Muskelgruppen, die sie ansprechen, können mit sanfteren Übungen besser unterstützt werden. Umkehrhaltungen, wie der „Schulterstand" oder Übungen in Bauchlage, wie die „Heuschrecke", benötigen Anleitung, Hilfsmittel und Übung und gehen nicht nur auf die Wirbelsäule, sondern auch auf den Magen. Die intensiven und schwierigen Körperübungen erscheinen als eher belastend neben der Chemotherapie, die den Körper ohnehin schon fordert. Die Autoren sehen Limitationen der Studie im Hinblick auf Stichprobengröße, fehlende Daten durch Drop-outs, fehlende Verblindung, fehlende Beachtung der unspezifischen Anteile des Yoga-Unterrichts („control for nonspecific ingredients of yoga intervention") sowie unzureichende Untersuchungen zu den beiden Begleitsymptomen (Übelkeit und Erbrechen) der Chemotherapie (Anestin et al., 2017, S. 728).

Die Frage nach der Angemessenheit der Übungen stellt sich auch für die Studie „Randomized trial of Tibetan yoga in patients with breast cancer undergoing chemotherapy" (Chaoul et al., 2018). Das Team hält in seinem Artikel fest, dass es keine statistisch signifikanten Unterschiede zwischen den beiden Gruppen gab (Tibetan-Yoga-Programm versus Dehnungsprogramm) im Hinblick auf die zentrale Frage nach dem Einfluss des Übens auf Fatigue und Schlaflosigkeit (Chaoul et al., 2018, S. 43). In der Studie wurde „Tibetan Yoga" angeboten. Im Artikel werden vier Komponenten des Übens beschrieben: geführte Meditation, Nasen-Wechsel-Atmung, Tsa Lung Movements und Compassion Meditation. Die Anteile des Interventionsprogramms der Studie, die Meditation und Atemkontrolle umfassen, sind nachvollziehbar und gehören zu den Programmen unterschiedlicher Yoga-Traditionen. Anders sieht es mit den Tsa Lung-Übungen aus. Der Hauptautor des Artikels kann in einem Video bei der Tsa Lung-Praxis beobachtet werden. Hier sind Atemstopps mit kräftigen Kopfrotationen zu sehen: https://www.bing.com/videos/search?q=tsa+lung+exercises&&view=detail&mid=2FABAADCB83420425D902FABAADCB83420425D90&&FORM=VDRVRV. Das Team selbst nennt eine lange Liste von Limitationen, die von Schwierigkeiten bei der Rekrutierung, über fehlende Verblindung bis zu fehlenden Daten von Studienabbrecherinnen reicht.

Das Team Rao et al. (2017) untersuchte den Einfluss des Yoga-Übens auf die Schlafqualität und das Immunsystem bei Frauen mit metastasierendem Brustkrebs: „Effect of yoga on sleep quality and neuroendocrine immune response in metastatic breast cancer patients". In die Studie wurden 91 Brustkrebspatientinnen mit rezidiven oder aggressiven Tumoren (Stadium IV) eingeschlossen. Die Frauen wurden nach dem Zufallsprinzip in zwei Gruppen aufgeteilt (Rao et al., 2017, S. 254). Die eine Gruppe bekam eine Yoga-Intervention, die einerseits aus Körper-, Atem- und Meditationsübungen bestand und andererseits Unterweisung in die Yoga-Philosophie, eigenständiges Üben, Führen eines Übungstagebuchs und mehr umfasste. Die andere Gruppe bekam Unterweisungen, die mit einer 60-minütigen Veranstaltung zu Themen, wie Behandlung, Nebenwirkungen, Ernährung eröffneten, an denen auch Angehörige teilnehmen konnten und die mit 15-minütigen Veranstaltungen alle zehn Tage fortgesetzt wurden. Auch die Teilnehmerinnen der Kontrollgruppe wurden aufgefordert, ein Tagebuch zu führen. Die Ergebnisse des Pittsburg Insomnia Test machten deutlich, dass Schlafdauer, Schlafqualität und Schlafrhythmus bei den Teilnehmerinnen aus der Yoga-Gruppe signifikant besser waren. Ebenso konnte festgestellt werden, dass das Immunsystem in der Yoga-Gruppe am Ende der Intervention gestärkt (NK-Zell-Aktivitätsanalyse) und der Kortisolspiegel (Speicheltest) gesenkt war. Das Team gibt als zentrale Limitation an, dass die Kontaktzeiten in beiden Gruppen unterschiedlich hoch waren und eventuell Einfluss auf das Ergebnis hatten (Rao et al., 2017, S. 258f.).

Frauen mit Brustkrebs, die sich in adjuvanter Behandlung befinden, sind rundum belastet, haben viele Behandlungstermine und nutzen, wenn möglich, Anschlussheilbehandlungen. Drop-outs sind nicht selten. Ebenso ist es nicht leicht, eine Zufallsverteilung zu organisieren und auch einzuhalten. Die Frauen tauschen untereinander Gruppentermine, weil es besser in ihren Zeitplan passt usw. Ein weiteres Problem wird nach Ansicht der o. g. Studien deutlich: die Auswahl der Übungen. Yoga-Übungen, die einer lehrenden Person vertraut sind und die sie beherrscht, machen ihr Repertoire aus (eigene Erfahrung lehrt). Allerdings gehen Erfahrungen wie Chemotherapie nach Brustamputation über allgemeine Erfahrungen von Yoga-Lehrenden hinaus. Für das Üben mit vulnerablen Gruppen mag es darum angezeigt sein, die eigene Praxis zu überdenken und z.B. Yoga-Lehrerinnen zu befragen oder einzubinden, die selbst von Brustkrebs betroffen waren oder sind. In der Studie „Yoga for patients with early breast cancer and its impact on quality of life – a randomized controlled trial“ (Siedentopf et al., 2013) war das der Fall. Eine der beiden, wenn immer möglich, parallel anwesenden Yoga-Lehrerinnen war eine von Brustkrebs betroffene Frau. Ihre Brustkrebsdiagnose mit Ablatio, Chemotherapie und Brustwiederaufbau lag zum Zeitpunkt der Studie zehn Jahre zurück. In dieser Zeit hatte sie mit vielen betroffenen Frauen Yoga geübt.

6.1.2 Yoga-Übungen aus den Studien

Neben der im vorangegangenen Unterkapitel erfolgten Darstellung der Übungen aus Anestin et al. (2017) und Chaoul et al. (2018) werden hier die Übungen aufgeführt, die in der Studie „Yoga for patients with early breast cancer and its impact on quality of life – a randomized controlled trial“ (Siedentopf et al., 2013) durchgeführt wurden. Die Yoga-Klassen fanden zweimal wöchentlich zu je 75 Minuten statt (insgesamt 122 Klassen, ohne Ausfall). Die Übenden wurden von zwei ausgebildeten Yoga-Lehrerinnen angeleitet. Eine stellte die Übungen vor, die andere bot individuelle Variationen und Hilfsmittel an (**Tab. 6-1**).

6.2 Yoga zur Unterstützung der Therapie von Depression und Angststörungen

Fragen nach der Lebenszeitprävalenz für eine psychische Störung (das Auftreten einer psychischen Störung im Verlauf des Lebens bis zum Tag der Erhebung) werden oft mit den Daten der in den USA durchgeführten zweiten National Comorbidity Studie (NCS-Reinterview) beantwortet. Hierbei wurden zwischen 2001 und 2002 rund 9000 Personen ab dem 18. Lebensjahr in 48 Staaten der USA befragt. Danach lag die Lebenszeitprävalenz für eine Depression bei 16,2% und die Prävalenz für eine Depression während der vergangenen 12 Monate bei 6,6% (mit einer durchschnittlichen Dauer von 16 Wochen). Die Studie belegte, dass allgemeine Angststörungen als Komorbidität bei Depressionen an erster Stelle standen. Mit Bezug auf die Lebenszeitprävalenz waren 59,2% der Befragten von allgemeinen Angststörungen betroffen, mit Bezug auf die 12-Monats-Prävalenz waren es 57,5% (Kessler et al., 2003).

Untersuchungen des Robert Koch-Instituts in Deutschland bestätigen diese Daten. Danach gehören alle Formen der Angststörungen (z.B. Panikstörungen, Agoraphobie und soziale Angststörungen) zu den häufigsten komorbiden psychischen Erkrankungen bei Menschen, die unter Depressionen leiden. Nach Untersuchungen des Robert Koch-Instituts gehen der ersten Depression oft Angststörungen voran und werden fälschlich als primäre Störung diagnostiziert (Robert Koch-Institut, 2010, S. 21).

Untersuchungen in der Schweiz ergaben, dass die durch Gesundheitsbefragungen ermittelten Ergebnisse vergleichbar waren. Analysen nach dem Erwerbsstatus zeigten, dass arbeitslose Be-

Tabelle 6-1: Yoga-Übungen aus der Studie Siedentopf et al. (2013) im Unterrichtsablauf (eigene Darstellung)

Unterrichtsablauf	Yoga-Übungen	Einsatz
Eröffnung in Rückenlage	Ruhige Rückenlage – geführte Aufmerksamkeit (Ü1) Palme – Streckung in Rückenlage (Ü55) Hüftgelenksrotation (Ü40) Knie zur Brust (Ü31)	Festgelegt in Variation
Atemübungen im Sitz	Kamel (Ü71) Tiger (Ü70)	Alternierend
Übungen für Hals, Schultern, Arme und Hände im Sitz oder Stand	Hand-Blick-Koordination (Ü21) Kopf drehen (Ü7) Kopf neigen (Ü8) Arme rotieren (Ü16) Handgelenke beugen und strecken (Ü24) Handlotus (Ü23)	Alternierend
Augenübungen im Sitz	Nah und fern fokussieren (Ü66)/Liegende Acht (Ü65) Augen palmieren, entspannen und blinzeln (Ü67)	Festgelegt
Gleichgewichtsübungen und Übungen für die gesamte Wirbelsäule im Stand	Heldin 1 (Ü64) Heldin 2 (Ü50) Beckenrotation (Ü56) Sternengucker (Ü29) Dreieck in Bewegung (Ü28)	Alternierend
Übungen für Bauch- und Beckenmuskeln im Sitz und in Rückenlage	Bauchmuskeln im Sitz aufbauen (Ü36) Schulterbrücke (Ü34)	Festgelegt
Entspannungsübungen mit geführter Meditation in Rückenlage	Kaya Kriya (Ü75) Yoga Nidra (Ü76)	Alternierend
Abschluss im Sitz	Nasen-Wechsel-Atmung (Ü72) Tönen (Ü83) Ruhige Sitzhaltung (Ü2)	Festgelegt

Anmerkung: In Klammern dahinter die Angabe zur Darstellung der Übungen in diesem Buch.

fragte einem höheren Erkrankungsrisiko ausgesetzt waren (12,8 % gegenüber 5,6 %) und dass beim Vergleich der Haushaltsstrukturen Alleinerziehende mit einem oder mehreren Kindern stärker betroffen waren (10 % gegenüber dem Bevölkerungsdurchschnitt von 6,2 %). Bei der Auswertung der Daten nach Altersgruppen zeigte sich, dass ein Drittel der männlichen Befragten (32,9 %) und gut die Hälfte der weiblichen Befragten (50,4 %) im Alter von 16 bis 19 Jahren an Symptomen von Depression litten. Suizid stand an zweiter Stelle der Todesursachen bei jungen Männern und an dritter Stelle bei jungen Frauen (Bachmann et al., 2015, S. 42f. und S. 56ff.).

Bei der österreichischen Gesundheitsbefragung 2014 (Klimont & Baldaszti, 2015) wurde nach Depressionen während der letzten zwölf Monate gefragt und zudem, ob diese Depressionen ärztlich diagnostiziert wurden. Nach eigener schriftlicher oder Online-Auskunft litten 10 % der befragten Frauen und 6 % der befragten Männer innerhalb der letzten Monate unter Depressionen. Von diesen waren bei den Frauen

78 % und bei den Männern 69 % ärztlich gestellte Diagnosen (Klimont & Baldaszti, 2015, S. 24).

„Unter allen chronischen Erkrankungen verursachen sie [Depression] weltweit die größte Zahl der Beeinträchtigung gelebter Lebensjahre und werden im Zusammenhang mit mindestens der Hälfte aller vollendeten Suizide gesehen", schreiben die Autorinnen des *Journal of Health Monitoring* (Thom et al., 2017, S. 72) mit Bezug auf die aktuellen Datenerhebungen der WHO (Global Health Estimates 2015) sowie neuerer Untersuchungen zu Suizid (Hawton et al., 2013).

8,1 % der Bevölkerung (9,7 % Frauen und 6,3 % Männer) litten nach eigener Auskunft 2014/2015 unter einer ärztlich diagnostizierten Depression. Das sind die Ergebnisse der letzten Studie „Gesundheit in Deutschland aktuell" GEDA 2014/2015-EHIS des Robert Koch-Instituts in Deutschland (nach Standards des European Health Interview Service). Über 23 000 Erwachsene wurden schriftlich und online zwischen November 2014 und Juli 2015 befragt (Thom et al., 2017, S. 72f.).

Mit der Beeinträchtigung der Lebensqualität geht eine Einschränkung der Erwerbstätigkeit einher: „48 % aller Arbeitsunfähigkeitstage werden bei den drei Diagnosegruppen verzeichnet: Muskel-Skeletterkrankungen 23,1 %, Krankheiten des Atmungssystems 13,1 % und psychische und Verhaltensstörungen 11,6 %." Das ergab eine Erwerbstätigenumfrage des Bundesinstituts für Berufsbildung (BIBB) und der Bundesagentur für Arbeitsschutz und Arbeitsmedizin (BAuA) im Jahr 2012 (Brenscheidt et al., 2017, S. 41).

In den Fachdiskussionen über diese Ergebnisse werden die ermittelten Daten als eher zu niedrig eingestuft, u. a. weil die Depressionen ärztlich diagnostiziert sein müssen, die Erkrankung erinnert werden muss und eine Auskunftsbereitschaft bei den Befragten vorhanden sein muss (Hengartner, 2017, S. 2).

Die Klassifikation der Depression nach ICD-10 widmet den affektiven Störungen das Kapitel F3 und unterscheidet nach monopolaren (depressiven) und bipolaren (manisch-depressiven) Verlaufsformen sowie nach Schwere (leichte, mittelgradige und schwere).

Hauptsymptome sind Veränderung der Stimmung oder der Affektivität (Gefühls- und Gemütslebens) mit oder ohne begleitende Angst. Bei depressiven Störungen leiden die Betroffenen „unter einer gedrückten Stimmung und einer Verminderung von Antrieb und Aktivität. Die Fähigkeit zu Freude, das Interesse und die Konzentration sind vermindert. Ausgeprägte Müdigkeit kann nach jeder kleinsten Anstrengung auftreten. Der Schlaf ist meist gestört, der Appetit vermindert. Selbstwertgefühl und Selbstvertrauen sind fast immer beeinträchtigt. Sogar bei der leichten Form kommen Schuldgefühle oder Gedanken über eigene Wertlosigkeit vor" (Deutsches Institut für Medizinische Dokumentation und Information, 2018, F30–F39).

6.2.1 Aktuelle, frei verfügbare Studien zu Yoga und Depression oder/und Angst

Die umfangreichen Studien über die Wirkung des Yoga bei Depression und Angst machen das hohe Interesse deutlich, alternative oder komplementäre Behandlungen einzusetzen. Bei der folgenden Liste der vielen frei zugänglichen Studien wurden noch nicht die berücksichtigt, die Depressionen in der Schwangerschaft oder nach der Geburt untersuchten.

Explizit den Einfluss des Yoga bei hoher und niedriger Dosierung von Antidepressiva untersucht die Studie: „Treatment of major depressive disorder with Iyengar yoga and coherent breathing: a randomized controlled dosing study" (Streeter et al., 2017).

Systematische Reviews und Metaanalysen über Yoga-Studien mit Patientinnen und Patienten, die unter Depressionen litten, gibt es über den Zeitraum von 1990 bis Januar 2013 mit zwölf Studien, an denen 619 Personen teilnahmen (Cramer et al., 2013b) und von 2011 bis Mai 2016 mit 23 Studien ohne Angabe der eingeschlossenen Studienteilnehmenden (Bridges & Sharma, 2017).

Die folgende Liste umfasst Yoga-Studien zu Depression sowie Depression und Angst. Yoga-Studien mit Patientinnen und Patienten, die unter Angststörungen litten, wurden berücksichtigt, wenn Instrumente zur Erfassung von Depression, wie z.B. das Beck-Depressions-Inventar (Beck Depression Inventory, BDI), eingesetzt wurden.

Aktuelle, frei verfügbare Studien zu Yoga und Depression oder/und Angst (eigene Darstellung)

- Bridges, L. & Sharma, M. (2017). The efficacy of yoga as a form of treatment for depression. *Journal of Evidence-Based Integrative Medicine, 22* (4), 1017–1028. http://dx.doi.org/10.1177/2156587217715927
- Chan, W., Immink, M.A. & Hillier, S. (2012). Yoga and exercise for symptoms of depression and anxiety in people with poststroke disability: a randomized, controlled pilot trial. *Alternative Therapies in Health & Medicine, 18* (3), 34–43. Verfügbar unter: https://www.researchgate.net/publication/230638634_Yoga_and_Exercise_for_Symptoms_of_Depression_and_Anxiety_in_People_With_Poststroke_Disability_A_Randomized_Controlled_Pilot_Trial
- Cramer, H., Lauche, R., Langhorst, J. & Dobos, G. (2013b). Yoga for depression: a systematic review and meta-analysis. *Depression and Anxiety, 30* (11), 1068–1083. https://doi.org/10.1002/da.22166
- de Manincor, M., Bensoussan, A., Smith, C.A., Barr, K., Schweickle, M., Donoghoe, L.-L., Bourchier, S. & Fahey, P. (2016). Individualized yoga for reducing depression and anxiety, and improving well-being: a randomized control trial. *Depression and Anxiety, 33* (9), 816–828. http://dx.doi.org/10.1002/da.22502
- de Manincor, M., Bensoussan, A., Smith, C., Fahey, P. & Bourchier, S. (2015). Establishing key components of yoga interventions for reducing depression and anxiety, and improving well-being: a delphi method study. *BMC Complementary and Alternative Medicine, 15*, 85. Verfügbar unter: https://bmccomplementalternmed.biomedcentral.com, https://doi.org/10.1186/s12906-015-0614-7
- Eastman-Mueller, H., Wilson, T., Jung, A.K., Kimura, A. & Tarrant, J. (2013). iRest yoga-nidra on the college campus: changes in stress, depression, worry, and mindfulness. *International Journal of Yoga Therapy*, (23), 15–24. Verfügbar unter: https://www.researchgate.net/publication/258116123_iRest_Yoga-Nidra_on_the_College_Campus_Changes_in_Stress_Depression_Worry_and_Mindfulness
- Gabriel, M.G., Curtiss, J., Hofmann, S.G., & Khalsa, S.B.S. (2018). Kundalini yoga for generalized anxiety disorder: an exploration of treatment efficacy and possible mechanisms. *International Journal of Yoga Therapy*, (28). Verfügbar unter: http://iaytjournals.org, http://dx.doi.org/10.17761/2018-00003
- Khalsa, M.K., Greiner-Ferris, J.M., Hofmann, S.G. & Khalsa, S.B. (2015). Yoga-enhanced cognitive behavioural therapy (Y-CBT) for anxiety management: a pilot study. *Clinical Psychology & Psychotherapy, 22* (4), 364–371. http://dx.doi.org/10.1002/cpp.1902
- Kinser, P.A., Bourguignon, C., Taylor, A.G. & Steeves, R. (2013). „A feeling of connectedness“: perspectives on a gentle yoga intervention for women with major depression. *Issues in Mental Health Nursing, 34* (6), 402–411. https://doi.org/10.3109/01612840.2012.762959
- Naveen, G.H., Varambally, S., Thirthalli, J., Rao, M., Christopher, R. & Gangadhar, B.N. (2016). Serum cortisol and BDNF in patients with major depression-effect of yoga. *International Review of Psychiatry, 28* (3), 273–278. http://dx.doi.org/10.1080/09540261.2016.1175419
- Prathikanti, S., Rivera, R., Cochran, A., Tungol, J.G., Fayazmanesh, N. & Weinmann, E. (2017). Treating major depression with yoga: A prospective, randomized, controlled pilot trial. *PLoS ONE, 12* (3), ArtID: e0173869. Verfügbar unter: https://journals.plos.org/

plosone, http://dx.doi.org/10.1371/journal.pone.0173869
- Shohani, M., Badfar, G., Nasirkandy, M.P., Kaikhavani, S., Rahmati, S., Modmeli, Y., Soleymani, A. & Azami, M. (2018). The effect of yoga on stress, anxiety, and depression in women. *International Journal of Preventive Medicine, 9*, 21. Verfügbar unter: http://www.ijpvmjournal.net, http://dx.doi.org/10.4103/ijpvm.IJPVM_242_16
- Taso, C.-J., Lin, H.-S., Lin, W.-L., Chen, S.-M., Huang, W.-T. & Chen, S.-W. (2014). The effect of yoga exercise on improving depression, anxiety, and fatigue in women with breast cancer: a randomized controlled trial. *The Journal of Nursing Research, 22* (3), 155–164. http://dx.doi.org/10.1097/jnr.0000000000000044
- Streeter, C.C., Gerbarg, P.L., Whitfield, T.H., Owen, L., Johnston, J., Silveri, M.M., Gensler, M., Faulkner, C.L., Mann, C., Wixted, M., Hernon, A.M., Nyer, M.B., Brown, E.R. & Jensen, J.E. (2017). Treatment of major depressive disorder with lyengar yoga and coherent breathing: a randomized controlled dosing study. *The Journal of Alternative and Complementary Medicine, 23* (3), 201–207. http://dx.doi.org/10.1089/acm.2016.0140
- Tolbaños Roche, L., Miró Barrachina, M.T. & Ibáñez Fernández, I. (2016). Effect of ‚Exercise Without Movement‘ yoga method on mindfulness, anxiety and depression. *Complementary Therapies in Clinical Practice, 25*, 136–141. http://dx.doi.org/10.1016/j.ctcp.2016.09.008
- Uebelacker, L.A., Tremont, G., Gillette, L.T., Epstein-Lubow, G., Strong, D.R., Abrantes, A.M., Tyrka, A.R., Tran, T., Gaudiano, B.A. & Miller, I.W. (2017). Adjunctive yoga v. health education for persistent major depression: a randomized controlled trial. *Psychological Medicine, 47* (12), 2130–2142. http://dx.doi.org/10.1017/S0033291717000575

Unter den Studien zu Depression und Angst befindet sich die bisher einzige Delphi-Studie (Konsensstudie), die für dieses Buch unter den Yoga-Studien recherchiert werden konnte: „Establishing key components of yoga interventions for reducing depression and anxiety, and improving well-being: a delphi method study“ (de Manincor et al., 2015). Die Studie bezieht sich auf eine Gesundheitsbefragung in Australien (Australian Health Survey 2011 bis 2012). Danach gaben 12,3 Mio. oder 13,6 % der Befragten an, unter psychischen und/oder Verhaltensstörungen zu leiden. Mit 2,1 Mio. Befragten oder 9,7 % bildeten die depressiven Störungen die häufigste Ursache der psychischen und/oder Verhaltensstörungen, gefolgt von allgemeinen Angststörungen bei 3,8 % oder 850 100 Befragten (zitiert nach de Manincor et al. 2015, S. 2).

6.2.2
Yoga-Übungen aus den Studien

Die Delphi-Studie von de Manincor et al. (2015) beschreibt Yoga als „holistisch und multi-dimensional“ mit vier Hauptarten von Yoga-Übungen „i) physical postures and movement, ii) breathing exercises, iii) relaxation and iv) mindfulness and meditation“ (de Manincor et al., 2015, S. 2). Um herauszufinden, welche Yoga-Übungen speziell für die Behandlung von Depressionen und Angststörungen wirksam sind und welche Qualifikation die Übungsleitung haben sollte, befragte das Team Yoga-Lehrende aus vier Ländern zweimalig online. Von den 33 durch das Team ausgewählten Yoga-Lehrenden antworteten 24 in der ersten und 18 in der zweiten Runde.

Unter den befragten Expertinnen und Experten gab es einen generellen Konsens, dass einige oder alle vier Anteile der Yoga-Praxis (Haltungen, Atemkontrolle, Entspannung und Meditation) für eine individuell zugeschnittene Yoga-Praxis zur Reduzierung von Depression oder Angst empfohlen werden. Es gab auch einen generellen Konsens darüber, dass Atemkontrolle *sehr wichtig* oder *essenziell* ist in der Yoga-Praxis, um sowohl Depression als auch Angst zu reduzieren, dass Yoga-Haltungen *sehr wichtig* oder *essenziell* sind, um Depressionen zu reduzieren und *etwas wichtig* oder *sehr wichtig* sind, aber *we-*

niger essenziell sind, um Angst zu reduzieren. Es gab eine generellen Konsens, dass Entspannung und Meditation *sehr wichtig* oder *essenziell* zur Reduzierung von Angst sind und eine Mischung aus *etwas wichtig*, *sehr wichtig* oder *essenziell* sind, ohne einen generellen Konsens über deren relative Bedeutung für die Reduzierung von Depression zu erzielen (de Manincor et al., 2015, S. 3).

Die vier Übungsarten des Yoga im Rahmen einer wirksamen Yoga-Praxis stellt der Artikel in einer Übersicht vor. Die **Tabelle 6-2** (de Manincor et al., 2015, S. 5f.) wird hier in eigener Darstellung entlang der einzelnen Komponenten (Atemkontrolle, Haltungen, Entspannung und Meditation) wiedergegeben. Die Übersicht des Artikels macht deutlich, welche Anteile als

Tabelle 6-2: Ergebnisse der Delphi-Studie von de Manincor et al., 2015, S. 5 f. (eigene Darstellung)

Breath regulation – approaches & techniques	For reducing depression	For reducing anxiety
Abdominal breathing	Very important/essential	Very important/essential
Focus on inhalation	Important/less essential	No recommendation
Focus on exhalation	No recommendation	Very important/essential
Comfortable holding after inhalation	Important/less essential	Important/Essential to AVOID
Comfortable holding after exhalation	No recommendation	Important/less essential
Alternate nostril breathing	No recommendation	Important/less essential
Right nostril breathing, especially on inhalation	Important/less essential	No recommendation
Left nostril breathing, especially on exhalation	No recommendation	Important/less essential
Cooling breath (*sitali*)	Less or not important	Important/less essential
Rapid breathing techniques, such as *kapalabhati*	Less or not important	Important/Essential to AVOID
„humming bee" breath (*bhramari*)	No recommendation	Very important/essential
Regulating the breath to be calm and steady	No recommendation	Very important/essential

Postures – approaches & techniques	For reducing depression	For reducing anxiety
Coordinated flow of breath with movement	Very important/essential	Very important/essential
Chest and heart opening, backward bending postures and movements, that also focus on inhalation	Important/less essential	No recommendation
Moving repetition of postures (rather than long holding)	Important/less essential	No recommendation
Dynamic sequences of postures, including sun salutations	Important/less essential No recommendation A range of different postures, to keep it interesting	Important/less essential No recommendation

Postures – approaches & techniques	For reducing depression	For reducing anxiety
Postures that have a calming effect, rather than energising	No recommendation	Very important/essential
Resting, relaxing or restorative postures	NO CONSENSUS	Important/less essential
Forward-bending postures	No recommendation	Important/less essential
Postures and movements that focus on exhalation	No recommendation	NO CONSENSUS
Simple, gentle sequences of postures	No recommendation	NO CONSENSUS
Relaxation – approaches & techniques	For reducing depression	For reducing anxiety
Focus on abdominal breathing, lengthening exhale	Not considered	Very important/essential
Active focus on physical body (e. g. body-scan; progressive muscle relaxation), to shift focus away from mind and thoughts	Very important/essential	NO CONSENSUS
Done with visualisations, that are positive, expansive and energising, e. g. sun, open space	Very important/essential	No recommendation
Done with visualisations, that have a calming effect	No recommendation	NO CONSENSUS
Using guided relaxation techniques, rather than self directed	Important/less essential	No recommendation
Restorative (passive-supported) postures	NO CONSENSUS	Important/less essential
With legs elevated	NO CONSENSUS	NO CONSENSUS
Resting between and after postures	NO CONSENSUS	NO CONSENSUS

Meditation – approaches & techniques	For reducing depression	For reducing anxiety
Mindfulness (learning to focus attention on observing the present experience, without judgement)	Very important/essential	Very important/essential
Something for the mind to do and focus on, rather than just observation (e. g. counting, repeated words or phrases (mantra); visualisation; image or symbol; candle gazing; smiling heart)	Very important/essential	Important/less essential
Active meditations, e. g. moving, chanting, guided visualisations	Very important/essential	Important/less essential
A concept, idea or value, such as something positive, energising, confidence building, gratitude.	Very important/essential	No recommendation
A concept, idea or value, such as something positive, calming, confidence building, gratitude.	No recommendation	Important/less essential

wichtig sowie als essenziell angesehen wurden, wozu Empfehlungen ausgesprochen wurden und wozu kein Konsens erzielt werden konnte. Bei diesem Vorgehen verständigten die Befragten sich ebenso mit den gleichen Abstufungen darüber, welche Anteile zu vermeiden sind (*to avoid*).

Die Delphi-Studie erzielte auch einen Konsens über die erforderliche Mindestqualifikation für Yoga-Lehrende. Zur Behandlung von Menschen mit Depressionen und Angst sprachen die Befragten sich für einen Ausbildungsumfang für Yoga-Lehrende von 500 Stunden aus. Diese Ausbildungsstunden sollen über zwei Jahre verteilt sein. Darüber hinaus sollten die Yoga-Lehrenden über zwei Jahre Lehrerfahrung verfügen (de Manincor et al., 2015, S. 7).

6.3 Yoga zur Unterstützung der Demenzversorgung

Die Demenz gehört zu den weit verbreiteten nichtübertragbaren chronischen Krankheiten, die durch die zunehmende Lebensdauer eine steigende Zahl von Menschen betrifft. Demenz ist ein Oberbegriff für Erkrankungen des Gedächtnisses, bei denen mindestens eine kognitive Funktion gestört ist, wie z. B. sprechen, bewegen, erkennen, planen, handeln. Hinzu kommen psychopathologische und verhaltensbezogene Symptome, emotionale und Persönlichkeitsveränderungen. Eine Demenz kann gemäß ICD-10 diagnostiziert werden, wenn über einen Zeitraum von mindestens sechs Monaten hinweg Informationen nur eingeschränkt aufgenommen, gespeichert und wiedergegeben werden können (Gedächtnisleistungen), Urteilsbildung, Ideenfluss und Informationsverarbeitung vermindert sind (Denkvermögen) und damit beträchtliche Einschränkungen der Aktivitäten des täglichen Lebens einhergehen. Bei 70 % der Betroffenen liegt eine Demenz vom Alzheimer-Typ vor, 20 % entstehen auf der Grundlage von Gefäßerkrankungen im Gehirn und 10 % stellen Mischformen der beiden Erkrankungen dar. Demenz vom Alzheimer-Typ entsteht durch Hirnatrophie, deren Ursachen nicht geklärt sind. Die Symptome zeigen sich schleichend. Der Beginn einer vaskulären Demenz ist dagegen plötzlich. Arterienverengungen, -verschlüsse oder -rupturen, Sklerosen oder Infarkte können die Ursache sein.

Die Abnahme von Alltagskompetenzen führt zu Kontrollverlust und Abhängigkeit. Diese Situation wird je nach Persönlichkeit und Lebensgeschichte der betroffenen Person unterschiedlich, aber vornehmlich als belastend empfunden. Durch Verschränkungen von Gegenwart und Vergangenheit verändert sich die Wahrnehmung der Realität: Erinnerte Ereignisse werden nicht mehr als vergangen und abgeschlossen wahrgenommen, sondern auf der Gegenwartsebene erlebt. Damit wird die Ich-Identität der Person mit Demenz brüchig. Denn Menschen als soziale Wesen sind darauf ausgerichtet und angewiesen, stetig eine gemeinsame Wirklichkeit zu konstruieren, die einen Rahmen für das soziale Miteinander schafft, und mit anderen in einer gemeinsamen Lebenswelt mit angeglichenen Deutungs-, Wert- und Ausdrucksmustern zu interagieren. Im Rahmen demenzieller Erkrankungen verliert sich aber genau die Fähigkeit hierzu. Es kommt zu einem divergierenden Situationsverständnis zwischen den Beteiligten und wechselseitig sich nicht ergänzenden Handlungsfolgen. Die wesentlichen Unterscheidungen zwischen der eigenen und der Wahrnehmung der anderen, Irrtum und Wahrheit, Trivialität und Bedeutung, Nebensächlichkeiten und Wesentliches stimmen nicht mehr überein. Dies erzeugt oftmals Angst, Frustration, Wut und Hilflosigkeit – sowohl bei den Menschen mit Demenz als auch bei Angehörigen (Kollak, 2016a, S. 165f).

Der Functional Assessment Staging Test (FAST) ermöglicht eine Beschreibung der Alltagskompetenz und selbstständigen Lebensführung. Er unterscheidet sieben Stadien, von denen die letzten beiden noch einmal detailliert werden (s. **Tab. 6-3**).

Tabelle 6-3: Demenzstadien, die der Functional Assessment Staging Test beschreibt (eigene Darstellung nach www.mccare.com)

1	Keine Defizite	Normaler Alterungsprozess
2	Subjektiv wahrgenommene funktionelle Defizite	Erste kognitive Beeinträchtigung
3	Objektiv wahrnehmbare funktionelle Defizite, die bei komplexen Aufgaben behindern	Leichte kognitive Beeinträchtigungen
4	Aufgaben des täglichen Lebens sind durch die funktionellen Defizite betroffen	Leichtgradige Demenz
5	Benötigt Unterstützung, um sich dem Anlass entsprechend zu kleiden	Mittelschwere Demenz
6a-e	Hilfe beim Ankleiden, Waschen, Toilettengang notwendig	Mittelschwere bis schwere Demenz
7a-f	Spricht wenige Worte am Tag, unfähig zu gehen, zu sitzen, zu lächeln, den Kopf angehoben zu halten	Schwere Demenz

6.3.1 Aktuelle, frei verfügbare Studien zu Yoga und Demenz

Untersuchungen von Menschen mit Demenz haben gezeigt, dass kognitive und sinnliche Fähigkeiten nicht in gleichem Maße abnehmen. Bei Menschen mit Demenz rückt das sinnliche Erleben in den Vordergrund und Gefühle sind betont (Becker et al., 2011). Yoga ist auf unterschiedlichen Ebenen spürbar: körperlich, geistig und psychisch. Ein Yoga-Programm, das Bewegung und Atmung umfasst, aktive und meditative Momente besitzt, fördert die sinnliche Wahrnehmung. Menschen mit Demenz können noch gut Wirkungen des Yoga-Übens spüren und Gefühle wahrnehmen, die sich bei den unterschiedlichen Übungen einstellen. Yoga in Gruppen geübt, nimmt darüber hinaus auch noch Einfluss auf das soziale Erleben. Das Übungsprogramm kann den jeweiligen individuellen und Gruppenbedürfnissen flexibel angepasst werden, denn auch Menschen mit Demenz besitzen – je nach Dauer ihrer Erkrankung und je nach Tagesfitness – einen wechselnden Zugang zu den Yoga-Übungen.

Studien zu Yoga und Demenz gibt es sehr viele. Darunter auch welche, die sich an die Angehörigen wenden, denen die schwere Aufgabe der Betreuung oder zumindest ein Teil der Betreuung und des Umgangs mit den sich verändernden Menschen zukommt. In der folgenden Übersicht sind die Yoga-Studien aufgelistet, die sich direkt an Menschen mit Demenz wenden, frei zugänglich sind und deren Ergebnisse innerhalb der letzten fünf Jahre publiziert wurden.

Aktuelle, frei verfügbare Studien zu Yoga und Demenz (eigene Darstellung)

- Eyre, H.A., Siddarth, P, Acevedo, B., Van Dyk, K., Paholpak, P., Ercoli, L., St Cyr, N., Yang, H., Khalsa, D.S. & Lavretsky, H. (2017). A randomized controlled trial of Kundalini yoga in mild cognitive impairment. *International Psychogeriatrics, 29* (4), 557–567. http://dx.doi.org/10.1017/S1041610216002155
- Fan, J.-T. & Chen, K.-M. (2011). Using silver yoga exercises to promote physical and mental health of elders with dementia in long-term care facilities. *International Psychogeriat-*

rics, 23 (8), 1222–1230. http://dx.doi.org/10.1017/S1041610211000287
- McCaffrey, R., Park, J., Newman, D. & Hagen, D. (2014). The effect of chair yoga in older adults with moderate and severe Alzheimer's disease. *Research in Gerontological Nursing, 7* (4), 171–177. http://dx.doi.org/10.3928/19404921-20140218-01
- Rodriguez Salazar, M. C., Meneses Bàez, A. L., Quintero Gallego, E. A. & Rodriguez Granada, L. M. (2017). Hatha yoga effects on Alzheimer patients (AP) [Efeito de um Programa de Hatha Yoga em Pacientes com Alzheimer]. *Acta Colombiana de Psicología, 20* (1), 123–138. https://doi.org/10.14718/ACP.2017.20.1.7
- Yang, H., Leaver, A. M., Siddarth, P., Paholpak, P., Ercoli, L., St Cyr, N. M., Eyre, H. A., Narr, K. L., Khalsa, D. S. & Lavretsky, H. (2016). Neurochemical and neuroanatomical plasticity following memory training and yoga interventions in older adults with mild cognitive impairment. *Frontiers in Aging Neuroscience, 8*, 277. Verfügbar unter: https://www.frontiersin.org/journals/aging-neuroscience, https://doi.org/10.3389/fnagi.2016.00277

6.3.2 Yoga-Übungen aus den Studien

Die Studien boten unterschiedliche Formen des Yoga an (alphabetisch geordnet): Chair Yoga, Hatha-Yoga, Kundalini Yoga und Silver Yoga. Die beiden Studien „A randomized controlled trial of Kundalini yoga in mild cognitive impairment" (Eyre et al., 2016) und „Neurochemical and neuroanatomical plasticity following memory training and yoga interventions in older adults with mild cognitive impairment" (Yang et al., 2016) setzten Kundalini Yoga-Programme in Gruppenkursen ein, an denen 81 bzw. 25 Personen teilnahmen. Der Unterricht umfasste in beiden Studien jeweils eine Stunde angeleitetes Üben pro Woche über zwölf Wochen. Der Meditationsanteil der Übungsstunde wurde zudem als Broschüre und CD den Teilnehmenden zur Verfügung gestellt, damit sie täglich zwölf Minuten selbstständig zu Hause meditieren konnten. In beiden Studien gab es Kontrollgruppen, die in der gleichen Zeit ein Gedächtnistraining machten. Die Yoga-Anteile des Programms waren: 5 Minuten Einstimmung, 10/12 Minuten Aufwärmübungen, 10/12 Minuten Atemübungen, 12/20 Minuten Kirtan Kriya Meditation, 11/15 Minuten Meditation und 1/4 Minute(n) Ruhe und Ausklang (Eyre et al., 2016, S. 5 und Yang et al., 2016, S. 3). Die Kriya Meditation wird von Eyre et al. beschrieben und umfasste: Fingerbewegungen (Mudras) und Shanting (Mantra) über elf Minuten sowie eine Minute tiefe Atemzüge und Visualisierung von Licht (Eyre et al., 2016, S. 2). Die Teilnehmenden beider Studien litten unter leichten kognitiven Beeinträchtigungen (*mild cognitive impairments*). Eyre et al. stellten fest, dass Yoga und Gedächtnistraining zu einer Verbesserung der Ausdrucksfähigkeit und des Bildgedächtnisses führten. Bei der Interventionsgruppe (Yoga-Gruppe) konnten weitere Wirkungen festgestellt werden, wie Verminderung der Depression, Steigerung der Resilienz und Stimmungsverbesserung (Eyre et al., 2016, S. 9). Yang et al. nutzten Magnetresonanzaufnahmen zur Untersuchung der Wirkungen. Sie konnten nach den zwölfwöchigen Interventionen (Yoga oder Gedächtnistraining) keine Veränderung der grauen Hirnsubstanz feststellen. In ihrem Artikel gehen sie davon aus, dass die Untersuchungszeit zu kurz für eine durch Magnetresonanzaufnahmen sichtbare Veränderung ist. Dabei beziehen sie sich auf eine Pilotstudie von Froeliger et al. (2012), die mit Magnetresonanzaufnahmen Hirnareale von Yoga-Übenden mit jahrelanger Meditationserfahrung und Hirnareale einer vergleichbaren Gruppe von Menschen ohne Meditationserfahrungen verglichen und Unterschiede fanden. Yang et al. empfehlen kognitive und Body-Mind Trainings (Yang et al., 2016, S. 6f).

Rodriguez Salazar et al. (2017) untersuchten in ihrer Studie „Hatha yoga effects on Alzheimer patients (AP)" 61 Betroffene, die zu 36 % unter leichten und zu 64 % unter moderaten kognitiven Einbußen litten und von denen 48 % noch nie Yoga praktiziert und 22% schon ein Jahr bis sieben Jahre Yoga praktiziert hatten (Rodriguez Salazar et al., 2017, S. 142). In ihrem Artikel geben sie explizit Hinweise zur Art der Anleitung beim Yoga-Üben: kurze, einfache Anweisungen, Verzicht auf detaillierte Angaben zu Körperstellen, direkte Anrede der Übenden, visuelles und verbales Feedback, sanfte Berührungen zur Korrektur, gleichbleibendes Programm sowie Unterstützung des Yoga-Übens zu Hause durch ein Video. Die Yoga-Intervention fand 32 Mal statt und dauerte eine Stunde. Sie hatte die Anteile: Achtsamkeit durch Atemfokussierung, Warm-up, Yoga-Übungen in Bewegung und als Haltung, Entspannung und Abschluss im Schneidersitz, um die Wirkungen wahrnehmen zu können. Ihr Programm stand den 61 Teilnehmenden sowie deren Angehörigen offen. Im Anschluss an die Übungszeit gab es Erfrischungen, die Teilnehmenden und ihre Angehörigen wurden zum Unterricht von zu Hause abgeholt (Rodriguez Salazar et al., 2017, S. 145). Die Gruppe wurde vor und nach der Intervention untersucht sowie im Follow-up. Eingesetzt wurden Standardtests zur Messung von Lebensqualität, Gedächtnisleistungen, Stimmung etc. Sie zeigten nach Beendigung des Programms keine signifikanten Veränderungen. Die Studie umfasste auch Diskussionen in Fokusgruppen. An ihnen nahmen 22 Betroffene und deren Angehörige teil. Diese wurden in zwei Gruppen aufgeteilt (Betroffene und Angehörige), die sich je viermal trafen und die Intervention und deren Auswirkungen diskutierten. Die Gruppen stellten eine Verbesserung der Stimmung, der Aufmerksamkeit, der Gedächtnisleistungen und der Funktionsfähigkeit fest (Rodriguez Salazar et al., 2017, S. 146).

Fan und Chen (2011) untersuchten in ihrer Interventionsstudie: „Using silver yoga exercises to promote physical and mental health of elders with dementia in long-term care facilities", ob sich körperliche und geistige Wirkungen durch Yoga-Üben bei ihren insgesamt 68 Probandinnen und Probanden nachweisen ließen. Die Gruppe bestand aus Menschen, die 60 Jahre und älter waren und in Einrichtungen der Langzeitversorgung lebten. Die Interventionsgruppe nahm an einem 12-Wochen-Programm teil, bei dem sie wöchentlich dreimal je 55 Minuten Yoga übten. In der Kontrollgruppe fanden die üblichen Tagesaktivitäten statt. Vor und nach den Yoga-Stunden wurden Tests durchgeführt, wie Two-Minute Step, Sit-and-Reach, Arm Curl, Chair-Stand, One-Leg Standing, Walking-Speed und Joints Motion Tests sowie Clifton Assessment Procedures for the Elderly Behavior Rating Scale und Cornell Scale for Depression in Dementia, um Daten über das körperliche Befinden und Verhaltensweisen zu gewinnen. Für die Yoga-Übenden wurden signifikant bessere Daten gemessen, sodass vom Team ein stetiges Yoga-Angebot in Pflegeheimen empfohlen wurde (Fan & Chen, 2011, S. 1227)

Bei der Studie von McCaffrey et al. (2014): „The effect of chair yoga in older adults with moderate and severe Alzheimer's disease", handelte es sich um eine Machbarkeitsstudie mit neun Teilnehmenden. Sie untersuchten, ob sich die körperliche Fitness der durchschnittlich 83-jährigen Betroffenen durch ein achtwöchiges „Sit 'N' Fit Chair Yoga Program" veränderte. Mithilfe des 6-Minutes Walk Test (Reichweite), des Gait Speed Test (Laufgeschwindigkeit) und der Berg Balance Scale (Gleichgewichtsverhalten) stellten sie bei Messungen vor Beginn, nach vier und acht Wochen sowie einen Monat nach Programmende signifikante Verbesserungen fest (McCaffrey et al., 2014, S. 175).

Der Yoga-Unterricht setzte sich bei allen Studien aus Körperübungen, Atemübungen sowie Konzentrations- und Meditationsübungen zusammen. Das erscheint als sinnvoll, da durch Körperübungen allein bislang keine signifikanten Veränderungen bei Menschen mit Demenz festgestellt wurden (Forbes et al., 2015).

Aus den vorliegenden Erfahrungen ergibt sich: Körperübungen gehören zum Yoga-Unterricht für Menschen mit Demenz. Sie sind in sicherer Ausgangslage auszuführen und sollten alle Körperpartien aktivieren. Um auf individuelle Bedürfnisse und Problemlagen, wie z. B. Gelenkschmerzen oder Behinderungen, eingehen zu können, sind Variationen klassischer Yoga-Übungen anzubieten. Yoga-Übungen sollten im Wechsel von Bewegung und Haltung ausgeführt werden. Durch diesen Wechsel werden Kraft, Gelenkigkeit und Flexibilität gestärkt und der Unterschied von Anspannung und Entspannung spürbar gemacht. Augenübungen (Ü65 bis Ü67) sind als Bestandteil der Körperarbeit zu integrieren, da sie präventiv gegen die Verschlechterung der Sehfähigkeit wirken.

Atemübungen (Ü70 bis Ü74) sind ein wichtiger Teil des Yoga-Unterrichts. Sie sind in allen Grundhaltungen durchführbar und Dank ihrer flexiblen Rhythmen und Übungsdauern auch für Menschen mit Demenz zugänglich. Atemübungen lenken die Aufmerksamkeit und stehen am Übergang von Körper- zu Konzentrations- und Meditationsübungen.

Konzentrationsübungen: Gutes Yoga-Üben kann nur in Konzentration erfolgen. Dabei schließen sich Demenz und Konzentrationsfähigkeit keinesfalls aus. Eine bewusste, willentlich herbeigeführte Konzentration ist möglicherweise immer weniger zu erzielen, je weiter die Demenz fortgeschritten ist, doch ein regelmäßiges Üben gleicher Bewegungen und Haltungen führt zu einem Körpergefühl, bei dem Atmung, Gedanken und Gefühle wiederkehren können. Wenn also die Fähigkeit zu einer bewussten Konzentration auf eine Yoga-Übung oder die bewusste Wahrnehmung der Wirkungen einer Übung nicht mehr gegeben ist, so ist es aber dennoch möglich, durch das wiederkehrende Einnehmen von Haltungen, die mit diesen Haltungen verbundenen Gefühle und Gedanken immer wieder auszulösen. Variationen von Konzentrationsübungen (Ü75 bis Ü77) sind machbar, wenn sie weniger detailliert angesagt und spielerischer durchgeführt werden.

Meditationsübungen mit Menschen mit Demenz sind möglich, sie müssen allerdings geführt werden. Bei der Körperarbeit können Wiederholungen von Bewegungen in ein meditatives Üben führen. Dazu eignen sich z. B. einfache Übungen der Finger und Handgelenke (Ü23 und Ü24). Es können auch spezielle Mudras (Handhaltungen) geübt werden, solange sie unkompliziert sind. Beim gemeinsamen Tönen (Ü83) und Rezitieren (Mantras) können alle Teilnehmenden einen zusammen erzeugten Klang oder ein gemeinsam gesprochenes Mantra hören und dabei gleichzeitig die eigene Stimme in der Kehle, im Bauch, in der Brust oder im Kopf spüren (Kollak, 2016a, S. 170f).

6.4 Atemübungen (Ü70 bis Ü74)

Atemübungen werden in der Literatur unterschiedlich benannt: Atembeobachtung, -kontrolle, -technik und -achtsamkeit. Die Bezeichnungen verweisen auf die unterschiedlichen Wirkungen der Atemübungen.

Übungen, die befähigen, besser mit Stresssituationen umgehen zu können, können sich z. B. auf die Beobachtung der Atmung richten. Eine Kontrollfunktion hat die Atmung bei Körperübungen. Wenn der Atem nicht frei und gleichmäßig fließt, kann eine Übung zu anstrengend, zu schnell, zu schwierig sein. Von einer kontrollierten Atmung oder dem Einsatz einer Atemtechnik lässt sich dann sprechen, wenn die Atmung so gesteuert wird, dass sie einen gezielten Einfluss nimmt, z. B. durch eine bewusst langsame Ausatmung bei einer Angstattacke oder zur Senkung des Blutdrucks. Mit einer bestimmten Atemtechnik, wie z. B. dem forcierten Ausatmen (Kapalabhati), kann die Durchblutung gefördert werden, oder durch die Nasen-Wechsel-Atmung können die inneren Atemwege geweitet werden zur Vorbeugung oder Milderung bei Asthma. Atemachtsamkeit ist ein neuer Begriff, der keine neue Qualität beschreibt. Vielmehr ist achtsames Atmen fundamentaler Bestand des Yoga und seiner Traditionen.

Übung 70

Tiger

Diese Atemübung wird im Vierfüßlerstand ausgeführt (**Abb. 6-1, 6-2**). Hierbei wird der Rücken Wirbel für Wirbel auf- und abgerollt. Die Bewegungen werden vom Atem geführt. Durch das wiederholende Üben wird die Wirbelsäule beweglicher. Ein aufmerksames Üben macht zudem deutlich, in welchem Bereich der Wirbelsäule eine fließende Bewegung leicht- bzw. schwerfällt. Spezielle Übungen für diesen Bereich der Wirbelsäule bieten sich dann beim weiteren Üben an.

- In den Vierfüßlerstand (Ü5) kommen.
- Mit einer gleichmäßigen und vollständigen Einatmung durch die Nase den Rücken vom Steißbein bis zum Nacken strecken. Der Blick ist nach unten gerichtet.

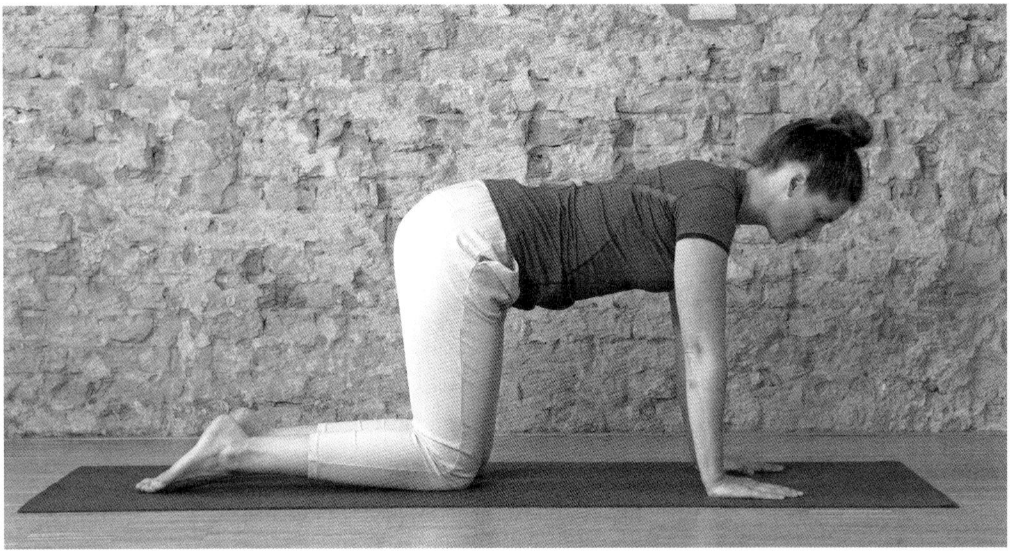

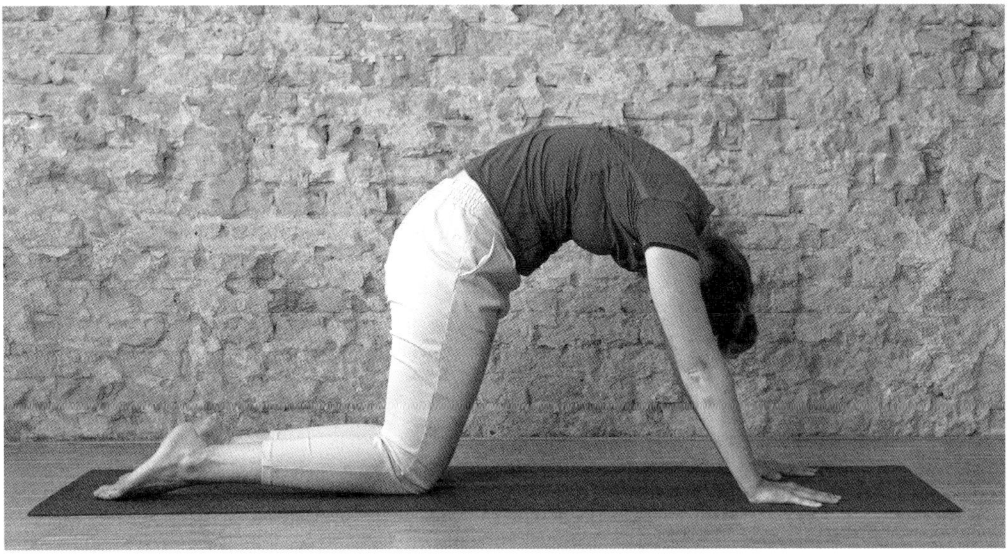

Abbildung 6-1, 6-2: Tiger

- Mit einer gleichmäßigen und vollständigen Ausatmung durch die Nase den Rücken von unten nach oben runden: Steiß- und Kreuzbein einziehen und das Becken nach vorn bewegen, dann die Lenden-, Brust- und Halswirbelsäule Wirbel für Wirbel beugen. Zuletzt den Kopf in Richtung des Brustbeins absenken (Katzenbuckel).
- Mit einer gleichmäßigen und vollständigen Einatmung durch die Nase den Rücken von unten nach oben strecken: Steiß- und Kreuzbein aufrichten und das Becken nach hinten bewegen, dann die Lenden-, Brust- und Halswirbelsäule Wirbel für Wirbel strecken. Zuletzt den Kopf anheben. Die ganze Wirbelsäule inklusive des Nackens strecken. Der Blick ist nach unten gerichtet.
- Bei gleichmäßiger und vollständiger Atmung durch die Nase einige Atemzüge lang in der Haltung bleiben.
- Zuletzt in der Ausgangsposition die Wirkungen der Übung wahrnehmen. Wer eine längere Pause benötigt, geht aus dem Vierfüßlerstand in den Fersensitz (Ü4). Dazu den Körper mit einer gleichmäßigen und vollständigen Ausatmung durch die Nase rückwärts bewegen bis das Gesäß auf den Fersen ruht. Mit einer gleichmäßigen und vollständigen Einatmung durch die Nase den Oberkörper aufrichten und den Rücken vom Steißbein bis zum Nacken strecken. Die Wirkungen der Übung wahrnehmen.
- Die Augen während oder nach der Übung schließen, wenn es angenehm ist und die Konzentration erleichtert.

Variation: Tiger-Übung auf dem Stuhl (Abb. 6-3, 6-4)

Die von der Atmung geführte Mobilisierung der Wirbelsäule ist eine sehr wirksame Übung, da sie alle Abschnitte der Wirbelsäule bewegt und bewusst macht. Damit diese Übung auch Menschen zugänglich ist, die nicht in den Vierfüßlerstand kommen können, wird eine Variati-

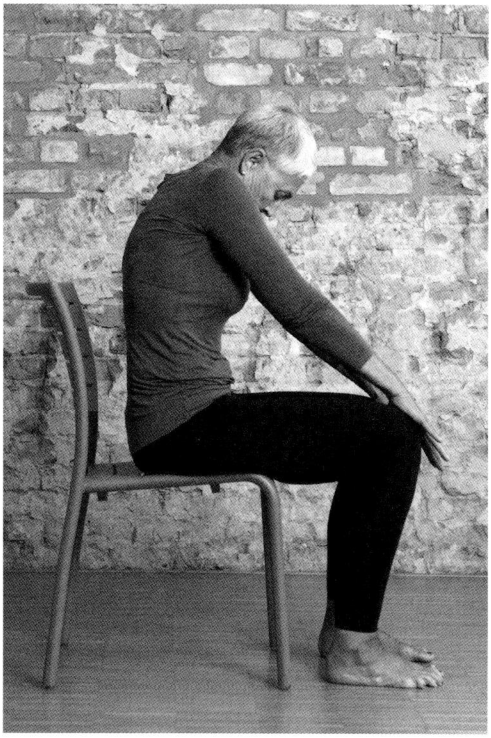

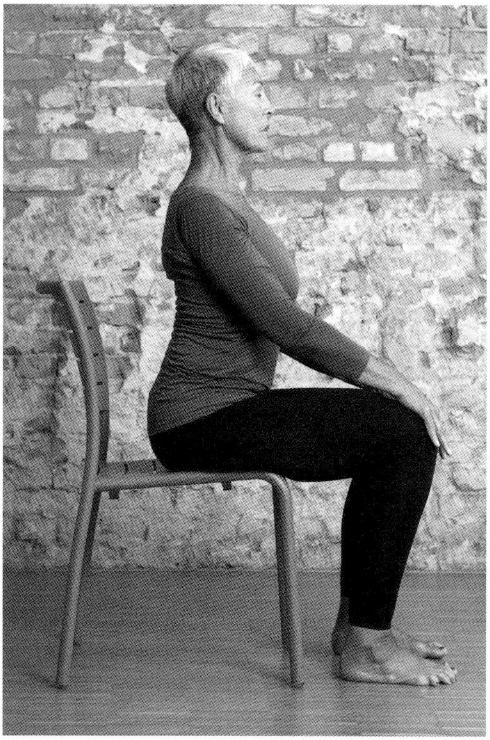

Abbildung 6-3, 6-4: Tiger-Übung auf dem Stuhl

on auf dem Stuhl gezeigt. Außerdem ist diese Variation fürs Üben im Alltag zwischendurch geeignet.

- In eine bequeme Sitzhaltung (Ü3) kommen.
- Mit einer gleichmäßigen und vollständigen Einatmung durch die Nase die Wirbelsäule vom Steißbein bis zum Nacken strecken. Das Kinn in Richtung Brustbein neigen.
- Mit einer gleichmäßigen und vollständigen Ausatmung durch die Nase die Schultern entspannt nach unten sinken lassen. Stirn und Mund entspannen, Lippen und Zunge lösen.
- Die Hände bleiben während der gesamten Übung locker auf den Oberschenkeln abgelegt. Die Arme gehen beim Üben mit und beugen und strecken sich im Wechsel.
- Mit einer gleichmäßigen und vollständigen Einatmung durch die Nase den Rücken vom Steißbein bis zum Nacken strecken. Der Blick ist nach vorn gerichtet.
- Mit einer gleichmäßigen und vollständigen Ausatmung durch die Nase den Rücken von unten nach oben runden: Steiß- und Kreuzbein einziehen und das Becken nach vorn bewegen, dann die Lenden-, Brust- und Halswirbelsäule Wirbel für Wirbel beugen. Zuletzt den Kopf in Richtung des Brustbeins absenken (Katzenbuckel).
- Mit einer gleichmäßigen und vollständigen Einatmung durch die Nase den Rücken von unten nach oben strecken: Steiß- und Kreuzbein aufrichten und das Becken nach hinten bewegen, dann die Lenden-, Brust- und Halswirbelsäule Wirbel für Wirbel strecken. Zuletzt den Kopf anheben. Die ganze Wirbelsäule inklusive des Nackens strecken. Der Blick ist nach vorn gerichtet.
- Bei gleichmäßiger und vollständiger Atmung durch die Nase einige Atemzüge lang in der Haltung bleiben.
- Zuletzt in der Ausgangsposition die Wirkungen der Übung wahrnehmen.
- Die Augen während oder nach der Übung schließen, wenn es angenehm ist und die Konzentration erleichtert.

Übung 71

Kamel

Die in dieser Übung zentrale Streckung der Körpervorderseite und Rückbeuge der Körperrückseite ist ein wirksamer Ausgleich für die häufigen Vorbeugen, die den Alltag bestimmen (**Abb. 6-5, 6-6, 6-7**). In der Kamel-Übung wird der Brustraum geweitet. Hals- und Brustwirbelsäule sowie die Schultergelenke werden ausgleichend rückwärts gebeugt bzw. bewegt. Der große Brustmuskel und die Muskulatur des Schultergürtels werden gedehnt. Diese Muskeln unterstützen die Einatmung – jedoch in der häufigen Vorbeuge nur eingeschränkt. Eine Dehnung dieser Muskulatur wirkt darum auch positiv auf die Atmung.

- In den Fersensitz (Ü4) kommen.
- Die Schultern entspannt absinken lassen. Die Arme locker seitlich vom Körper halten. Die Finger entspannen.
- Mit einer gleichmäßigen und vollständigen Einatmung durch die Nase die Oberschenkel und den Körper aufrichten, die Wirbelsäule rückwärts beugen und beide Arme zu den Seiten hin öffnen. Darauf achten, dass die Hüftgelenke in einer Linie mit den Kniegelenken sind (Oberschenkel stehen zu den Unterschenkeln in einem rechten Winkel). Der Blick ist nach oben gerichtet.
- Mit einer gleichmäßigen und vollständigen Ausatmung durch die Nase wieder in den Fersensitz gehen.
- Die Übung bei gleichmäßiger Atmung mehrmals wiederholen.
- Dann in der Aufrichtung bleiben, die Hände in den Rücken stützen (Handflächen auf Beckenhöhe links und rechts der Lendenwirbelsäule auflegen) und einige atemzüge lang in der Position bleiben.
- Zuletzt mit einer gleichmäßigen und vollständigen Ausatmung durch die Nase wieder in die Ausgangsposition gehen und die Wirkungen der Übungen wahrnehmen.

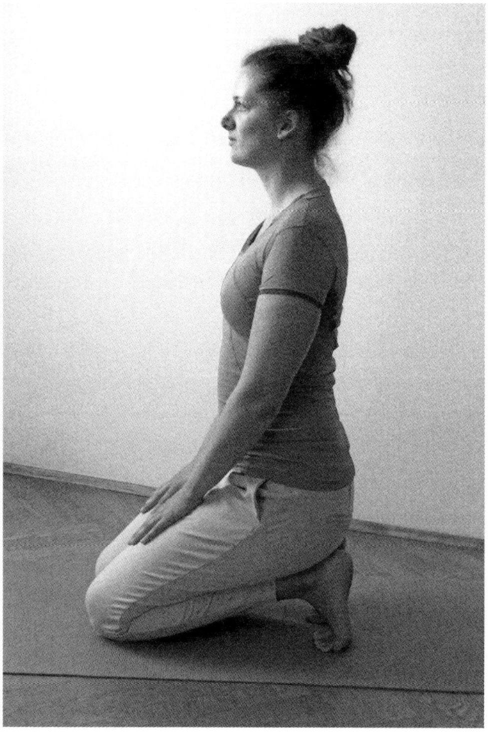

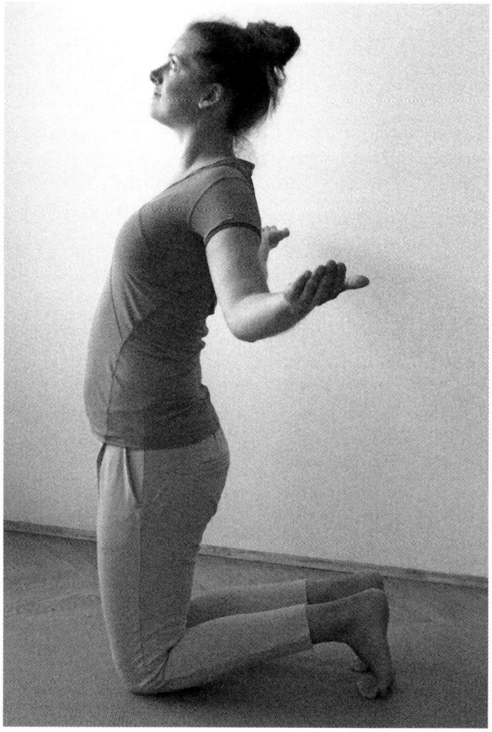

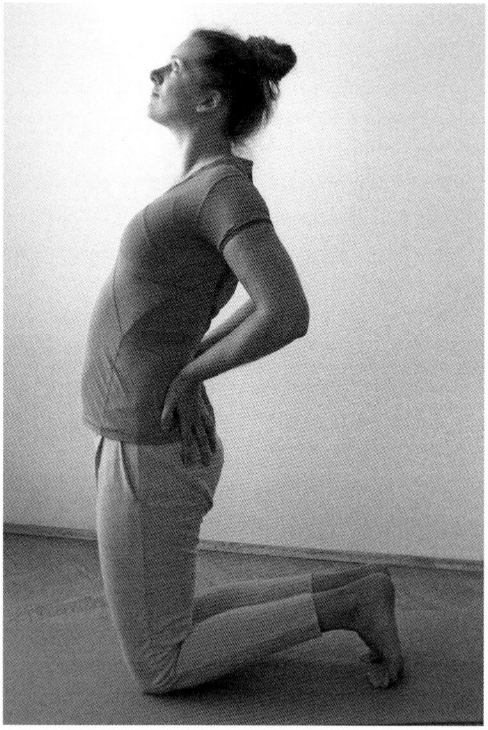

Abbildung 6-5, 6-6, 6-7: Kamel

- Da die Übung starke Wirkung auf Atmung und Kreislauf hat, ist es anfänglich besser, mit offenen Augen zu üben. Sonst gilt: Die Augen während oder nach der Übung schließen, wenn es angenehm ist und die Konzentration erleichtert.

Variation: Kamel-Übung auf dem Stuhl (Abb. 6-8)

Der Schwerpunkt der Übung liegt auf der Streckung der Körpervorderseite und Dehnung des Brustraums. Wem es schwerfällt, im Fersensitz zu üben, kann trotzdem die Übung zur Stärkung der Lungenfunktion machen. Dazu einen bequemen Sitz auf dem Stuhl einnehmen

- In eine bequeme Sitzhaltung (Ü3) kommen.
- Mit einer gleichmäßigen und vollständigen Einatmung durch die Nase die Wirbelsäule vom Steißbein bis zum Nacken strecken. Das Kinn in Richtung Brustbein neigen.

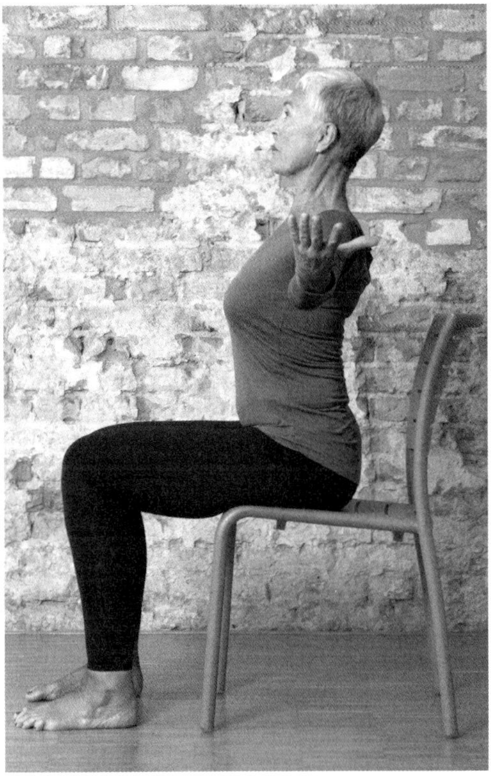

Abbildung 6-8: Kamel-Übung auf dem Stuhl

- Mit einer gleichmäßigen und vollständigen Ausatmung durch die Nase die Schultern entspannt nach unten sinken lassen. Stirn und Mund entspannen, Lippen und Zunge lösen.
- Mit einer gleichmäßigen und vollständigen Einatmung durch die Nase den Körper aufrichten, die Wirbelsäule rückwärts beugen und beide Arme zu den Seiten hin öffnen. Der Blick ist nach oben gerichtet.
- Mit einer gleichmäßigen und vollständigen Ausatmung durch die Nase wieder in die bequeme Sitzhaltung kommen.
- Bei gleichmäßiger und vollständiger Atmung durch die Nase die Übung mehrmals wiederholen.
- Zuletzt in die Ausgangsposition gehen und die Wirkungen der Übungen wahrnehmen.
- Die Augen während oder nach der Übung schließen, wenn es angenehm ist und die Konzentration erleichtert.

Übung 72

Nasen-Wechsel-Atmung

Bei der Nasen-Wechsel-Atmung wird der äußere Atemweg verengt, indem abwechselnd der Daumen und der kleine Finger das linke und das rechte Nasenloch verschließen (**Abb. 6-9, 6-10**). Durch die Einengung des äußeren Luftstroms wird eine Erweiterung der Bronchien bewirkt. Diese Erweiterung der Bronchien entspannt die Atemmuskulatur und senkt die Körperspannung insgesamt. Menschen, die zu Asthma neigen, profitieren von den Wirkungen der Nasen-Wechsel-Atmung. Ebenso wird durch diese Übung der Herzrhythmus gesenkt.

- In eine bequeme Sitzhaltung (Ü3) kommen.
- Mit einer gleichmäßigen und vollständigen Einatmung durch die Nase die Wirbelsäule vom Steißbein bis zum Nacken strecken. Das Kinn in Richtung Brustbein neigen.
- Mit einer gleichmäßigen und vollständigen Ausatmung durch die Nase die Schultern entspannt nach unten sinken lassen. Stirn und Mund entspannen, Lippen und Zunge lösen.
- Die linke Hand auf dem Oberschenkel ablegen.
- An der rechten Hand Zeige-, Mittel- und Ringfinger beugen und Daumen und kleinen Finger strecken.
- Der Daumen liegt neben dem rechten Nasenflügel, der kleine Finger neben dem linken.
- Den gebeugten, rechten Arm locker und bequem vor dem Körper halten, damit er nicht auf dem Brustkorb liegt und beim Atmen stört. (Falls der Arm schwer wird oder bei der Übung stört, kann der Arm auf einem Tisch abgelegt werden.)
- Durch beide Nasenlöcher ausatmen.
- Mit dem Daumen das rechte Nasenloch verschließen und durch das linke Nasenloch gleichmäßig und vollständig einatmen.
- Eine Atempause machen.
- Mit dem kleinen Finger das linke Nasenloch verschließen und durch das rechte Nasenloch gleichmäßig und vollständig ausatmen.
- Eine Atempause machen.

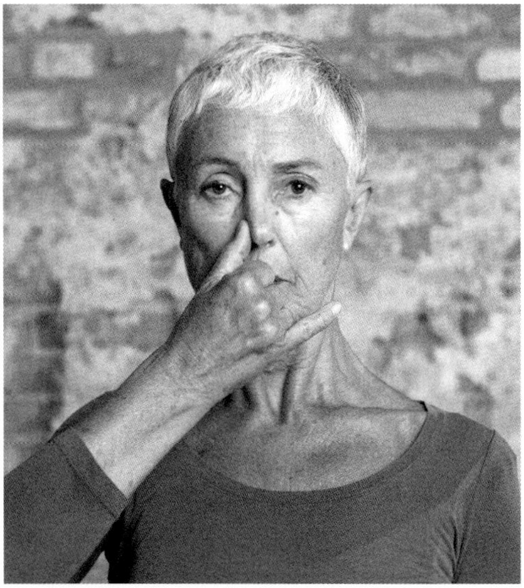
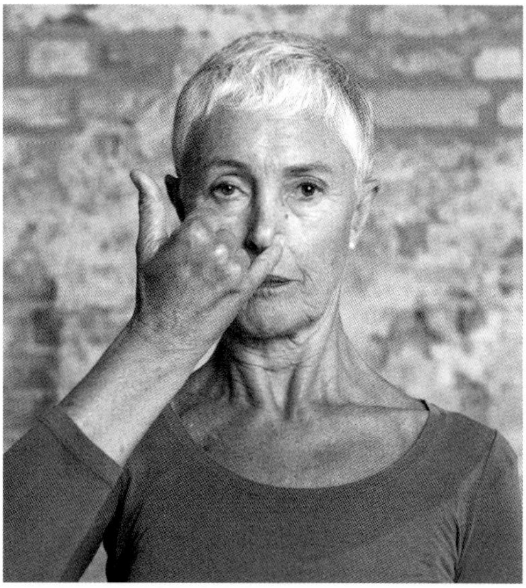

Abbildung 6-9, 6-10: Nasen-Wechsel-Atmung

- Durch dasselbe, rechte Nasenloch gleichmäßig und vollständig einatmen.
- Eine Atempause machen.
- Mit dem Daumen das rechte Nasenloch verschließen und durch das linke Nasenloch gleichmäßig und vollständig ausatmen.
- Eine Atempause machen.
- Die Übung mehrmals wiederholen.
- Zuletzt in die Ausgangsposition gehen und die Wirkungen der Nasen-Wechsel-Atmung wahrnehmen.
- Die Augen während oder nach der Übung schließen, wenn es angenehm ist und die Konzentration erleichtert.

Zum Atemrhythmus und zur Übungsdauer

Bei einem durchschnittlichen Atemrhythmus von 16 Atemzügen pro Minute ist es gut, mindestens zwei Minuten oder rund 30 Atemzüge lang zu üben. Da aber die kurzen Pausen nach der Einatmung und nach der Ausatmung wichtig sind, empfiehlt es sich, einen festen Atemrhythmus einzuüben und zu wiederholen.

Hier ein Beispiel für einen Atemrhythmus, der sich zum Einstieg empfiehlt. Während der gleichmäßigen und vollständigen Einatmung durch das linke Nasenloch im Geist bis sechs zählen, eine Pause einlegen und bis drei zählen. Linkes Nasenloch verschließen. Während der gleichmäßigen und vollständigen Ausatmung durch das rechte Nasenloch bis sechs zählen, eine Pause einlegen und bis drei zählen usw. Wer längere Zeit geübt hat, kann die Dauer der Atemzüge und der Pausen steigern. Der Atemrhythmus ändert sich entsprechend von sechs zu drei auf acht zu vier, zehn zu fünf oder zwölf zu sechs. Wenn das Zählen im Geiste zu sehr ablenkt, dann ist es besser, sich auf den eigenen Rhythmus zu verlassen.

Variationen

Die Übung kann variiert werden, indem wiederkehrend immer durch ein Nasenloch eingeatmet und durch das andere ausgeatmet wird. Linkes Nasenloch zuhalten und durch das rechte einatmen. Rechtes Nasenloch zuhalten und durch das linke Nasenloch ausatmen. Dann wieder das linke Nasenloch zuhalten und durch das rechte Nasenloch einatmen usw. Ebenso ist die andere Variante möglich, immer wieder nur durch das linke Nasenloch ein- und immer wieder durch das rechte Nasenloch auszuatmen.

Übung 73

Kapalabhati

Bei der Kapalabhati-Übung (*kapala* für Schädel/Kopf und *bhati* für Licht/Leuchten) wird eine Atmung geübt, die umgekehrt zur gewohnten Atmung ist: Die Ausatmung wird aktiv unterstützt, die Einatmung erfolgt passiv (**Abb. 6-11**). Die Ausatmung geschieht in schnellen und kräftigen Stößen, bei denen die Bauchmuskulatur wie bei der Bauchpresse eingesetzt wird.

- In eine bequeme Sitzhaltung (Ü3) kommen.
- Mit einer gleichmäßigen und vollständigen Einatmung durch die Nase die Wirbelsäule vom Steißbein bis zum Nacken strecken. Das Kinn in Richtung Brustbein neigen.
- Mit einer gleichmäßigen und vollständigen Ausatmung durch die Nase die Schultern entspannt nach unten sinken lassen. Stirn und Mund entspannen, Lippen und Zunge lösen.
- Für die Übung kurz und energisch ausatmen und dabei den Bauch wie bei der Bauchpresse einziehen.
- Den Bauch loslassen und die Einatmungsluft durch die Nase einströmen lassen.
- Erneut durch die Nase kurz und fest ausatmen und dabei den Bauch einziehen.
- Erneut den Bauch loslassen und die Einatmungsluft durch die Nase einströmen lassen. (Das Geräusch, das bei der Atmung entsteht, erinnert an die Geräusche einer Dampflokomotive.)
- Bei gleichmäßigem Atemrhythmus die Übung fortsetzen.
- Zuletzt in der Ausgangsposition die Wirkungen der Übung wahrnehmen.
- Die Augen während oder nach der Übung schließen, wenn es angenehm ist und die Konzentration erleichtert.

Zum Atemrhythmus und zur Übungsdauer

Die kräftigen Atemstöße sind zunächst ungewohnt. Darum sind zu Beginn des Übens kürzere Übungseinheiten zweckmäßig, wie z. B. fünfmal 20 Atemstöße mit dazwischenliegenden Pausen. In den Pausen die Bauchdecke entspannen und darauf achten, wann sich der Impuls zur Fortsetzung der Übung einstellt. Der Atemrhythmus ist der Erfahrung und dem Wohlergehen angemessen, wenn er als angenehm empfunden wird. Allerdings setzt das auch voraus, sich mit der Übung auseinanderzusetzen und sie regelmäßig zu üben.

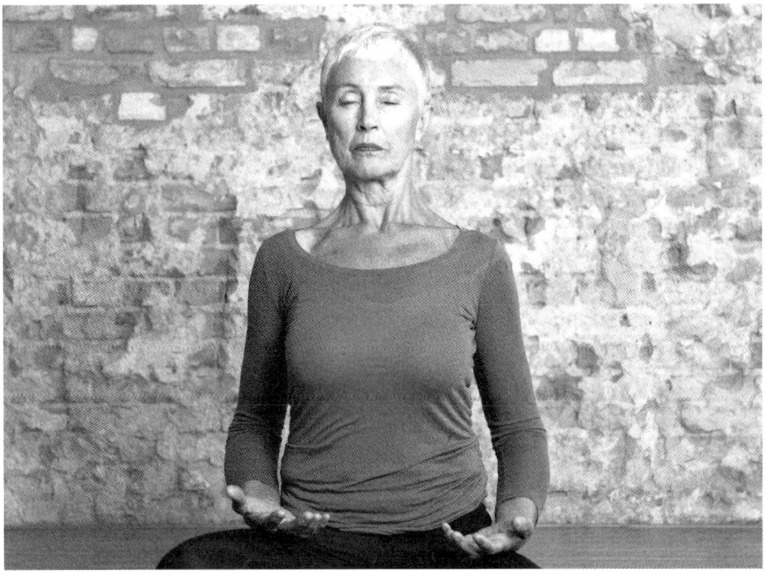

Abbildung 6-11: Kapalabhati

Übung 74

Hände wegatmen

Um den eigenen Atem bewusst zu spüren, empfiehlt sich diese Übung (**Abb. 6-12**). Sie ermöglicht einen Vergleich der Atemtiefe vor und nach dem Üben oder dient zur Einstimmung oder zum Ausklang einer Sequenz von Atemübungen. Hier wird die Übung mit den Händen auf dem Bauch gezeigt. Die Übung kann die Atmungstiefe aber auch an anderen Stellen des Körpers spürbar machen, z.B. in den Lungenspitzen (Hände unterhalb der Schlüsselbeine auflegen und die Bewegung der Fingerspitzen wahrnehmen) oder an der Lungenbasis im Rücken (Hände oberhalb der Taille in den Rücken stützen und dort die Bewegung der Fingerspitzen wahrnehmen).

- In eine bequeme Sitzhaltung (Ü3) kommen.
- Mit einer gleichmäßigen und vollständigen Einatmung durch die Nase die Wirbelsäule vom Steißbein bis zum Nacken strecken. Das Kinn in Richtung Brustbein neigen.
- Mit einer gleichmäßigen und vollständigen Ausatmung durch die Nase die Schultern entspannt nach unten sinken lassen. Stirn und Mund entspannen, Lippen und Zunge lösen.
- Die Hände in Höhe des Bauchnabels so auf den Bauch legen, dass sich die Spitzen der Mittelfinger berühren.
- Durch die Nase gleichmäßig und vollständig einatmen und spüren, wie sich die Mittelfinger leicht voneinander entfernen.
- Durch die Nase gleichmäßig und vollständig ausatmen und spüren, wie sich die Mittelfinger wieder berühren.
- Die Übung gut eine Minute oder rund 20 Atemzüge lang durchführen.
- Zuletzt in der Ausgangsposition die Wirkungen der Übung wahrnehmen.
- Die Augen während oder nach der Übung schließen, wenn es angenehm ist und die Konzentration erleichtert.

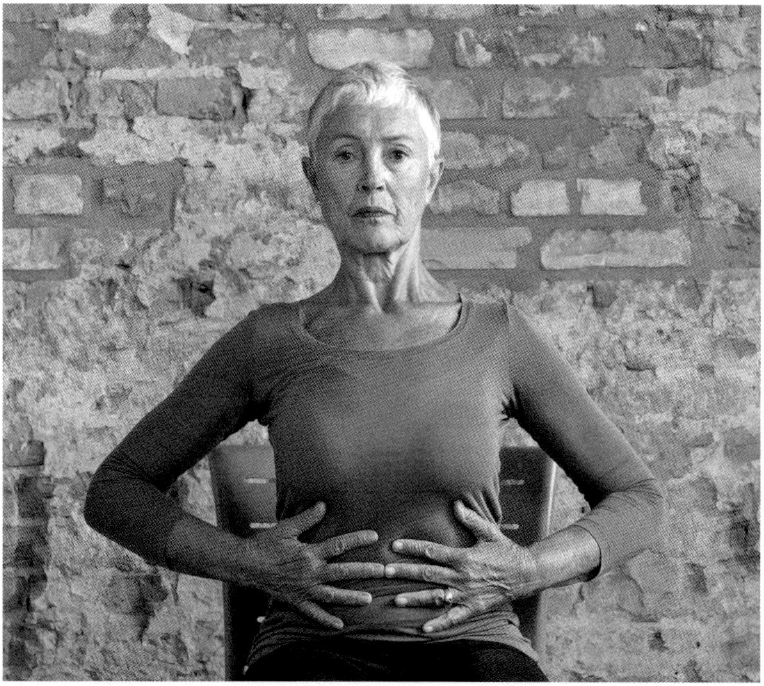

Abbildung 6-12:
Hände weg atmen

6.5 Übungen zur Entspannung, Konzentration und Meditation (Ü75 bis Ü83)

Die hier versammelten Yoga-Übungen können selbstständig durchgeführt oder unter Anleitung in Gruppen praktiziert werden. Sie sind alle entspannend und fördern Konzentration und Meditation.

Um das Meditieren zu erlernen, ist eine Anleitung hilfreich oder zumindest ein Austausch mit anderen Menschen, die meditieren. Regelmäßiges Üben ist notwendig, wie das der Fall ist, um ein Instrument oder eine Sportart zu erlernen.

Sylvia Wetzel unterscheidet in ihrem Buch *Meditieren – aber wie? Krisen der Meditation überwinden* (2018) drei Meditationsarten: Sammlung, Einsicht, Hingabe. Bei der Sammlung geht es um Entspannung und Ruhe (Ü75 bis Ü80). Einsichten werden durch Übungen vermittelt, bei denen darauf geachtet wird, welche Gedanken und Gefühle in einer meditativen Stimmung aufkommen. Andersherum können zurückliegende Situationen imaginiert und noch einmal durchdacht werden (Ü82). Hingabe im Sinne von Begeisterung und Anteilnahme ist erforderlich, um sich auf unterschiedliche Meditationsformen, wie Tönen (Ü83), Wechselgesang oder Rezitieren einlassen zu können.

Übung 75

Kaya Kriya – Fuß-Arm-Kopf-Koordination

Die Fuß-Arm-Kopf-Koordination mit einer bewussten Atemlenkung ermöglicht eine vollständige körperliche Entspannung bei gleichzeitig hoher Konzentration (**Abb. 6-13, 6-14**). Die Körperbewegungen sind leicht möglich, aber in ihrer Kombination ungewohnt und benötigen Aufmerksamkeit. Die Gedanken werden auf die Bewegungskoordination gelenkt, andere Geräusche und vorherige Gedanken werden ausgeblendet. Gleichzeitig werden unterschiedliche Muskelgruppen abwechselnd angespannt und entspannt. Einen Rhythmus findet die Übung durch die Atmung. Spannungswechsel und Fokussierung bei gleichmäßiger Atmung erhöhen die Konzentration und fördern die Entspannung. Der Name Kaya Kriya kommt aus dem Sanskrit: Kaya für Körper und Kriya für Reinigung.

- In die Rückenlage (Ü1) kommen.
- Mit einer gleichmäßigen und vollständigen Einatmung durch die Nase die Wirbelsäule vom Steißbein bis zum Nacken strecken. Das Kinn in Richtung Brustbein neigen.
- Die Schultern entspannt nach unten sinken lassen. Stirn und Mund entspannen, Lippen und Zunge lösen.
- Die Füße so weit voneinander entfernt ablegen, dass sich die großen Zehen bei einer Innenrotation der Füße berühren.
- Die Arme dicht am Körper ablegen mit den Handflächen zur Matte.
- Mit einer gleichmäßigen und vollständigen Einatmung durch die Nase die Füße nach innen, die Arme nach außen und den Kopf nach rechts drehen.
- Mit einer gleichmäßigen und vollständigen Ausatmung durch die Nase die Füße nach außen, die Arme nach innen und den Kopf nach links drehen.
- Bei gleichmäßiger und vollständiger Atmung durch die Nase die Übung mehrmals wiederholen.

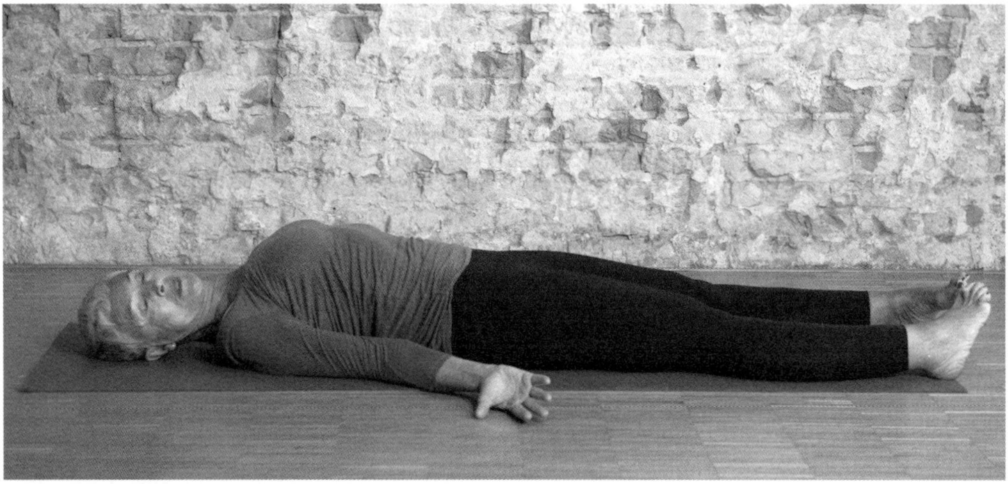

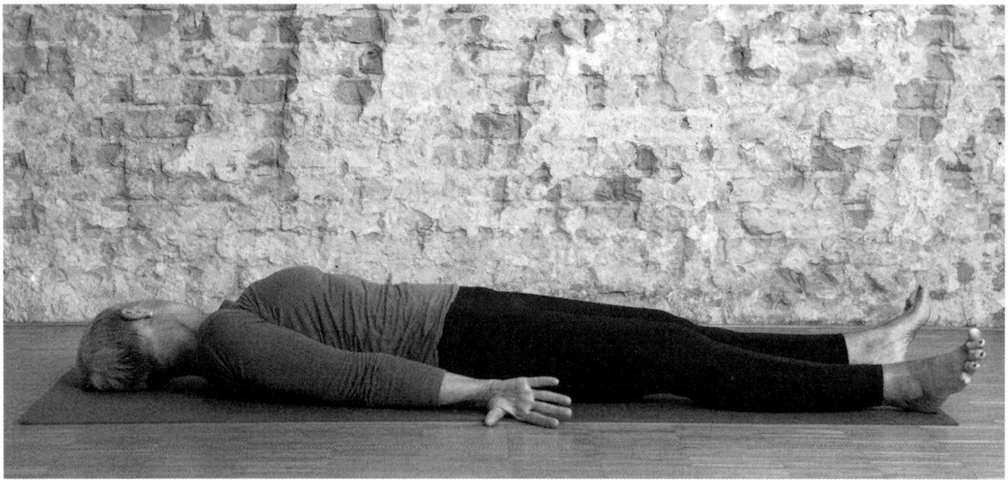

Abbildung 6-13, 6-14: Kaya Kriya – Fuß – Arm – Kopf – Koordination

- Zuletzt in der Ausgangshaltung die Wirkungen der Übung wahrnehmen. Um längere Zeit in Rückenlage verweilen zu können, die Füße mehr als hüftgelenksweit voneinander entfernt aufstellen und die Knieinnenseiten gegeneinanderlehnen.
- Die Augen während oder nach der Übung schließen, wenn es angenehm ist und die Konzentration erleichtert.
- Zum Aufrichten zuerst die Arme und Beine strecken.
- Zuletzt die Augen öffnen und langsam über die Seite aufstehen.

Variation: Kaya Kriya mit erhöhtem Kopf

Bei Bluthochdruck und/oder erhöhtem Augeninnendruck kann die Übung auch mit erhöhtem Kopf durchgeführt werden. Hierbei bietet sich eine größere Decke an, die so gefaltet sein muss, dass der Kopf ausreichend Platz hat, um nach links und rechts gedreht zu werden. Die gefaltete Decke unter Kopf und Schultern legen.

Übung 76

Yoga Nidra – Durch den Körper wandern

Diese Übung ist mit einem Bodyscan vergleichbar (**Abb. 6-15**). Der Scanner ist das Gehirn der übenden Person. Denken, Wahrnehmen und Fühlen werden auf Körperabschnitte gerichtet. Dabei wird eine Systematik eingehalten, die gut verständlich ist, gleichzeitig aber nicht so voraussehbar, dass die Aufmerksamkeit nicht immer wieder neu ausgerichtet werden muss. Konkret: Die Konzentration auf einen Arm, die mit der Handfläche beginnt und dann mit dem Handgelenk, dem Unterarm, dem Ellenbogengelenk, dem Oberarm und der Achselhöhle fortsetzt, ist in ihrer Aufwärtsorientierung eingängig. Gleichzeitig ist sie nicht vorhersehbar oder „logisch", denn sie kann variiert werden, indem nach der Handfläche zuerst die einzelnen Finger wahrgenommen und erspürt werden usw. Diese Variationen sind möglich, sie sind unendlich und erfordern Aufmerksamkeit.

Yoga Nidra (Yoga Schlaf) beschreibt den Zustand zwischen Wachen und Schlafen sehr gut. Die Person schläft nicht, sie ist aber auch nicht wach. Vielmehr ist sie hoch konzentriert, entspannt und gleichzeitig offen (hört zu). Das Gefühl, das sich einstellt, grenzt an ein Denken ohne Worte und berührt die übende Person.

Die Übung lässt sich allein durchführen, indem die Aufmerksamkeit durch den eigenen Willen gelenkt wird. Es gibt CDs, die bei dieser Übung anleiten können. Ideal ist ein live geführtes Üben – allerdings nur, wenn die Stimme als angenehm empfunden wird (ein Vertrauensverhältnis, eine Sympathie besteht). Nicht zuletzt ist die Übung für die Person, die ansagt, enorm intensiv, wenn sie die Übung parallel durchführt. Bei einer hohen Konzentration auf eine gleichmäßige und genaue Ansage werden Atmung und Stimme ruhig, der Kopf frei und der Körper ganz entspannt.

- In die Rückenlage (Ü1) kommen.
- Mit einer gleichmäßigen und vollständigen Einatmung durch die Nase die Wirbelsäule vom Steißbein bis zum Nacken strecken. Das Kinn in Richtung Brustbein neigen.
- Die Schultern entspannt nach unten sinken lassen. Stirn und Mund entspannen, Lippen und Zunge lösen.
- Mit der Aufmerksamkeit zur linken Fußsohle gehen. Die linke Fußsohle wahrnehmen, das linke Fußgelenk, den linken Unterschenkel, das linke Knie, den linken Oberschenkel, das linke Hüftgelenk.
- Mit der Aufmerksamkeit zur rechten Fußsohle gehen. Die rechte Fußsohle wahrnehmen, das rechte Fußgelenk, den rechten Unterschenkel,

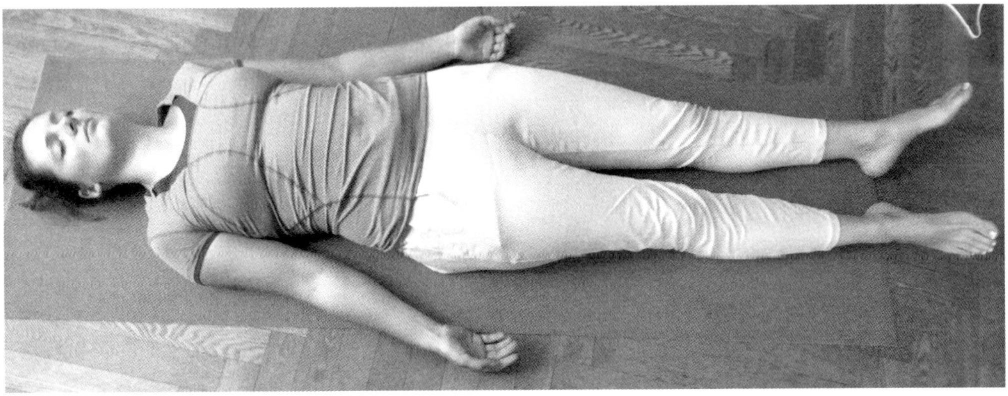

Abbildung 6-15: Yoga Nidra – durch den Körper wandern

das rechte Knie, den rechten Oberschenkel, das rechte Hüftgelenk.

- Mit der Aufmerksamkeit zur linken Handfläche gehen. Das linke Handgelenk wahrnehmen, den linken Unterarm, das linke Ellenbogengelenk, den linken Oberarm, das linke Schultergelenk.
- Mit der Aufmerksamkeit zur rechten Handfläche gehen. Das rechte Handgelenk wahrnehmen, den rechten Unterarm, das rechte Ellenbogengelenk, den rechten Oberarm, das rechte Schultergelenk.
- Mit der Aufmerksamkeit zum Hinterkopf gehen, die Stirn wahrnehmen, die linke Augenbraue, die rechte Augenbraue, das linke Auge, das rechte Auge, die Nasenspitze, die Oberlippe, die Unterlippe, die Kinnspitze.
- Mit der Aufmerksamkeit zur Bauchdecke gehen. Das Heben und Senken der Bauchdecke wahrnehmen.
- Eine Weile lang gleichmäßige und vollständige Atemzüge machen und mit der Aufmerksamkeit bei der Bauchdecke bleiben.
- Um die Übung langsam zu beenden, zuerst kleine Bewegungen mit den Händen und Füßen machen. Dann die Arme und Beine mit einbeziehen. Den ganzen Körper von den Fingerspitzen bis in die Zehenspitzen hinein strecken.
- Zuletzt die Augen öffnen und langsam über die Seite aufsetzen.

Übung 77

Orientierung im Raum

Mit dieser Orientierungsübung lässt sich gut eine Überleitung von Körperübungen oder Yoga-Übungen für die Sinnesorgane zu den Konzentrations- und Meditationsübungen gestalten (**Abb. 6-16**).

- In eine bequeme Rückenlage (Ü1) kommen. Füße aufstellen und die Knie gegeneinanderlehnen.
- Mit einer gleichmäßigen und vollständigen Einatmung durch die Nase die Wirbelsäule vom Steißbein bis zum Nacken strecken. Das Kinn in Richtung Brustbein neigen.
- Mit einer gleichmäßigen und vollständigen Ausatmung durch die Nase die Schultern entspannt nach unten sinken lassen. Stirn und Mund entspannen, Lippen und Zunge lösen.
- Die Arme neben dem Körper ablegen und die Augen schließen.
- Zur Orientierung im Raum bei geschlossenen Augen die Abstände zwischen dem eigenen Körper und dem umgebenden Raum abschätzen und vorstellen (z. B. zwischen der Kopfkrone und der Wand oder von den Knien zur Decke usw.).
- Bei gleichmäßiger und vollständiger Atmung durch die Nase einige Atemzüge lang die unterschiedlichen Distanzen vorstellen.
- Dann die Augen öffnen und die realen mit den imaginierten Distanzen vergleichen.
- Zuletzt in der Ausgangshaltung verweilen und die Wirkungen der Übung wahrnehmen.

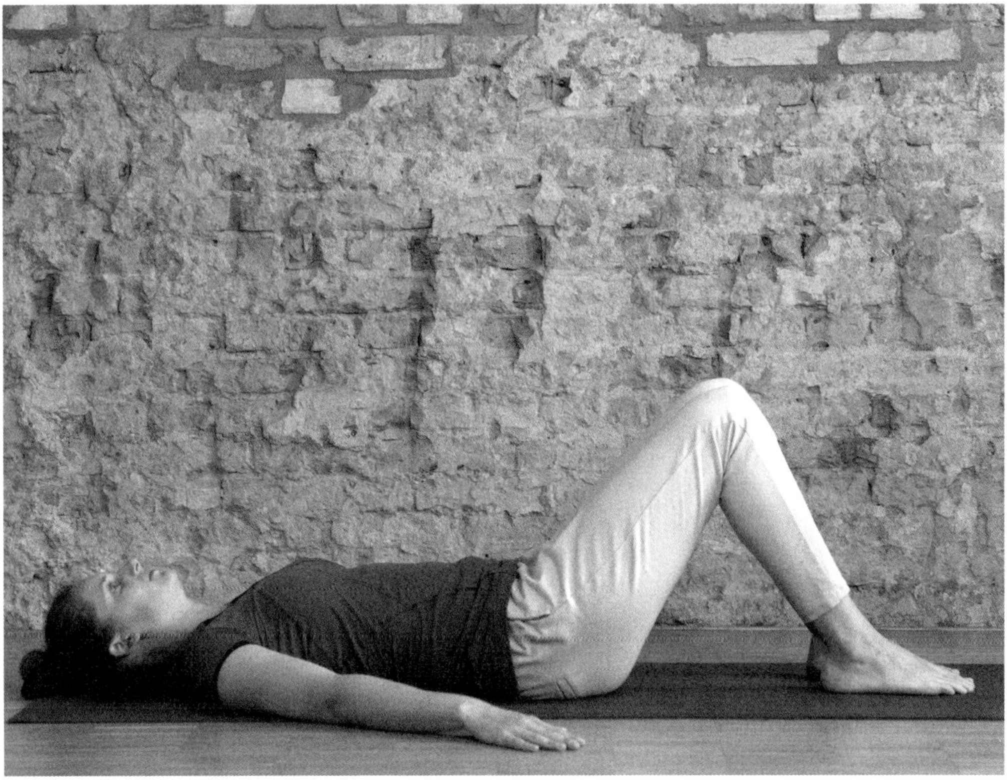

Abbildung 6-16: Orientierung im Raum

Übung 78

Atemluft an den Nasenflügeln wahrnehmen

Diese Übung kann sich direkt an die Yoga Nidra-Übung anschließen, indem die Wahrnehmung von der Bewegung der Bauchdecke auf die Bewegung der Nasenflügel gerichtet wird (**Abb. 6-17**). Diese Übung kann aber auch an die Heldin 2 (Ü50) anschließen und die Mobilisierung der eigenen Kräfte mit der Kontrolle des Atems kombinieren. Die Übung kann als Konzentrations-Meditationsübung für sich allein stehen. Sehr gut an dieser Übung ist zudem, dass sie keinen Aufwand macht und darum zwischendurch eingesetzt werden kann. Es erfordert eine regelmäßige Praxis, um mittels dieser kleinen Aufmerksamkeitslenkung im Alltag gewünschte Wirkungen zu erzielen, z. B. in anstrengenden, unangenehmen oder beängstigenden Situationen.

Die Konzentration immer wieder auf die Wahrnehmung der Kühle und Wärme an den Innenseiten der Nasenflügel richten. Die gelingenden Momente der Konzentration beachten und sich wieder darauf zurückbesinnen.

- In eine bequeme Sitzhaltung (Ü3) oder Rückenlage (Ü1) kommen.
- Mit einer gleichmäßigen und vollständigen Einatmung durch die Nase die Wirbelsäule vom Steißbein bis zum Nacken strecken. Das Kinn in Richtung Brustbein neigen.
- Mit einer gleichmäßigen und vollständigen Ausatmung durch die Nase die Schultern entspannt nach unten sinken lassen. Stirn und Mund entspannen, Lippen und Zunge lösen. Arme entspannt in den Schoß legen oder neben dem Körper auf der Matte ablegen.
- Mit einer gleichmäßigen und vollständigen Einatmung durch die Nase die kühle Einatmungsluft an den Innenseiten der Nasenflügel wahrnehmen.
- Mit einer gleichmäßigen und vollständigen Ausatmung durch die Nase die erwärmte Ausatmungsluft an den Innenseiten der Nasenflügel wahrnehmen.
- Die Übung eine Weile lang durchführen.
- Zuletzt in der Ausgangsposition die Wirkungen der Übung wahrnehmen.
- Die Augen während oder nach der Übung schließen, wenn es angenehm ist und die Konzentration erleichtert.

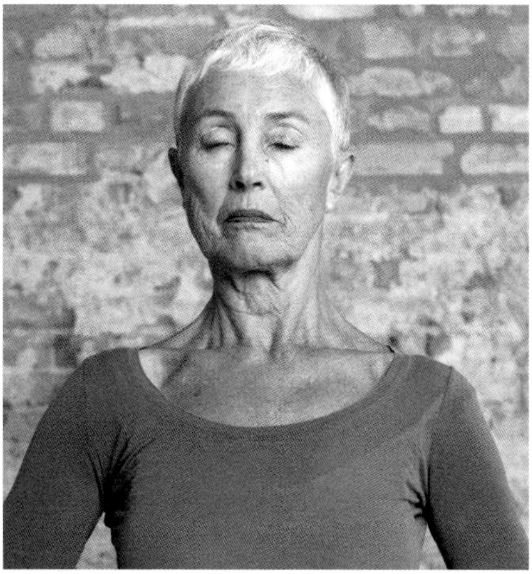

Abbildung 6-17: Atemluft an den Nasenflügeln wahrnehmen

Übung 79

Meditation im Gehen

Jeder Übung die volle körperliche und mentale Präsenz zu schenken, ist das Ziel des Yoga-Übens. Darum ist es möglich, auch bei Körper- und Atemübungen in einen meditativen Zustand zu kommen. Für viele Menschen – und gerade für Yoga-Beginner – ist es oft leichter, über gleichmäßige Bewegungen und bei gleichmäßiger Atmung in die Meditation zu gehen.

Bei einer Meditation im langsamen Gehen lässt sich die Aufmerksamkeit von außen nach innen richten, indem zunächst auf den Gang selbst geachtet wird (**Abb. 6-18**). Wie sich der Fuß von den Fersen zu den Zehenballen abrollt, wie die Fußsohle belastet wird, wie sich die Knie leicht beugen und strecken, wie sich die Arme mitbewegen oder auf welchem Untergrund die Füße aufsetzen (Oberflächen, Temperaturwechsel usw.). Dann weiter den Fokus nach innen richten: auf die Atmung, auf Gedanken, auf Gefühle.

An einem ruhigen und geschützten Ort zehn Schritte oder mehr auf und ab gehen.

Körperhaltung für die Übungen 80 bis 83

Die folgenden Übungen sind am besten in einer bequemen Sitzposition oder im Fersensitz möglich.

- In eine bequeme Sitzhaltung (Ü3) oder in den Fersensitz (Ü4) kommen.
- Mit einer gleichmäßigen und vollständigen Einatmung durch die Nase die Wirbelsäule vom Steißbein bis zum Nacken strecken. Das Kinn in Richtung Brustbein neigen.
- Mit einer gleichmäßigen und vollständigen Ausatmung durch die Nase die Schultern entspannt nach unten sinken lassen. Stirn und Mund entspannen, Lippen und Zunge lösen. Arme entspannt in den Schoß legen.
- Bei gleichmäßiger und vollständiger Atmung durch die Nase die Übung mehrere Minuten durchführen.
- Zuletzt die Wirkung des Übens wahrnehmen.

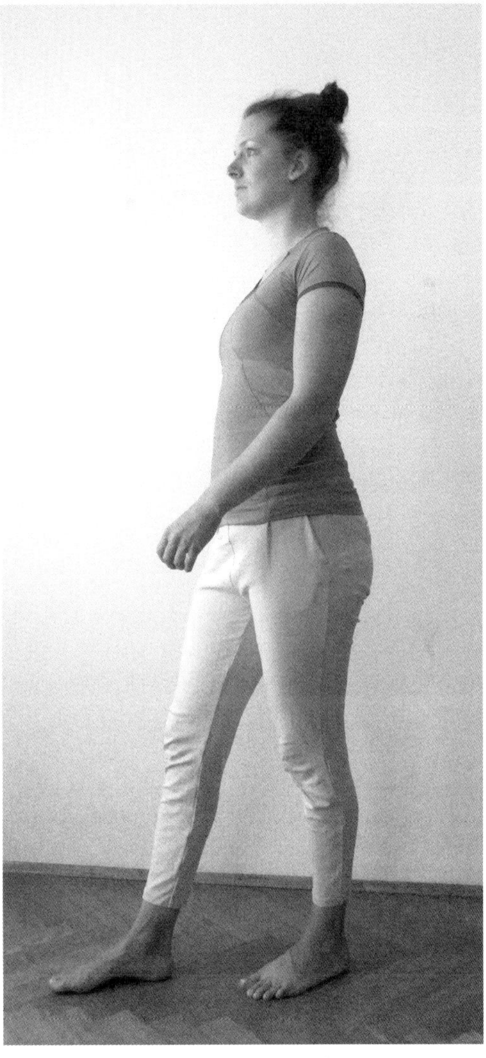

Abbildung 6-18: Meditation im Gehen

Übung 80

Klangmeditation

Die Übung besteht darin, einem Ton oder mehreren Tönen (einem Klang) oder einem Geräusch die volle Aufmerksamkeit zu schenken (**Abb. 6-19**). Veränderungen der Lautstärke und Nuancen des Tons, Klangs oder Geräuschs wahrnehmen. Zur Klangerzeugung eignen sich Klangschalen, Zymbeln, Glocken, Windspiele sowie Musikinstrumente.

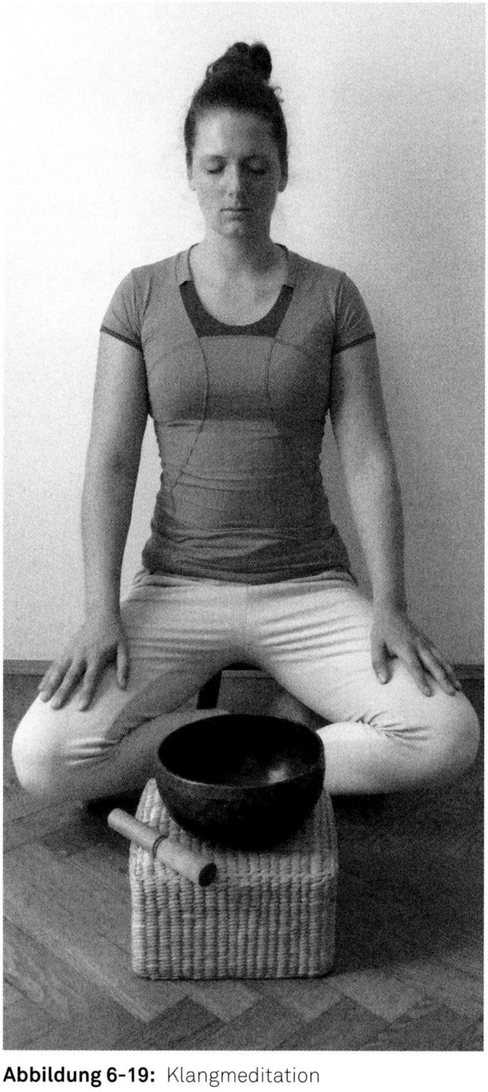

Abbildung 6-19: Klangmeditation

Klangschalen, Zymbeln und Glocken sind meist aus Metall. Die Größe, aber vor allem die Legierungen mit unterschiedlichem Anteil an Kupfer, Messing, Silber etc. beeinflussen den Klang. Klangschalen können auch aus Glas oder Keramik sein mit unterschiedlichen Materialstärken, die den Klang beeinflussen. Klangschalen können in der Hand gehalten werden oder auf einem Kissen stehen. Bei der Massage werden Klangschalen auch auf dem Körper abgestellt (z. B. dem oberen Rücken), um auch in ihrer Vibration wahrgenommen zu werden. Der Klang wird mit einem Klöppel erzeugt, der gegen die Klangschale geschlagen oder entlang der Klangschale gerieben wird. Je nach Art des Klöppels (Holz oder Holz mit Filz) entstehen unterschiedlich laute, hohe und intensive Klänge.

Zymbeln sind Handteller große, verzierte oder glatte Becken aus Metalllegierungen. Es gibt sie als Paar mit einem Lederband verbunden. Sie erklingen, wenn sie gegeneinanderschlagen. Der Ton ändert sich gut hörbar, wenn ein Becken um das andere herum bewegt wird. Dazu mit jeder Hand ein Becken knapp am Lederbändchen fassen und dann die Hände wie die Pedale eines Rads bewegen.

Glocken werden mit ihren Klöppeln angeschlagen und geben einen unterschiedlich langen Ton ab, der wiederum von der Legierung des Metalls und der Größe der Glocke und des Klöppels abhängt.

Windspiele können aus sehr unterschiedlichem Material sein: Glas, Stein, Holz, Bambus, Muscheln, Metall usw. Entsprechend verschieden reagieren sie auf einen Windzug oder Impuls.

Andere Quellen für Geräusche, auf die eine Konzentration möglich ist, sind solche von außen, die in den Raum dringen (Motoren, Stimmen, Vogelgezwitscher etc.) oder von innen, die der Körper macht (Atmung, Magen-Darm-Gluckern usw.).

Während des Übens die Wahrnehmung immer wieder auf Klang, Ton oder Geräusch richten und die gelingenden Momente der Konzentration oder Meditation beachten.

Übung 81

Bildmeditation

Für eine Meditation auf ein äußeres Bild eignen sich gegenständliche oder abstrakte Zeichnungen, Aquarell- oder Ölgemälde, Fotos oder eine Farbe/eine Farbtafel, ein aufgeschriebenes Wort oder Zeichen, Gegenstände, wie eine Statue, Kerze, Blumen usw. Ebenso kann eine Meditation auf ein inneres Bild gerichtet sein (**Abb. 6-20**).

Zu Beginn des Übens ist es leichter, auf eine Kerze zu schauen, deren Licht flackert oder auf ein Bild mit Farben, Formen und Strukturen. Auch bei diesem Vorgehen stellt sich ein Erfolg eher dann ein, wenn die gelingenden Momente des Meditierens beachtet werden, statt Ärger über das eigene Unvermögen in den Vordergrund zu stellen.

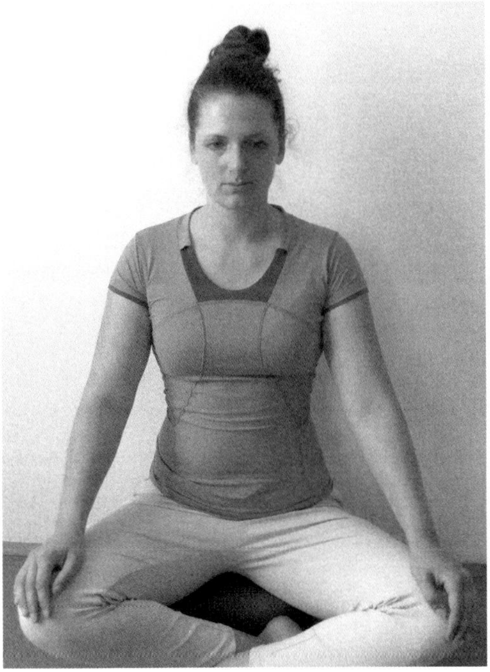

Abbildung 6-20: Bildmeditation

Übung 82

Imagination

Eine Imagination richtet die Aufmerksamkeit auf innere Bilder (**Abb. 6-21**). Diese können Phantasiebilder sein oder realen Situationen entspringen. Gefühle und Gedanken beim Betrachten werden wahrgenommen. Zurück liegende Begebenheiten können reflektiert werden.

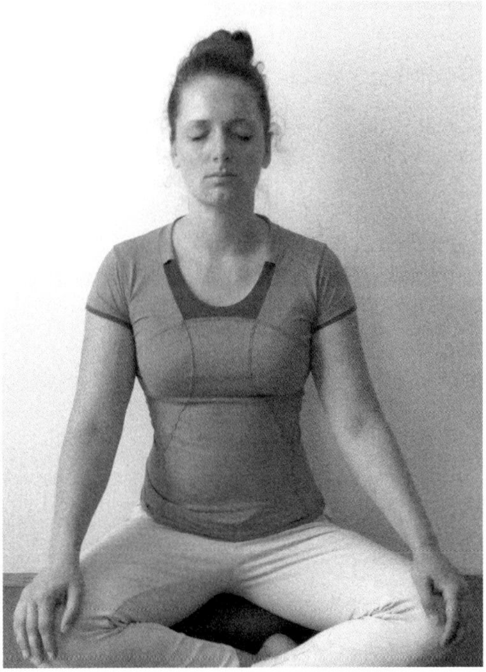

Abbildung 6-21: Imagination

Übung 83

Tönen

Der Begriff „Tönen“ wird verwendet, um zu verdeutlichen, dass es nicht um ein korrektes oder schönes Singen geht. Die Silbe „Om“ eignet sich hervorragend zum Tönen. Wenn Om als „a - u - m“ gesungen wird, entsteht ein Klang von einem tiefen „a“ (Bauchraum), über ein mittleres „u“ (Brustraum) bis hin zum hohem „m“ (Kopf).

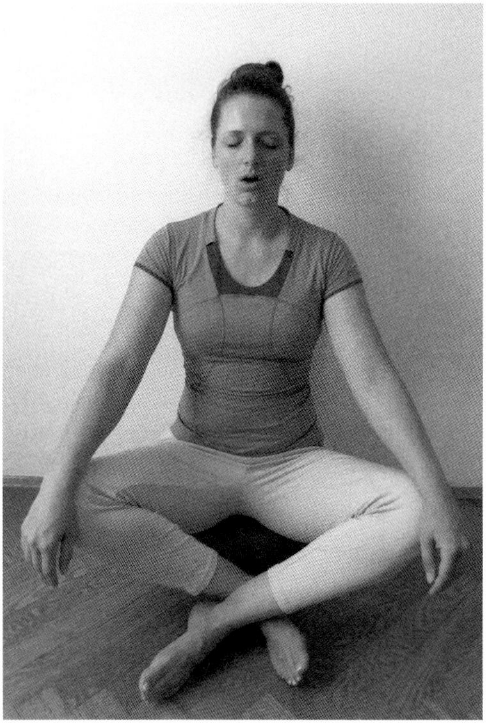

Abbildung 6-22: Tönen

7 Ausblick: Zum Verhältnis von Yoga und Ayurveda

In welchem Verhältnis stehen Yoga und Ayurveda zueinander? Um zu einem ersten Eindruck darüber zu gelangen, wird an dieser Stelle ein Gespräch mit Alexander Peters wiedergegeben.

7.1 Ein Gespräch

Stellst Du Dich bitte kurz vor.

Ich arbeite seit vielen Jahren als selbstständiger Yoga-Lehrer, Yoga-Therapeut und Heilpraktiker. Dabei liegt mir die Verbindung der beiden Wissenssysteme des Yoga und Āyurveda besonders am Herzen. Gemeinsam mit meiner Frau gründete ich 2003 das „Gesundheitszentrum Sonne & Mond" in Berlin, in dem sowohl regelmäßige Yoga-Kurse stattfinden als auch Yoga-Lehrer, Āyurveda-Therapeuten und Yoga-Therapeuten aus- und weitergebildet und Patienten naturheilkundlich behandelt werden. Einige Jahre lang war ich als wissenschaftlicher Mitarbeiter und Yoga-Therapeut in der Hochschulambulanz der Charité und der Abteilung für Naturheilkunde am Immanuel-Krankenhaus Berlin tätig, wo ich u.a. Studien zur Wirksamkeit von Yoga und Āyurveda betreut und Patienten yogatherapeutisch behandelt habe. Ich bin Vorstand der Deutschen Gesellschaft für Yogatherapie e.V. (DeGYT) und wirke im Berufsverband der Yogalehrenden in Deutschland e.V. (BDY) in verschiedenen Gremien mit.

Wie siehst Du den Zusammenhang von Yoga und Āyurveda?

Yoga und Āyurveda werden oft als Schwesternwissenschaften bezeichnet und haben sich in Indien parallel zueinander entwickelt. Sie bilden jeweils eigene traditionelle Wissenssysteme (*shastra*), die sich in ihrer Geschichte jedoch gegenseitig beeinflusst und inspiriert haben.

Der Begriff Āyurveda stammt aus dem Sanskrit und bedeutet „Wissen vom Leben". Die Grundlage des Āyurveda ist die Annahme, dass das Befinden des Menschen vom Zusammenspiel unterschiedlicher Kräfte und Elemente bestimmt wird. Āyurveda lehrt, dass jedes Lebewesen fünf Grundelemente in sich vereint: Erde, Wasser, Feuer, Luft und Äther. Aus ihnen gehen die drei physiologischen Kräfte (*doshas*) hervor: Vata (Luft und Äther) ist verantwortlich für jede Art von Bewegung und kontrolliert die Sinnesorgane und den Geist. Pitta (Feuer und Wasser) ist die Antriebskraft hinter dem gesamten Stoffwechsel, Intellekt und Wärmeproduktion. Kapha (Erde und Wasser) sorgt für Zusammenhalt, Widerstandsfähigkeit und die Struktur des Körpers. Alle drei *doshas* sind für die Aufrechterhaltung des Lebens wichtig.

Krankheiten entstehen, wenn das Gleichgewicht der *doshas* im Körper gestört ist. Die grundlegende Annahme des Āyurveda besteht darin, dass falsches Verhalten und falsche Ernährung dieses Gleichgewicht stören.

Als wichtigste Quelltexte des Āyurveda sind die Charaka Samhita und die Sushruta Samhita zu nennen, die auf eine lange Tradition zurückblicken können, die aber wohl nach der Zeitenwende ihre endgültige Form gefunden haben dürften, und dem Ashtanga Hrdayam, das im 7. Jahrhundert n. Chr. niedergeschrieben wurde. Alle drei Texte beschreiben den Āyurveda als ein ganzheitliches Medizinsystem mit acht spezifizierten Fachgebieten.

Obwohl sich Yoga und Āyurveda in der indischen Tradition eher parallel zueinander entwickelt haben und erst in den vergangenen Jahrzehnten Inhalte partiell miteinander verbunden wurden, entsteht in der modernen, globalisierten Hybrid-Kultur schnell der Eindruck, als wären Yoga und Āyurveda immer schon aus einem Guss gewesen, wie dies z. B. in Wortneuschöpfungen wie AyurYoga u. a. zum Ausdruck kommt. Dem ist aber nicht so.

Dennoch finden wir einige Gemeinsamkeiten und Überschneidungen. Augenfällig sind die Bezüge der Hatha-Yoga-Texte (Hathayogapradīpikā, Gheranda Samhitā) zum Āyurveda, was z. B. die Reinigungstechniken anbetrifft. Die yogischen Reinigungstechniken (*shatkriyā*) ähneln stark den ayurvedischen Methoden (*pañchakarma*) und sprechen auch vom Ausgleich der Körperfunktionen (*doshas*). Der Unterschied besteht darin, dass die yogischen Techniken viel schlichter gehalten sind und eigenständig ausgeführt werden können, wohingegen die ayurvedischen Protokolle sehr elaboriert und zur therapeutischen Anwendung am Patienten entwickelt wurden. Die Idee der Entgiftung des Körpers von unverdauten Stoffwechselprodukten (āma) ist beiden Ansätzen gemein.

Auch die allgemeine systematische Herangehensweise ist beiden Wegen gleich, wie sie z. B. im Konzept des vierschrittigen Lösungswegs (*chatur vyūha*) ihren Niederschlag gefunden hat. Von der Erkenntnis des zu beseitigen Problems (*heya*) über das Herausfinden der Ursache (*hetu*) hin zum Benennen des angestrebten Ziels (*hana*) bis zur Auswahl der geeigneten Mittel (*upaya*) beschreibt dieses Konzept im Āyurveda den Weg der systematischen Behandlung von Krankheiten und im Yoga den Weg des Freiwerdens vom Leiden, welches durch die Funktionsweise unseres Geistes bedingt ist.

Beide Wege bilden eine Schnittmenge im Bereich der Gesundheitsförderung und verfolgen einen stark salutogenetischen Ansatz, wobei diese Betonung der Gesundheit im Yoga ein relativ neues Phänomen ist (mit dem Aufkommen des Hatha-Yoga im 12. Jahrhundert) und in der heutigen Zeit noch mal eine besondere Steigerung erfahren hat. Gesundheitsförderung und körperliche Fitness im heutigen, spätmodernen Sinn waren dem Yoga lange Zeit eher fremd und nachrangig.

Āyurvedakundige Yoga-Lehrende wie T. Krishnamacharya, A. G. und Indra Mohan, Swami Kuvalyananda und andere waren es dann, die die Konzepte des Āyurveda in die therapeutische Anwendung des Yoga übertragen haben, wie z. B. die Konzepte des *agni*, *langhana* und *brmhana*, *shamana* und *shodhana*, die Modulierung von *agni* durch āsana und *prānāyāma*, die Beseitigung von *mala*, die Gruppierung und Einteilung von Übungstechniken und deren Wirkungsweisen zu diesem Zweck. Sie erkannten das enorme therapeutische und prophylaktische Potenzial, das dem weiten Spektrum gezielt angewandter Yoga-Techniken innewohnt und zur Förderung von Selbstwirksamkeit, Eigenverantwortung, Selbstermächtigung und Vertrauen in die eigenen Kompetenzen genutzt werden kann.

Eine wesentliche Gemeinsamkeit beider Systeme ist die lebenspraktische Anwendung im Alltag, was bedeutet, dass sie als Lebenswege vor allem praktiziert werden müssen. Yoga und Āyurveda sind keine spekulativen philosophischen Systeme, sondern sie bedürfen als praktische Disziplinen der Anwendung in der täglichen Lebensführung, Ernährung, Psychohygiene und sozialem Miteinander. Somit sind gute Gesundheit, emotionales Gleichgewicht, innerer Frieden und Zufriedenheit ein unmittelbares Ergebnis der eigenen Lebensführung und liegen nach dem Verständnis des Yoga und Āyurveda zum guten Teil in der eigenen Verantwortung.

Auch wenn die engere Verbindung von Yoga und Āyurveda also eher ein modernes, im Übrigen auch westlich getriebenes Phänomen ohne große historische Bezüge zu sein scheint, verfügt dieser neue Ansatz doch über ein enormes Potenzial, denn beide Systeme bilden Schnittmengen besonders dort, wo es um Gesundheitsförderung, Prävention, Therapie und ein gutes Leben im Allgemeinen geht. In einem multimodalen Setting können sie ihre Stärken bestens miteinander verbinden, wie sich dies bereits in verschiedenen klinischen Studien gezeigt hat.

Du sprichst gerade verschiedene klinische Studien an: Kannst Du bitte einmal Beispiele für eine erwiesene Wirksamkeit bei somatischen und psychischen Krankheiten nennen.

Die Möglichkeiten des gesamten therapeutischen Behandlungsspektrums der Āyurveda-Medizin werden von den acht Fachgebieten (*ashtanga āyurveda*) dargestellt: Innere Medizin (*kāyachikitsā*), Chirurgie (*shalya tantra*), Hals-Nasen-Ohren-Heilkunde (*shālākyatrantra*), Kinderheilkunde und Geburtshilfe (*kaumārabhrtya*), Toxikologie (*agadatantra*), Psychiatrie (*bhūtavidyā*), Verjüngungsmedizin (*rasāyana*) und Fruchtbarkeitsmedizin (*vajikarana*). Manche Fachgebiete werden nicht mehr praktiziert und sind an die Schulmedizin abgetreten worden, wie z.B. die Chirurgie. Andere Gebiete, wie z.B. die Innere Medizin (*kāyachikitsā*), machen heutzutage hingegen den Hauptteil der Behandlungen aus.

Weltweit bekannt geworden ist Āyurveda für die erfolgreiche Behandlung Vata-assozierter Erkrankungen. Dies betrifft besonders neurologische und orthopädisch-rheumatologische Erkrankungen, die den größten Teil der Patienten vor allem in indischen Āyurveda-Krankenhäusern ausmachen. Hier sind vor allem rheumatoide Arthritis, Lähmungen und andere Nervenleiden zu nennen.

In der groß angelegten „Caraka-Studie", die von der indischen Regierung finanziert und an der Charité/Immanuel-Krankenhaus Berlin durchgeführt wurde, konnte die hohe Wirksamkeit eines multimodalen āyurvedischen Settings bei fortgeschrittener Gonarthrose (Kniegelenksarthrose) im Vergleich zu einer konventionellen schulmedizinischen Behandlung überzeugend nachgewiesen werden (Kessler et al., 2018).

Aber auch Erkrankungen des Verdauungstraktes, der Haut, Frauenleiden, Schmerzgeschehen und viele andere Krankheitsbilder lassen sich erfolgreich āyurvedisch behandeln. Die Begrenzung der Behandlungserfolge liegt dabei mehr im Alter der Patienten, ihrer Compliance, der Begleitumstände, des Settings und in der Akutheit der Krankheit etc. Akut lebensbedrohliche Krankheiten sind weniger gut mit den Mitteln der Āyurveda-Medizin handhabbar.

Verallgemeinernd kann festgestellt werden, dass die Āyurveda-Medizin ihre besondere Stärke bei vielen chronischen Erkrankungen entfaltet, bei denen die Schulmedizin mittlerweile oft machtlos ist. Der Anspruch des Āyurveda in Bezug auf Heilung umfasst die vollständige Beseitigung einer Krankheit, ohne dass eine neue hervorgebracht wird, was insbesondere unter Berücksichtigung der oftmals gravierenden Nebenwirkungen moderner Medikamente eine besondere Rolle spielen dürfte.

> „Die Behandlung, die eine Krankheit heilt, aber früher oder später eine andere hervorbringt, ist keine gute Behandlung. Die richtige Behandlung besteht darin, eine Krankheit vollkommen zu heilen, ohne eine neue hervorzubringen." *(Ashtānga Hrdayam, Vāghbata)*

In der indischen Studiendatenbank „dharaonline" (www.dharaonline.org) und der US-amerikanischen National Library of Medicine der National Institutes of Health (www.pubmed.com) können relevante Artikel und Veröffentlichungen zu klinischen Studien in der Āyurveda-Medizin und deren Wirksamkeit eingesehen werden.

Wie beschreibst Du die Wirkung des Āyurveda und welche Bedeutung hat dabei die Ernährung?

Der Āyurveda sieht den Menschen als einen Mikrokosmos, der in den gesamten Makrokosmos eingebettet ist und sich mit diesem in einem ständigen Austausch befindet. Gesundheit wird als ein harmonisches Gleichgewicht dieses Verhältnisses betrachtet, Krankheit hingegen als eine Disharmonie dieser Beziehung:

> „In jedem Menschen die Gesamtheit des Kosmos: Was immer den Menschen in seiner Verschiedenheit ausmacht, formt auch das Universum und die Teile, die das Universum ausmachen, formen auch den Menschen."
> *(Charaka Samhita)*

Daher werden Krankheiten auch nicht einfach als mit singulären Wirkstoffen (Alkaloiden) behandelbar aufgefasst, sondern immer als ein zu korrigierender Gesamtzusammenhang, der die Harmonie der gestörten *doshas* und des *agni* unter Berücksichtigung der Konstitution, Umgebung, Lebensverhältnisse, Diät und der individuellen Verfassung wiederherstellen versucht. Die Elemente, Eigenschaften und Bestandteile, die dem Organismus fehlen, werden durch eine angemessene Ernährung, Behandlungen und Medikamente zugeführt. Diejenigen Anteile, die übermäßig oder störend sind, werden reduziert bzw. ausgeleitet.

Ein sehr ausgearbeitetes Konzept zur Ausleitung von schädlichen Substanzen (āma), die das Funktionieren des Organismus beeinträchtigen, wird auch *pañchakarma* genannt. Dies ist das Behandlungsprotokoll der fünffachen Ausleitungsverfahren, denen aufwendige Vorbehandlungen (*pūrvakarma*) vorausgehen und eine Aufbaukur (*paschātkarma*) folgt.

Während die Empfehlungen zur Ernährung im Yoga eher sehr kurz gehalten sind (vgl. Hathayogapradīpikā: vegetarisch, keine reizenden Lebensmittel, mäßiges Essen etc.), sind die āyurvedischen Konzepte zur Ernährung und besonders zur Auswahl und Zubereitung der Speisen sehr vielfältig und differenziert. Die Regulierung der Ernährung und somit Verdauung kann also mit gutem Recht als das Herz des Āyurveda bezeichnet werden.

Denn letztlich beruht der gesamte Āyurveda auf der Regulierung des Verdauungsfeuers (*agni*) zum Zweck der Vermeidung von Schlacken (āma), die als Grundlage für gesundheitliche Störungen und Krankheiten betrachtet werden. Dies wird vor allem durch eine angemessene Ernährung im Sinne der Modulierung des *agni* und Harmonisierung der *doshas* erreicht. Die Nahrungsmittel werden nach thermischer Wirkung (*vīrya*), Eigenschaften (*guna*), Geschmack (*rasa*), Wirkung nach der Verdauung (*vipāka*) und spezieller Wirkung (*prabhava*) eingeteilt und angewandt.

So haben Milch, Buttermilch, Joghurt, Sahne und Käse aufgrund unterschiedlicher Eigenschaften und Geschmäcker sehr unterschiedliche Wirkungen auf den Organismus, obwohl sie von demselben Ausgangsprodukt abstammen und relativ ähnlich aussehen.

Wenn die Ernährungsempfehlungen des Āyurveda in den alten Texten keinesfalls als vegetarisch zu bezeichnen sind, muss heute jedoch darüber nachgedacht werden, inwieweit hier eine Anpassung aus gesundheitlichen, ökologischen und ethischen Gründen als sinnvoll und angemessen erscheint.

> „Ohne die richtige Ernährung ist die Medizin wirkungslos und mit der richtigen Ernährung ist die Medizin nicht nötig." *(Charaka Samhita)*

Wie können sich Interessierte dem Āyurveda annähern?

Der Āyurveda bietet verschiedene Möglichkeiten, um sich ihm anzunähern. Viele Menschen haben erstmals Kontakt zu āyurvedischen Konzepten durch Bücher oder Zeitschriften, in denen sie auch mit Tabellen zur Bestimmung der eigenen Konstitution Bekanntschaft machen. Dabei kann eine erste Beschäftigung mit den Gedanken und Ideen des Āyurveda erfolgen. Allzu große Genauigkeit sollte man sich von den

Konstitutionstabellen allerdings nicht versprechen, da die eigene Einschätzung doch oftmals fehlgeleitet wird und gelegentlich mehr Verwirrung als Klarheit entsteht.

Kochkurse dienen auch dazu, Menschen mit den praktischen Konzepten des Āyurveda vertraut zu machen, und nicht selten geht die Liebe zum Āyurveda eben auch durch den Magen, sodass eine tiefer gehende Auseinandersetzung mit der indischen Heilkunst von denen am eigenen Leib erfahrenen Wirkungen des gesunden und schmackhaften Essens initiiert wird.

Ähnlich verhält es sich mit den āyurvedischen Behandlungen, deren segensreiche Wirkungen für viele Patienten bzw. Klienten einfach so überzeugend sind, dass man einfach gerne mehr über dieses Heilsystem erfahren möchte. Āyurveda-Erfahrungen im Rahmen des sogenannten „medical tourism“ nehmen auch weiter zu, indem Patientinnen und Patienten Āyurveda-Behandlungen vorzugsweise in Südostasien buchen, teilweise per Katalog großer Reiseanbieter.

Bei dieser Vorgehensweise geht allerdings die Idee einer gründlichen Vor- und Nachbereitung schnell verloren und eine Ansprechperson im eigenen Lebensumfeld fehlt danach oftmals. Ebenso kann es zu sprachlichen oder kulturellen Verständigungsschwierigkeiten kommen. In Einzelfällen gab es auch Vergiftungsfälle aufgrund verunreinigter Medikamente, weshalb nicht empfohlen werden kann, Präparate z. B. aus dem Internet zu beziehen.

Der persönliche Kontakt zu einem Āyurveda-Heilkundigen/einer -Heilkundigen kann in die Erfahrungstiefe dieser Medizin führen, denn der lebendige und persönliche Austausch und das „Erkanntwerden“ in den gesundheitlichen und persönlichen Anliegen spielt für den weiteren Verlauf einer erfolgreichen Behandlung eine große Rolle.

Was ist Dir sonst noch wichtig? Was möchtest Du noch gerne ergänzen?

Āyurveda ist ohne Frage eine vielseitige Ganzheitsmedizin mit einem breiten Anwendungsgebiet insbesondere bei chronischen Erkrankungen und hat sich im Laufe der letzten Jahrzehnte auch in der globalisierten Welt langsam als medizinisches System verbreitet. Er kann uns daran erinnern, wie wichtig gerade heutzutage Naturheilkunde ist und bleibt.

Angesichts der unbestreitbaren Erfolge der modernen Medizin in Bezug auf Infektionskrankheiten, Operationstechniken, Hygiene und Lebensdauer kann gleichzeitig nicht übersehen werden, dass die Schulmedizin vor den großen Herausforderungen des 21. Jahrhunderts zunehmend kapituliert: ernährungsbedingte Erkrankungen, Fettleibigkeit, Autoimmunerkrankungen, Diabetes, Stress als primärer und sekundärer Krankheitsfaktor, Zunahme von psychischen Erkrankungen wie Depressionen u. a. Die moderne Hochleistungsmedizin bedarf in ihrer technologisch unterkühlten Ausrichtung, ihren oftmals nebenwirkungsreichen Verfahren und der apparateorientierten Diagnostik dringend einer Erweiterung um Selbstwirksamkeit, Eigenverantwortung und Empathie. Eine solche Erweiterung finden wir in naturheilkundlichen Systemen wie dem Āyureda gezielt praktiziert. Diese fördern die Ressourcen von Menschen, was oft den entscheidenden Ausschlag in der erfolgreichen Behandlung von Krankheiten gibt.

Eine auf Arzneimittel und Operation fokussierte Medizin steht im Gegensatz zu verbesserter Selbstfürsorge durch eine prophylaktisch orientierte Lebensführung. Die Medizin könnte sich zukünftig mit Verfahren der Naturheilkunde sinnvoll ergänzen. Mediziner brauchen hochwirksame Verfahren wie Diätetik, Yoga und Meditation dringender denn je, um chronische Krankheiten integrativ heilen zu können, um Menschen neue Wege zu ganzheitlicher Betrachtung, mehr Zuwendung, liebevollem Verständnis, guter Kommunikation und der Stärkung der Selbstheilungskräfte insgesamt zu weisen. Dadurch können auch die eigenen Wurzeln, der Kontakt und die Liebe zur Natur, deren Teil wir sind, wieder besser wahrgenommen werden, was sicherlich auch Auswirkungen auf die ökologische Dimension haben dürfte.

Der Āyurveda braucht eine kritische Rezeption in der modernen Welt. Weder blindes Vertrauen in die jahrtausendealte Tradition noch die Forderung nach absoluter Beweisbarkeit im Sinne moderner Forschungsmethoden, die das Kind manchmal mit dem Bade ausschütten, sind hier zielführend, sondern ein behutsames Herangehen und Verstehen der alten Konzepte, die notwendigerweise in unsere Kultur, Sprache und Zeit übersetzt werden müssen.

Dann stimmt das, was Charaka schon vor 2000 Jahren festgestellt hat:

> „Derjenige, der alles umfassend betrachtet, entwickelt eine Zuneigung zu dem, was ihm guttut." *(Charaka Samhita 1.28.36)*

Literaturempfehlungen von Alexander Peters sind:

Frawley, D. (2015). *Yoga und Ayurveda*. Oberstdorf: Windpferd Verlag

Gupta, H.H. (2017). *Einführung in den Āyurveda*. Ludwigsburg: Verlag für Vedische Wissenschaften

Lad, V. (2010). *Selbstheilung mit Ayurveda: Das Standardwerk der indischen Heilkunde*. München: O.W. Barth Verlag

Mittwede, M. (1998). *Der Ayurveda. Von den Wurzeln zur Medizin heute*. Stuttgart: Haug Verlag

Ranade, S. (2014). *Ayurveda – Wesen und Methodik*. Kandern: Narayana Verlag

Stapelfeldt, E. & Gupta, S.N. (2013). *Praxis Āyurveda-Medizin:* kāya cikitsā – *Therapiekonzepte für innere Erkrankungen*. Stuttgart: Haug Verlag

Wolz-Gottwald, E. (1991). *Heilung aus der Ganzheit. Ayurveda als Philosophie in der Praxis*. Gladenbach: Hinder & Deelmann Verlag

7.2 Aktuelle, frei verfügbare Studien zu Ayurveda und Yoga

Zuletzt noch eine Übersicht der aktuellen, frei verfügbaren Studien aus dem Zeitraum zwischen 2010 bis September 2018, die sich mit dem Schlagwort „Ayurveda" auffinden ließen.

Aktuelle, frei verfügbare Studien zu Ayurveda und Yoga (eigene Darstellung)

- Ahmad, A., Khan, M.U., Kumar, B.D., Kumar, G.S., Rodriguez, S.P. & Patel, I. (2014). Beliefs, attitudes and self-use of ayurveda, yoga and naturopathy, unani, siddha, and homeopathy medicines among senior pharmacy students: an exploratory insight from Andhra Pradesh, India. *Pharmacognosy Research, 7* (4), 302–308. https://doi.org/10.4103/0974-8490.158438
- Braun, T.D., Park, C.L., Gorin, A.A., Garivaltis, H., Noggle, J.J. & Conboy, L.A. (2016). Group-based yogic weight loss with ayurveda-inspired components: a pilot investigation of female yoga practitioners and novices. *International Journal of Yoga Therapy, 26* (1), 55–72. Verfügbar unter: http://iaytjournals.org/doi/pdf/10.17761/1531-2054-26.1.55, https://doi.org/10.17761/1531-2054-26.1.55
- Datey, P., Hankey, A. & Nagendra, H.R. (2018). Combined ayurveda and yoga practices for newly diagnosed type 2 diabetes mellitus: a controlled Trial. *Complementary Medicine Research, 25* (1), 16–23. https://doi.org/10.1159/000464441
- Mohapatra, B., Marshall, R.S. & Laures-Gore, J. (2014). Yogic breathing and ayurveda in aphasia: a case study. *Topics in Stroke Rehabilitation, 21* (3), 272–280. https://doi.org/10.1310/tsr2103-272
- Rakhshani, A., Nagarathna, R., Sharma, A., Singh, A. & Nadendra, H.R. (2015). A holistic antenatal model based on yoga, ayurveda, and vedic guidelines. *Health Care for Women International, 36* (3), 256–275. https://doi.org/10.1080/07399332.2014.942900

- Rioux, J., Thomson, C. & Howerter, A. (2014). A pilot feasibility study of whole-systems ayurvedic medicine and yoga therapy for weight loss. *Global Advances in Health and Medicine*, *3* (1), 28–35. https://doi.org/10.7453/gahmj.2013.084
- Sharma, V.M., Manjunath, N.K., Nagendra, H.R. & Ertsey, C. (2018). Combination of ayurveda and yoga therapy reduces pain intensity and improves quality of life in patients with migraine headache. *Complementary Therapies in Clinical Practice*, *32*, 85–91. https://doi.org/10.1016/j.ctcp.2018.05.010

Literatur

Zitierte Studien und Fachliteratur

Abel, A.N., Lloyd, L.K. & Williams, J.S. (2013). The effects of regular yoga practice on pulmonary function in healthy individuals: a literature review. *Journal of Alternative & Complementary Medicine, 19*(3), 185–190. http://dx.doi.org/10.1089/acm.2011.0516

Aboagye, E., Karlsson, M.L., Hagberg, J. & Jensen, I. (2015). Cost-effectiveness of early interventions for non-specific low back pain: a randomized controlled study investigating medical yoga, exercise therapy and self-care advice. *Journal of Rehabilitation Medicine, 47*(2), 167–173. http://dx.doi.org/10.2340/16501977-1910

Ahmad, A., Khan, M.U., Kumar, B.D., Kumar, G.S., Rodriguez, S.P. & Patel, I. (2014). Beliefs, attitudes and self-use of ayurveda, yoga and naturopathy, unani, siddha, and homeopathy medicines among senior pharmacy students: an exploratory insight from Andhra Pradesh, India. *Pharmacognosy Research, 7*(4), 302–308. https://doi.org/10.4103/0974-8490.158438

Alexander, F. (1950). *Psychosomatic Medicine. Its Principles and Applications.* New York: Norton Company.

Allende, S., Anandan, A., Lauche, R. & Cramer, H. (2017). Effect of yoga on chronic non-specific neck pain: an unconditional growth model. *Complementary Therapies in Medicine, 40.* https://doi.org/10.1016/j.ctim.2017.11.018

Amritanshu, R.R., Rao, R.M., Nagaratna, R., Veldore, V.H., Usha Rani, M.U., Gopinath, K.S. & Ajaikumar, B.S. (2017). Effect of long-term yoga practice on psychological outcomes in breast cancer survivors. *Indian Journal of Palliative Care, 23*(3), 231–236. http://dx.doi.org/10.4103/IJPC.IJPC_93_17

Anderson, R., Mammen, K., Paul, P., Pletch, A. & Pulia, K. (2017). Using yoga nidra to improve stress in psychiatric nurses in a pilot study. *Journal of Alternative & Complementary Medicine, 23*(6), 494–495. http://dx.doi.org/10.1089/acm.2017.0046

Andysz, A., Merecz, D., Wójcik, A., Świątkowska, B., Sierocka, K. & Najder, A. (2014). Effect of a 10-week yoga programme on the quality of life of women after breast cancer surgery. *Menopause Review, 13*(3), 186–193. http://dx.doi.org/10.5114/pm.2014.43823

Anestin, A.S., Dupuis, G., Lanctôt, D. & Bali, M. (2017). The effects of the bali yoga program for breast cancer patients on chemotherapy-induced nausea and vomiting: results of a partially randomized and blinded controlled trial. *Journal of Evidence-Based Complementary & Alternative Medicine, 22*(4), 721–730. https://doi.org/10.1177/2156587217706617

Awdish, R., Small, B. & Cajigas, H. (2015). Development of a modified yoga program for pulmonary hypertension: a case series. *Alternative Therapies in Health & Medicine, 21*(2), 48–52.

Axén, I. & Follin, G. (2017). Medical yoga in the workplace setting-perceived stress and work ability – a feasibility study. *Complementary Therapies in Medicine, 30*, 61–66. http://dx.doi.org/10.1016/j.ctim.2016.12.001

Balint, M. (1957). *The doctor, his patient and the illness.* Oxford, England: International Universities Press.

Beauchamp, T. & Childress, J. (1985). *Principles of Biomedical Ethics.* Oxford: University Press.

Berufsverband Deutscher Yogalehrer (Hrsg.) (2003). *Der Weg des Yoga. Handbuch für Übende und Lehrende.* Petersberg: Via Nova.

Ben-Josef, A.M., Wileyto, E.P., Chen, J. & Vapiwala, N. (2016). Yoga intervention for patients with prostate cancer undergoing external beam radiation therapy: a pilot feasibility study. *Integrative Cancer Therapies, 15*(3), 272–278. http://dx.doi.org/10.1177/1534735415617022

Bonura, K.B. & Tenenbaum, G. (2014). Effects of yoga on psychological health in older adults. *Journal of Physical Activity & Health, 11*(7), 1334–1341. http://dx.doi.org/10.1123/jpah.2012-0365

Bower, J.E., Greendale, G., Crosswell, A.D., Garet, D., Sternlieb, B., Ganz, P.A., Irwin, M.R., Olmstead, R.,

Arevalo, J. & Cole, S.W. (2014). Yoga reduces inflammatory signaling in fatigued breast cancer survivors: a randomized controlled trial. *Psychoneuroendocrinology, 43*, 20–29. http://dx.doi.org/10.1016/j.psyneuen.2014.01.019

Bower, J.E., Garet, D., Sternlieb, B., Ganz, P.A., Irwin, M.R., Olmstead, R. & Greendale, G. (2012). Yoga for persistent fatigue in breast cancer survivors: a randomized controlled trial. *Cancer, 118*(15), 3766–3775. http://dx.doi.org/10.1002/cncr.26702

Bowling, A. (1995). *Measuring Disease.* Buckingham Philadelphia: Open University Press.

Braun, T.D., Park, C.L., Gorin, A.A., Garivaltis, H., Noggle, J.J. & Conboy, L.A. (2016). Group-based yogic weight loss with ayurveda-inspired components: a pilot investigation of female yoga practitioners and novices. *International Journal of Yoga Therapy, 2*(1), 55–72.

Brenneman, E.C., Kuntz, A.B., Wiebenga, E.G. & Maly, M.R. (2015). A yoga strengthening program designed to minimize the knee adduction moment for women with knee osteoarthritis: a proof-of-principle cohort study. *PLoS ONE, 10*(9), e0136854. Verfügbar unter: https://journals.plos.org/plosone, http://dx.doi.org/10.1371/journal.pone.0136854

Bridges, L. & Sharma, M. (2017). The efficacy of yoga as a form of treatment for depression. *Journal of Evidence-Based Integrative Medicine, 22*(4), 1017–1028. http://dx.doi.org/10.1177/2156587217715927

Cebrià i Iranzo, MdA., Arnall, D.A., Igual Camacho, C. & Tomás, J.M. (2014). Effects of inspiratory muscle training and yoga breathing exercises on respiratory muscle function in institutionalized frail older adults: a randomized controlled trial. *Journal of Geriatric Physical Therapy, 37*(2), 65–75. http://dx.doi.org/10.1519/JPT.0b013e31829938bb

Centre for Metabolic Bone Diseases (2018). *FRAX ®Fracture Risk Assessment Tool.* Verfügbar unter: https://www.sheffield.ac.uk/FRAX/tool.aspx?country=1

Chan, W., Immink, M.A. & Hillier, S. (2012). Yoga and exercise for symptoms of depression and anxiety in people with poststroke disability: a randomized, controlled pilot trial. *Alternative Therapies in Health & Medicine, 18*(3), 34–43. Verfügbar unter: https://www.researchgate.net/publication/230638634_Yoga_and_Exercise_for_Symptoms_of_Depression_and_Anxiety_in_People_With_Poststroke_Disability_A_Randomized_Controlled_Pilot_Trial

Chandwani, K.D., Perkins, G., Nagendra, H.R., Raghuram, N.V., Spelman, A., Nagarathna, R., Johnson, K., Fortier, A., Arun, B., Wei, Q., Kirschbaum, C., Haddad, R., Morris, G.S., Scheetz, J., Chaoul, A. & Cohen, L. (2014). Randomized, controlled trial of yoga in women with breast cancer undergoing radiotherapy. *Journal of Clinical Oncology, 22*(10), 1058–1065. http://dx.doi.org/10.1200/JCO.2012.48.2752

Chaoul, A., Milbury, K., Spelman, A., Basen-Engquist, K., Hall, M.H., Wei, Q., Shih, Y.T., Arun, B., Valero, V., Perkins, G.H., Babiera, G.V., Wangyal, T., Engle, R., Harrison, C.A., Li, Y. & Cohen, L. (2018). Randomized trial of Tibetan yoga in patients with breast cancer undergoing chemotherapy. *Cancer, 124*(1), 36–45. http://dx.doi.org/10.1002/cncr.30938

Chaya, M.S., Nagendra, H., Selvam, S., Kurpad, A. & Srinivasan, K. (2012). Effect of yoga on cognitive abilities in schoolchildren from a socioeconomically disadvantaged background: a randomized controlled study. *Journal of Alternative & Complementary Medicine, 18*(12), 1161–1167. http://dx.doi.org/10.1089/acm.2011.0579

Cramer, H., Lauche, R., Klose, P., Lange, S., Langhorst, J. & Dobos, G.J. (2017). Yoga for improving health-related quality of life, mental health and cancer-related symptoms in women diagnosed with breast cancer. *The Cochrane Database of Systematic Reviews,* (1), CD010802. Verfügbar unter: https://www.cochranelibrary.com, http://dx.doi.org/10.1002/14651858.CD010802.pub2

Cramer, H., Pokhrel, B., Fester, C., Meier, B., Gass, F., Lauche, R., Eggleston, B., Walz, M., Michalsen, A., Kunz, R., Dobos, G. & Langhorst, J. (2016). A randomized controlled bicenter trial of yoga for patients with colorectal cancer. *Psycho-Oncology, 25*(4), 412–420. http://dx.doi.org/10.1002/pon.3927

Cramer, H., Lauche, R., Langhorst, J. & Dobos, G. (2016a). Is one yoga style better than another? A systematic review of associations of yoga style and conclusions in randomized yoga trials. *Complementary Therapies in Medicine, 25*, 178–187. http://dx.doi.org/10.1016/j.ctim.2016.02.015

Cramer, H., Lauche, R., Haller, H., Langhorst, J., Dobos, G. & Berger, B. (2013). „I'm more in balance“: a qualitative study of yoga for patients with chronic neck pain. *Journal of Alternative & Complementary Medicine, 19*(6), 536–542. http://dx.doi.org/10.1089/acm.2011.0885

Cramer, H., Lauche, R., Hohmann, C., Langhorst, J. & Dobos, G. (2013a). Yoga for chronic neck pain: a 12-month follow-up. *Pain Medicine, 14*(4), 541–548. http://dx.doi.org/10.1111/pme.12053

Cramer, H., Lauche, R., Langhorst, J. & Dobos, G. (2013b). Yoga for depression: a systematic review and meta-analysis. *Depression and Anxiety, 30*(11), 1068–1083. https://doi.org/10.1002/da.22166

Crow, E.M., Jeannot, E. & Trewhela, A. (2015). Effectiveness of Iyengar yoga in treating spinal (back and neck) pain: a systematic review. *International Journal of Yoga, 8*(1), 3–14. http://dx.doi.org/10.4103/0973-6131.146046

Dacci, P., Amadio, S., Gerevini, S., Moiola, L., Del Carro, U., Radaelli, M., Figlia, G., Martinelli, V., Comi, G. & Fazio, R. (2013). Practice of yoga may cause damage of both sciatic nerves: a case report. *Neurological Sciences, 34* (3), 393–396. http://dx.doi.org/10.1007/s10072-012-0998-9

Dalla Libera, D., Colombo, B., Pavan, G. & Comi, G. (2014). Complementary and alternative medicine (CAM) use in an Italian cohort of pediatric headache patients: the tip of the iceberg. *Neurological Sciences, 35* (Suppl. 1), 145–148. http://dx.doi.org/10.1007/s10072-014-1756-y

Dalmann, I. & Soder, M. (2001). Der Bauer durchsticht den Damm. So wirkt Yoga. *Viveka. Hefte für Yoga,* (24), 16–24.

Danhauer, S.C., Griffin, L.P., Avis, N.E., Sohl, S.J., Jesse, M.T., Addington, E.L., Lawrence, J.A., Messino, M.J., Giguere, J.K., Lucas, S.L., Wiliford, S.K. & Shaw, E. (2015). Feasibility of implementing a community-based randomized trial of yoga for women undergoing chemotherapy for breast cancer. *The Journal of Community and Supportive Oncology, 13*(4), 139–147. Verfügbar unter: https://www.ncbi.nlm.nih.gov/pmc/articles/PMC5510954/

Danucalov, M.A.D., Kozasa, E.H., Afonso, R.F., Galduroz, J.C. & Leite, J.R. (2017). Yoga and compassion meditation program improve quality of life and self-compassion in family caregivers of Alzheimer's disease patients: a randomized controlled trial. *Geriatrics & Gerontology International, 17*(1), 85–91. https://doi.org/10.1111/ggi.12675

Datey, P., Hankey, A. & Nagendra, H.R. (2018). Combined ayurveda and yoga practices for newly diagnosed type 2 diabetes mellitus: a controlled Trial. *Complementary Medicine Research, 25*(1), 16–23. https://doi.org/10.1159/000464441

Davis, K., Goodman, S.H., Leiferman, J., Taylor, M. & Dimidjian, S. (2015). A randomized controlled trial of yoga for pregnant women with symptoms of depression and anxiety. *Complementary Therapies in Clinical Practice, 21*(3), 166–172. http://dx.doi.org/10.1016/j.ctcp.2015.06.005

Delaney, K. & Anthis, K. (2010). Is women's participation in different types of yoga classes associated with different levels of body awareness satisfaction? *International Journal of Yoga Therapy, 20*(1), 62–71.

de Manincor, M., Bensoussan, A., Smith, C.A., Barr, K., Schweickle, M., Donoghoe, L.-L., Bourchier, S. & Fahey, P. (2016). Individualized yoga for reducing depression and anxiety, and improving well-being: a randomized control trial. *Depression and Anxiety, 33*(9), 816–828. http://dx.doi.org/10.1002/da.22502

de Manincor, M., Bensoussan, A., Smith, C., Fahey, P. & Bourchier, S. (2015). Establishing key components of yoga interventions for reducing depression and anxiety, and improving well-being: a delphi method study. *BMC Complementary and Alternative Medicine, 15*, 85. Verfügbar unter: https://bmccomplementalternmed.biomedcentral.com, https://doi.org/10.1186/s12906-015-0614-7

Derry, H.M., Jaremka, L.M., Bennett, J.M., Peng, J., Andridge, R., Shapiro, C., Malarkey, W.B., Emery, C.F., Layman, R., Mrozek, E., Glaser, R. & Kiecolt-Glaser, J.K. (2015). Yoga and self-reported cognitive problems in breast cancer survivors: a randomized controlled trial. *Psycho-Oncology, 24*(8), 958–966. http://dx.doi.org/10.1002/pon.3707

Diorio, C., Celis Ekstrand, A., Hesser, T., O'Sullivan, C., Lee, M., Schechter, T. & Sung, L. (2016). Development of an individualized yoga intervention to address fatigue in hospitalized children undergoing intensive chemotherapy. *Integrative Cancer Therapies, 15*(3), 279–284. https://doi.org/10.1177/1534735416630806

Diorio, C., Schechter, T., Lee, M., O'Sullivan, C., Hesser, T., Tomlinson, D., Piscione, J., Armstrong, C., Tomlinson, G. & Sung, L. (2015). A pilot study to evaluate the feasibility of individualized yoga for inpatient children receiving intensive chemotherapy. *BMC Complementary and Alternative Medicine, 15*, 2. Verfügbar unter: https://bmccomplementalternmed.biomedcentral.com, https://doi.org/10.1186/s12906-015-0529-3

Donesky, D., Selman, L., McDermott, K., Citron, T. & Howie-Esquivel, J. (2017). Evaluation of the feasibility of a home-based teleyoga intervention in participants with both chronic obstructive pulmonary disease and heart failure. *Journal of Alternative & Complementary Medicine, 23*(9), 713–721. http://dx.doi.org/10.1089/acm.2015.0279

D'Souza, C.D. & Avadhany, S.T. (2014). Effect of yoga training and detraining on respiratory muscle strength in pre-pubertal children: a randomized trial. *International Journal of Yoga, 7*(1), 41–47. http://dx.doi.org/10.4103/0973-6131.123478

Eastman-Mueller, H., Wilson, T., Jung, A.K., Kimura, A. & Tarrant, J. (2013). iRest yoga-nidra on the college campus: changes in stress, depression, worry, and mindfulness. *International Journal of Yoga Therapy*, (23), 15–24. Verfügbar unter: https://www.researchgate.net/publication/258116123_iRest_Yoga-Nidra_on_the_College_Campus_Changes_in_Stress_Depression_Worry_and_Mindfulness

Eda, N., Ito, H., Shimizu, K., Suzuki, S., Lee, E. & Akama, T. (2017). Yoga stretching for improving salivary immune function and mental stress in middle-aged and older adults. *Journal of Women & Aging, 30*(3), 227–241. http://dx.doi.org/10.1080/08952841.2017.1295689

Evans, S., Sternlieb, B., Zeltzer, L. & Tsao, J. (2013). Iyengar yoga and the use of props for pediatric chronic pain: a case study. *Alternative Therapies in Health & Medicine, 19*(5), 66–70.

Eyre, H.A., Siddarth, P, Acevedo, B., Van Dyk, K., Paholpak, P., Ercoli, L., St Cyr, N., Yang, H., Khalsa, D.S. & Lavretsky, H. (2017). A randomized controlled trial of Kundalini yoga in mild cognitive impairment. *International Psychogeriatrics, 29*(4), 557–567. http://dx.doi.org/10.1017/S1041610216002155

Falsafi, N. & Leopard, L. (2015). Pilot study: use of mindfulness, self-compassion, and yoga practices with low-income and/or uninsured patients with depression and/or anxiety. *Journal of Holistic Nursing, 33*(4), 289–297. http://dx.doi.org/10.1177/0898010115569351

Fan, J.-T. & Chen, K.-M. (2011). Using silver yoga exercises to promote physical and mental health of elders with dementia in long-term care facilities. *International Psychogeriatrics, 23*(8), 1222–1230. http://dx.doi.org/10.1017/S1041610211000287

Fishbein, D., Miller, S., Herman-Stahl, M., Williams, J., Lavery, B., Markovitz, L., Kluckman, M., Mosoriak, G. & Johnson, M. (2016). Behavioral and psychophysiological effects of a yoga intervention on high-risk adolescents: a randomized control trial. *Journal of Child & Family Studies, 25*(2), 518–529. https://doi.org/10.1007/s10826-015-0231-6

Fishman, L.M., Groessl, E.J. & Bernstein, P. (2017). Two isometric yoga poses reduce the curves in degenerative and adolescent idiopathic scoliosis. *Topics in Geriatric Rehabilitation, 33* (4), 231–237. http://dx.doi.org/10.1097/TGR.0000000000000159

Flaherty, M. & Connolly, M. (2014). A preliminary investigation of lumbar tactile acuity in yoga practitioners. *International Journal of Yoga Therapy, 24*, 43–50. Verfügbar unter: http://iaytjournals.org/doi/pdf/10.17761/ijyt.24.1.410l848272013px2

Forbes, D., Forbes, S.C., Blake, C.M., Thiessen, E.J. & Forbes, S. (2014). Exercise programs for people with dementia. *Cochrane Database of Systematic Reviews, 4*. Art. No.: CD006489. DOI: 10.1002/14651858.CD006489.pub4.

Franklin, R.A., Butler, M.P. & Bentley, J.A. (2018). The physical postures of yoga practices may protect against depressive symptoms, even as life stressors increase: a moderation analysis. *Psychology, Health & Medicine, 23*(7), 870–879. https://doi.org/10.1080/13548506.2017.1420206

Frawley, D. (2015). *Yoga und Āyurveda*. Oberstdorf: Windpferd Verlag.

Freud, S. (1968). Fünfter Band. Werke aus den Jahren 1904-1905. In A. Freud, E. Bibring, W. Hoffer, E. Kris & O. Isakower (Hrsg.), *Gesammelte Werke, 4. Aufl.* Frankfurt am Main: S. Fischer Verlag.

Froeliger, B.E., Garland, E.L., Modlin, L.A. & McClernon, F.J. (2012). Neurocognitive correlates of the effects of yoga meditation practice on emotion and cognition: a pilot study. *Frontiers in Integrative Neuroscience, 6*, ArtID: 48. http://dx.doi.org/10.3389/fnint.2012.00048

Furtado, G.E., Uba-Chupel, M., Carvalho, H.M., Souza, N.R., Ferreira, J.P. & Teixeira, A.M. (2016). Effects of a chair-yoga exercises on stress hormone levels, daily life activities, falls and physical fitness in institutionalized older adults. *Complementary Therapies in Clinical Practice, 24*, 123–129. http://dx.doi.org/10.1016/j.ctcp.2016.05.012

Gabriel, M.G., Curtiss, J., Hofmann, S.G., Khalsa, S.B.S. (2018). Kundalini yoga for generalized anxiety disorder: an exploration of treatment efficacy and possible mechanisms. *International Journal of Yoga Therapy*, (28). Verfügbar unter: http://iaytjournals.org, http://dx.doi.org/10.17761/2018-00003

Galantino, M.L., Green, L., DeCesari, J.A., MacKain, N.A., Rinaldi, S.M., Stevens, M.E., Wurst, V.R., Marsico, R., Nell, M. & Mao, J.J. (2012). Safety and feasibility of modified chair-yoga on functional outcome among elderly at risk for falls. *International Journal of Yoga, 5*(2), 146–150. http://dx.doi.org/10.4103/0973-6131.98242

Gopinathan, G., Dhiman, K.S. & Manjusha, R. (2012). A clinical study to evaluate the efficacy of trataka yoga kriya and eye exercises (non-pharmocological methods) in the management of Timira (Ammetropia and Presbyopia). *Ayu, 33*(4), 543–546. https://doi.org/10.4103/0974-8520.110534

Gothe, N.P. & McAuley, E. (2015). Yoga and cognition: a meta-analysis of chronic and acute effects.

Psychosomatic Medicine, 77(7), 784–797. http://dx.doi.org/10.1097/PSY.0000000000000218

Greendale, G.A., Kazadi, L., Mazdyasni, S., Ramirez, E., Wang, M.-Y., Yu, S.S.-Y. & Salem, G. (2012). Yoga empowers seniors study (YESS): design and asana series. *Journal of Yoga & Physical Therapy, 2*(1), 107. Verfügbar unter: https://www.omicsonline.org, http://dx.doi.org/10.4172/2157-7595.1000107

Greendale, G.A., Huang, M.H., Karlamangla, A.S., Seeger, L. & Crawford, S. (2009). Yoga decreases kyphosis in senior women and men with adult-onset hyperkyphosis: results of a randomized controlled trial. *Journal of the American Geriatrics Society, 57*(9), 1569–1579. http://dx.doi.org/10.1111/j.1532-5415.2009.02391.x

Greendale, G.A., McDivit, A., Carpenter, A., Seeger, L. & Huang, M.H. (2002). Yoga for women with hyperkyphosis: results of a pilot study. *American Journal of Public Health, 92*(10), 1611–1614. Verfügbar unter: https://www.ncbi.nlm.nih.gov/pmc/articles/PMC1447294/pdf/0921611.pdf

Gupta, H.H. (2017). *Einführung in den Āyurveda*. Ludwigsburg: Verlag für Vedische Wissenschaften.

Hagen, I. & Nayar, U.S. (2014). Yoga for children and young people's mental health and well-being: research review and reflections on the mental health potentials of yoga. *Frontiers in Psychiatry, 5*, 35. Verfügbar unter: https://www.frontiersin.org, http://dx.doi.org/10.3389/fpsyt.2014.00035

Haider, T., Sharma, M. & Branscum, P. (2016). Yoga as an alternative and complimentary therapy for cardiovascular disease: a systematic review. *Journal of Evidence-Based Complementary & Alternative Medicine, 22*(2), 310–316. http://dx.doi.org/10.1177/2156587215627390

Hasenbring, M., Hallner, D. & Klasen, B. (2001). Psychologische Mechanismen im Prozess der Schmerzchronifizierung. Unter- oder überbewertet? *Der Schmerz, 15*(6), 442–447. https://doi.org/10.1007/s004820100030

Hawton, K., Casañas I Comabella, C., Haw, C. & Saunders, K. (2013). Risk factors for suicide in individuals with depression: a systematic review. *Journal of Affective Disorders, 147*(1-3), 17–28. https://doi.org/10.1016/j.jad.2013.01.004

Holtzman, S. & Beggs, R.T. (2013). Yoga for chronic low back pain: a meta-analysis of randomized controlled trials. *Pain Research & Management, 18*(5), 267–272. http://dx.doi.org/10.1155/2013/105919

Huang, A.J., Jenny, H.E., Chesney, M.A., Schembri, M. & Subak, L.L. (2014). A group-based yoga therapy intervention for urinary incontinence in women: a pilot randomized trial. *Female Pelvic Medicine & Reconstructive Surgery, 20*(3), 147–154. http://dx.doi.org/10.1097/SPV.0000000000000072

Hughes, D.C., Darby, N., Gonzalez, K., Boggess, T., Morris, R.M. & Ramirez, A.G. (2015). Effect of a six-month yoga exercise intervention on fitness outcomes for breast cancer survivors. *Physiotherapy Theory and Practice, 31*(7), 451–460. http://dx.doi.org/10.3109/09593985.2015.1037409

Hunter, S.D., Dhindsa, M.S., Cunningham, E., Tarumi, T., Alkatan, M., Nualnim, N. & Tanaka, H. (2016). Impact of hot yoga on arterial stiffness and quality of life in normal and overweight/obese adults. *Journal of Physical Activity & Health, 13*(12), 1360–1363. http://dx.doi.org/10.1123/jpah.2016-0170

Innes, K.E. & Selfe, T.K. (2012). The effects of a gentle yoga program on sleep, mood, and blood pressure in older women with restless legs syndrome (RLS): a preliminary randomized controlled trial. *Evidence-Based Complementary and Alternative Medicine*, Art. ID: 294058. Verfügbar unter: https://www.hindawi.com/journals/ecam, http://dx.doi.org/10.1155/2012/294058

Jasien, J.V., Jonas, J.B., de Moraes, C.G. & Ritch, R. (2015). Intraocular pressure rise in subjects with and without glaucoma during four common yoga positions. *PLoS ONE, 10*(12), e0144505. Verfügbar unter: https://journals.plos.org/plosone, https://doi.org/10.1371/journal.pone.0144505

Jeng, C.-M., Cheng, T.-C., Kung, C.-H. & Hsu, H.-C. (2011). Yoga and disc degenerative disease in cervical and lumbar spine: an MR imaging-based case control study. *European Spine Journal, 20*(3), 408–413. http://dx.doi.org/10.1007/s00586-010-1547-y

Jensen, P.S., Stevens, P.J. & Kenny, D.T. (2012). Respiratory patterns in students enrolled in schools for disruptive behaviour before, during, and after yoga nidra relaxation. *Journal of Child & Family Studies, 21* (4), 667–681. https://doi.org/10.1007/s10826-011-9519-3

Kaminsky, D.A., Guntupalli, K.K., Lippmann, J., Burns, S.M., Brock, M.A., Skelly, J., DeSarno, M., Pecott-Grimm, H., Mohsin, A., LaRock-McMahon, C., Warren, P., Whitney, M.C. & Hanania, N.A. (2017). Effect of yoga breathing (Pranayama) on exercise tolerance in patients with chronic obstructive pulmonary disease: a randomized, controlled trial. *Journal of Alternative & Complementary Medicine, 23* (9), 696–704. http://dx.doi.org/10.1089/acm.2017.0102

Karakurum Göksel, B., Coşkun, Ö., Ucler, S., Karatas, M., Ozge, A. & Ozkan, S. (2014). Use of complementary and alternative medicine by a sample of Turkish primary headache patients. *Ağri, 26*(1), 1–7. http://dx.doi.org/10.5505/agri.2014.04909

Kessler, C.S., Dhiman, K.S., Kumar, A., Ostermann, T., Gupta, S., Morandi, A., Mittwede, M., Stapelfeldt, E., Spoo, M., Icke, K., Michalsen, A. & Witt, C.M. (2018). Effectiveness of an Ayurveda treatment approach in knee osteoarthritis – a randomized controlled trial. *Osteoarthritis and Cartilage, 26* (5), 620–630. http://dx.doi.org/10.1016/j.joca.2018.01.022

Kessler, R.C., Berglund, P., Demler, O., Jin, R., Koretz, D., Merikangas, K.R., Rush, A.J., Walters, E.E. & Wang, P.S. (2003). The epidemiology of major depressive disorder: results from the National Comorbidity Survey Replication (NCS-R). *Journal of the American Medical Association, 289* (23), 3095–3105. http://dx.doi.org/10.1001/jama.289.23.3095

Keosaian, J.E., Lemaster, C.M., Dresner, D., Godersky, M.E., Paris, R., Sherman, K.J. & Saper, R.B. (2016). „We're all in this together": a qualitative study of predominantly low income minority participants in a yoga trial for chronic low back pain. *Complementary Therapies in Medicine, 24*, 34–39. http://dx.doi.org/10.1016/j.ctim.2015.11.007

Khalsa, M.K., Greiner-Ferris, J.M., Hofmann, S.G. & Khalsa, S.B. (2015). Yoga-enhanced cognitive behavioural therapy (Y-CBT) for anxiety management: a pilot study. *Clinical Psychology & Psychotherapy, 22*(4), 364–371. http://dx.doi.org/10.1002/cpp.1902

Kiecolt-Glaser, J.K., Bennett, J.M., Andridge, R., Peng, J., Shapiro, C. L, Malarkey, W.B., Emery, C.F., Layman, R., Mrozek, E.E. & Glaser, R. (2014). Yoga's impact on inflammation, mood, and fatigue in breast cancer survivors: a randomized controlled trial. *Journal of Clinical Oncology, 32*(10), 1040–1049. http://dx.doi.org/10.1200/JCO.2013.51.8860

Kim, S.-D. (2016). Effects of yoga on chronic neck pain: a systematic review of randomized controlled trials. *Journal of Physical Therapy Science, 28*(7), 2174–2174. https://doi.org/10.1589/jpts.28.2171

Kim, S.-D. (2016a). Effects of yogic eye exercises on eye fatigue in undergraduate nursing students. *Journal of Physical Therapy Science, 28*(6), 1813–1815. https://doi.org/10.1589/jpts.28.1813

Kim, S.-D. (2015). Effects of yoga exercises for headaches: a systematic review of randomized controlled trials. *Journal of Physical Therapy Science, 27*(7), 2377–2380. https://doi.org/10.1589/jpts.27.2377

Kim, G.S., Kim, E.G., Shin, K.Y., Choo, H.J. & Kim, M.J. (2015). Combined pelvic muscle exercise and yoga program for urinary incontinence in middle-aged women. *Japan Journal of Nursing Science, 12* (4), 330–339. http://dx.doi.org/10.1111/jjns.12072

Kinser, P.A., Bourguignon, C., Taylor, A.G. & Steeves, R. (2013). „A feeling of connectedness": perspectives on a gentle yoga intervention for women with major depression. *Issues in Mental Health Nursing, 34*(6), 402–411. https://doi.org/10.3109/01612840.2012.762959

Kinser, P.A., Bourguignon, C., Whaley, D., Hauenstein, E. & Taylor, A.G. (2013a). Feasibility, acceptability, and effects of gentle hatha yoga for women with major depression: findings from a randomized controlled mixed-methods study. *Archives of Psychiatric Nursing, 27*(3), 137–147. http://dx.doi.org/10.1016/j.apnu.2013.01.003

Kisan, R., Sujan, M., Adoor, M., Rao, R., Nalini, A., Kutty, B.M., Chindanda Murthy, B., Raju, T., Sathyaprabha, T. (2014). Effect of yoga on migraine: a comprehensive study using clinical profile and cardiac autonomic functions. *International Journal of Yoga, 7*(2), 126–132. https://doi.org/10.4103/0973-6131.133891

Köhn, M., Persson Lundholm, U., Bryngelsson, I.-L., Anderzén-Carlsson, A. & Westerdahl, E. (2013). Medical yoga for patients with stress-related symptoms and diagnoses in primary health care: a randomized controlled trial. *Evidence-Based Complementary and Alternative Medicine*, Art. ID: 215348. Verfügbar unter: https://www.hindawi.com/journals, http://dx.doi.org/10.1155/2013/215348

Kollak, I. (2016). Wie wirkt sich Yoga-Üben auf das Körperbild aus? Gespräche mit Frauen nach Brustkrebsbehandlung. In A. Uschok (Hrsg.), *Körperbild und Körperbildstörungen. Handbuch für Pflege- und Gesundheitsberufe*. (S. 197–211). Bern: Hogrefe.

Kollak, I. (2016a). Yoga für Menschen mit Demenz. In I. Kollak (Hrsg.), *Menschen mit Demenz durch Kunst und Kreativität aktivieren. Eine Anleitung für Pflege- und Betreuungspersonen*. Berlin, Heidelberg: Springer Verlag.

Kollak, I. (2014). *Time-Out. Übungen zur Selbstsorge und Entspannung für Gesundheitsberufe*. Berlin, Heidelberg: Springer Verlag.

Kollak, I. (2013). *YOGA XXL – A Journey to health for bigger people*. New York: Demos Health.

Kollak, I. & Utz-Billing, I. (2011). *Yoga and breast cancer. A journey to health and healing*. New York: Demos.

Kollak, I. (2009). *Yoga for nurses*. New York: Springer.

Kollak, I. (2008). *Burnout und Stress. Anerkannte Verfahren zur Selbstpflege in Gesundheitsfachberufen*. Berlin, Heidelberg: Springer.

Korterink, J.J., Ockeloen, L.E., Hilbink, M., Benninga, M.A. & Deckers-Kocken, J.M. (2016). Yoga therapy for abdominal pain-related functional gastrointestinal disorders in children: a randomized controlled trial. *Journal of Pediatric Gastroenterology and Nutrition, 63*(5), 481–487. https://doi.org/10.1097/MPG.0000000000001230

Kromrey, H. (1980). *Empirische Sozialforschung*. Stuttgart: UTB.

Kumar, S., Bhanagari, A.H., Mohile, A.S. & Limaye, A.H. (2016). Effect of aerobic exercises, yoga and mental imagery on stress in college students – a comparative study. *Indian Journal of Physiotherapy & Occupational Therapy, 10*(3), 69–74. http://dx.doi.org/10.5958/0973-5674.2016.00084.8

Kuntz, A.B., Chopp-Hurley, J.N., Brenneman, E.C., Karampatos, S., Wiebenga, E.G., Adachi, J.D., Noseworthy, M.D. & Maly, M.R. (2018). Efficacy of a biomechanically-based yoga exercise program in knee osteoarthritis: a randomized controlled trial. *PLoS ONE, 13*(4), e0195653. Verfügbar unter: https://journals.plos.org/plosone, http://dx.doi.org/10.1371/journal.pone.0195653

Kyizom, T., Singh, S., Singh, K.P., Tandon, O.P. & Kumar, R. (2010). Effect of pranayama & yoga-asana on cognitive brain functions in type 2 diabetes-P3 event related evoked potential (ERP). *The Indian Journal of Medical Research, 131*(5), 636–640.

Lad, V. (2010). *Selbstheilung mit Āyurveda: Das Standardwerk der indischen Heilkunde*. München: O.W. Barth Verlag.

Linton, S.J. (2000). A review of psychological risk factors in back and neck pain. *Spine, 25*(9), 1148–1156.

Livingston, E. & Collette-Merrill, K. (2018). Effectiveness of integrative restoration (iRest) yoga nidra on mindfulness, sleep, and pain in health care workers. *Holistic Nursing Practice, 32*(3), 160–166. http://dx.doi.org/10.1097/HNP.0000000000000266.

Lötzke, D., Wiedemann, F., Rodrigues Recchia, D., Ostermann, T., Sattler, D., Ettl, J., Kiechle, M. & Büssing, A. (2016). Iyengar-Yoga compared to exercise as a therapeutic intervention during (neo)adjuvant therapy in women with stage I–III breast cancer: health-related quality of life, mindfulness, spirituality, life satisfaction, and cancer-related fatigue. *Evidence-Based Complementary and Alternative Medicine*, Art. ID: 5931816. Verfügbar unter: https://www.hindawi.com/journals/ecam, http://dx.doi.org/10.1155/2016/5931816

Long Parma, D., Hughes, D.C., Ghosh, S., Li, R., Treviño-Whitaker, R.A., Ogden, S.M. & Ramirez, A.G. (2015). Effects of six months of yoga on inflammatory serum markers prognostic of recurrence risk in breast cancer survivors. *Springerplus, 4*, 143. Verfügbar unter: https://springerplus.springeropen.com, http://dx.doi.org/10.1186/s40064-015-0912-z

Loudon, A., Barnett, T., Piller, N., Immink, M.A., Visentin, D. & Williams, A.D. (2016). The effects of yoga on shoulder and spinal actions for women with breast cancer-related lymphoedema of the arm: a randomised controlled pilot study. *BMC Complementary and Alternative Medicine, 16*, 343. Verfügbar unter: https://bmccomplementalternmed.biomedcentral.com, http://dx.doi.org/10.1186/s12906-016-1330-7

Maddux, R.E., Daukantaitė, D. & Tellhed, U. (2018). The effects of yoga on stress and psychological health among employees: an 8- and 16-week intervention study. *Anxiety, Stress & Coping, 31*(2), 121–134. https://doi.org/10.1080/10615806.2017.1405261

Manjunath, N.K. & Telles, S. (2005). Influence of Yoga and Ayurveda on self-rated sleep in a geriatric population. *The Indian Journal of Medical Research, 121*(5), 683–690

McCaffrey, R., Park, J. & Newman, D. (2017). Chair yoga: feasibility and sustainability study with older community-dwelling adults with osteoarthritis. *Holistic Nursing Practice, 31*(3), 148–157. http://dx.doi.org/10.1097/HNP.0000000000000184

McCaffrey, R., Park, J., Newman, D. & Hagen, D. (2014). The effect of chair yoga in older adults with moderate and severe Alzheimer's disease. *Research in Gerontological Nursing, 7*(4), 171–177. http://dx.doi.org/10.3928/19404921-20140218-01

Metri, K.G., Pradhan, B., Singh, A. & Nagendra, H.R. (2018). Effect of 1-week yoga-based residential program on cardiovascular variables of hypertensive patients: a comparative study. *International Journal of Yoga, 11*(2), 170–174. http://dx.doi.org/10.4103/ijoy.IJOY_77_16

Michael, C. (2017). Effect of yoga nidra on stress among nursing students in selected colleges of nursing. *Asian Journal of Nursing Education & Research, 7*(3), 429–440. https://doi.org/10.5958/2349-2996.2017.00085.4

Michalsen, A., Traitteur, H., Lüdtke, R., Brunnhuber, S., Meier, L., Jeitler, M., Büssing, A. & Kessler, C. (2012). Yoga for chronic neck pain: a pilot randomized controlled clinical trial. *The Journal of Pain, 13*(11), 1122–1130. http://dx.doi.org/10.1016/j.jpain.2012.08.004

Middleton, K.R., Magaña López, M., Haaz Moonaz, S., Tataw-Ayuketah, G., Ward, M.M. & Wallen, G.R. (2017). A qualitative approach exploring the acceptability of yoga for minorities living with arthritis: 'Where are the people who look like me?'. *Com-*

plementary Therapies in Medicine, 31, 82–89. http://dx.doi.org/10.1016/j.ctim.2017.02.006

Middleton, K.R., Ward, M.M., Haaz, S., Velummylum, S., Fike, A., Acevedo, A.T., Tataw-Ayuketah, G., Dietz, L., Mittleman, B.B. & Wallen, G.R. (2013). A pilot study of yoga as self-care for arthritis in minority communities. *Health and Quality of Life Outcomes, 11*(2), 55. Verfügbar unter: https://hqlo.biomedcentral.com, http://dx.doi.org/10.1186/1477-7525-11-55

Mittwede, M. (1998). *Der Āyurveda. Von den Wurzeln zur Medizin heute*. Stuttgart: Haug Verlag.

Mohapatra, B., Marshall, R.S. & Laures-Gore, J. (2014). Yogic breathing and ayurveda in aphasia: a case study. *Topics in Stroke Rehabilitation, 21*(3), 272–280. https://doi.org/10.1310/tsr2103-272

Monro, R., Bhardwaj, A.K., Gupta, R.K., Telles, S., Allen, B. & Little, P. (2015). Disc extrusions and bulges in nonspecific low back pain and sciatica: exploratory randomised controlled trial comparing yoga therapy and normal medical treatment. *Journal of Back and Musculoskeletal Rehabilitation, 28*(2), 383–392. http://dx.doi.org/10.3233/BMR-140531

Monson, A.L., Chismark, A.M., Cooper, B.R. & Krenik-Matejcek, T.M. (2017). Effects of yoga on musculoskeletal pain. *Journal of Dental Hygiene*, 91(2), 15–21.

Mooventhan, A. & Shetty, G.B. (2017). Effect of integrative naturopathy and yoga in a patient with rheumatoid arthritis associated with type 2 diabetes and hypertension. *Ancient Science of Life, 36*(3), 163–166. http://dx.doi.org/10.4103/asl.ASL_80_16

Nagasukeerthi, P., Mooventhan, A. & Manjunath, N.K. (2017). Short-term effect of add on bell pepper (Capsicum annuum var. grossum) juice with integrated approach of yoga therapy on blood glucose levels and cardiovascular functions in patients with type 2 diabetes mellitus: a randomized controlled study. *Complementary Therapies in Medicine, 34*, 42–45. http://dx.doi.org/10.1016/j.ctim.2017.07.011

Naji-Esfahani, H., Zamani, M., Marandi, S.M., Shaygannejad, V. & Javanmard, S.H. (2014). Preventive effects of a three-month yoga intervention on endothelial function in patients with migraine. *International Journal of Preventive Medicine, 5*(4), 424–429. Verfügbar unter: https://www.ncbi.nlm.nih.gov/pmc/articles/PMC4018590/

Namratha, H.G., George, V.M., Bajaj, G., Mridula, J. & Bhat, J.S. (2017). Effect of yoga and working memory training on cognitive communicative abilities among middle aged adults. *Complementary Therapies in Clinical Practice, 28*, 92–100. http://dx.doi.org/10.1016/j.ctcp.2017.05.007

Naveen, G.H., Varambally, S., Thirthalli, J., Rao, M., Christopher, R. & Gangadhar, B.N. (2016). Serum cortisol and BDNF in patients with major depression-effect of yoga. *International Review of Psychiatry, 28*(3), 273–278. http://dx.doi.org/10.1080/09540261.2016.1175419

Niessen, G. (2015). Der Schultergürtel. Yoga und Therapie, Teil 14. *Deutsches Yoga-Forum*, (4), 24–29.

Oka, T., Tanahashi, T., Chijiwa, T., Lkhagvasuren, B., Sudo, N. & Oka, K. (2014). Isometric yoga improves the fatigue and pain of patients with chronic fatigue syndrome who are resistant to conventional therapy: a randomized, controlled trial. *BioPsychoSocial Medicine, 8*, 27. Verfügbar unter: https://bpsmedicine.biomedcentral.com, http://dx.doi.org/10.1186/s13030-014-0027-8

Pal, R., Singh, S.N., Chatterjee, A. & Saha, M. (2014). Age-related changes in cardiovascular system, autonomic functions, and levels of BDNF of healthy active males: role of yogic practice. *Age (Dordrecht, Netherlands), 36*(4), 9683. Verfügbar unter: https://link.springer.com/journal/11357, http://dx.doi.org/10.1007/s11357-014-9683-7

Papp, M.E., Lindfors, P., Nygren-Bonnier, M., Gullstrand, L. & Wändell, P.E. (2016). Effects of high-intensity Hatha-Yoga on cardiovascular fitness, adipocytokines, and apolipoproteins in healthy students: a randomized controlled study. *Journal of Alternative & Complementary Medicine, 22*(1), 81–87. http://dx.doi.org/10.1089/acm.2015.0082

Park, J., McCaffrey, R., Newman, D., Liehr, P. & Ouslander, J.G. (2017). A pilot randomized controlled trial of the effects of chair yoga on pain and physical function among community-dwelling older adults with lower extremity osteoarthritis. *Journal of the American Geriatrics Society, 65*(3), 592–597. http://dx.doi.org/10.1111/jgs.14717

Prathikanti, S., Rivera, R., Cochran, A., Tungol, J.G., Fayazmanesh, N. & Weinmann, E. (2017). Treating major depression with yoga: a prospective, randomized, controlled pilot trial. *PLoS ONE, 12*(3), e0173869. Verfügbar unter: https://journals.plos.org/plosone, http://dx.doi.org/10.1371/journal.pone.0173869

Pruthi, S., Stan, D.L., Jenkins, S.M., Huebner, M., Borg, B.A., Thomley, B.S., Cutshall, S.M., Singh, R., Kohli, S., Boughey, J.C., Lemaine, V. & Solberg Nes, L. (2012). A randomized controlled pilot study assessing feasibility and impact of yoga practice on quality of life, mood, and perceived stress in women with newly diagnosed breast cancer. *Global*

Advances in Health and Medicine, 1(5), 30–35. http://dx.doi.org/10.7453/gahmj.2012.1.5.010

Raghavendra, P., Shetty, P., Shetty, S., Manjunath, N.K. & Saoji, A.A. (2016). Effect of high-frequency yoga breathing on pulmonary functions in patients with asthma: a randomized clinical trial. *Annals of Allergy, Asthma & Immunology, 117*(5), 550–551. http://dx.doi.org/10.1016/j.anai.2016.08.009

Rakhshani, A., Nagarathna, R., Sharma, A., Singh, A. & Nadendra, H.R. (2015). A holistic antenatal model based on yoga, ayurveda, and vedic guidelines. *Health Care for Women International, 36*(3), 256–275. https://doi.org/10.1080/07399332.2014.942900

Ramanathan, M., Bhavanani, A.B. & Trakroo, M. (2017). Effect of a 12-week yoga therapy program on mental health status in elderly women inmates of a hospice. *International Journal of Yoga, 10*(1), 24–28. https://doi.org/10.4103/0973-6131.186156

Ranade, S. (2014). Āyurveda – *Wesen und Methodik.* Kandern: Narayana Verlag.

Rani, K., Tiwari, S., Singh, U., Agrawal, G., Ghildiyal, A. & Srivastava, N. (2011). Impact of yoga nidra on psychological general wellbeing in patients with menstrual irregularities: a randomized controlled trial. *International Journal of Yoga, 4*(1), 20–25. http://dx.doi.org/10.4103/0973-6131.78176

Rao, R.M., Vadiraja, H.S., Nagaratna, R., Gopinath, K.S., Patil, S., Diwakar, R.B., Shahsidhara, H.P., Ajaikumar, B.S. & Nagendra, H.R. (2017). Effect of yoga on sleep quality and neuroendocrine immune response in metastatic breast cancer patients. *Indian Journal of Palliative Care, 23*(3), 253–260. http://dx.doi.org/10.4103/IJPC.IJPC_102_17

Rao, R.M., Raghuram, N., Nagendra, H.R., Kodaganur, G.S., Bilimagga, R.S., Shashidhara, H.P., Diwakar, R.B., Patil, S. & Rao, N. (2017a). Effects of a yoga program on mood states, quality of life, and toxicity in breast cancer patients receiving conventional treatment: a randomized controlled trial. *Indian Journal of Palliative Care, 23*(3), 237–246. http://dx.doi.org/10.4103/IJPC.IJPC_92_17

Rao, R.M., Raghuram, N., Nagendra, H.R., Usharani, M.R., Gopinath, K.S., Diwakar, R.B., Patil, S., Bilimagga, R.S. & Rao, N. (2015). Effects of an integrated yoga program on self-reported depression scores in breast cancer patients undergoing conventional treatment: a randomized controlled trial. *Indian Journal of Palliative, 21*(2), 174–181. http://dx.doi.org/10.4103/0973-1075.156486

Rastogi, R. & Bendore, P. (2015). Effect of naturopathy treatments and yogic practices on cervical spondylosis – a case report. *Indian Journal of Physiology and Pharmacology, 59*(4), 442–445.

Remmers, H. (2009). Die Eigenständigkeit einer Pflegeethik (2009). In I. Kollak (Hrsg.), *Ethik im Gesundheitswesen – Interdisziplinäre Interviews.* DVD-ROM, Berlin: Cornelsen Verlag.

Rioux, J., Thomson, C. & Howerter, A. (2014). A pilot feasibility study of whole-systems ayurvedic medicine and yoga therapy for weight loss. *Global Advances in Health and Medicine, 3*(1), 28–35. https://doi.org/10.7453/gahmj.2013.084

Rodrigues, M.R., Carvalho, C.R., Santaella, D.F., Lorenzi-Filho, G. & Marie, S.K. (2014). Effects of yoga breathing exercises on pulmonary function in patients with Duchenne muscular dystrophy: an exploratory analysis. *Jornal Brasileiro De Pneumologia, 40*(2), 128–133. http://dx.doi.org/10.1590/S1806-37132014000200005

Rodriguez Salazar, M.C., Meneses Bàez, A.L., Quintero Gallego, E.A. & Rodriguez Granada, L.M. (2017). Hatha yoga effects on Alzheimer patients (AP) [Efeito de um Programa de Hatha Yoga em Pacientes com Alzheimer]. *Acta Colombiana de Psicología, 20*(1), 123–138. https://doi.org/10.14718/ACP.2017.20.1.7

Rose, L. & Schorb, F. (Hrsg.) (2017). *Fat Studies in Deutschland – Hohes Körpergewicht zwischen Diskriminierung und Anerkennung.* Weinheim, Basel: Beltz Juventa Verlag.

Rothblum, E.D. (2018). Slim chance for permanent weight loss. *Archives of Scientific Psychology*, 6(1), 63–69.http://dx.doi.org/10.1037/arc0000043

Saper, R.B., Boah, A.R., Keosaian, J., Cerrada, C., Weinberg, J. & Sherman, K.J. (2013). Comparing once- versus twice-weekly yoga classes for chronic low back pain in predominantly low income minorities: a randomized dosing trial. *Evidence-Based Complementary and Alternative Medicine*, Art. ID: 658030. Verfügbar unter: https://www.hindawi.com/journals/ecam, http://dx.doi.org/10.1155/2013/658030

Satin, J.R., Linden, W. & Millman, R.D. (2014). Yoga and psychophysiological determinants of cardiovascular health: comparing yoga practitioners, runners, and sedentary individuals. *Annals of Behavioral Medicine, 47*(2), 231–241. http://dx.doi.org/10.1007/s12160-013-9542-2

Satish, V., Rao, R.M., Manjunath, N.K., Amritanshu, R., Vivek, U., Shreeganesh, H.R. & Deepashree, S. (2018). Yoga versus physical exercise for cardio-respiratory fitness in adolescent school children: a randomized controlled trial. *International Journal of Ad-*

olescent Medicine and Health, 20170154. Verfügbar unter: https://www.degruyter.com/view/j/ijamh.ahead-of-print, http://dx.doi.org/10.1515/ijamh-2017-0154

Satyanand, V., Gopalakrishnaiah, T., Panneerselvam, E., Mahaboobvali, S., Basha, S.A. & Sarala, V. (2015). Effects of yogasanas on cervical spondylosis. *International Archives of Integrated Medicine, 2*(7), 6–10. Verfügbar unter: http://iaimjournal.com/wp-content/uploads/2015/07/iaim_2015_0207_02.pdf

Schmid, A.A., Atler, K.E., Malcolm, M.P., Grimm, L.A., Klinedinst, T.C., Marchant, D.R., Marchant, T.P. & Portz, J.D. (2018). Yoga improves quality of life and fall risk-factors in a sample of people with chronic pain and type 2 diabetes. *Complementary Therapies in Clinical Practice, 31*, 369–373. http://dx.doi.org/10.1016/j.ctcp.2018.01.003

Schünke, M., Schulte, E. & Schumacher, U. (Hrsg.) (2005). *Prometheus. LernAtlas der Anatomie*. Stuttgart: Thieme.

Selman, L., McDermott, K., Donesky, D., Citron, T. & Howie-Esquivel, J. (2015). Appropriateness and acceptability of a tele-yoga intervention for people with heart failure and chronic obstructive pulmonary disease: qualitative findings from a controlled pilot study. *BMC Complementary and Alternative Medicine, 15*, 21. Verfügbar unter: https://bmccomplementalternmed.biomedcentral.com, http://dx.doi.org/10.1186/s12906-015-0540-8

Sfeir, J.G., Drake, M.T., Sonawane, V.J. & Sinaki, M. (2018). Vertebral compression fractures associated with yoga: a case series. *European Journal of Physical and Rehabilitation Medicine*. Verfügbar unter: https://www.minervamedica.it/en/journals/europa-medicophysica, http://dx.doi.org/10.23736/S1973-9087.18.05034-7

Sherman, K.J., Wellman, R.D., Cook, A.J., Cherkin, D.C. & Ceballos, R.M. (2013). Mediators of yoga and stretching for chronic low back pain. *Evidence-Based Complementary and Alternative Medicine*, Art. ID: 130818. Verfügbar unter: https://www.hindawi.com/journals/ecam, http://dx.doi.org/10.1155/2013/130818

Shnayder, M.M., Brannan, D., Murphy, L.A., Asfour, L.S., Hecht, E.M., Lee, D.J. & Caban-Martinez, A.J. (2018). Musculoskeletal pain and interest in meditation and yoga in home health aides: evidence from the home health occupations musculoskeletal examinations (HHOME) study. *Home Healthcare Now, 36*(2), 103–113. http://dx.doi.org/10.1097/NHH.0000000000000644

Shohani, M., Badfar, G., Nasirkandy, M.P., Kaikhavani, S., Rahmati, S., Modmeli, Y., Soleymani, A. & Azami, M. (2018). The effect of yoga on stress, anxiety, and depression in women. *International Journal of Preventive Medicine, 9*, 21. Verfügbar unter: http://www.ijpvmjournal.net, http://dx.doi.org/10.4103/ijpvm.IJPVM_242_16

Siedentopf, F., Utz-Billing, I., Gairing, S., Schoenegg, W., Kentenich, H. & Kollak, I. (2013). Yoga for patients with early breast cancer and its impact on quality of life – a randomized controlled trial. *Geburtshilfe und Frauenheilkunde, 73*(4), 311–317. http://dx.doi.org/10.1055/s-0032-1328438

Sinaki, M. (2013). Yoga spinal flexion positions and vertebral compression fracture in osteopenia or osteoporosis of spine: case series. *Pain Practice, 13*(1), 68–75. http://dx.doi.org/10.1111/j.1533-2500.2012.00545.x

Slade, S.C., Patel, S., Underwood, M. & Keating, J.L. (2014). What are patient beliefs and perceptions about exercise for nonspecific chronic back pain? A systematic review of qualitative studies. *The Clinical Journal of Pain, 30*(11), 995–1005. http://dx.doi.org/10.1097/AJP.0000000000000044

Spadola, C.E., Rottapel, R., Khandpur, N., Kontos, E., Bertisch, S.M., Johnson, D.A., Quante, M., Khalsa, S.B., Saper, R.B. & Redline, S. (2017). Enhancing yoga participation: a qualitative investigation of barriers and facilitators to yoga among predominantly racial/ethnic minority, low-income adults. *Complementary Therapies in Clinical Practice, 29*, 97–104. http://dx.doi.org/10.1016/j.ctcp.2017.09.001

Spring, H., Illi, U., Kunz, H.-R., Röthlin, K., Schneider, W. & Tritschler, T. (2001). *Dehn- und Kräftigungsgymnastik. Stretching und dynamische Kräftigung, 5. Aufl.* Stuttgart: Thieme.

Stan, D.L., Croghan, K.A., Croghan, I.T., Jenkins, S.M., Sutherland, S.J., Cheville, A.L. & Pruthi, S. (2016). Randomized pilot trial of yoga versus strengthening exercises in breast cancer survivors with cancer-related fatigue. *Supportive Care in Cancer, 24*(9), 4005–4015. http://dx.doi.org/10.1007/s00520-016-3233-z

Stapelfeldt, E. & Gupta, S.N. (2013). *Praxis Āyurveda-Medizin: kāya cikitsā – Therapiekonzepte für innere Erkrankungen*. Stuttgart: Haug Verlag.

Streeter, C.C., Gerbarg, P.L., Whitfield, T.H., Owen, L., Johnston, J., Silveri, M.M., Gensler, M., Faulkner, C.L., Mann, C., Wixted, M., Hernon, A.M., Nyer, M.B., Brown, E.R. & Jensen, J.E. (2017). Treatment of major depressive disorder with Iyengar yoga and coherent breathing: a randomized controlled dosing study. *The Journal of Alternative and Complementary*

Medicine, 23(3), 201–207. http://dx.doi.org/10.1089/acm.2016.0140

Taibi, D.M. & Vitiello, M.V. (2011). A pilot study of gentle yoga for sleep disturbance in women with osteoarthritis. *Sleep Medicine, 12*(5), 512–517. http://dx.doi.org/10.1016/j.sleep.2010.09.016

Taso, C.-J., Lin, H.-S., Lin, W.-L., Chen, S.-M., Huang, W.-T. & Chen, S.-W. (2014). The effect of yoga exercise on improving depression, anxiety, and fatigue in women with breast cancer: a randomized controlled trial. *The Journal of Nursing Research, 22*(3), 155–164. http://dx.doi.org/10.1097/jnr.0000000000000044

Taylor, T.R., Barrow, J., Makambi, K., Sheppard, V., Wallington, S.F., Martin, C., Greene, D., Yeruva, S.L. & Horton, S. (2018). A restorative yoga intervention for african-american breast cancer survivors: a pilot study. *Journal of Racial and Ethnic Health Disparities, 5*(1), 62–72. http://dx.doi.org/10.1007/s40615-017-0342-4

Taylor, J.B. (2014). *Risk Factors for Low Back Pain.* Verfügbar unter: https://bodyinmind.org/risk-factors-for-low-back-pain/

Taylor, J.B., Goode, A.P., George, S.Z. & Cook, C.E. (2014). Incidence and risk factors for first-time incident low back pain: a systematic review and meta-analysis. *The Spine Journal, 14*(10), 2299–2319. http://dx.doi.org/10.1016/j.spinee.2014.01.026

Telles, S., Gupta, R.K., Bhardwaj, A.K., Singh, N., Mishra, P., Pal, D.K. & Balkrishna, A. (2018). Increased mental well-being and reduced state anxiety in teachers after participation in a residential yoga program. *Medical Science Monitor Basic Research, 24,* 105–112. http://dx.doi.org/10.12659/MSMBR.909200

Tenfelde, S. & Janusek, L.W. (2014). Yoga: a biobehavioral approach to reduce symptom distress in women with urge urinary incontinence. *Journal of Alternative and Complementary Medicine, 20*(10), 737–742. http://dx.doi.org/10.1089/acm.2013.0308

Tolbaños Roche, L., Miró Barrachina, M.T. & Ibáñez Fernández, I. (2016). Effect of 'Exercise Without Movement' yoga method on mindfulness, anxiety and depression. *Complementary Therapies in Clinical Practice, 25,* 136–141. http://dx.doi.org/10.1016/j.ctcp.2016.09.008

Torre, L.A., Bray, F., Siegel, R.L., Ferlay, J., Lortet-Tieulent, J. & Jemal, A. (2015). Global cancer statistics, 2012. *CA: A Cancer Journal for Clinicians, 65*(2), 87–108. http://dx.doi.org/10.3322/caac.21262

Tran, H.H., Weinberg, J., Sherman, K.J. & Saper, R.B. (2015). Preference and expectation for treatment assignment in a randomized controlled trial of once- vs twice-weekly yoga for chronic low back pain. *Global Advances in Health and Medicine, 4*(1), 34–39. http://dx.doi.org/10.7453/gahmj.2014.066

Uebelacker, L.A., Tremont, G., Gillette, L.T., Epstein-Lubow, G., Strong, D.R., Abrantes, A.M., Tyrka, A.R., Tran, T., Gaudiano, B.A. & Miller, I.W. (2017). Adjunctive yoga v. health education for persistent major depression: a randomized controlled trial. *Psychological Medicine, 47*(12), 2130–2142. http://dx.doi.org/10.1017/S0033291717000575

Uluğ, N., Yılmaz, Ö.T., Kara, M. & Özçakar, L. (2018). Effects of pilates and yoga in patients with chronic neck pain: a sonographic study. *Journal of Rehabilitation Medicine, 50*(1), 80–85. http://dx.doi.org/10.2340/16501977-2288

USD Internet Sensation & Perception Laboratory (o.J.). *The Two-Point Threshold. Touch Acuity Experiment.* Verfügbar unter: http://usd-apps.usd.edu/coglab/2point.html

Vadiraja, H.S., Rao, R.M., Nagarathna, R., Nagendra, H.R., Patil, S., Diwakar, R.B., Shashidhara, H.P., Gopinath, K.S. & Ajaikumar, B.S. (2017). Effects of yoga in managing fatigue in breast cancer patients: a randomized controlled trial. *Indian Journal of Palliative Care, 23*(3), 247–252. http://dx.doi.org/10.4103/IJPC.IJPC_95_17

Vaishali, K., Kumar, K.V., Adhikari, P. & UnniKrishnan, B. (2012). Effects of yoga-based program on glycosylated hemoglobin level serum lipid profile in community dwelling elderly subjects with chronic type 2 diabetes mellitus–a randomized controlled trial. *Physical & Occupational Therapy in Geriatrics, 30*(1), 22–30. https://doi.org/10.3109/02703181.2012.656835

Vinchurkar, S.A. & Arankalle, D.V. (2015). Integrating yoga therapy in the management of urinary incontinence: a case report. *Journal of Evidence-Based Complementary & Alternative Medicine, 20*(2), 154–156. http://dx.doi.org/10.1177/2156587214563311

Waldbauer, A. (2015). Wir sollten wissen, was wir tun. Asana und Schlaganfall. *Deutsches Yoga-Forum,* (5), 26–29.

Wang, M.-Y., Greendale, G.A., Kazadi, L. & Salem, G.J. (2012). Yoga improves upper-extremity function and scapular posturing in persons with hyperkyphosis. *Journal of Yoga & Physical Therapy, 2* (3), 117. Verfügbar unter: https://www.omicsonline.org/yoga-physical-therapy.php, http://dx.doi.org/10.4172/2157-7595.1000117

Ward, L., Stebbings, S., Athens, J., Cherkin, D. & David Baxter, G. (2018). Yoga for the management of pain and sleep in rheumatoid arthritis: a pilot randomized controlled trial. *Musculoskeletal Care, 16*(1), 39–47. https://doi.org/10.1002/msc.1201

Wells, R.E., Burch, R., Paulsen, R.H., Wayne, P.M., Houle, T.T. & Loder, E. (2014). Meditation for migraines: a pilot randomized controlled trial. *Headache, 54*(9), 1484–1495. https://doi.org/10.1111/head.12420

Wells, R.E., Bertisch, S.M., Buettner, C., Phillips, R.S. & McCarthy, E.P. (2011). Complementary and alternative medicine use among adults with migraines/severe headaches. *Headache, 51*(7), 1087–1097. https://doi.org/10.1111/j.1526-4610.2011.01917.x.

Wetzel, S. (2018). *Meditieren – aber wie? Krisen in der Meditation überwinden.* Stuttgart: Klett-Cotta.

Wolz-Gottwald, E. (1991). *Heilung aus der Ganzheit. Ayurveda als Philosophie in der Praxis.* Gladenbach: Hinder & Deelmann Verlag.

Yadav, R., Yadav, R.K., Sarvottam, K. & Netam, R. (2017). Framingham risk score and estimated 10-year cardiovascular disease risk reduction by a short-term yoga-based lifestyle intervention. *Journal of Alternative & Complementary Medicine, 23*(9), 730–737. http://dx.doi.org/10.1089/acm.2016.0309

Yang, H., Leaver, A.M., Siddarth, P., Paholpak, P., Ercoli, L., St Cyr, N.M., Eyre, H.A., Narr, K.L., Khalsa, D.S. & Lavretsky, H. (2016). Neurochemical and neuroanatomical plasticity following memory training and yoga interventions in older adults with mild cognitive impairment. *Frontiers in Aging Neuroscience, 8*, 277. Verfügbar unter: https://www.frontiersin.org/journals/aging-neuroscience, https://doi.org/10.3389/fnagi.2016.00277

Zitierte Gesundheitsberichte/ Leitlinien/Krankheitsregister

Bachmann, N., Burla, L. & Zeltner, T. (2015). Gesundheit in der Schweiz – Fokus chronische Erkrankungen. Nationaler Gesundheitsbericht 2015. In Schweizerisches Gesundheitsobservatorium (Hrsg.), *Buchreihe des Schweizerischen Gesundheitsobservatoriums.* Bern: Hogrefe Verlag.

Brenscheidt, S., Hinnenkamp, H., Lück, M. & Siefer, A. (2017). Arbeitswelt im Wandel Zahlen – Daten – Fakten. Ausgabe 2017. In Bundesanstalt für Arbeitsschutz und Arbeitsmedizin (BAuA) (Hrsg.), *Forschung für Arbeit und Gesundheit, 2. korr. Auflage.* Bönen: Kettler GmbH. Verfügbar unter: https://www.baua.de/DE/Angebote/Publikationen/Praxis/A97.pdf?__blob=publicationFile&v=9

Bundesärztekammer, Kassenärztliche Bundesvereinigung & Arbeitsgemeinschaft der Wissenschaftlichen Medizinischen Fachgesellschaften (Hrsg.). (2017). *Nationale VersorgungsLeitlinie. Nicht-spezifischer Kreuzschmerz – Langfassung, 2. Aufl.* Verfügbar unter: https://www.leitlinien.de/mdb/downloads/nvl/kreuzschmerz/kreuzschmerz-2aufl-vers1-lang.pdf, http://dx.doi.org/10.6101/AZQ/000353

Bundesministerium für Landesverteidigung und Sport & Bundesministerium für Gesundheit (2013). *Nationalen Aktionsplan Bewegung NAP.b, 1. Aufl.* Verfügbar unter: https://www.bmgf.gv.at/cms/home/attachments/1/6/5/CH1357/CMS1405438552027/napaktionsplan_bewegung2013.pdf

Deutsches Institut für Medizinische Dokumentation und Information (2018). *ICD-10-GM Version 2018 [Internationale statistische Klassifikation der Krankheiten und verwandter Gesundheitsprobleme 10. Revision. German Modification. Version 2018].* Verfügbar unter: https://www.dimdi.de/static/de/klassifikationen/icd/icd-10-gm/kode-suche/htmlgm2018/#V

Fuchs, J., Kuhnert, R. & Scheidt-Nave, C. (2017). 12-Monats-Prävalenz von Arthrose in Deutschland. *Journal of Health Monitoring, 2*(3), 55–60. Verfügbar unter: https://www.rki.de/DE/Content/Gesundheitsmonitoring/JoHM/JoHM_node.html, http://dx.doi.org/10.17886/RKI-GBE-2017-054

Griebler, R., Winkler, P., Gaiswinkler, S., Delcour, J., Juraszovich, B., Nowotny, M., Pochobradsky, E., Schleicher, B. & Schmutterer, I. (2017). *Österreichischer Gesundheitsbericht 2016. Berichtszeitraum 2005–2014/2015.* Wien: Bundesministerium für Gesundheit und Frauen. Verfügbar unter: https://www.bmgf.gv.at/cms/home/attachments/6/7/3/CH1066/CMS1515593643220/gesundheitsbericht2016.pdf

Grobe, T.G., Steinmann, S. & Gerr, J. (2017). *Gesundheitsreport 2017. Schwerpunkt: Determinanten der psychischen und somatischen Gesundheit.* Berlin: Barmer. Verfügbar unter: https://www.barmer.de/blob/133152/5c29df4899fdae75fcf58de20066bbc1/data/dl-gesundheitsreport-2017.pdf

GKV Spitzenverband (2017). Kapitel 1: Präambel. In GKV Spitzenverband (Hrsg.), *Leitfaden Prävention.* Verfügbar unter: https://www.gkv-spitzenverband.de/media/dokumente/krankenversicherung_1/praevention__selbsthilfe__beratung/praevention/praevention_leitfaden/2017_3/Leitfaden_Pravention_Teilaktualisierung_P170009_03_I.pdf

GVK Spitzenverband (2017a). Kapitel 2: Grundlagen. In GKV Spitzenverband (Hrsg.), *Leitfaden Prävention.* Verfügbar unter: https://www.gkv-spitzenverband.de/media/dokumente/krankenversicherung_1/praevention__selbsthilfe__beratung/praevention/praevention_leitfaden/2017_3/Leitfaden_Praevention_Teilaktualisierung_P170009_02_II.pdf

GKV Spitzenverband (2017b). Kapitel 3: Präventions- und Gesundheitsförderungsziele der GKV. In GKV Spitzenverband (Hrsg.), *Leitfaden Prävention.* Verfügbar unter: https://www.gkv-spitzenverband.de/media/dokumente/krankenversicherung_1/praevention__selbsthilfe__beratung/praevention/praevention_leitfaden/2017_3/Leitfaden_Praevention_Teilaktualisierung_P170009_02_III.pdf

GKV Spitzenverband (2017c). Kapitel 4: Gesundheitsförderung und Prävention in Lebenswelten. In GKV Spitzenverband (Hrsg.), *Leitfaden Prävention.* Verfügbar unter: https://www.gkv-spitzenverband.de/media/dokumente/krankenversicherung_1/praevention__selbsthilfe__beratung/praevention/praevention_leitfaden/2017_3/Leitfaden_Pravention_12-2017_P170262_final_IV.pdf

GKV Spitzenverband (2017d). Kapitel 5: Leistungen zur individuellen verhaltensbezogenen Prävention. In GKV Spitzenverband (Hrsg.), *Leitfaden Prävention.* Verfügbar unter: https://www.gkv-spitzenverband.de/media/dokumente/krankenversicherung_1/praevention__selbsthilfe__beratung/praevention/praevention_leitfaden/2017_3/Leitfaden_Pravention_12-2017_P170262_final_V.pdf

GKV Spitzenverband (2017e). Kapitel 6: Betriebliche Gesundheitsförderung. In GKV Spitzenverband (Hrsg.), *Leitfaden Prävention.* Verfügbar unter: https://www.gkv-spitzenverband.de/media/dokumente/krankenversicherung_1/praevention__selbsthilfe__beratung/praevention/praevention_leitfaden/2017_3/Leitfaden_Pravention_12-2017_P170262_final_VI.pdf

GKV Spitzenverband (2017f). Kapitel 7: Anhang. In GKV Spitzenverband (Hrsg.), *Leitfaden Prävention.* Verfügbar unter: https://www.gkv-spitzenverband.de/media/dokumente/krankenversicherung_1/praevention__selbsthilfe__beratung/praevention/praevention_leitfaden/2017_3/Leitfaden_Pravention_12-2017_P170262 final VII.pdf

Hengartner, M. P. (2017). *Lebenszeitprävalenzen psychischer Erkrankungen (Obsan Bulletin 5/2017).* Neuchätel: Schweizerisches Gesundheitsobservatorium. Verfügbar: https://www.obsan.admin.ch/sites/default/files/publications/2017/obsan_bulletin_2017-05_d.pdf

Klimont, J. & Baldaszti, E. (2015). *Österreichische Gesundheitsbefragung 2014. Hauptergebnisse des Austrian Health Interview Survey (ATHIS) und methodische Dokumentation.* Verfügbar unter: https://www.bmgf.gv.at/cms/home/attachments/1/6/8/CH1066/CMS1448449619038/gesundheitsbefragung_2014.pdf

Knappschaft (2018). *Gesundheitsbericht der Knappschaft für das Jahr 2017. Erwerbstätige und Arbeitsunfähigkeiten.* Verfügbar unter: https://www.knappschaft.de/SiteGlobals/Modules/Footer/DE/Allgemein/Die-Knappschaft/RechnungsergebnisGesundheitsbericht/Gesundheitsbereicht_2017.pdf?__blob=publicationFile&v=2

Krebsregister Bern (2016). *Jahresbericht 2016.* Verfügbar unter: http://www.krebsregister.unibe.ch/unibe/portal/microsites/krebsregister/content/e27767/e359421/e553736/KRBE_Jahresbericht_2016.pdf

Marschall, J., Hildebrandt, S., Sydow, H., Nolting, H.-D., Burgart, E. & Woköck, T. (2017). Gesundheitsreport 2017. Analyse der Arbeitsunfähigkeitsdaten. Update: Schlafstörungen. In A. Storm (Hrsg.), *Beiträge zur Gesundheitsökonomie und Versorgungsforschung (Band 16).* Verfügbar unter: https://www.dak.de/dak/download/gesundheitsreport-2017-1885298.pdf

Rabenberg, M. (2013). Arthrose. In Robert Koch-Institut (Hrsg.), *Gesundheitsberichterstattung des Bundes, Heft 54.* Berlin: RKI. Verfügbar unter: https://www.rki.de/DE/Content/Gesundheitsmonitoring/Gesundheitsberichterstattung/GBEDownloadsT/arthrose.pdf?__blob=publicationFile

Raspe, H. (2012). Rückenschmerzen. In Robert Koch-Institut (Hrsg.), *Gesundheitsberichterstattung des Bundes, Heft 53.* Berlin: RKI. Verfügbar unter: https://www.rki.de/DE/Content/Gesundheitsmonitoring/Gesundheitsberichterstattung/GBEDownloadsT/rueckenschmerzen.pdf?__blob=publicationFile

Robert Koch-Institut & Gesellschaft der epidemiologischen Krebsregister in Deutschland e.V. (Hrsg.). (2017). *Krebs in Deutschland für 2013/2014.* Berlin: RKI. Verfügbar unter: https://www.krebsdaten.de/Krebs/DE/Content/Publikationen/Krebs_in_Deutschland/kid_2017/krebs_in_deutschland_2017.pdf?__blob=publicationFile, http://dx.doi.org/ 10.17886/rkipubl-2017-007

Robert Koch-Institut (Hrsg.) (2010). *Gesundheitsberichterstattung des Bundes. Heft 51 Depressive Erkrankungen.* Berlin: RKI. Verfügbar unter: https://www.rki.de/DE/Content/Gesundheitsmonitoring/Gesundheitsberichterstattung/GBEDownloadsT/depression.pdf?__blob=publicationFile

Techniker Krankenkasse (Hrsg.) (2017). *Gesundheitsreport 2017 - Weitere Auswertungen zu Arbeitsunfähigkeiten*. Verfügbar unter: https://www.tk.de/centaurus/servlet/contentblob/982150/Datei/86410/Gesundheitsreport-Arbeitsunfaehigkeit%20.pdf

Techniker Krankenkasse (Hrsg.) (2018). *Gesundheitsreport 2018 - Fit oder fertig? Erwerbsbiografien in Deutschland*. Verfügbar unter: https://www.tk.de/centaurus/servlet/contentblob/984896/Datei/89388/TK-Gesundheitsreport-2018.pdf

Thom, J., Kuhnert, R., Born, S. & Hapke, U. (2017). 12-Monats-Prävalenz der selbstberichteten ärztlich diagnostizierten Depression in Deutschland. *Journal of Health Monitoring, 2* (3), 72–80. Verfügbar unter: https://www.rki.de/DE/Content/Gesundheitsmonitoring/JoHM/JoHM_node.html, http://dx.doi.org/10.17886/RKI-GBE-2017-057

Weltgesundheitsorganisation (2016). *Aktionsplan zur Prävention und Bekämpfung nichtübertragbarer Krankheiten in der Europäischen Region der WHO*. Regionalkomitee für Europa, 66. Tagung, Kopenhagen 12.-15. September 2016. Verfügbar unter: http://www.euro.who.int/__data/assets/pdf_file/0019/315631/66wd11g-NCDActionPlan_160522.pdf?ua=1

Weltgesundheitsorganisation (1986). *Ottawa-Charta zur Gesundheitsförderung*. Verfügbar unter: http://www.euro.who.int/__data/assets/pdf_file/0006/129534/Ottawa_Charter_G.pdf

World Health Organization (Hrsg.) (2016). *Global Health Estimates 2015: Disease burden by Cause, Age, Sex, by Country and by Region, 2000-2015*. WHO: Genf.

Weitere Studien

Afonso, R.F., Hachul, H., Kozasa, E.H., Oliveira Dde, S., Goto, V., Rodrigues, D., Tufik, S. & Leite, J.R. (2012). Yoga decreases insomnia in postmenopausal women: a randomized clinical trial. *Menopause, 19*(2), 186–193. http://dx.doi.org/10.1097/gme.0b013e318228225f

Agnihotri, S., Kant, S., Mishra, S.K. & Verma, A. (2017). Assessment of significance of yoga on quality of life in asthma patients: a randomized controlled study. *Ayu, 38*(1-2), 28–32. http://dx.doi.org/10.4103/ayu.AYU_3_16

Alexander, G.K., Rollins, K., Walker, D., Wong, L. & Pennings, J. (2015). Yoga for self-care and burnout prevention among nurses. *Workplace Health & Safety, 63*(10), 462–470. http://dx.doi.org/10.1177/2165079915596102

Alexander, G.K., Innes, K.E., Selfe, T.K. & Brown, C.J. (2013). „More than I expected": perceived benefits of yoga practice among older adults at risk for cardiovascular disease. *Complementary Therapies in Medicine, 21*(1), 14–28. http://dx.doi.org/10.1016/j.ctim.2012.11.001

Amaravathi, E., Ramarao, N.H., Raghuram, N. & Pradhan, B. (2018). Yoga-based postoperative cardiac rehabilitation program for improving quality of life and stress levels: fifth-year follow-up through a randomized controlled trial. *International Journal of Yoga, 11*(1), 44–52. http://dx.doi.org/10.4103/ijoy.IJOY_57_16

Baker, J., Costa, D., Guarino, J.M. & Nygaard, I. (2014). Comparison of mindfulness-based stress reduction versus yoga on urinary urge incontinence: a randomized pilot study. with 6-month and 1-year follow-up visits. *Female Pelvic Medicine & Reconstructive Surgery, 20*(3), 141–146. http://dx.doi.org/10.1097/SPV.0000000000000061

Bankar, M.A., Chaudhari, S.K. & Chaudhari, K.D. (2013). Impact of long term yoga practice on sleep quality and quality of life in the elderly. *Journal of Ayurveda and Integrative Medicine, 4*(1), 28–32. http://dx.doi.org/10.4103/0975-9476.109548

Barrows, J.L. & Fleury, J. (2016). Systematic review of yoga interventions to promote cardiovascular health in older adults. *Western Journal of Nursing Research, 38*(6), 753–781. http://dx.doi.org/ 10.1177/0193945915618610

Batista, J.C., Souza, A.L., Ferreira, H.A., Canova, F. & Grassi-Kassisse, D.M. (2015). Acute and chronic effects of tantric yoga practice on distress index. *Journal of Alternative & Complementary Medicine, 21*(11), 681–685. http://dx.doi.org/10.1089/acm.2014.0383

Beddoe, A.E., Lee, K.A., Weiss, S.J., Kennedy, H.P. & Yang, C.-P. (2010). Effects of mindful yoga on sleep in pregnant women: a pilot study. *Biological Research for Nursing, 11*(4), 363–370. http://dx.doi.org/10.1177/1099800409356320

Beheshtipoor, N., Bagheri, S., Hashemi, F., Zare, N. & Karimi, M. (2015). The effect of yoga on the quality of life in the children and adolescents with haemophilia. *International Journal of Community Based Nursing and Midwifery, 3*(2), 150–155.

Beltran, M., Brown-Elhillali, A.N., Held, A.R., Ryce, P.C., Ofonedu, M.E., Hoover, D.W., Ensor, K.M. & Belcher, H.M. (2016). Yoga-based psychotherapy groups for boys exposed to trauma in urban settings. *Alternative Therapies in Health & Medicine, 22*(1), 39–46.

Ben-Josef, A.M., Chen, J., Wileyto, P., Doucette, A., Bekelman, J., Christodouleas, J., Deville, C. & Vapiwala, N. (2017). Effect of eischens yoga during radiation therapy on prostate cancer patient symptoms and quality of life: a randomized phase II trial. *International Journal of Radiation Oncology, Biology, Physics, 98*(5), 1036–1044. http://dx.doi.org/10.1016/j.ijrobp.2017.03.043

Benvenutti, M.J., Alves, E.D.S., Michael, S., Ding, D., Stamatakis, E. & Edwards, K.M. (2017). A single session of hatha yoga improves stress reactivity and recovery after an acute psychological stress task – a counterbalanced, randomized-crossover trial in healthy individuals. *Complementary Therapies in Medicine, 35*, 120–126. http://dx.doi.org/10.1016/j.ctim.2017.10.009

Bertisch, S.M., Hamner, J. & Taylor, J.A. (2017). Slow yogic breathing and long-term cardiac autonomic adaptations: a pilot study. *Journal of Alternative & Complementary Medicine, 23*(9), 722–729. http://dx.doi.org/10.1089/acm.2016.0074

Bettany-Saltikov, J., Parent, E., Romano, M., Villagrasa, M. & Negrini, S. (2014). Physiotherapeutic scoliosis-specific exercises for adolescents with idiopathic scoliosis. *European Journal of Physical and Rehabilitation Medicine, 50*(1), 111–121.

Bezerra, L.A., de Melo, H.F., Garay, A.P., Reis, V.M., Aidar, F.J., Bodas, A.R., Garrido, N.D. & de Oliveira, R.J. (2014). Do 12-week yoga program influence respiratory function of elderly women? *Journal of Human Kinetics, 43*, 177–184. https://doi.org/10.2478/hukin-2014-0103

Bhargav, P., Bhargav, H., Raghuram, N. & Garner, C. (2016). Immediate effect of two yoga-based relaxation techniques on cognitive functions in patients suffering from relapsing remitting multiple sclerosis: a comparative study. *International Review of Psychiatry, 28*(3), 299–308. http://dx.doi.org/10.1080/09540261.2016.1191447

Bhargav, H., Raghuram, N., Rao, N.H., Tekur, P. & Koka, P.S. (2010). Potential yoga modules for treatment of hematopoietic inhibition in HIV-1 infection. *Journal of Stem Cells, 5*(3), 129–148.

Bhaskar, L., Kharya, C., Deepak, K.K. & Kochupillai, V. (2017). Assessment of cardiac autonomic tone following long sudarshan kriya yoga in art of living practitioners. *Journal of Alternative and Complementary Medicine, 23*(9), 705–712. http://dx.doi.org/10.1089/acm.2016.0391

Bhat, S., Varambally, S., Karmani, S., Govindaraj, R. & Gangadhar, B.N. (2016). Designing and validation of a yoga-based intervention for obsessive compulsive disorder. *International Review of Psychiatry, 28* (3), 327–333. http://dx.doi.org/10.3109/09540261.2016.1170001

Bhavya Jose (Shimly. T. Thomas) & Sr. Sajeena (2017). Effectiveness of yoga therapy on stress and concentration among students of selected schools in Kerala. *Asian Journal of Nursing Education & Research, 7*(3), 299–304. https://doi.org/10.5958/2349-2996.2017.00062.3

Bhosale, S. (2016). Effect of yoga practice on anxiety and subjective well being of aged of old age home. *Journal of Psychosocial Research, 11*(2), 377–386.

Bibins, B. & Rao, C.K. (2013). Effectiveness of yoga on hypertensive clients – a community based study. *Asian Journal of Nursing Education & Research, 3*(4), 240–242.

Bidwell, A.J., Yazel, B., Davin, D., Fairchild, T.J. & Kanaley, J.A. (2012). Yoga training improves quality of life in women with asthma. *Journal of Alternative & Complementary Medicine, 18*(8), 749–755. http://dx.doi.org/10.1089/acm.2011.0079

Black, D.S., Cole, S.W., Irwin, M.R., Breen, E., St Cyr, N.M., Nazarian, N., Khalsa, D.S. & Lavretsky, H. (2013). Yogic meditation reverses NF-κB and IRF-related transcriptome dynamics in leukocytes of family dementia caregivers in a randomized controlled trial. *Psychoneuroendocrinology, 38*(3), 348–355. http://dx.doi.org/10.1016/j.psyneuen.2012.06.011

Bø, K., Bratland-Sanda, S. & Sundgot-Borgen, J. (2011). Urinary incontinence among group fitness instructors including yoga and pilates teachers. *Neurourology and Urodynamics, 30*(3), 370–373. http://dx.doi.org/10.1002/nau.21006

Bray, M.A., Sassu, K.A., Kapoor, V., Margiano, S., Peck, H.L., Kehle, T.J. & Bertuglia, R. (2012). Yoga as an intervention for asthma. *School Psychology Forum, 6*(2), 39–49.

Brisbon, N.M. & Lowery, G.A. (2011). Mindfulness and levels of stress: a comparison of beginner and advanced hatha yoga practitioners. *Journal of Religion and Health, 50*(4), 931–941. http://dx.doi.org/10.1007/s10943-009-9305-3

Brunner, D., Abramovitch, A. & Etherton, J. (2017). A yoga program for cognitive enhancement. *PLoS ONE, 12*(8), e0182366. Verfügbar unter: https://journals.plos.org/plosone, http://dx.doi.org/10.1371/journal.pone.0182366

Buchanan, D.T., Vitiello, M.V. & Bennett, K. (2017). Feasibility and efficacy of a shared yoga intervention for sleep disturbance in older adults with osteoarthritis. *Journal of Gerontological Nursing, 43* (8), 45–52. http://dx.doi.org/10.3928/00989134-20170405-01

Büssing, A., Ostermann, T., Lüdtke, R. & Michalsen, A. (2012). Effects of yoga interventions on pain and pain-associated disability: a meta-analysis. *The Journal of Pain, 13*(1), 1–9. http://dx.doi.org/10.1016/j.jpain.2011.10.001

Butzer, B., LoRusso, A., Shin, S.H. & Khalsa, S.B. (2017). Evaluation of yoga for preventing adolescent substance use risk factors in a middle school setting: a preliminary group-randomized controlled trial. *Journal of Youth and Adolescence, 46*(3), 603–632. http://dx.doi.org/10.1007/s10964-016-0513-3

Cade, W.T., Reeds, D.N., Mondy, K.E., Overton, E.T., Grassino, J., Tucker, S., Bopp, C., Laciny, E., Hubert, S., Lassa-Claxton, S. & Yarasheski, K.E. (2010). Yoga lifestyle intervention reduces blood pressure in HIV-infected adults with cardiovascular disease risk factors. *HIV Medicine, 11*(6), 379–388. http://dx.doi.org/10.1111/j.1468-1293.2009.00801.x

Campos, M.H., Giraldi, N.M., Gentil, P., de Lira, C.A., Vieira, C.A. & de Paula, M.C. (2017). The geometric curvature of the spine during the sirshasana, the yoga's headstand. *Journal of Sports Sciences, 35*(12), 1134–1141. http://dx.doi.org/10.1080/02640414.2016.1211310

Caplan, M., Portillo, A. & Seely, L. (2013). Yoga psychotherapy: the integration of western psychological theory and ancient yogic wisdom. *Journal of Transpersonal Psychology, 45*(2), 139–158.

Carei, T.R., Fyfe-Johnson, A.L., Breuner, C.C. & Brown, M.A. (2010). Randomized controlled clinical trial of yoga in the treatment of eating disorders. *The Journal of Adolescent Health, 46*(4), 346–351. http://dx.doi.org/10.1016/j.jadohealth.2009.08.007

Centrella-Nigro, A., Gausepohl, R. & Treitler, D. (2017). Evaluating the addition of hatha yoga in cardiac rehabilitation. *Medsurg Nursing, 26*(1), 39–43.

Chen, K.-M., Chen, M.-H., Lin, M.-H., Fan, J.-T., Lin, H.-S. & Li, C.-H. (2010). Effects of yoga on sleep quality and depression in elders in assisted living facilities. *Journal of Nursing Research, 18*(1), 53–61. http://dx.doi.org/10.1097/JNR.0b013e3181ce5189

Chen, K.-M., Fan, J.-T., Wang, H.-H., Wu, S.-J., Li, C.-H. & Lin, H.-S. (2010). Silver yoga exercises improved physical fitness of transitional frail elders. *Nursing Research, 59*(5), 364–370. http://dx.doi.org/10.1097/NNR.0b013e3181ef37d5

Cheung, C., Wyman, J.F., Resnick, B. & Savik, K. (2014). Yoga for managing knee osteoarthritis in older women: a pilot randomized controlled trial. *BMC Complementary And alternative Medicine, 14*, 160. Verfügbar unter: https://bmccomplementalternmed.biomedcentral.com, http://dx.doi.org/10.1186/1472-6882-14-160

Chobe, S., Bhargav, H., Raghuram, N. & Garner, C. (2016). Effect of integrated yoga and physical therapy on audiovisual reaction time, anxiety and depression in patients with chronic multiple sclerosis: a pilot study. *Journal of Complementary & Integrative Medicine, 13*(3), 301–309. http://dx.doi.org/10.1515/jcim-2015-0105

Chou, C.-C. & Huang, C.-J. (2017). Effects of an 8-week yoga program on sustained attention and discrimination function in children with attention deficit hyperactivity disorder. *Peerj, 5*, e2883. Verfügbar unter: https://peerj.com, https://doi.org/10.7717/peerj.2883

Chu, I.-H., Wu, W.-L., Lin, I.-M., Chang, Y.-K., Lin, Y.-J. & Yang, P.-C. (2017). Effects of yoga on heart rate variability and depressive symptoms in women: a randomized controlled trial. *The Journal of Alternative and Complementary Medicine, 23*(4), 310–316. http://dx.doi.org/10.1089/acm.2016.0135

Chuang, L.-H., Soares, M.O., Tilbrook, H., Cox, H., Hewitt, C.E., Aplin, J., Semlyen, A., Trewhela, A., Watt, I. & Torgerson, D.J. (2012). A pragmatic multicentered randomized controlled trial of yoga for chronic low back pain: economic evaluation. *Spine, 37*(18), 1593–1601. http://dx.doi.org/10.1097/BRS.0b013e3182545937

Chung, S.-C., Brooks, M.M., Rai, M., Balk, J.L. & Rai, S. (2012). Effect of Sahaja yoga meditation on quality of life, anxiety, and blood pressure control. *Journal of Alternative & Complementary Medicine, 18*(6), 589–596. http://dx.doi.org/10.1089/acm.2011.0038

Clark, C.J., Lewis-Dmello, A., Anders, D., Parsons, A., Nguyen-Feng, V., Henn, L. & Emerson, D. (2014). Trauma-sensitive yoga as an adjunct mental health treatment in group therapy for survivors of domestic violence: a feasibility study. *Complementary Therapies in Clinical Practice, 20*(3), 152–158. http://dx.doi.org/10.1016/j.ctcp.2014.04.003

Cohen, D.L., Wintering, N., Tolles, V., Townsend, R.R., Farrar, J. T, Galantino, M.L. & Newberg, A.B. (2009). Cerebral blood flow effects of yoga training: preliminary evaluation of 4 cases. *Journal of Alternative & Complementary Medicine, 15*(1), 9–14. http://dx.doi.org/ 10.1089/acm.2008.0008

Combs, M.A., Critchfield, E.A. & Soble, J.R. (2018). Relax while you rehabilitate: a pilot study integrating a novel, yoga-based mindfulness group intervention into a residential military brain injury rehabilitation program. *Rehabilitation Psychology, 63*(2), 182–193. https://doi.org/10.1037/rep0000179

Combs, M.A. & Thorn, B.E. (2015). Yoga attitudes in chronic low back pain: roles of catastrophizing and fear of movement. *Complementary Therapies in Clinical Practice, 21*(3), 160–165. http://dx.doi.org/10.1016/j.ctcp.2015.06.006

Cramer, H., Klose, P., Brinkhaus, B., Michalsen, A. & Dobos, G. (2017). Effects of yoga on chronic neck pain: a systematic review and meta-analysis. *Clinical Rehabilitation, 31*(11), 1457–1465. http://dx.doi.org/10.1177/0269215517698735

Cramer, H., Schäfer, M., Schöls, M., Köcke, J., Elsenbruch, S., Lauche, R., Engler, H., Dobos, G. & Langhorst, J. (2017). Randomised clinical trial: yoga vs written self-care advice for ulcerative colitis. *Alimentary Pharmacology & Therapeutics, 45*(11), 1379–1389. http://dx.doi.org/10.1111/apt.14062

Cramer, H., Langhorst, J., Dobos, G. & Lauche, R. (2016). Yoga for metabolic syndrome: a systematic review and meta-analysis. *European Journal of Preventive Cardiology, 23*(18), 1982–1993. http://dx.doi.org/10.1177/2047487316665729

Cramer, H., Lauche, R., Haller, H., Steckhan, N., Michalsen, A. & Dobos, G. (2014). Effects of yoga on cardiovascular disease risk factors: a systematic review and meta-analysis. *International Journal of Cardiology, 173*(2), 170–183. http://dx.doi.org/10.1016/j.ijcard.2014.02.017

Cramer, H., Lauche, R., Hohmann, C., Lüdtke, R., Haller, H., Michalsen, A., Langhorst, J. & Dobos, G. (2013). Randomized-controlled trial comparing yoga and home-based exercise for chronic neck pain. *The Clinical Journal of Pain, 29*(3), 216–223. http://dx.doi.org/10.1097/AJP.0b013e318251026c

Cramer, H., Lauche, R., Langhorst, J. & Dobos, G. (2013). Yoga for rheumatic diseases: a systematic review. *Rheumatology (Oxford), 52*(11), 2025–2030. http://dx.doi.org/10.1093/rheumatology/ket264

Cramer, H., Lauche, R., Azizi, H., Dobos, G. & Langhorst, J. (2012). Yoga for multiple sclerosis: a systematic review and meta-analysis. *PLoS ONE, 9*(11), e112414. Verfügbar unter: http://journals.plos.org/plosone/, http://dx.doi.org/10.1371/journal.pone.0112414

Cui, J., Yan, J.-H., Yan, L.-M., Pan, L., Le, J.-J. & Guo, Y.-Z. (2017). Effects of yoga in adults with type 2 diabetes mellitus: a meta-analysis. *Journal of Diabetes Investigation, 8*(2), 201–209. http://dx.doi.org/10.1111/jdi.12548

Culver, K.A., Whetten, K., Boyd, D.L. & O'Donnell, K. (2015). Yoga to reduce trauma-related distress and emotional and behavioral difficulties among children living in orphanages in haiti: a pilot study. *The Journal of Alternative and Complementary Medicine, 21*(9), 539–545. https://doi.org/10.1089/acm.2015.0017

Cushing, R.E., Braun, K.L., Alden C-Iayt, S.W. & Katz, A.R. (2018). Military-tailored yoga for veterans with post-traumatic stress disorder. *Military Medicine, 183*(5-6), e223–e231. https://doi.org/10.1093/milmed/usx071

Danucalov, M.A.D., Kozasa, E.H., Ribas, K.T., Galduróz, J.C., Garcia, M.C., Verreschi, I.T., Oliveira, K.C., Romani de Oliveira, L. & Leite, J.R. (2013). A yoga and compassion meditation program reduces stress in familial caregivers of Alzheimer's disease patients. *Evidence-Based Complementary and Alternative Medicine*, Art. ID: 513149, Verfügbar unter: https://www.hindawi.com/journals/ecam/, http://dx.doi.org/10.1155/2013/513149

Das, M., Deepeshwar, S., Subramanya, P. & Manjunath, N.K. (2016). Influence of yoga-based personality development program on psychomotor performance and self-efficacy in school children. *Frontiers in Pediatrics, 4*, 62. Verfügbar unter: https://www.frontiersin.org/journals/pediatrics, https://doi.org/10.3389/fped.2016.00062

de Bruin, E.I., Formsma, A.R., Frijstein, G. & Bögels, S.M. (2017). Mindful2Work: effects of combined physical exercise, yoga, and mindfulness meditations for stress relieve in employees. A proof of concept study. *Mindfulness, 8*(1), 204–217. http://dx.doi.org/10.1007/s12671-016-0593-x

Deepeshwar, S., Tanwar, M., Kavuri, V. & Budhi, R.B. (2018). Effect of yoga based lifestyle intervention on patients with knee osteoarthritis: a randomized controlled trial. *Frontiers in Psychiatry, 9*, 180. Verfügbar unter: https://www.frontiersin.org/journals/psychiatry, http://dx.doi.org/10.3389/fpsyt.2018.00180

Descilo, T., Vedamurtachar, A., Gerbarg, P.L., Nagaraja, D., Gangadhar, B.N., Damodaran, B., Adelson, B., Braslow, L.H., Marcus, S. & Brown, R.P. (2010). Effects of a yoga breath intervention alone and in combination with an exposure therapy for post-traumatic stress disorder and depression in survivors of the 2004 South-East Asia tsunami. *Acta Psychiatrica Scandinavica, 121*(4), 289–300. http://dx.doi.org/10.1111/j.1600-0447.2009.01466.x

Dhameja, K., Singh, S., Mustafa, M.D., Singh, K.P., Banerjee, B.D., Agarwal, M. & Ahmed, R.S. (2013). Therapeutic effect of yoga in patients with hypertension with reference to GST gene polymorphism. *Journal of Alternative & Complementary Medicine, 19*(3), 243–249. http://dx.doi.org/10.1089/acm.2011.0908

Dhungana, R.R., Khanal, M.K., Joshi, S., Kalauni, O.P., Shakya, A., Bhrutel, V., Panthi, S., KC, R.K., Ghimire, B., Pandey, A.R., Bista, B., Sapkota, B., Khatiwoda, S.R., McLachlan, C.S. & Neupane, D. (2018). Impact of a structured yoga program on blood pressure reduction among hypertensive patients: study protocol for a pragmatic randomized multicenter trial in primary health care settings in Nepal, *BMC Complementary and Alternative Medicine, 18*(1), 207. Verfügbar unter: https://bmccomplementalternmed.biomedcentral.com, https://doi.org/10.1186/s12906-018-2275-9

Donesky, D., Melendez, M., Nguyen, H.Q. & Carrieri-Kohlman, V. (2012). A responder analysis of the effects of yoga for individuals with COPD: who benefits and how? *International Journal of Yoga Therapy*, (22), 23–36.

Doria, S., de Vuono, A., Sanlorenzo, R., Irtelli, F. & Mencacci, C. (2015). Anti-anxiety efficacy of sudarshan kriya yoga in general anxiety disorder: a multicomponent, yoga based, breath intervention program for patients suffering from generalized anxiety disorder with or without comorbidities. *Journal of Affective Disorders, 184*, 310–317. http://dx.doi.org/10.1016/j.jad.2015.06.011

D'Souza, C. & Avadhany, S.T. (2014). Effects of yoga training and detraining on physical performance measures in prepubertal children – a randomized trial. *Indian Journal of Physiology and Pharmacology, 58* (1), 61–68.

Dunleavy, K., Kava, K., Goldberg, A., Malek, M.H., Talley, S.A., Tutag-Lehr, V. & Hildreth, J. (2016). Comparative effectiveness of pilates and yoga group exercise interventions for chronic mechanical neck pain: quasi-randomised parallel controlled study. *Physiotherapy, 102*(3), 236–242. http://dx.doi.org/10.1016/j.physio.2015.06.002

Ebnezar, J., Nagarathna, R., Yogitha, B. & Nagendra, H.R. (2012). Effects of an integrated approach of hatha yoga therapy on functional disability, pain, and flexibility in osteoarthritis of the knee joint: a randomized controlled study. *Journal of Alternative & Complementary Medicine, 18* (5), 463–472. http://dx.doi.org/10.1089/acm.2010.0320

Ebnezar, J., Nagarathna, R., Yogitha, B. & Nagendra, H.R. (2012). Effect of integrated yoga therapy on pain, morning stiffness and anxiety in osteoarthritis of the knee joint: a randomized control study. *International Journal of Yoga, 5*(1), 28–36. http://dx.doi.org/10.4103/0973-6131.91708

Evans, S., Moieni, M., Lung, K., Tsao, J., Sternlieb, B., Taylor, M. & Zeltzer, L. (2013). Impact of Iyengar yoga on quality of life in young women with rheumatoid arthritis. *The Clinical Journal of Pain, 29* (11), 988–997. http://dx.doi.org/10.1097/AJP.0b013e31827da381

Evans, S., Cousins, L., Tsao, J.C., Sternlieb, B. & Zeltzer, L.K. (2011). Protocol for a randomized controlled study of Iyengar yoga for youth with irritable bowel syndrome. *Trials, 12*, 15. Verfügbar unter: https://trialsjournal.biomedcentral.com, http://dx.doi.org/10.1186/1745-6215-12-15

Evans, S., Cousins, L., Tsao, J.C., Subramanian, S., Sternlieb, B. & Zeltzer, L.K. (2011). A randomized controlled trial examining Iyengar yoga for young adults with rheumatoid arthritis: a study protocol. *Trials, 12*, 19. Verfügbar unter: https://trialsjournal.biomedcentral.com, http://dx.doi.org/10.1186/1745-6215-12-19

Evans, S., Moieni, M., Subramanian, S., Tsao, J.C., Sternlieb, B. & Zeltzer, L.K. (2011). „Now I see a brighter day": expectations and perceived benefits of an Iyengar yoga intervention for young patients with rheumatoid arthritis. *Journal of Yoga & Physical Therapy, 1*(101). Verfügbar unter: https://www.omicsonline.org/yoga-physical-therapy.php, http://dx.doi.org/10.4172/2157-7595.1000101

Evans, S., Moieni, M., Taub, R., Subramanian, S.K., Tsao, J.C., Sternlieb, B. & Zeltzer L.K. (2010). Iyengar yoga for young adults with rheumatoid arthritis: results from a mixed-methods pilot study. *Journal of Pain and Symptom Management, 39*(5), 904–913. http://dx.doi.org/10.1016/j.jpainsymman.2009.09.018

Eyre, H.A., Acevedo, B., Yang, H., Siddarth, P., Van Dyk, K., Ercoli, L., Leaver, A.M., Cyr, N.S., Narr, K., Baune, B.T., Khalsa, D.S. & Lavretsky, H. (2016). Changes in neural connectivity and memory following a yoga intervention for older adults: a pilot study. *Journal of Alzheimer's Disease, 52*(2), 673–684. http://dx.doi.org/10.3233/JAD-150653

Falsafi, N. (2016). A randomized controlled trial of mindfulness versus yoga: effects on depression and/or anxiety in college students. *Journal of the American Psychiatric Nurses Association, 22*(6), 483–497.

Fan, R. & Li, X. (2015). A regular yoga intervention for staff nurse sleep quality and work stress: a randomised controlled trial. *Journal of Clinical Nursing, 24*(23/24), 3374–3379. http://dx.doi.org/10.1111/jocn.12983

Farinatti, P.T., Rubini, E.C., Silva, E.B. & Vanfraechem, J.H. (2014). Flexibility of the elderly after one-year practice of yoga and calisthenics. *International Journal of Yoga Therapy, 24*, 71–77.

Feinstein, A.B., Cohen, L.L., Masuda, A., Griffin, A.T., Gamwell, K.L., Stiles, M.T., Angeles-Han, S.T. & Prahalad, S. (2018). Yoga intervention for an adolescent with juvenile idiopathic arthritis: a case study. *Advances in Mind-Body Medicine, 32*(1), 13–20.

Felver, J.C., Butzer, B., Olson, K.J., Smith, I.M., Khalsa, S.B. (2015). Yoga in public school improves adolescent mood and affect. *Contemporary School Psychology, 19*(3), 184–192. http://dx.doi.org/10.1007/s40688-014-0031-9

Field, T. (2016). Knee osteoarthritis pain in the elderly can be reduced by massage therapy, yoga and tai chi: a review. *Complementary Therapies in Clinical Practice, 22*, 87–92. https://doi.org/10.1016/j.ctcp.2016.01.001

Field, T., Diego, M., Delgado, J. & Medina, L. (2013). Tai chi/yoga reduces prenatal depression, anxiety and sleep disturbances. *Complementary Therapies in Clinical Practice, 19*(1), 6–10. http://dx.doi.org/10.1016/j.ctcp.2012.10.001

Fishman, L.M., Groessl, E.J. & Sherman, K.J. (2014). Serial case reporting yoga for idiopathic and degenerative scoliosis. *Global Advances in Health and Medicine, 3*(5), 16–21. http://dx.doi.org/10.7453/gahmj.2013.064

Forfylow, A.L. (2011). Integrating yoga with psychotherapy: a complementary treatment for anxiety and depression. *Canadian Journal of Counselling & Psychotherapy, 45*(2), 132–150.

Fouladbakhsh, J.M., Davis, J.E. & Yarandi, H.N. (2014). A pilot study of the feasibility and outcomes of yoga for lung cancer survivors. *Oncology Nursing Forum*, 41(2), 162–174. http://dx.doi.org/10.1188/14.ONF.162-174

Friis, A.M. & Sollers III, J.J. (2012). Yoga improves autonomic control in males: a preliminary study into the heart of an ancient practice. *Journal of Evidence-Based Complementary & Alternative Medicine, 18*(3), 176–182. http://dx.doi.org/10.1177/2156587212470454

Froeliger, B.E., Garland, E.L., Modlin, L.A. & McClernon, F.J. (2012). Neurocognitive correlates of the effects of yoga meditation practice on emotion and cognition: a pilot study. *Frontiers in Integrative Neuroscience, 6*, 48. Verfügbar unter: https://www.frontiersin.org, http://dx.doi.org/10.3389/fnint.2012.00048.

Fulambarker, A., Farooki, B., Kheir, F., Copur, A.S., Srinivasan, L. & Schultz, S. (2012). Effect of yoga in chronic obstructive pulmonary disease. *American Journal of Therapeutics, 19*(2), 96–100. http://dx.doi.org/10.1097/MJT.0b013e3181f2ab86

Galantino, M.L., Desai, K., Greene, L., Demichele, A., Stricker, C.T. & Mao, J.J. (2012). Impact of yoga on functional outcomes in breast cancer survivors with aromatase inhibitor-associated arthralgias. *Integrative Cancer Therapies, 11*(4), 313–320. http://dx.doi.org/10.1177/1534735411413270

Galantino, M.L., Greene, L., Daniels, L., Dooley, B., Muscatello, L. & O'Donnell, L. (2012). Longitudinal impact of yoga on chemotherapy-related cognitive impairment and quality of life in women with early stage breast cancer: a case series. *Explore (New York, N.Y.), 8*(2), 127–135. http://dx.doi.org/10.1016/j.explore.2011.12.001

Gammage, K.L., Drouin, B. & Lamarche, L. (2016). Comparing a yoga class with a resistance exercise class: effects on body satisfaction and social physique anxiety in university women. *Journal of Physical Activity & Health, 13*(11), 1202–1209. http://dx.doi.org/10.1123/jpah.2015-0642

Gard, T., Taquet, M., Dixit, R., Hölzel, B.K., de Montjoye, Y.A., Brach, N., Salat.D.h., Dickerson, B.C., Gray, J.R. & Lazar, S.W. (2014). Fluid intelligence and brain functional organization in aging yoga and meditation practitioners. *Frontiers in Aging Neuroscience, 6*, 76. Verfügbar unter: https://www.frontiersin.org, http://dx.doi.org/ 10.3389/fnagi.2014.00076

Garg, S., Ramya, C.S., Shankar, V., Kutty, K. (2015). Efficacy of short-term yoga therapy program on quality of life in patients with psychosomatic ailments. *Indian Journal of Psychiatry, 57*(1), 78–80. http://dx.doi.org/10.4103/0019-5545.148530

Gatzonis, S. & Fabus, R. (2015). A preliminary study investigating the effects of a modified yoga breathing program with four individuals who stutter. *Contemporary Issues in Communication Science & Disorders, 42*, 246–259.

Ghasemi, G.A., Golkar, A. & Marandi, S.M. (2013). Effects of hata yoga on knee osteoarthritis. *International Journal of Preventive Medicine, 4* (Suppl 1), 133–138.

Gonçalves, A.V., Barros, N.F. & Bahamondes, L. (2017). The practice of hatha yoga for the treatment of pain associated with endometriosis. *Journal of Alternative & Complementary Medicine, 23*(1), 45–52. http://dx.doi.org/10.1089/acm.2015.0343

Gonçalves, A.V., Makuch, M.Y., Setubal, M.S., Barros, N.F. & Bahamondes, L. (2016). A qualitative study on the practice of yoga for women with pain-associated endometriosis. *Journal of Alternative & Complementary Medicine, 22*(12), 977–982. http://dx.doi.org/10.1089/acm.2016.0021

Gonçalves, L.C., Vale, R.G., Barata, N.J., Varejão, R.V. & Dantas, E.H. (2011). Flexibility, functional autonomy and quality of life (QoL) in elderly yoga practitioners. *Archives of Gerontology and Geriatrics, 53*(2), 158–162. https://doi.org/10.1016/j.archger.2010.10.028

Gong, H., Ni, C., Shen, X., Wu, T. & Jiang, C. (2015). Yoga for prenatal depression: a systematic review and meta-analysis. *BMC Psychiatry, 15*, 14. Verfügbar unter: https://bmcpsychiatry.biomedcentral.com, https://doi.org/10.1186/s12888-015-0393-1

Gothe, N.P., Hayes, J.M., Temali, C. & Damoiseaux, J.S. (2018). Differences in brain structure and function among yoga practitioners and controls. *Frontiers in Integrative Neuroscience, 12*, 26. Verfügbar unter: https://www.frontiersin.org, http://dx.doi.org/10.3389/fnint.2018.00026

Gothe, N.P., Kramer, A.F. & McAuley, E. (2017). Hatha yoga practice improves attention and processing speed in older adults: results from an 8-week randomized control trial. *Journal of Alternative & Complementary Medicine, 23*(1), 35–40. http://dx.doi.org/10.1089/acm.2016.0185

Gothe, N.P., Kramer, A.F. & McAuley, E. (2014). The effects of an 8-week Hatha yoga intervention on executive function in older adults. *Journals of Gerontology, 69*(9), 1109–1116. http://dx.doi.org/10.1093/gerona/glu095

Greysen, H.M., Greysen, S.R., Lee, K.A., Hong, O.S., Katz, P. & Leutwyler, H. (2017). A qualitative study exploring community yoga practice in adults with rheumatoid arthritis. *Journal of Alternative and Complementary Medicine, 23*(6), 487–493. http://dx.doi.org/10.1089/acm.2016.0156

Groessl, E.J., Liu, L., Chang, D.G., Wetherell, J.L., Bormann, J.E., Atkinson, J.H., Baxi, S. & Schmalzl, L. (2017). Yoga for military veterans with chronic low back pain: a randomized clinical trial. *American Journal of Preventive Medicine, 53*(5), 599–608. http://dx.doi.org/10.1016/j.amepre.2017.05.019

Groessl, E.J., Weingart, K.R., Johnson, N. & Baxi, S. (2012). The benefits of yoga for women veterans with chronic low back pain. *Journal of Alternative & Complementary Medicine, 18*(9), 832–838. http://dx.doi.org/10.1089/acm.2010.0657

Gupta, A., Gupta, R., Sood, S. & Arkham, M. (2014). Pranayam for treatment of chronic obstructive pulmonary disease: results from a randomized, controlled trial. *Integrative Medicine, 13*(1), 26–31.

Gwiaździński, P., Fedyk, O., Krawczyk, M. & Szymański, M. (2017). Practicing hatha-yoga, sense of coherence and sense of agency. Neurophenomenological approach. *Psychiatria Danubina, 29*(Suppl 3), 530–535.

Ha, M.-S., Baek, Y.-H., Kim, J.-W. & Kim, D.-Y. (2015). Effects of yoga exercise on maximum oxygen uptake, cortisol level, and creatine kinase myocardial bond activity in female patients with skeletal muscle pain syndrome. *Journal of Physical Therapy Science, 27*(5), 1451–1453. http://dx.doi.org/10.1589/jpts.27.1451

Haaz, S. & Bartlett, S.J. (2011). Yoga for arthritis: a scoping review. *Rheumatic Diseases Clinics of North America, 37* (1), 33–46. http://dx.doi.org/10.1016/j.rdc.2010.11.001

Haden, S.C., Daly, L. & Hagins, M. (2014). A randomised controlled trial comparing the impact of yoga and physical education on the emotional and behavioural functioning of middle school children. *Focus on Alternative and Complementary Therapies, 19*(3), 148–155. http://dx.doi.org/10.1111/fct.12130

Hagins, M., States, R., Selfe, T. & Innes, K. (2013). Effectiveness of yoga for hypertension: systematic review and meta-analysis. *Evidence-based Complementary & Alternative Medicine*, Art. ID: 649836. Verfügbar unter: https://www.hindawi.com/journals/ecam, http://dx.doi.org/10.1155/2013/649836

Hainsworth, K.R., Salamon, K.S., Khan, K.A., Mascarenhas, B., Davies, W.H. & Weisman, S.J. (2014). A pilot study of yoga for chronic headaches in youth: promise amidst challenges. *Pain Management Nursing, 15*(2), 490–498. https://doi.org/10.1016/j.pmn.2012.12.002

Hakim, R.M., Kotroba, E., Cours, J., Teel, S. & Leininger, P.M. (2010). A cross-sectional study of balance-related measures with older adults who participated in tai chi, yoga, or no exercise. *Physical & Occupational Therapy in Geriatrics, 28*(1), 63–74. https://doi.org/10.3109/02703181003605861

Halpern, J., Cohen, M., Kennedy, G., Reece, J., Cahan, C. & Baharav, A. (2014). Yoga for improving sleep quality and quality of life for older adults. *Alternative Therapies in Health & Medicine, 20*(3), 37–46.

Hariprasad, V.R., Arasappa, R., Varambally, S., Srinath, S. & Gangadhar, B.N. (2013). Feasibility and efficacy of yoga as an add-on intervention in attention deficit-hyperactivity disorder: an exploratory study. *Indian Journal of Psychiatry, 55*(Suppl 3), 379–384. http://dx.doi.org/10.4103/0019-5545.116317

Hariprasad, V.R., Koparde, V., Sivakumar, P.T., Varambally, S., Thirthalli, J., Varghese, M., Basavaraddi, I.V. & Gangadhar, B.N. (2013). Randomized clinical trial of yoga-based intervention in residents from elderly homes: effects on cognitive function. *Indian*

Journal of Psychiatry, 55 (Suppl. 3), 357–363. http://dx.doi.org/10.4103/0019-5545.116308

Hariprasad, V.R., Sivakumar, P.T., Koparde, V., Varambally, S., Thirthalli, J., Varghese, M., Basavaraddi, I.V. & Gangadhar, B.N. (2013). Effects of yoga intervention on sleep and quality-of-life in elderly: a randomized controlled trial. *Indian Journal of Psychiatry, 55*(Suppl 3), 364–368. http://dx.doi.org/10.4103/0019-5545.116310

Hariprasad, V.R., Varambally, S., Varambally, P.T., Thirthalli, J., Basavaraddi, I.V. & Gangadhar, B.N. (2013). Designing, validation and feasibility of a yoga-based intervention for elderly. *Indian Journal of Psychiatry, 55*(Suppl. 3), 344–349. http://dx.doi.org/10.4103/0019-5545.116302

Harris, A.R., Jennings, P.A., Katz, D.A., Abenavoli, R.M. & Greenberg, M.T. (2016). Promoting stress management and wellbeing in educators: feasibility and efficacy of a school-based yoga and mindfulness intervention. *Mindfulness, 7*(1), 143–154. https://doi.org/10.1007/s12671-015-0451-2

Hartfiel, N., Burton, C., Rycroft-Malone, J., Clarke, G., Havenhand, J., Khalsa, S.B. & Edwards, R.T. (2012). Yoga for reducing perceived stress and back pain at work. *Occupational Medicine, 62* (8), 606–612. http://dx.doi.org/10.1093/occmed/kqs168

Hartfiel, N., Havenhand, J., Khalsa, S.B., Clarke, G. & Krayer, A. (2011). The effectiveness of yoga for the improvement of well-being and resilience to stress in the workplace. *Scandinavian Journal of Work, Environment & Health, 37*(1), 70–76. http://dx.doi.org/10.2307/40967889

Hooke, M.C., Gilchrist, L., Foster, L., Langevin, M. & Lee, J. (2016). Yoga for children and adolescents after completing cancer treatment. *Journal of Pediatric Oncology Nursing, 33*(1), 64–73. http://dx.doi.org/10.1177/1043454214563936

Huang, A.J., Rowen, T.S., Abercrombie, P., Subak, L.L., Schembri, M., Plaut, T. & Chao, M.T. (2017). Development and feasibility of a group-based therapeutic yoga program for women with chronic pelvic pain. *Pain Medicine, 18*(10), 1864–1872. http://dx.doi.org/10.1093/pm/pnw306

Hunter, S.D., Dhindsa, M.S., Cunningham, E., Tarumi, T., Alkatan, M., Nualnim, N. & Tanaka, H. (2013). The effect of Bikram yoga on arterial stiffness in young and older adults. *The Journal of Alternative and Complementary Medicine, 19*(12), 930–934. http://dx.doi.org/10.1089/acm.2012.0709

Hylander, F., Johansson, M., Daukantaitė, D. & Ruggeri, K. (2017). Yin yoga and mindfulness: a five week randomized controlled study evaluating the effects of the YOMI program on stress and worry. *Anxiety, Stress & Coping, 30*(4), 365–378. https://doi.org/10.1080/10615806.2017.1301189

Ikai, S., Suzuki, T., Uchida, H., Saruta, J., Tsukinoki, K., Fujii, Y. & Mimura, M. (2014). Effects of weekly one-hour hatha yoga therapy on resilience and stress levels in patients with schizophrenia-spectrum disorders: an eight-week randomized controlled trial. *The Journal of Alternative and Complementary Medicine, 20*(11), 823–830. http://dx.doi.org/10.1089/acm.2014.0205

Jahdi, F., Sheikhan, F., Haghani, H., Sharifi, B., Ghaseminejad, A., Khodarahmian, M. & Rouhana, N. (2017). Yoga during pregnancy: the effects on labor pain and delivery outcomes (A randomized controlled trial). *Complementary Therapies in Clinical Practice, 27*, 1–4. http://dx.doi.org/10.1016/j.ctcp.2016.12.002

Jayasheela, H. (2018). Impact of pranayama on quality of life of chronic obstructive pulmonary disease patients admitted at pravara rural hospital, Loni (Bk). *International Journal of Nursing Education, 10*(2), 103–105. http://dx.doi.org/10.5958/0974-9357.2018.00051.X

Jeter, P.E., Slutsky, J., Singh, N., Khalsa, S.B. (2015). Yoga as a therapeutic intervention: a bibliometric analysis of published research studies from 1967 to 2013. *The Journal of Alternative and Complementary Medicine, 21*(10), 586–592. http://dx.doi.org/10.1089/acm.2015.0057

Jiandani, M.P., Mahulkar, R.D., Athavale, A.U. & Mehta A.A. (2013). Yoga versus physiotherapy: effect on pulmonary function, breath holding time & quality of life in asthmatics. *Indian Journal of Physiotherapy & Occupational Therapy, 7*(4), 160–166. http://dx.doi.org/10.5958/j.0973-5674.7.4.141

Jindani, F.A. & Khalsa, G.F. (2015). A yoga intervention program for patients suffering from symptoms of posttraumatic stress disorder: a qualitative descriptive study. *Journal of Alternative & Complementary Medicine, 21*(7), 401–408. http://dx.doi.org/10.1089/acm.2014.0262

Jindani, F. & Khalsa, G.F. (2015). A journey to embodied healing: yoga as a treatment for post-traumatic stress disorder. *Journal of Religion & Spirituality in Social Work, 34*(4), 394–413. https://doi.org/10.1080/15426432.2015.1082455

Jindani, F., Turner, N. & Khalsa, S.B. (2015). A yoga intervention for posttraumatic stress: a preliminary randomized control trial. *Evidence-Based Complementary and Alternative Medicine*, Art. ID: 351746. Verfügbar unter: https://www.hindawi.com/journals/ecam, http://dx.doi.org/10.1155/2015/351746

Johnston, J.M., Minami, T., Greenwald, D., Li, C., Reinhardt, K. & Khalsa, S.B. (2015). Yoga for military service personnel with PTSD: a single arm study. *Psychological Trauma: Theory, Research, Practice, and Policy, 7*(6), 555–562. http://dx.doi.org/10.1037/tra0000051

Jois, S.N., D'Souza, L. & Moulya, R. (2017). Beneficial effects of superbrain yoga on short-term memory and selective attention of students. *Indian Journal of Traditional Knowledge, 16*(Suppl), 35–39.

Kaley-Isley, L.C., Peterson, J., Fischer, C. & Peterson, E. (2010). Yoga as a complementary therapy for children and adolescents: a guide for clinicians. *Psychiatry, 7*(8), 20–32.

Kamradt, J.M. (2017). Integrating yoga into psychotherapy: the ethics of moving from the mind to the mat. *Complementary Therapies in Clinical Practice, 27*, 27–30. http://dx.doi.org/10.1016/j.ctcp.2017.01.003

Kan, L., Zhang, J., Yang, Y. & Wang, P. (2016). The effects of yoga on pain, mobility, and quality of life in patients with knee osteoarthritis: a systematic review. *Evidence-based Complementary & Alternative Medicine*, Art. ID: 6016532. Verfügbar unter: https://www.hindawi.com/journals/ecam, http://dx.doi.org/10.1155/2016/6016532

Kaswala, D., Shah, S., Mishra, A., Patel, H., Patel, N., Sangwan, P., Chodos, A. & Brelvi, Z. (2013). Can yoga be used to treat gastroesophageal reflux disease? *International Journal of Yoga, 6* (2), 131–133. http://dx.doi.org/10.4103/0973-6131.113416

Kelley, K.K., Aaron, D., Hynds, K., Machado, E. & Wolff, M. (2014). The effects of a therapeutic yoga program on postural control, mobility, and gait speed in community-dwelling older adults. *Journal of Alternative & Complementary Medicine, 20*(12), 949–954. http://dx.doi.org/10.1089/acm.2014.0156

Kennedy, S.L. (2014). Yoga as the „next wave" of therapeutic modalities for treatment of insomnia. *International Journal of Yoga Therapy, 24*, 125–129.

Khalsa, S.B., Butzer, B., Shorter, S.M., Reinhardt, K.M. & Cope, S. (2013). Yoga reduces performance anxiety in adolescent musicians. *Alternative Therapies in Health & Medicine, 19*(2), 34–45.

Khalsa, S.B., Hickey-Schultz, L., Cohen, D., Steiner, N. & Cope, S. (2012). Evaluation of the mental health benefits of yoga in a secondary school: a preliminary randomized controlled trial. *The Journal of Behavioral Health Services & Research, 39*(1), 80–90. http://dx.doi.org/10.1007/s11414-011-9249-8

Kim, S.-D. (2018). Effects of yogic exercise on nonspecific neck pain in university students. *Complementary Therapies in Clinical Practice, 31*, 338–342. http://dx.doi.org/10.1016/j.ctcp.2017.10.003

Kim, K.J., Wee, S.-J., Gilbert, B.B. & Choi, J. (2016). Young children's physical and psychological well-being through yoga. *Childhood Education, 92*(6), 437–445. https://doi.org/10.1080/00094056.2016.1251792

Kinser, P.A., Pauli, J., Jallo, N., Shall, M., Karst, K., Hoekstra, M. & Starkweather, A. (2017). Physical activity and yoga-based approaches for pregnancy-related low back and pelvic pain. *Journal of Obstetric, Gynecologic & Neonatal Nursing, 46*(3), 334–346. http://dx.doi.org/10.1016/j.jogn.2016.12.006

Kinser, P.A. & Masho, S. (2015). „I just start crying for no reason": the experience of stress and depression in pregnant, urban, African-American adolescents and their perception of yoga as a management strategy. *Women's Health Issues, 25*(2), 142–148. http://dx.doi.org/10.1016/j.whi.2014.11.007

Kiran, Girgla, K.K., Chalana, H. & Singh, H. (2014). Effect of rajyoga meditation on chronic tension headache. *Indian Journal of Physiology and Pharmacology, 58*(2), 157–161.

Klatte, R., Pabst, S., Beelmann, A. & Rosendahl, J. (2016). Wirksamkeit von körperorientiertem Yoga bei psychischen Störungen. *Deutsches Ärzteblatt, 113*(12), 195–202. http://dx.doi.org/1.3238/arztebl.2016.0195

Koenig, K.P., Buckley-Reen, A. & Garg, S. (2012). Efficacy of the get ready to learn yoga program among children with autism spectrum disorders: a pretest-posttest control group design. *American Journal of Occupational Therapy, 66*(5), 538–546. https://doi.org/10.5014/ajot.2012.004390

Köksoy, S., Eti, C.M., Karatas, M. & Vayisoglu, Y. (2018). The effects of yoga in patients suffering from subjective tinnitus. *International Archives of Otorhinolaryngology, 22*(1), 9–13. https://doi.org/10.1055/s-0037-1601415

Krishna, B.H., Pal, P., Pal, G., Balachander, J., Jayasettiaseelon, E., Sreekanth, Y., Sridhar, M. & Gaur, G. (2014). A randomized controlled trial to study the effect of yoga therapy on cardiac function and N terminal po BNP in heart failure. *Integrative Medicine Insights*, 9. Verfügbar unter: http://journals.sagepub.com, http://dx.doi.org/10.4137/IMI.S13939

Krishna, B.H., Pal, P., Pal, G.K., Balachander, J., Jayasettiaseelon, E., Sreekanth, Y., Sridhar, M.G. & Gaur, G.S. (2014). Effect of yoga therapy on heart rate, blood pressure and cardiac autonomic function in heart failure. *Journal of Clinical and Diagnostic Research, 8*(1), 14–16. http://dx.doi.org/10.7860/JCDR/2014/7844.3983

Kudesia, R.S. & Bianchi, M.T. (2012). Decreased nocturnal awakenings in young adults performing bikram yoga: a low-constraint home sleep monitoring study. *SRN Neurology*, Art. ID: 153745. Verfügbar unter: https://www.hindawi.com/journals/isrn, http://dx.doi.org/10.5402/2012/153745

Kumar, A., Delbaere, K., Zijlstra, G.A., Carpenter, H., Iliffe, S., Masud, T., Skelton, D., Morris, R. & Kendrick, D. (2016). Exercise for reducing fear of falling in older people living in the community: cochrane systematic review and meta-analysis. *Age & Ageing, 45*(3), 345–352. http://dx.doi.org/10.1093/ageing/afw036

Kumar, V., Jagannathan, A., Philip, M., Thulasi, A., Angadi, P. & Raghuram, N. (2016). Role of yoga for patients with type II diabetes mellitus: a systematic review and meta-analysis. *Complementary Therapies in Medicine, 25*, 104–112. http://dx.doi.org/10.1016/j.ctim.2016.02.001

Kuvačić, G., Fratini, P., Padulo, J., Antonio, D.i. & de Giorgio, A. (2018). Effectiveness of yoga and educational intervention on disability, anxiety, depression, and pain in people with CLBP: a randomized controlled trial. *Complementary Therapies in Clinical Practice, 31*, 262–267. http://dx.doi.org/10.1016/j.ctcp.2018.03.008

Lavretsky, H., Epel, E.S., Siddarth, P., Nazarian, N., Cyr, N.S., Khalsa, D.S., Lin, J., Blackburn, E. & Irwin, M.R. (2013). A pilot study of yogic meditation for family dementia caregivers with depressive symptoms: effects on mental health, cognition, and telomerase activity. *International Journal of Geriatric Psychiatry, 28* (1), 57–65. http://dx.doi.org/10.1002/gps.3790

Lee, M., Moon, W. & Kim, J. (2014). Effect of yoga on pain, brain-derived neurotrophic factor, and serotonin in premenopausal women with chronic low back pain. *Evidence-based Complementary & Alternative Medicine*, Art. ID: 203173. Verfügbar unter: https://www.hindawi.com/journals/ecam, http://dx.doi.org/10.1155/2014/203173

Li, C., Liu, Y., Ji, Y., Xie, L. & Hou, Z. (2018). Efficacy of yoga training in chronic obstructive pulmonary disease patients: a systematic review and meta-analysis. *Complementary Therapies in Clinical Practice, 30*, 33–37. http://dx.doi.org/10.1016/j.ctcp.2017.11.006

Lim, S.-A. & Cheong, K.-J. (2015). Regular yoga practice improves antioxidant status, immune function, and stress hormone releases in young healthy people: a randomized, double-blind, controlled pilot study. *Journal of Alternative & Complementary Medicine, 21*(9), 530–538. http://dx.doi.org/10.1089/acm.2014.0044

Lin, S.-L., Huang, C.-Y., Shiu, S.-P. & Yeh, S.-H. (2015). Effects of yoga on stress, stress adaption, and heart rate variability among mental health professionals – a randomized controlled trial. *Worldviews on Evidence-Based Nursing, 12*(4), 236–245. https://doi.org/10.1111/wvn.12097

Lindahl, E., Tilton, K., Eickholt, N. & Ferguson-Stegall, L. (2016). Yoga reduces perceived stress and exhaustion levels in healthy elderly individuals. *Complementary Therapies in Clinical Practice, 24*, 50–56. https://doi.org/10.1016/j.ctcp.2016.05.007

Litchke, L. & Hodges, J. (2014). The meaning of „now" moments of engagement in yoga for persons with Alzheimer's disease. *Therapeutic Recreation Journal, 48*(3), 229–246.

Louie, L. (2014). The effectiveness of yoga for depression: a critical literature review. *Issues in Mental Health Nursing, 35*(4), 265–276. http://dx.doi.org/10.3109/01612840.2013.874062

Lu, Y.-H., Rosner, B., Chang, G. & Fishman, L.M. (2016). Twelve-minute daily yoga regimen reverses osteoporotic bone loss. *Topics in Geriatric Rehabilitation, 32*(2), 81–87. http://dx.doi.org/10.1097/TGR.0000000000000085

Macy, R.J., Jones, E., Graham, L.M. & Roach, L. (2015). Yoga for trauma and related mental Health problems: a meta-review with clinical and service recommendations. *Trauma Violence Abuse*, 1524838015620834. Verfügbar unter: http://journals.sagepub.com/home/tva, https://doi.org/10.1177/1524838015620834

Manik, R.K., Mahapatra, A.K., Gartia, R., Bansal, S. & Patnaik, A. (2017). Effect of selected yogic practices on pain and disability in patients with lumbar spondylitis. *International Journal of Yoga, 10*(2), 81–87. http://dx.doi.org/10.4103/0973-6131.205516

Martins, R.F. & Pinto e Silva, J.L. (2014). Treatment of pregnancy-related lumbar and pelvic girdle pain by the yoga method: a randomized controlled study. *Journal of Alternative & Complementary Medicine, 20*(1), 24–31. http://dx.doi.org/10.1089/acm.2012.0715

Mason, H., Vandoni, M., deBarbieri, G., Codrons, E., Ugargol, V. & Bernardi, L. (2013). Cardiovascular and respiratory effect of yogic slow breathing in the yoga beginner: what is the best approach? *Evidence-based Complementary & Alternative Medicine*, Art. ID: 743504. Verfügbar unter: https://www.hindawi.com/journals/ecam, http://dx.doi.org/10.1155/2013/743504

Mathad, M.D., Pradhan, B. & Sasidharan, R.K. (2017). Effect of yoga on psychological functioning of nursing students: a randomized wait list control trial. *Journal of Clinical and Diagnostic Research, 11*(5), KC01–KC05. Verfügbar unter: www.jcdr.net, http://dx.doi.org/10.7860/JCDR/2017/26517.9833

Mathersul, D.C. & Rosenbaum, S. (2016). The roles of exercise and yoga in ameliorating depression as a risk factor for cognitive decline. *Evidence-Based Complementary and Alternative Medicine*, Art. ID: 4612953. Verfügbar unter: https://www.hindawi.com/journals/ecam, http://dx.doi.org/10.1155/2016/4612953

Mazor, M., Lee, J.Q., Peled, A., Zerzan, S., Irwin, C., Chesney, M.A., Serrurier, K., Sbitany, H., Dhruva, A., Sacks, D. & Smoot, B. (2018). The effect of yoga on arm volume, strength, and range of motion in women at risk for breast cancer-related lymphedema. *Journal of Alternative & Complementary Medicine, 24*(2), 154–160. http://dx.doi.org/10.1089/acm.2017.0145

McArthur, C., Laprade, J. & Giangregorio, L.M. (2016). Suggestions for adapting yoga to the needs of older adults with osteoporosis. *Journal of Alternative & Complementary Medicine, 22*(3), 223–226. https://doi.org/10.1089/acm.2014.0397

McCarthy, L., Fuller, J., Davidson, G., Crump, A., Positano, S. & Alderman, C. (2017). Assessment of yoga as an adjuvant treatment for combat-related post-traumatic stress disorder. *Australasian Psychiatry, 25*(4), 354–357. https://doi.org/10.1177/1039856217695870

McDougall Jr., G.J., Vance, D.E., Wayde, E., Ford, K. & Ross, J. (2015). Memory training plus yoga for older adults. *The Journal of Neuroscience Nursing, 47*(3), 178–188. http://dx.doi.org/10.1097/JNN.0000000000000133

McNamara, C., Johnson, M., Read, L., Vander Velden, H., Thygeson, M., Liu, M., Gandrud, M. & McNamara, J. (2016). Yoga therapy in children with cystic fibrosis decreases immediate anxiety and joint pain. *Evidence-Based Complementary and Alternative Medicine*, Art. ID: 9429504. Verfügbar unter: https://www.hindawi.com/journals/ecam, http://dx.doi.org/10.1155/2016/9429504

Mekonnen, D. & Mossie, A. (2010). Clinical effects of yoga on asthmatic patients: a preliminary clinical trial. *Ethiopian Journal of Health Sciences, 20*(2), 107–120. http://dx.doi.org/10.4314/ejhs.v20i2.69436

Middleton, K.R., Ward, M.M., Haaz Moonaz, S., Magaña López, M., Tataw-Ayuketah, G., Yang, L., Acevedo, A.T., Brandon, Z. & Wallen, G.R. (2018). Feasibility and assessment of outcome measures for yoga as self-care for minorities with arthritis: a pilot study. *Pilot and Feasibility Studies, 4*, 53. Verfügbar unter: https://pilotfeasibilitystudies.biomedcentral.com, http://dx.doi.org/10.1186/s40814-018-0248-x

Milbury, K., Chaoul, A., Engle, R., Liao, Z., Yang, C., Carmack, C., Shannon, V., Spelman, A., Wangyal, T. & Cohen, L. (2015). Couple-based Tibetan yoga program for lung cancer patients and their caregivers. *Psycho-Oncology, 24*(1), 117–120. http://dx.doi.org/10.1002/pon.3588

Miles, S.C., Chou, C.-C., Lin, H.-F., Hunter, S.D., Dhindsa, M., Nualnim, N. & Tanaka, H. (2013). Arterial blood pressure and cardiovascular responses to yoga practice. *Alternative Therapies in Health & Medicine, 19*(1), 38–45.

Mitchell, K.S., Dick, A.M., DiMartino, D.M., Smith, B.N., Niles, B., Koenen, K.C. & Street, A. (2014). A pilot study of a randomized controlled trial of yoga as an intervention for PTSD symptoms in women. *Journal of Traumatic Stress, 27*(2), 121–128. http://dx.doi.org/10.1002/jts.21903

Mohanty, S., Venkata Ramana Murty, P., Pradhan, B. & Hankey, A. (2015). Yoga practice increases minimum muscular fitness in children with visual impairment. *Journal of Caring Sciences, 4*(4), 253–263. https://doi.org/10.15171/jcs.2015.026

Moody, K., Abrahams, B., Baker, R., Santizo, R., Manwani, D., Carullo, V., Eugenio, D. & Carroll, A. (2017). A randomized trial of yoga for children hospitalized with sickle Cell vaso-occlusive crisis. *Journal of Pain and Symptom Management, 53*(6), 1026–1034. https://doi.org/10.1016/j.jpainsymman.2016.12.351

Moonaz, S.H., Bingham III, C.O., Wissow, L. & Bartlett, S.J. (2015). Yoga in sedentary adults with arthritis: effects of a randomized controlled pragmatic trial. *The Journal of Rheumatology, 42*(7), 1194–2020. http://dx.doi.org/10.3899/jrheum.141129

Mooventhan, A. & Nivethitha, L. (2017). Evidence based effects of yoga in neurological disorders. *Journal of Clinical Neuroscience, 43*, 61–67. http://dx.doi.org/10.1016/j.jocn.2017.05.012

Motorwala, Z.S., Kolke, S., Panchal, P.Y., Bedekar, N.S., Sancheti, P.K. & Shyam, A. (2016). Effects of yogasanas on osteoporosis in postmenopausal women. *International Journal of Yoga, 9*(1), 44–48. http://dx.doi.org/10.4103/0973-6131.171717

Mustian, K.M. (2013). Yoga as treatment for insomnia among cancer patients and survivors: a systematic review. *European Medical Journal Oncology, 1*, 106–115.

Mustian, K.M., Janelsins, M., Peppone, L.J. & Kamen, C. (2014). Yoga for the treatment of insomnia among cancer patients: evidence, mechanisms of action, and clinical recommendations. *Oncology & Hematology Review, 10*(2), 164–168. http://doi.org/10.17925/OHR.2014.10.2.164

Mustian, K.M., Sprod, L.K., Janelsins, M., Peppone, L.J., Palesh, O.G., Chandwani, K., Reddy, P.S., Melnik, M.K., Heckler, C. & Morrow, G.R. (2013). Multicenter, randomized controlled trial of yoga for sleep quality among cancer survivors. *Journal of Clinical Oncology, 31*(26), 3233–3241. http://dx.doi.org/10.1200/JCO.2012.43.7707

Nagendra, H., Kumar, V. & Mukherjee, S. (2015). Cognitive behavior evaluation based on physiological parameters among young healthy subjects with yoga as intervention. *Computational and Mathematical Methods in Medicine*, Art. ID: 821061. Verfügbar unter: https://www.hindawi.com/journals/cmmm, http://dx.doi.org/10.1155/2015/821061

Narasingharao, K., Pradhan, B. & Navaneetham, J. (2017). Efficacy of structured yoga intervention for sleep, gastrointestinal and behaviour problems of ASD children: an exploratory study. *Journal of Clinical and Diagnostic Research, 11*(3). Verfügbar unter: www.jcdr.net, http://dx.doi.org/10.7860/JCDR/2017/25894.9502

Narasingharao, K., Pradhan, B. & Navaneetham, J. (2016). Sleep disorder, gastrointestinal problems and behaviour problems seen in autism spectrum disorder children and yoga as therapy: a descriptive review. *Journal of Clinical and Diagnostic Research, 10*(11). Verfügbar unter: www.jcdr.net, http://dx.doi.org/10.7860/JCDR/2016/24175.8922

Newham, J.J., Wittkowski, A., Hurley, J., Aplin, J.D. & Westwood, M. (2014). Effects of antenatal yoga on maternal anxiety and depression: a randomized controlled trial. *Depression & Anxiety, 31*(8), 631–640. http://dx.doi.org/10.1002/da.22268

Nick, N., Petramfar, P., Ghodsbin, F., Keshavarzi, S. & Jahanbin, I. (2016). The effect of yoga on balance and fear of falling in older adults. *PM & R: The Journal of Injury, Function, and Rehabilitation, 8*(2), 145–151. http://dx.doi.org/10.1016/j.pmrj.2015.06.442

Noradechanunt, C., Worsley, A. & Groeller, H. (2017). Thai Yoga improves physical function and well-being in older adults: a randomised controlled trial. *Journal of Science and Medicine in Sport, 20* (5), 494–501. http://dx.doi.org/10.1016/j.jsams.2016.10.007

Nosaka, M. & Okamura, H. (2015). A single session of an integrated yoga program as a stress management tool for school employees: comparison of daily practice and nondaily practice of a yoga therapy program. *Journal of Alternative & Complementary Medicine, 21*(7), 444–449. http://dx.doi.org/10.1089/acm.2014.0289

Pal, A., Srivastava, N., Narain, V.S., Agrawal, G.G. & Rani, M. (2013). Effect of yogic intervention on the autonomic nervous system in the patients with coronary artery disease: a randomized controlled trial. *Eastern Mediterranean Health Journal, 19*(5), 452–458.

Pan, Y., Yang, K., Wang, Y., Zhang, L. & Liang, H. (2017). Could yoga practice improve treatment-related side effects and quality of life for women with breast cancer? A systematic review and meta-analysis. *Asia-Pacific Journal of Clinical Oncology, 13*(2), 79–95. http://dx.doi.org/10.1111/ajco.12329

Pandey, S., Kumar, M.N. & Ravishankar, N. (2010). Role of self-induced sound therapy: bhramari pranayama in tinnitus. *Audiological Medicine, 8*(3), 137–141. https://doi.org/10.3109/1651386X.2010.489694

Pandit, S.A. & Satish, L. (2014). When does yoga work? Long term and short term effects of yoga intervention among pre-adolescent children. *Psychological Studies, 59*(2), 153–165. https://doi.org/10.1007/s12646-013-0209-7

Papp, M.E., Wändell, P.E., Lindfors, P. & Nygren-Bonnier, M. (2017). Effects of yogic exercises on functional capacity, lung function and quality of life in participants with obstructive pulmonary disease: a randomized controlled study. *European Journal of Physical and Rehabilitation Medicine, 53*(3), 447–461. http://dx.doi.org/10.23736/S1973-9087.16.04374-4

Park, J., Newman, D., McCaffrey, R., Garrido, J.J., Riccio, M.L. & Liehr, P. (2016). The effect of chair yoga on biopsychosocial changes in english- and spanish-speaking community-dwelling older adults with lower-extremity osteoarthritis. *Journal of Gerontological Social Work, 59*(7-8), 604–626. http://dx.doi.org/10.1080/01634372.2016.1239234

Park, J., McCaffrey, R., Newman, D., Cheung, C. & Hagen, D. (2014). The effect of Sit 'n' Fit chair yoga among community-dwelling older adults with osteoarthritis. *Holistic Nursing Practice, 28*(4), 247–257. http://dx.doi.org/10.1097/HNP.0000000000000034

Patel, N.K., Newstead, A.H. & Ferrer, R.L. (2012). The effects of yoga on physical functioning and health related quality of life in older adults: a systematic review and meta-analysis. *Journal of Alternative & Complementary Medicine, 18*(10), 902–917. http://dx.doi.org/10.1089/acm.2011.0473

Patil, S.G., Aithala, M.R. & Das, K.K. (2015). Effect of yoga on arterial stiffness in elderly subjects with increased pulse pressure: a randomized controlled study. *Complementary Therapies in Medicine, 23*(4), 562–569. https://doi.org/10.1016/j.ctim.2015.06.002

Patil, S.G., Dhanakshirur, G.B., Aithala, M.R., Naregal, G. & Das, K.K. (2014). Effect of yoga on oxidative stress in elderly with grade-I hypertension: a randomized controlled study. *Journal of Clinical and Diagnostic Research, 8*(7), BC04–BC07. Verfügbar unter: www.jcdr.net, https://doi.org/10.7860/JCDR/2014/9498.4586

Patil, N.J., Nagaratna, R., Garner, C., Raghuram, N.V. & Crisan, R. (2012). Effect of integrated yoga on neurogenic bladder dysfunction in patients with multiple sclerosis – a prospective observational case series. *Complementary Therapies in Medicine, 20*(6), 424–430. http://dx.doi.org/10.1016/j.ctim.2012.08.003

Peterson, C.T., Bauer, S.M., Chopra, D., Mills, P.J. & Maturi, R.K. (2017). Effects of Shambhavi Mahamudra Kriya, a multicomponent breath-based yogic practice (pranayama), on perceived stress and general well-being. *Journal of Evidence-Based Complementary & Alternative Medicine, 22*(4), 788–797. http://dx.doi.org/10.1177/2156587217730934

Prasad, L., Varrey, A. & Sisti, G. (2016). Medical students' stress levels and sense of well being after six weeks of yoga and meditation. *Evidence-based Complementary & Alternative Medicine*, Art. ID: 9251849. Verfügbar unter: https://www.hindawi.com/journals/ecam, http://dx.doi.org/10.1155/2016/9251849

Price, M., Spinazzola, J., Musicaro, R., Turner, J., Suvak, M., Emerson, D. & van der Kolk, B. (2017). Effectiveness of an extended yoga treatment for women with chronic posttraumatic stress disorder. *Journal of Alternative & Complementary Medicine, 23*(4), 300–309. https://doi.org/10.1089/acm.2015.0266

Rachiwong, S., Panasiriwong, P., Saosomphop, J., Widjaja, W. & Ajjimaporn, A. (2015). Effects of modified hatha yoga in industrial rehabilitation on physical fitness and stress of injured workers. *Journal of Occupational Rehabilitation, 25*(3), 669–674. http://dx.doi.org/10.1007/s10926-015-9574-5

Ranjita, R., Badhai, S., Hankey, A. & Nagendra, H.R. (2016). A randomized controlled study on assessment of health status, depression, and anxiety in coal miners with chronic obstructive pulmonary disease following yoga training. *International Journal of Yoga, 9*(2), 137–144. http://dx.doi.org/10.4103/0973-6131.183714

Ranjita, R., Hankey, A., Nagendra, H.R. & Mohanty, S. (2016). Yoga-based pulmonary rehabilitation for the management of dyspnea in coal miners with chronic obstructive pulmonary disease: a randomized controlled trial. *Journal of Ayurveda and Integrative Medicine, 7*(3), 158–166. http://dx.doi.org/10.1016/j.jaim.2015.12.001

Reddy, S., Dick, A.M., Gerber, M.R. & Mitchell, K. (2014). The effect of a yoga intervention on alcohol and drug abuse risk in veteran and civilian women with posttraumatic stress disorder. *Journal of Alternative & Complementary Medicine, 20*(10), 750–756. http://dx.doi.org/10.1089/acm.2014.0014

Reinhardt, K.M., Noggle Taylor, J.J., Johnston, J., Zameer, A., Cheema, S. & Khalsa, S.B. (2018). Kripalu yoga for military veterans with PTSD: a randomized trial. *Journal of Clinical Psychology, 74*(1), 93–108. http://dx.doi.org/10.1002/jclp.22483

Rhodes, A., Spinazzola, J. & van der Kolk , B. (2016). Yoga for adult women with chronic PTSD: a long-term follow-up study. *Journal of Alternative & Complementary Medicine, 22*(3), 189–196. http://dx.doi.org/10.1089/acm.2014.0407

Ribeiro, S. (2014). Iyengar yoga therapy as an intervention for cramp management in individuals with amyotrophic lateral sclerosis: three case reports. *The Journal of Alternative and Complementary Medicine, 20* (4), 322–326. http://dx.doi.org/10.1089/acm.2013.0340

Riley, K.E., Park, C.L., Wilson, A., Sabo, A.N., Antoni, M.H., Braun, T.D., Harrington, J., Reiss, J., Pasalis, E., Harris, A.D. & Cope, S. (2016). Improving physical and mental health in frontline mental health care providers: yoga-based stress management versus cognitive behavioral stress management. *Journal of Workplace Behavioral Health, 32*(1), 26–48. https://doi.org/10.1080/15555240.2016.1261254

Roland, K.P., Jakobi, J.M. & Jones, G.R. (2011). Does yoga engender fitness in older adults? A critical review. *Journal of Aging and Physical Activity, 19*(1), 62–79. http://dx.doi.org/10.1123/japa.19.1.62

Rosenblatt, L.E., Gorantla, S., Torres, J.A., Yarmush, R.S., Rao, S., Park, E.R., Denninger, J.W., Benson, H., Fricchione, G.L., Bernstein, B. & Levine, J.B. (2011). Relaxation response-based yoga improves functioning in young children with autism: a pilot study. *The Journal of Alternative and Complementary Medicine, 17*(11), 1029–1035. https://doi.org/10.1089/acm.2010.0834

Ross Zahavich, A.N., Robinson, J.A., Paskevich, D. & Culos-Reed, S.N. (2013). Examining a therapeutic yoga program for prostate cancer survivors. *Integrative Cancer Therapies, 12*(2), 113–125. http://dx.doi.org/10.1177/1534735412446862

Ruddy, J., Emerson, J., McNamara, S., Genatossio, A., Breuner, C., Weber, T. & Rosenfeld, M. (2015). Yoga as a therapy for adolescents and young adults with cystic fibrosis: a pilot study. *Global Advances in Health and Medicine, 4*(6), 32–36. http://dx.doi.org/10.7453/gahmj.2015.06

Sandroff, B.M., Hillman, C.H., Benedict, R.H. & Motl, R.W. (2015). Acute effects of walking, cycling, and yoga exercise on cognition in persons with relapsing-remitting multiple sclerosis without impaired cognitive processing speed. *Journal of Clinical & Experimental Neuropsychology, 37*(2), 209–219. http://dx.doi.org/10.1080/13803395.2014.1001723

Santaella, D.F., Devesa, C.R., Rojo, M.R., Amato, M.B., Drager, L.F., Casali, K.R., Montano, N. & Lorenzi-Filho, G. (2011). Yoga respiratory training improves respiratory function and cardiac sympathovagal balance in elderly subjects: a randomised controlled trial. *BMJ Open, 1*(1), e000085. Verfügbar unter: https://bmjopen.bmj.com, https://doi.org/10.1136/bmjopen-2011-000085

Santana, M.-J., S-Parrilla, J., Mirus, J., Loadman, M., Lien, D.C. & Feeny, D. (2013). An assessment of the effects of lyengar yoga practice on the health-related quality of life of patients with chronic respiratory diseases: a pilot study. *Canadian Respiratory Journal, 20*(2), e17–e23. Verfügbar unter: https://www.hindawi.com/journals/crj, http://dx.doi.org/10.1155/2013/265406

Saravanakumar, P., Higgins, I.J., Riet van der, P.J., Marquez, J. & Sibbritt, D. (2014). The influence of tai chi and yoga on balance and falls in a residential care setting: a randomised controlled trial. *Contemp Nurse, 23*, 5231–5255. https://doi.org/10.5172/conu.2014.48.1.76

Sarkissian, M., Trent, N.L., Huchting, K. & Singh Khalsa, S.B. (2018). Effects of a kundalini yoga program on elementary and middle school students' stress, affect, and resilience. *Journal of Developmental and Behavioral Pediatrics, 39*(3), 210–216. http://dx.doi.org/10.1097/DBP.0000000000000538

Sarubin, N., Nothdurfter, C., Schüle, C., Lieb, M., Uhr, M., Born, C., Zimmermannc, R., Bühner, M., Konopka, K., Rupprecht, R. & Baghai, T.C. (2014). The influence of Hatha yoga as an add-on treatment in major depression on hypothalamic-pituitary-adrenal-axis activity: a randomized trial. *Journal of Psychiatric Research, 53*, 76–83. http://dx.doi.org/10.1016/j.jpsychires.2014.02.022

Sarvottam, K., Magan, D., Yadav, R.K., Mehta, N. & Mahapatra, S.C. (2013). Adiponectin, interleukin-6, and cardiovascular disease risk factors are modified by a short-term yoga-based lifestyle intervention in overweight and obese men. *Journal of Alternative & Complementary Medicine*, 19(5), 397–402. http://dx.doi.org/10.1089/acm.2012.0086

Schmalzl, L., Powers, C. & Henje Blom, E. (2015). Neurophysiological and neurocognitive mechanisms underlying the effects of yoga-based practices: towards a comprehensive theoretical framework. *Frontiers in Human Neuroscience, 9*, 235. Verfügbar unter: https://www.frontiersin.org/journals/human-neuroscience, http://dx.doi.org/10.3389/fnhum.2015.00235

Schmid, A.A., Puymbroeck, M.V., Portz, J.D., Atler, K.E. & Fruhauf, C.A. (2016). Merging Yoga and Occupational Therapy (MY-OT): a feasibility and pilot study. *Complementary Therapies in Medicine, 28*, 44–49. http://dx.doi.org/10.1016/j.ctim.2016.08.003

Schmid, A.A., van Puymbroeck, M. & Koceja, D.M. (2010). Effect of a 12-week yoga intervention on fear of falling and balance in older adults: a pilot study. *Archives of Physical Medicine and Rehabilitation, 91*(4), 576–583. http://dx.doi.org/10.1016/j.apmr.2009.12.018

Schumann, D., Langhorst, J., Dobos, G., Cramer, H. (2018). Randomised clinical trial: yoga vs a low-FODMAP diet in patients with irritable bowel syndrome. *Alimentary Pharmacology & Therapeutics, 47*(2), 203–211. http://dx.doi.org/10.1111/apt.14400

Schuver, K.J. & Lewis, B.A. (2017). Mindfulness-based yoga intervention for women with depression. *The Journal of Alternative and Complementary Medicine, 23*(4), 310–316. http://dx.doi.org/10.1016/j.ctim.2016.03.003

Selman, L.E., Williams, J. & Simms, V. (2012). A mixed-methods evaluation of complementary therapy services in palliative care: yoga and dance therapy. *European Journal of Cancer Care, 21*(1), 87–97. http://dx.doi.org/10.1111/j.1365-2354.2011.01285.x

Shahabi, L., Naliboff, B.D. & Shapiro, D. (2016). Self-regulation evaluation of therapeutic yoga and walking for patients with irritable bowel syndrome: a pilot study. *Psychology, Health & Medicine, 21*(2), 176–188. http://dx.doi.org/10.1080/13548506.2015.1051557

Shahidi, M., Mojtahed, A., Modabbernia, A., Mojtahed, M., Shafiabady, A., Delavar, A. & Honari, H. (2011). Laughter yoga versus group exercise program in elderly depressed women: a randomized controlled trial. *International Journal of Geriatric Psychiatry, 26*(3), 322–327. https://doi.org/10.1002/gps.2545

Shaikh, S. & Kumar, S. (2013). A comparative study between relaxation technique versus 12 moves of yoga on anxiety in young adults – a randomized clinical trial. *Indian Journal of Physiotherapy & Occupational Therapy, 7*(2), 207–211. http://dx.doi.org/10.5958/j.0973-5674.7.2.042

Shambhu, T., Kumar, S.D. & Prabhu, P. (2017). Effect of practicing yoga on cervical vestibular evoked myogenic potential. *European Archives of Oto-Rhino-Laryngology, 274*(10), 3811–3815. https://doi.org/10.1007/s00405-017-4695-4

Shapiro, L. (2013). Yoga based body psychotherapy: a yoga based and body centered approach to counseling. *International Body Psychotherapy Journal, 12*(1), 42–55.

Sharma, M. (2014). Yoga as an alternative and complementary approach for arthritis: a systematic review. *Journal of Evidence-Based Complementary & Alternative Medicine, 19*(1), 51–58. https://doi.org/10.1177/2156587213499918

Sharma, V.M., Manjunath, N.K., Nagendra, H.R. & Ertsey, C. (2018). Combination of ayurveda and yoga therapy reduces pain intensity and improves quality of life in patients with migraine headache. *Complementary Therapies in Clinical Practice, 32*, 85–91. https://doi.org/10.1016/j.ctcp.2018.05.010

Sharma, P., Poojary, G., Dwivedi, S.N. & Deepak, K.K. (2015). Effect of yoga-based intervention in patients with inflammatory bowel disease. *International Journal of Yoga Therapy, 25*(1), 101–112. http://dx.doi.org/10.17761/1531-2054-25.1.101

Sharma, N.K., Robbins, K., Wagner, K. & Colgrove, Y.M. (2015). A randomized controlled pilot study of the therapeutic effects of yoga in people with Parkinson's disease. *International Journal of Yoga, 8*(1), 74–79. http://dx.doi.org/ 10.4103/0973-6131.146070

Sharma, N., Singhal, S., Singh, A.P. & Sharma, C.M. (2013). Effectiveness of integrated yoga therapy in treatment of chronic migraine: randomized controlled trial. *The Journal of Headache and Pain, 14*(Suppl 1), P116. Verfügbar unter: https://thejournalofheadacheandpain.biomedcentral.com, https://doi.org/10.1186/1129-2377-14-S1-P116

Singh, A. (2015). Application of yoga therapy to psychosomatic disorders. *International Medical Journal, 22*(4), 277–282.

Singh, S., Soni, R., Singh, K.P. & Tandon, O.P. (2012). Effect of yoga practices on pulmonary function tests including transfer factor of lung for carbon monoxide (TLCO) in asthma patients. *Indian Journal of Physiology and Pharmacology, 56*(1), 63–68.

Singh, V.K., Bhandari, R.B. & Rana, B.B. (2011). Effect of yogic package on rheumatoid arthritis. *Indian Journal of Physiology and Pharmacology, 55*(4), 329–335.

Sistig, B., Friedman, S.H., McKenna, B. & Consedine, N.S. (2015). Mindful yoga as an adjunct treatment for forensic inpatients: a preliminary evaluation. *Journal of Forensic Psychiatry & Psychology, 26*(6), 824–846. https://doi.org/10.1080/14789949.2015.1062996

Smith, P.D., Mross, P. & Christopher, N. (2017). Development of a falls reduction yoga program for older adults – a pilot study. *Complementary Therapies in Medicine, 31*, 118–126. http://dx.doi.org/10.1016/j.ctim.2017.01.007

Smith, E.N. & Boser, A. (2013). Yoga, vertebral fractures, and osteoporosis: research and recommendations. *International Journal of Yoga Therapy, 23*(1), 17–23.

Sobana, R., Parthasarathy, S., Duraisamy, Jaiganesh, K. & Vadivel, S. (2013). The effect of yoga therapy on selected psychological variables among male patients with insomnia. *Journal of Clinical and Diagnostic Research, 7*(1), 55–57. Verfügbar unter: www.jcdr.net, http://dx.doi.org/10.7860/JCDR/2012/5056.2669

Sodhi, C., Singh, S. & Bery, A. (2014). Assessment of the quality of life in patients with bronchial asthma, before and after yoga: a randomised trial. *Iranian Journal of Allergy, Asthma, and Immunology, 13*(1), 55–60.

Soni, R., Munish, K., Singh, K. & Singh, S. (2012). Study of the effect of yoga training on diffusion capacity in chronic obstructive pulmonary disease patients: a controlled trial. *International Journal of Yoga, 5*(2), 123–127. http://dx.doi.org/10.4103/0973-6131.98230

Steiner, N.J., Sidhu, T.K., Pop, P.G., Frenette, E.C. & Perrin, E.C. (2013). Yoga in an urban school for children with emotional and behavioral disorders: a feasibility study. *Journal of Child & Family Studies, 22*(6), 815–826. https://doi.org/10.1007/s10826-012-9636-7

Streeter, C.C., Whitfield, T.H., Owen, L., Rein, T., Karri, S.K., Yakhkind, A., Perlmutter, R., Prescot, A., Renshaw, P.F., Ciraulo, D.A. & Jensen, J.E. (2010). Effects of yoga versus walking on mood, anxiety, and brain GABA levels: a randomized controlled MRS study. *Journal of Alternative & Complementary Medicine, 16*(11), 1145–1152. http://dx.doi.org/10.1089/acm.2010.0007

Subramaniam, S. & Bhatt, T. (2017). Effect of Yoga practice on reducing cognitive-motor interference for improving dynamic balance control in healthy adults. *Complementary Therapies in Medicine, 30*, 30–35. https://doi.org/10.1016/j.ctim.2016.10.012

Sudarshan, M., Petrucci, A., Dumitra, S., Duplisea, J., Wexler, S. & Meterissian, S. (2013). Yoga therapy for breast cancer patients: a prospective cohort study. *Complementary Therapies in Clinical Practice, 19*(4), 227–229. http://dx.doi.org/10.1016/j.ctcp.2013.06.004

Sutar, R., Yadav, S. & Desai, G. (2016). Yoga intervention and functional pain syndromes: a selective review. *International Review of Psychiatry, 28*(3), 316–322. http://dx.doi.org/10.1080/09540261.2016.1191448

Szabo, A., Nikházy, L., Tihanyi, B. & Boros, S. (2017). An in-situ investigation of the acute effects of Bikram yoga on positive- and negative affect, and state-anxiety in context of perceived stress. *Journal of Mental Health, 26*(2), 156–160. http://dx.doi.org/10.1080/09638237.2016.1222059

Tahan, F., Eke Gungor, H. & Bicici, E. (2014). Is yoga training beneficial for exercise-induced bronchoconstriction? *Alternative Therapies in Health & Medicine, 20*(2), 18–23.

Tekur, P., Nagarathna, R., Chametcha, S., Hankey, A. & Nagendra, H.R. (2012). A comprehensive yoga programs improves pain, anxiety and depression in chronic low back pain patients more than exercise: a rct. *Complementary Therapies in Medicine, 20*(3), 107–118. http://dx.doi.org/10.1016/j.ctim.2011.12.009

Telles, S., Gupta, R.K., Verma, S., Kala, N. & Balkrishna, A. (2018). Changes in vigilance, self rated sleep and state anxiety in military personnel in India following yoga. *BMC Research Notes, 11*(1), 518. Verfügbar unter: https://bmcresnotes.biomedcentral.com, http://dx.doi.org/10.1186/s13104-018-3624-y

Telles, S., Bhardwaj, A.K., Gupta, R.K., Sharma, S.K., Monro, R. & Balkrishna, A. (2016). A randomized controlled trial to assess pain and magnetic resonance imaging-based (MRI-Based) structural spine changes in low back pain patients after yoga practice. *Medical Science Monitor, 22*, 3228–3247. http://dx.doi.org/10.12659/MSM.896599

Telles, S., Sharma, S.K., Yadav, A., Singh, N. & Balkrishna, A. (2014). Immediate changes in muscle strength and motor speed following yoga breathing. *Indian Journal of Physiology and Pharmacology, 58*(1), 22–29.

Telles, S., Singh, N., Bhardwaj, A.K., Kumar, A. & Balkrishna, A. (2013). Effect of yoga or physical exercise on physical, cognitive and emotional measures in children: a randomized controlled trial. *Child and Adolescent Psychiatry and Mental Health, 7*, 37. Verfügbar unter: https://capmh.biomedcentral.com, https://doi.org/10.1186/1753-2000-7-37

Telles, S. & Singh, N. (2012). Is yoga a suitable treatment for rheumatoid arthritis: current opinion. *Open Access Journal of Sports Medicine, 3*(8), 81–87. https://doi.org/10.2147/OAJSM.S25707

Telles, S., Singh, N. & Balkrishna, A. (2012). Finger dexterity and visual discrimination following two yoga breathing practices. *International Journal of Yoga, 5*(1), 37–41. http://dx.doi.org/10.4103/0973-6131.91710

Telles, S., Naveen, K.V., Gaur, V. & Balkrishna, A. (2011). Effect of one week of yoga on function and severity in rheumatoid arthritis. *BMC Research Notes, 4*(12), 118. Verfügbar unter: https://bmcresnotes.biomedcentral.com, http://dx.doi.org/10.1186/1756-0500-4-118

Teut, M., Knilli, J., Daus, D., Roll, S. & Witt, C.M. (2016). Qigong or yoga versus no intervention in older adults with chronic low back pain – a randomized controlled trial. *The Journal of Pain, 17*(7), 796–805. http://dx.doi.org/10.1016/j.jpain.2016.03.003

Toise, S.C., Sears, S.F., Schoenfeld, M.H., Blitzer, M.L., Marieb, M.A., Drury, J.H., Slade, M.D. & Donohue, T.J. (2014). Psychosocial and cardiac outcomes of yoga for ICD patients: a randomized clinical control trial. *Pacing & Clinical Electrophysiology, 37*(1), 48–62. http://dx.doi.org/10.1111/pace.12252

Toschi-Dias, E., Tobaldini, E., Solbiati, M., Costantino, G., Sanlorenzo, R., Doria, S., Irtelli, F., Mencacci, C. & Montano, N. (2017). Sudarshan Kriya yoga improves cardiac autonomic control in patients with anxiety-depression disorders. *Journal of Affective Disorders, 214*, 74–80. http://dx.doi.org/10.1016/j.jad.2017.03.017

Trent, N.L., Miraglia, M., Dusek, J.A., Pasalis, E. & Khalsa, S.B. (2018). Improvements in psychological health following a residential yoga-based program for frontline professionals. *Journal of Occupational and Environmental Medicine, 60*(4), 357–367. http://dx.doi.org/10.1097/JOM.0000000000001216

Tüzün, S., Aktas, I., Akarirmak, U., Sipahi, S. & Tüzün, F. (2010). Yoga might be an alternative training for the quality of life and balance in postmenopausal osteoporosis. *European Journal of Physical and Rehabilitation Medicine, 46*(1), 69–72.

Tyagi, A., Cohen, M., Reece, J., Telles, S. & Jones, L. (2016). Heart rate variability, flow, mood and mental stress during yoga practices in yoga practitioners, non-yoga practitioners and people with metabolic syndrome. *Applied Psychophysiology & Biofeedback, 41*(4), 381–393. https://doi.org/10.1007/s10484-016-9340-2

Uhlig, T. (2012). Tai Chi and yoga as complementary therapies in rheumatologic conditions. *Best Practice & Research. Clinical Rheumatology, 26*(3), 387–398. http://dx.doi.org/10.1016/j.berh.2012.05.006

Vallejos, E.P., Ball, M.J., Brown, P., Crepaz-Keay, D., Haslam-Jones, E. & Crawford, P. (2016). Kundalini yoga as mutual recovery: a feasibility study including children in care and their carers. *Journal of Children's Services, 11*(4), 261–282. https://doi.org/10.1108/JCS-11-2015-0034

Velásquez, A.M., López, M.A., Quiñonez, N. & Paba, D.P. (2015). Yoga for the prevention of depression, anxiety, and aggression and the promotion of socio-emotional competencies in school-aged children. *Educational Research & Evaluation, 21*(5-6), 407–421. https://doi.org/10.1080/13803611.2015.1111804

Vizcaino, M. & Stover, E. (2016). The effect of yoga practice on glycemic control and other health parameters in Type 2 diabetes mellitus patients: a systematic review and meta-analysis. *Complementary Therapies in Medicine, 28*, 57–66. http://dx.doi.org/10.1016/j.ctim.2016.06.007

Waddington, E.A., Rogers Fuller, R.K., Barloon, R.C., Comiskey, G.H., Portz, J.D., Holmquist-Johnson, H. & Schmid, A.A. (2017). Staff perspectives regarding the implementation of a yoga intervention with chronic pain self-management in a clinical setting. *Complementary Therapies in Clinical Practice, 26*, 12–20. http://dx.doi.org/10.1016/j.ctcp.2016.10.004

Waechter, R.L. & Wekerle, C. (2015). Promoting resilience among maltreated youth using meditation, yoga, tai chi and qigong: a scoping review of the literature. *Child and Adolescent Social Work Journal, 32*(1), 17–31. https://doi.org/10.1007/s10560-014-0356-2

Wang, D. & Feinstein, A. (2011). Managing pain in older adults: the benefits of yoga postures, meditation and mindfulness. *Topics in Geriatric Rehabilitation, 27*(2), 104–109. http://doi.org/10.1097/TGR.0b013e31821bfffa

Ward, L., Stebbings, S., Cherkin, D. & Baxter, G.D. (2014). Components and reporting of yoga interventions for musculoskeletal conditions: a systematic review of randomised controlled trials. *Complementary Therapies in Medicine, 22*(5), 909–919. https://doi.org/10.1016/j.ctim.2014.08.007

Ward, L., Stebbings, S., Cherkin, D. & Baxter, G.D. (2013). Yoga for functional ability, pain and psychosocial outcomes in musculoskeletal conditions: a systematic review and meta-analysis. *Musculoskeletal Care, 11*(4), 203–2017. https://doi.org/10.1002/msc.1042

Ward, L., Treharne, G.J. & Stebbings, S. (2011). The suitability of yoga as a potential therapeutic intervention for rheumatoid arthritis: a focus group approach. *Musculoskeletal Care, 9*(4), 211–221. https://doi.org/10.1002/msc.217

Weaver, L.L. & Darragh, A.R. (2015). Systematic review of yoga interventions for anxiety reduction among children and adolescents. *The American Journal of Occupational Therapy, 69*(6), 6906180070p1-6906180070p9. Verfügbar unter: https://ajot.aota.org, https://doi.org/10.5014/ajot.2015.020115

Wertman, A., Wister, A.V. & Mitchell, B.A. (2016). On and off the mat: yoga experiences of middle-aged and older adults. *Canadian Journal on Aging, 35*(2), 190–205. http://dx.doi.org/10.1017/S0714980816000155

West, J., Duffy, N. & Liang, B. (2016). Creating SPACE through africa yoga project: a qualitative study. *International Journal of Yoga Therapy, 26*(1), 73–82. https://doi.org/10.17761/1531-2054-26.1.73

Wolff, M., Brorsson, A., Midlöv, P., Sundquist, K. & Strandberg, E.L. (2017). Yoga – a laborious way to well-being: patients' experiences of yoga as a treatment for hypertension in primary care. *Scandinavian Journal of Primary Health Care, 35*(4), 360–368. http://dx.doi.org/10.1080/02813432.2017.1397318

Wu, E., Barnes, D.E., Ackerman, S.L., Lee, J., Chesney, M. & Mehling, W.E. (2015). Preventing loss of independence through exercise (PLIÉ): qualitative analysis of a clinical trial in older adults with dementia. *Aging & Mental Health, 19*(4), 353–362. http://dx.doi.org/10.1080/13607863.2014.935290

Wu, W.-L., Lin, T.Y., Chu, I. H & Liang, J.M. (2015). The acute effects of yoga on cognitive measures for women with premenstrual syndrome. *Journal of Alternative & Complementary Medicine, 21*(6), 364–369. http://dx.doi.org/10.1089/acm.2015.0070

Yadav, A., Singh, S., Singh, K. & Pai, P. (2015). Effect of yoga regimen on lung functions including diffusion capacity in coronary artery disease patients: a randomized controlled study. *International Journal of Yoga, 8*(1), 62–67. http://dx.doi.org/10.4103/0973-6131.146067

Yadav, R.K., Magan, D., Mehta, N., Sharma, R. & Mahapatra, S.C. (2012). Efficacy of a short-term yoga-based lifestyle intervention in reducing stress and inflammation: preliminary results. *Journal of Alternative & Complementary Medicine, 18*(7), 662–667. http://dx.doi.org/10.1089/acm.2011.0265

Yagli, N.V. & Ulger, O. (2015). The effects of yoga on the quality of life and depression in elderly breast cancer patients. *Complementary Therapies in Clinical*

Practice, 21(1), 7–10. http://dx.doi.org/10.1016/j.ctcp.2015.01.002

Yang, N.-Y. & Kim, S.-D. (2016). Effects of a yoga program on menstrual cramps and menstrual distress in undergraduate students with primary dysmenorrhea: a single-blind, randomized controlled trial. *Journal of Alternative & Complementary Medicine, 22*(9), 732–738. http://dx.doi.org/10.1089/acm.2016.0058

Yeung, A., Kiat, H., Denniss, A.R., Cheema, B.S., Bensoussan, A., Machliss, B., Colagiuri, B. & Chang, D. (2014). Randomised controlled trial of a 12 week yoga intervention on negative affective states, cardiovascular and cognitive function in post-cardiac rehabilitation patients. *BMC Complementary and Alternative Medicine, 14*, 411. Verfügbar unter: https://bmccomplementalternmed.biomedcentral.com, http://dx.doi.org/10.1186/1472-6882-14-411

Yonglitthipagon, P., Muansiangsai, S., Wongkhumngern, W., Donpunha, W., Chanavirut, R., Siritaratiwat, W., Mato, L., Eungpinichpong, W. & Janyacharoen, T. (2017). Effect of yoga on the menstrual pain, physical fitness, and quality of life of young women with primary dysmenorrhea. *Journal of Bodywork & Movement Therapies, 21*(4), 840–846. http://dx.doi.org/10.1016/j.jbmt.2017.01.014

Yoshihara, K., Hiramoto, T., Oka, T., Kubo, C. & Sudo, N. (2014). Effect of 12 weeks of yoga training on the somatization, psychological symptoms, and stress-related biomarkers of healthy women. *BioPsychoSocial Medicine, 8*, 1. Verfügbar unter: https://bpsmedicine.biomedcentral.com, http://dx.doi.org/10.1186/1751-0759-8-1

Youkhana, S., Dean, C.M., Wolff, M., Sherrington, C., Tiedemann, A. (2016). Yoga-based exercise improves balance and mobility in people aged 60 and over: a systematic review and meta-analysis. *Age and Ageing, 45*(1), 21–29. http://dx.doi.org/10.1093/ageing/afv175

Zhang, J., Yang, K.-H., Tian, J.-H. & Wang, C.-M. (2012). Effects of yoga on psychologic function and quality of life in women with breast cancer: a meta-analysis of randomized controlled trials. *Journal of Alternative & Complementary Medicine, 18*(11), 994–1002. http://dx.doi.org/10.1089/acm.2011.0514

Sachwortverzeichnis

A

Alignment 38
Allergie 103
Alltagskompetenz, Functional Assessment Staging Test (FAST) 192
Altersweitsichtigkeit 173
Analogskala, visuelle 65
Angst
- Linderung 152
- Studien 187, 188, 189
Angstgefühle 106
Angststörung 185
Antidepressiva und Yoga 187
Arme
- beugen im Sitz auf dem Stuhl 86, 87
- rotieren 83, 84
- seitlich heben in Rückenlage 85
- und Beine in Bauchlage heben 164
- und Beine parallel heben 132
- Yoga-Übungen 70, 71, 72
Arteriosklerose 21
Arthritis, rheumatoide 217
Arthrose 50
Atemkontrolle 179
- Depression und Angst 189
Atemluft an den Nasenflügeln wahrnehmen 210
Atemrhythmus 202
Atemübung 44, 179
- Demenz 196, 197
Atemwegserkrankungen, chronische, Yoga-Studien 25, 26
Atmung 39
- achtsame 42
- bewusste, Entspannung 41
- entspannte 39
Augen 173
- palmieren, entspannen und blinzeln 176
Augenerkrankungen 173
Augeninnendruck, Yoga-Studie 174
Augenmuskeln, Anpassungsleistung 176
Augenschmerzen 41
Augenübung 175
- Yoga-Studie 174
Ausgangshaltung 51, 52, 53
Ausrüstung 45
Austherapierte 34
Ayurveda 215
- aktuelle, frei verfügbare Studien 220
- Annäherung, Möglichkeiten 218
- Wirkung 218
Ayurveda-Medizin
- Behandlungsspektrum 217
- Studiendatenbank 217

B

Baby - Tiger - Berg 168
Balanceübungen, Mensch, älterer 152
Bandha 43
Bandscheibenvorfall, Sitzen, aufrechtes 37
Bauchlage 62
Bauchmuskulatur im Sitz aufbauen 123
Baum 155, 156
- gestützt 156
- in Rückenlage 156, 157
Becken 103
- Anatomie 110
- Übungen 112
Beckenbodenmuskulatur 43, 120
- Anatomie 111
- Studien 109
Beckenbodentraining 37
Beckenrotation 160
Beine 103
- gegen eine Wand lehnen 135, 136
- seitlich heben 125
- Übungen 112
Bekleidung 45
Berg Balance Scale 195

Bewegung
- Integration im Alltag 22
- Maßnahmenbedarf 23
- WHO-Aktionsplan 22
Bewegungsapparat, Review, aktuelles systematisches 15
Bewegungseinrichtungen, Zugang und Angebote 29
Bewegungsempfehlungen, Österreich 23
Bewegungsförderung 27
Bildmeditation 213
Bildschirmarbeit 41
Brustkorb 93
- Anatomie 94
Brustkrebs 42
- metastasierender 182, 184
- Schlafqualität 184
- Studien 183
- Studien, Problematik 185
- Übungen 185, 186
- Yoga-Studien 25, 183
Brustkrebsoperation 37
Brustkrebstherapie 179
- Belastungen 180
- Yoga-Studien 180, 181
Brustwirbelsäule 93
- Anatomie 94
- Rückbeugen 19
- Yoga-Übungen 94, 95, 96
Burnout 51

C

Caraka-Studie, Ayurveda 217
Chair Yoga 37, 45, 56
Chancengleichheit 34
- gesundheitliche 22
Chemotherapie
- Brustkrebs 180
- Körperübungen, intensive 184
Chronisch Kranke 34

D

Datenerfassung, hoch technisierte, Übungen 14
Delphi-Methode 14
Delphi-Studie 15
- Depression und Angst 189
- Depression und Angst, Ergebnisse 191
- Zusatzqualifikationen 36
Demenz 192
- Functional Assessment Staging Test (FAST) 192
- Interventionsstudie 195
- Körperübungen 195
- Studien 26, 193, 194
- Übungen 194
Depression 185
- Datenerhebung, aktuelle 187
- Erkrankung, muskuloskelettale 103
- Hauptsymptome 187
- Klassifikation 187
- Komorbidität 185
- Studien 187, 188, 189
Diabetes mellitus 21
- Typ 2, Studien 25
- WHO-Aktionsplan 21
Diagnoses Related Groups (DRG) 35
doshas 215
Dranginkontinenz, Studien 110
Drehsitz
- am Boden 137
- auf dem Stuhl 37, 137
Dreieck
- als Haltung 98
- in Bewegung 100
Droge Arzt 34
Durch den Körper wandern 38, 207, 208

E

Eingangsstreckung 42
Elefant 87
Ellenbogengelenk 70
Ellenbogen-Knie-Diagonale 122
Elternyoga 31
Entspannung
- Körperhaltung 41
- Übungen 205
Entspannungsübungen 179
Entspannungs- und Konzentrationsübungen 13
Ergotherapie 33
Ernährung, Ayurveda 218
Ethnizität, Yoga-Studien 17
Extremitäten, obere, Anatomie 69

F

Fachzeitschriften, Yoga-Studien 27
Fallstudien 15
- interdisziplinäre 35
Fatigue 179, 180
Fat Studies in Deutschland 17
Fersen, heben im Stand 151
Fersensitz 59

Formulierungen, wiederkehrende 42, 43
Forschung, Qualitätsstandards 16
Fracture risk assessment tool 18
Friedliche Haltung 51
Functional Assessment Staging Test (FAST) 192
Fuß-Arm-Kopf-Koordination 38, 205
Füße 103
- beugen im Sitz 150
- Übungen 112
Fußskelett 112

G
Gait Speed Test 195
Gedächtnisleistung, nachlassende 192
Gedächtnistraining 194
Gefaltetes Blatt 170
- auf dem Stuhl 171
- mit erhöhtem Kopf 170
Gehörgänge, öffnen und schließen 178
Gender Studies 17
Gerechtigkeit, soziale 35
Gesäßmuskulatur 111
Gesichtsmuskulatur 43
- entspannte 39
Gesundheitsbericht
- österreichischer 23
- schweizerischer 22
Gesundheitsförderung 24, 30
Gesundheitsversorgung, Überlegungen, ethische 34, 35
Gleichgewicht, Förderung, Übungen 152, 155
Gleichgewichtsübung 44
Glocken 212
Gonarthrose 217
Große Geste 80, 81

H
Halswirbel, obere 69
Halswirbelsäule
- Anatomie 69
- Erkrankungen 63
- Muskelverspannungen 68
- Wirbelkompressionsfraktur 18
- Yoga-Übungen 64, 70, 71, 72
Haltung der Heldin 39
Haltung, gesundheitsförderliche 67
Hand-Blick-Koordination 88
Hände
- wegatmen 204
- Yoga-Übungen 70, 71, 72
Handeln, selbstbestimmtes gesundheitsorientiertes 34
Handgelenke 70
- beugen 92
Handlotus 91
Harninkontinenz, Studien, frei verfügbare 109, 110
Heldin
- 1 172
- 2 148, 149
- 3 152
- 3, gestützt 154
Herzkrankheit, WHO-Aktionsplan 21
Herz-Kreislauf-Erkrankungen
- Review, systematisches 27
- Yoga-Studien 25
Hilfsmittel 44
Hochleistungsmedizin, moderne 219
Hochschul-Yoga 37
Hocke 124
Hüftgelenk 111
Hüftgelenksrotation 127, 128
Hyperkyphose 93

I
Ich-Identität, Demenz 192
Imagination 213
Interview, teilstrukturiertes 65
Ischiasnerven, Verletzung 109
Isolation, soziale 21, 26

J
Justierung 39

K
Kamel 199, 200
Kapalabhati-Übung 203
Kapha 215
Kaya Kriya 205
Kinder-Yoga 31, 37
Kinn verschieben 75
Klangmeditation 212
Klangschalen 212
Knie
- aufgestellte, neigen 112, 113
- zur Brust 114, 115
Kniegelenksarthrose 217
Knieprobleme 45
- Yoga-Haltung 14
Knierotation in Rückenlage 129

Knierotation in Rückenlageproblemen 130, 131
Kobra 165
Konsumverhalten, gesundes 22
Konzentrationsübung 179, 205
- Demenz 196
Konzept des vierschrittigen Lösungswegs 216
Kopf
- beugen 74
- drehen in Rückenlage 71
- neigen 72, 73
- wiegen 73
Kopfschmerzen
- Nackenmuskulatur, Verspannung 63
- Studien, frei verfügbare 68, 69
Körperarbeit 41
Körpergewicht, hohes, Studie 17
Körperspannung 39
Körperübungen 48, 50
Körper- und Atemübungen, Kyphose 93
Körperwahrnehmung, Zufriedenheit, Studie 17
Krankenversicherung, gesetzliche, Yoga-Kurs, Finanzierung 36
Krankheiten, nichtübertragbare 24
Krankheitserfahrung, individuelle, Untersuchung 35
Krankheitsgewinn, primärer und sekundärer 34
Krebserkrankung, WHO-Aktionsplan 21
Krebsregister, nationales 180
Kreislauf-Erkrankung, Review systematisches 15
Kreuzschmerz 64
- Faktoren, psychosoziale 103
- nicht spezifischer, Anamnese 103
Kriya Meditation 194
Krokodil 117, 118
Kuhkopf 89, 90
Kyphose 93
- Studien, frei verfügbare 93

L

Lähmung, Ayurveda 217
Langzeitwirkungen, Studien 16
Läuferin 144, 145
Lebensabschnitte, Yoga-Studien 31
Lebensalter, Körper, Geist und Psyche 37
Lebensführung
- prophylaktisch orientierte 219
- Veränderung 34
Lebenskrisen 37
Lebensorientierung, Veränderungen 27, 28
Lebensphasen, unterschiedliche 30
Lebensqualität
- Depression 187
- Gesundheitssytem, Zugang 30
Lebensverhältnisse, gesundheitsrelevante 29
Lebensverlaufansatz, Gesundheitsförderung 22
Leib und Psyche, Wechselwirkungen 26
Leitfaden Prävention (Deutschland) 23
Lenden-Darmbeinmuskel 144
Lendenwirbelsäule 103
- Übungen 112
- Wahrnehmung, taktile, Studien 107
Liegende Acht 175
Linienführung, Bedeutung 38
Lola 162
Lungenfunktion
- Review 15
- Studien 27

M

Machbarkeitsstudien 15
Massage der Ohrmuscheln 177
Matten 45
Meditation
- Brustkrebs 182
- Demenz 196
- im Gehen 211
- Übungen 205
Meditationsarten 205
Meditationsübung 179
- einschlafen 179
Mensch, bedingt gesunder 34
Metaanalysen 14
Migräne, Studien, frei verfügbare 68, 69
Migrationshintergrund, Gesundheitssystem, Zugang 30
Mobilität, Förderung 22
Morbus Alzheimer, Studien 194
Mortalität, Erkrankung, psychische 21
Muskel-Skelett-System, Erkrankungshäufigkeit 50
Muskel- und Skelettapparat
- Erkrankungen, Yoga-Studien 26
- WHO-Aktionsplan 21

N

Nackenschmerzen 63, 64
- Auslöser 104
- Einschränkungen 67
- Studien, aktuelle 64, 65
- Yoga-Übungen, Studien 66
Nadel und Faden 76, 77
Nahrungsmittel, Ayurveda 218
Nah und fern fokussieren 176

Nasenatmung 44
Nasen-Wechsel-Atmung 201
Nationaler Aktionsplan Bewegung (NAP.b) 23
Naturheilkunde 219
Netzhautablösung 173

O
Oberarmknochen 70
Oberkörperrotation
- im Stand 97, 98
- im Vierfüßlerstand 95
- in der Vorbeuge 96
Oberschenkel 111
Ohren 173
Ohrmassage 173
Ohrmuschelmassage 177
Orientierung im Raum 209

P
Palme 158
- in Rückenlage 159
- Übung mit erhöhtem Kopf 160
Palmhaltung 43, 44
Patientenautonomie 35
Patientenwohl 35
Pflegebedürftigkeit
- Erkrankung, muskuloskelettale 50
- im Alter 21
Physiotherapie 33
Pilotstudien 15
Pitta 215
Prävention
- primäre, Leistungen 23
- primäre, Zugang, niedrigschwelliger 30
- verhaltensbezogene 24
- verhaltens- und verhältnisbezogene 29
Präventionsgesetz, Deutschland 23, 24
Präventionspolitik
- europäische 24
- europäische und nationale 21
Primärprävention, Deutschland 24
Psychische Erkrankung, WHO-Aktionsplan 21
Psychische Störung 185
- Yoga-Studien 26
Psychosomatische Erkrankung 33
Public-Health-Maßnahmen 23
Pyramide 147

R
Randomized Controlled Test (RCT) 16
Reinigungstechniken, Yoga und Ayurveda 216
Reviews, Studienlage 15
Rotatorenmanschette 70
Rückbeuge 165, 167
- auf Händen und Füßen 163
- leichte, Gefühle 40
Rücken, abrollen am Boden 162
Rückenlage 51, 53
- auf warmer Unterlage 54
- Haltung und Übungspause 52
- mit aufgestellten Füßen 53
- mit erhöhtem Kopf 54
- ruhige 179
Rückenmarkskanal 50
Rückenschmerzen
- Auslöser 104
- Krankheitskosten 103
- lumbale 103
- lumbale, Yoga, medizinisches 107
- Studien 104, 108
- Verminderung 27
- Yoga-Klassen, Erwartungen 106
- Yoga-Studien, frei verfügbare 104, 105, 106
Ruhehaltung 51, 52, 53

S
Salutogenese, Yoga und Ayurveda 216
Schadensvermeidung 35
Schädigung durch Yoga, Studien 18
Schaukeln in Rückenlage 78
Schiefhals 41, 63, 71
Schienbein 111
Schildkröte 126
Schlaf, guter 45
Schlafqualität, Brustkrebs, Studien 184
Schlaganfall 19
- WHO-Aktionsplan 21
Schmerzen, Rücken, unterer, Yoga-Studien 104, 105, 106
Schmetterling
- im Schneidersitz 135
- in Rückenlage 134
Schneidersitz 37, 57
Schulmedizin, Herausforderungen 219
Schulterbrücke 120, 121
Schultergürtel
- Anatomie 69
- Entspannung 43
- Nadel und Faden 76, 77

Schultergürtelgelenke, Mobilisierung 80
Schultern
- heben 82, 83
- in Rückenlage heben 84
- rotieren 81, 82
- und Hüften in Rückenlage heben 133
Schulterschmerzen 64
- Einschränkungen 67
Schulter, Yoga-Übungen 70, 71, 72
Schul-Yoga 37
Schwindel, psychogener 152
Selbstbestimmungsrecht 35
Selbstkompetenz, Förderung 30
Selbstmanagement 34
Sinnesorgane
- Erkrankungen 173
- Übungen 174
Sitzen, aufrechtes, Lebensalter 37
Sitzhaltung 56
- auf dem Boden 56, 57, 58
Six-Minutes Walk Test 195
Somatisierung 33, 34
Somatoforme Störungen 34
Sonnengruß
- Haltungen 66
- Variante 168
Sozialstatus und Gesundheitszustand 29
Spannungskopfschmerz 41, 43, 68
Sphinx 167
Spinne 118, 119
Spontanfraktur, Risikoberechnung 18
Sprunggelenk 112
Standhaltung 55
- gestützt 55
Sternengucker 101
- Variation 102
Stress 51, 106
- anhaltender 26
- Linderung 152
Stressbelastung, chronische 21
Stressmanagement, palliativ-regeneratives 28
Studien
- Datenauswertung 16
- Ein- und Ausschlußkriterien 16
- qualitative 15
- qualitativ hochwertige 17
- quantitative 16
- Yoga-Übungen 66
Stuhl-Yoga, Mensch, älterer 16
Sturzprophylaxe, Baumhaltung 155
Suizid 186

T

teleyoga, Akzeptanz 16
Therapie und Forschung 33
Tiger 197
Tiger-Übung auf dem Stuhl 198, 199
Tisch 163
Tönen 38, 214
Totenstellung 51
Tumorerkrankung 180

U

Übung, Ausrichtung, richtige 38
Übungsanleitungen, detaillierte 42, 43
Übungsjournal 46
Übungspraxis, regelmäßige 45
Übungsprogramm, Auswahlverfahren 14
Ungleichheit, soziale
- Risiken 30, 31
- Yoga-Studien 29

V

Vata 215
Verhaltensänderung durch Yoga 28
Verhaltensbezogene Prävention 24
Versorgungskontext, institutioneller 35
Vierfüßlerstand 61
Vorbeuge
- am Boden 139, 140
- im Stand 140, 141
- mit gebeugten Knien 142
- mit Händen an den Oberschenkeln 142
- zur Entspannung von Oberkörper und Armen 143
Vorschubhaltung, Kopf 74

W

Wadenbein 111
Wahrnehmung
- taktile 107
- und Interpretation 39
- Verbesserung 106
Weitwinkelglaukom 174
WHO, Aktionsplan in Europa 21
Windspiele 212
Wirbel, Bauelemente 50
Wirbelkompressionsfraktur 18
Wirbelsäule 49
- Bandapparat 51
- Gliederung 51
- Übungen 152, 160, 162

Wirbelsäulenabschnitte 50
Wohlbefinden, eigenes körperliches 36

Y

Yoga
- für Senioren 45
- seniorengerechtes 31
- Studien, aktuelle, Nackenschmerzen 64, 65
- und Ayurveda 215
- Verfügbarkeit und Zugänglichkeit 29, 30
- Wirkung, schädigende, Studien 65
Yoga-Angebote, patientenorientierte, Qualitäten 36, 37, 38
Yoga-Klasse, Teilnehmer, Erwartungen und Ergebnisse 106
Yoga-Lehrende, Ausbildung 36
Yoga Nidra 207, 208
Yoga-Praxis 48, 50
- falsche, Folgen 19
Yoga-Studien
- aktuelle 13
- Erkrankungen, nicht übertragbare 25
Yoga-Traditionen 13
Yoga-Üben, Wirkungsweisen 41, 42
Yoga-Übungen
- Darstellung 14
- Sammelbezeichnungen 13
- Wirkung, schädigende 108
Yoga-Unterricht, Abschnitte 28
Yoga-Zusatzqualifikation 36

Z

Zielgruppen, Interventionen 29
Zymbeln 212

Über die Autorin

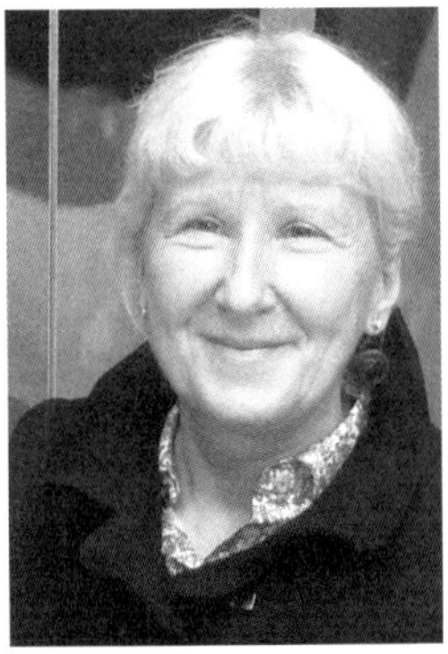

Prof. Dr. Ingrid Kollak ist Pflegewissenschaftlerin und Yoga-Lehrerin. Sie unterrichtet Yoga an ihrer Hochschule sowie auf Konferenzen und im Rahmen von Forschungsprojekten. Über die Ergebnisse ihrer Yoga-Studien hat sie in ihren Büchern und Artikeln zu Yoga nach Brustkrebsoperationen, zur Entspannung bei Burnout und Stress, zur Gesunderhaltung für dicke Menschen sowie zur Aktivierung von Menschen mit Demenz berichtet. Darüber hinaus arbeitet und publiziert sie über psychosoziale Interventionen bei Menschen mit Demenz, alltagsunterstützende Assistenzsysteme, interkulturelle und internationale Aspekte pflegerischer Ausbildung und Versorgung sowie über Care und Case Management.